Guia Prático de
Emergências Clínicas

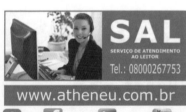

Guia Prático de Emergências Clínicas

Daniel Ossamu Goldschmidt Kiminami

Carla Marchini Dias da Silva

Carlos Henrique Miranda

Antonio Pazin Filho

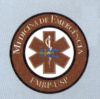 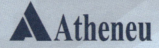 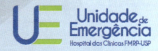

EDITORA ATHENEU

São Paulo — Rua Maria Paula, 123 – 18º andar
Tel.: (11) 2858-8750
E-mail: atheneu@atheneu.com.br

Rio de Janeiro — Rua Bambina, 74
Tel.: (21) 3094-1295
E-mail: atheneu@atheneu.com.br

PRODUÇÃO EDITORIAL/CAPA: Equipe Atheneu
PROJETO GRÁFICO/DIAGRAMAÇÃO: Triall Editorial Ltda.

CIP-BRASIL. CATALOGAÇÃO NA PUBLICAÇÃO
SINDICATO NACIONAL DOS EDITORES DE LIVROS, RJ

G971

Guia prático de emergências clínicas / Daniel Ossamu Goldschmidt Kiminami ...
[et al.] ; [colaboração
Abel de Barros Araújo Filho ... [et al.]]. - 1. ed. - Rio de Janeiro : Atheneu, 2021.
480 p. : il. ; 24 cm.

Inclui bibliografia e índice
ISBN 978-65-5586-038-2

1. Emergências médicas. 2. Medicina de emergência. 3. Primeiros socorros. I.
Kiminami, Daniel Ossamu Goldschmidt. II. Araújo Filho, Abel de Barros.

20-67075	CDD: 616.025
	CDU: 616-083.98

Leandra Felix da Cruz Candido - Bibliotecária - CRB-7/6135

08/10/2020 14/10/2020

KIMINAMI, D. O. G.; SILVA, C. M. D.; MIRANDA., C. H.; PAZIN FILHO, A.
Guia Prático de Emergências Clínicas

Direitos reservados à EDITORA ATHENEU — São Paulo, Rio de Janeiro, 2021

Sobre os Editores

Daniel Ossamu Goldschmidt Kiminami

Especialista em Clínica Médica e Geriatria pelo Hospital das Clínicas da Faculdade de Medicina de Ribeirão Preto da Universidade de São Paulo (HC-FMRP-USP). Colaborador da Divisão de Geriatria do HC-FMRP-USP. Responsável pelo Ambulatório de Avaliação Pré-Operatória Geriátrica do HC-FMRP-USP.

Carla Marchini Dias da Silva

Especialista em Clínica Médica pelo Hospital das Clínicas da Faculdade de Medicina de Ribeirão Preto da Universidade de São Paulo (HC-FMRP-USP) e Medicina Intensiva pelo Hospital das Clínicas da Faculdade de Medicina da Universidade de São Paulo (HC-FMUSP). Médica Assistente do Hospital A.C. Camargo Cancer Center, Hospital Vila Nova Star, São Paulo, e Hospital São Luiz, Unidade Itaim.

Carlos Henrique Miranda

Médico Especialista em Cardiologia, Terapia Intensiva e Medicina de Emergência. Professor Doutor da Divisão de Medicina de Emergência da Faculdade de Medicina de Ribeirão Preto da Universidade de São Paulo (FMRP-USP). Coordenador da Unidade de Emergência do Hospital das Clínicas da FMRP-USP.

Antonio Pazin Filho

Professor Titular da Divisão de Medicina de Emergência do Departamento de Clínica Médica da Faculdade de Medicina de Ribeirão Preto da Universidade de São Paulo (FMRP-USP). Diretor do Departamento de Atenção à Saúde do Hospital das Clínicas da FMRP-USP.

Sobre os Colaboradores

Abel de Barros Araújo Filho

Especialista em Clínica Médica, Pneumologia e Medicina do Sono pelo Hospital das Clínicas da Faculdade de Medicina de Ribeirão Preto da Universidade de São Paulo (HC-FMRP-USP). Docente de Pneumologia da Universidade Federal do Piauí (UFPI).

Ana Cristina Silva Pinto

Especialista em Hematologia e Hemoterapia pelo Hospital das Clínicas da Faculdade de Medicina de Ribeirão Preto da Universidade de São Paulo (HC-FMRP-USP) e Hemocentro de Ribeirão Preto. Coordenadora do Ambulatório de Hemonoglobinopatias do HC-FMRP-USP.

Ana Paula Otaviano

Especialista em Cardiologia e Ecocardiografia pela Associação Médica Brasileira (AMB) e Faculdade de Medicina de São José do Rio Preto (FAMERP). Médica Assistente da Unidade Coronariana do Hospital das Clínicas da FAMERP e da Unidade de Tratamento Cardiológico Avançado do Hospital Unimed, Ribeirão Preto.

André Filipe Junqueira dos Santos

Especialista em Geriatria e Cuidados Paliativos. Atuação no Serviço de Cuidados Paliativos do Instituto Oncológico de Ribeirão Preto – Grupo Oncoclínicas, Hospital São Francisco, Hospital Netto Campelo e Hospital Beneficência Portuguesa. Presidente da Academia Nacional de Cuidados Paliativos (ANCP) (2019-2020).

Andreza Correa Teixeira

Docente da Divisão de Gastroenterologia da Faculdade de Medicina de Ribeirão Preto da Universidade de São Paulo (FMRP-USP). Médica Assistente do Programa de Transplantes Multidisciplinares do Hospital das Clínicas da FMRP-USP.

Benedicto Oscar Colli

Professor Titular, Chefe da Divisão de Neurocirurgia, Departamento de Cirurgia e Anatomia do Hospital das Clínicas da Faculdade de Medicina de Ribeirão Preto da Universidade de São Paulo (HC-FMRP-USP).

Caroline Mayumi Sugahara

Médica Assistente da Divisão de Nefrologia da Unidade de Emergência do Hospital das Clínicas da Faculdade de Medicina de Ribeirão Preto da Universidade de São Paulo (UE--HC-FMRP-USP).

Cinara Silva Feliciano
Especialista em Infectologia, Medicina Tropical e Prevenção e Controle de Infecção Relacionada à Assistência à Saúde. Médica Assistente na Comissão de Controle de Infecção Hospitalar do Hospital das Clínicas da Faculdade de Medicina de Ribeirão Preto da Universidade de São Paulo (HC-FMRP-USP).

Cláudio Humberto Landim Stori Junior
Médico Cardiologista do Ambulatório de Insuficiência Cardíaca do Hospital das Clínicas da Faculdade de Medicina de Ribeirão Preto da Universidade de São Paulo (HC-FMRP-USP).

Cristiane Alves Mendes Parizzi
Especialista em Clínica Médica e Oncologia pelo Hospital das Clínicas da Faculdade de Medicina de Ribeirão Preto da Universidade de São Paulo (HC-FMRP-USP). Atuação no Serviço de Oncologia do Instituto Oncológico de Ribeirão Preto – Grupo Oncoclínicas.

Cristiane Maria Mártires de Lima Silva
Especilista em Nutrologia pelo Hospital das Clínicas da Faculdade de Medicina de Ribeirão Preto da Universidade de São Paulo (HC-FMRP-USP). Preceptora da Residência Médica em Nutrologia do HC-FMRP-USP.

Daniel Sabino de Oliveira
Especialista em Neurologia e Distúrbios do Movimento e Neurologia Comportamental pelo Hospital das Clínicas da Faculdade de Medicina de Ribeirão Preto da Universidade de São Paulo (HC-FMRP-USP). Neurologista Assistente do Hospital Universitário da Faculdade de Medicina da Universidade Federal de Juiz de Fora (HU-UFJF) e Colaborador do Ambulatório de Distúrbios do Movimento.

Edgar Ianhez Júnior
Especialista em Geriatria pelo Hospital das Clínicas da Faculdade de Medicina de Ribeirão Preto da Universidade de São Paulo (HC-FMRP-USP). Atuação em Cuidados Paliativos pela Associação Médica Brasileira (AMB). Responsável pelo Serviço de Cuidados Paliativos da Unidade de Emergência do HC-FMRP-USP.

Emerson Rafael Lopes
Especialista em Clínica Médica, Hematologia e Hemoterapia e Transplante de Medula Óssea (TMO) pelo Hospital das Clínicas da Faculdade de Medicina de Ribeirão Preto da Universidade de São Paulo (HC-FMRP-USP). Médico Assistente do Setor de TMO do Hospital de Base, São José do Rio Preto.

Fabíola Traina
Professora-Associada do Departamento de Imagens Médicas, Hematologia e Oncologia Clínica da Faculdade de Medicina de Ribeirão Preto da Universidade de São Paulo (FMRP-USP).

Fernando Crivelenti Vilar
Especialista em Clínica Médica e Infectologia. Médico Assistente Doutor da Disciplina de Moléstias Infecciosas e Tropicais do Departamento de Clínica Médica do Hospital das Clínicas da Faculdade de Medicina de Ribeirão Preto da Universidade de São Paulo (HC-FMRP-USP).

Flavia Leite Souza Santos
Especialista em Hematologia e Hemoterapia pelo Hospital das Clínicas da Faculdade de Medicina de Ribeirão Preto da Universidade de São Paulo (HC-FMRP-USP). Médica Assistente do HC-FMRP-USP e do Hemocentro – Ribeirão Preto.

Flávio Henrique Valicelli
Médico Cardiologista do Ambulatório de Insuficiência Cardíaca do Hospital das Clínicas da Faculdade de Medicina de Ribeirão Preto da Universidade de São Paulo (HC-FMRP-USP).

Francisco Antunes Dias
Especialista em Neurologia Clínica, Neurologia Vascular e Neurossonologia pelo Hospital das Clínicas da Faculdade de Medicina de Ribeirão Preto da Universidade de São Paulo (HC-FMRP-USP). Preceptor da Residência Médica em Neurologia da Unidade de Emergência do HC-FMRP-USP.

Gilberto Gambero Gaspar

Docente Colaborador da Faculdade de Medicina de Ribeirão Preto (FMRP-USP). Médico Coordenador da Comissão de Controle de Infecção Hospitalar do Hospital das Clínicas da FMRP-USP. Médico Assistente da Enfermaria de Moléstias Infecciosas do HC-FMRP-USP.

Guilherme Gozzoli Podolsky Gondim

Especialista em Neurocirurgia pelo Hospital das Clínicas da Faculdade de Medicina de Ribeirão Preto da Universidade de São Paulo (HC-FMRP-USP). Médico Assistente da Divisão de Neurocirurgia do HC-FMRP-USP.

Gustavo Frezza

Especialista em Clínica Médica e Nefrologia pelo Hospital das Clínicas da Faculdade de Medicina de Ribeirão Preto da Universidade de São Paulo (HC-FMRP-USP). Docente da Faculdade de Ciências da Saúde de Barretos Dr. Paulo Prata (FACISB).

Lecio Rodrigues Ferreira

Especialista em Infectologia e Prevenção e Controle de Infecção Relacionada à Assistência à Saúde. Médico Assistente da Comissão de Uso e Controle de Antimicrobianos (CUCA) e da Comissão de Controle de Infecção Hospitalar do Hospital das Clínicas da Faculdade de Medicina de Ribeirão Preto da Universidade de São Paulo (HC-FMRP-USP).

Marcela Tanus Gontijo

Especialista em Nutrologia pelo Hospital das Clínicas da Faculdade de Medicina de Ribeirão Preto da Universidade de São Paulo (HC-FMRP-USP). Docente do Curso de Medicina da Universidade Federal de Juiz de Fora – Campus Governador Valadares (UFJF-GV).

Marcelo Bezerra de Menezes

Especialista em Clínica Médica e Pneumologia pelo Hospital das Clínicas da Faculdade de Medicina de Ribeirão Preto da Universidade de São Paulo (HC-FMRP-USP). Médico Assistente da Divisão de Pneumologia HC-FMRP-USP. Docente da Divisão de Pneumologia da FMRP-USP.

Marcus Vinicius Simões

Professor-Associado da Divisão de Cardiologia da Faculdade de Medicina de Ribeirão Preto da Universidade de São Paulo (FMRP-USP). Coordenador do Ambulatório de Insuficiência Cardíaca do Hospital das Clínicas da FMRP-USP.

Maria do Carmo Favarin de Macedo

Especialista em Hematologia, Hemoterapia e Transplante de Medula Óssea pelo Hospital das Clínicas da Faculdade de Medicina de Ribeirão Preto da Universidade de São Paulo (HC-FMRP-USP). Especialista em Gestão de Hemocentros pela Escola Nacional de Saúde Pública Sérgio Arouca/Fiocruz (ENSP).

Millene Rodrigues Camilo

Especialista em Neurologia pelo Hospital das Clínicas da Faculdade de Medicina de Ribeirão Preto da Universidade de São Paulo (HC-FMRP-USP). Médica Assistente do Serviço de Neurologia do HC-FMRP-USP. Coordenadora da Unidade de AVC da Unidade de Emergência do HC-FMRP-USP.

Natália Mota de Souza Chagas

Especialista em Psiquiatria pelo Hospital das Clínicas da Faculdade de Medicina de Ribeirão Preto da Universidade de São Paulo (HC-FMRP-USP). Médica Assistente na Unidade de Emergência da FMRP-USP, com ênfase em Emergências Psiquiátricas.

Octávio Marques Pontes Neto

Neurologista, Professor-Associado da Faculdade de Medicina de Ribeirão Preto da Universidade de São Paulo (FMRP-USP). Chefe do Serviço de Neurologia Vascular do Hospital das Clínicas da Faculdade de Medicina de Ribeirão Preto da Universidade de São Paulo (HC-FMRP-USP). Presidente da Sociedade Brasileira de Doenças Cerebrovasculares (SBDCV) (2016-2018) e atual Coordenador da Rede Nacional de Pesquisa em AVC.

Palmira Cupo

Professora Doutora do Departamento de Pediatria e Puericultura da Faculdade de Medicina de Ribeirão Preto da Universidade de São Paulo (FMRP-USP). Diretora do Centro de Toxicologia Clínica da Unidade de Emergência do Hospital das Clínicas da Faculdade de Medicina de Ribeirão Preto da Universidade de São Paulo (HC-FMRP-USP).

Patrícia Moreira Gomes

Especialista em Endocrinologia e Metabologia pelo Hospital das Clínicas da Faculdade de Medicina de Ribeirão Preto da Universidade de São Paulo (HC-FMRP-USP). Médica Assistente da Divisão de Endocrinologia do HC-FMRP-USP.

Rodrigo Cury

Especialista em Neurologia, Neurofisiologia Clínica e Epilepsia pela Faculdade de Medicina de Ribeirão Preto da Universidade de São Paulo (FMRP-USP). Médico Assistente do Departamento de Neurociências e Ciências do Comportamento, Laboratório de Eletroencefalografia do Hospital das Clínicas da FMRP-USP.

Rosângela Villela Garcia

Especialista em Pneumologia pelo Hospital das Clínicas da Faculdade de Medicina de Ribeirão Preto da Universidade de São Paulo (HC-FMRP-USP).

Sarah Cristina Bassi

Especialista em Clínica Médica, Hematologia e Hemoterapia pelo Hospital das Clínicas da Faculdade de Medicina de Ribeirão Preto da Universidade de São Paulo (HC-FMRP-USP). Docente da Disciplina de Hematologia da Universidade de Ribeirão Preto (UNAERP).

Tássia Cristina Monteiro Janssen

Especialista em Clínica Médica e Geriatria pelo Hospital das Clínicas da Faculdade de Medicina de Ribeirão Preto da Universidade de São Paulo (HC-FMRP-USP). Médica Assistente do Serviço de Clínica Médica da Unidade de Emergência do HC-FMRP-USP.

Valéria Takeuchi Okino

Médica Assistente e Coordenadora da Divisão de Nefrologia da Unidade de Emergência do Hospital das Clínicas da Faculdade de Medicina de Ribeirão Preto da Universidade de São Paulo (UE-HC-FMRP-USP). Preceptora da Residência de Clínica Médica do HC-FMRP-USP.

Agradecimentos

Este livro não se concretizaria sem o apoio, incentivo, esforço e trabalho de pessoas que acreditaram e acreditam na visão dos editores. Esta página dedica-se a agradecer a todas essas pessoas que, com boa vontade, de algum modo contribuíram para que esta obra chegasse até as suas mãos.

Primeiramente, agradecemos aos colegas autores e coautores, muitos deles mentores e autoridades em suas respectivas áreas de atuação, que sacrificaram horas de suas vidas à revisão e elaboração desse conteúdo.

Às nossas famílias, que nos incentivaram, apoiaram e nos equilibraram pacientemente ao longo do percurso.

Aos pacientes, que dão a razão da existência desta obra e do nosso trabalho.

Estendemos também nossos sinceros agradecimentos ao Professor Dr. Ayrton Custódio Moreira, Professor Dr. Julio Cesar Moriguti, Professor Dr. Valdes Roberto Bollela, Dr. Bruno Sussumu Maeda, Dra. Cristina Akemi Goldschmidt Kiminami, Dr. Danilo Martins de Sá, Dr. Erick Apinagés dos Santos, Dra. Isabella Scutti Reis, Dr. Juliano Oliveira Rocha, Dr. Mateus Rennó de Campos, Dr. Pablo Raphael Gomiero Alves, Dr. Rafael Brolio Pavão, Dra. Rafaela Pimenta Sorregotti, Dra. Roberta de Melo Silveira Rosa, Dra. Thianny Machado e Dr. Rodrigo Massayuki Magori.

Por fim, agrademos ao leitor. Esperamos que esta obra venha suprir as suas expectativas e necessidades.

Os Editores

Appendices

Prefácio

O presente livro é uma proposta diferente de outros livros e manuais de emergência aos que você pode ter acesso. Trata-se de um trabalho elaborado por médicos residentes que realizaram estágios e plantões na Unidade de Emergência do Hospital das Clínicas da Faculdade de Medicina de Ribeirão Preto, da Universidade de São Paulo (UE-HC-FMRP-USP). A UE é um hospital com 190 leitos, dedicado exclusivamente ao atendimento de pacientes em situação de emergência, sendo a referência terciária para quase 4 milhões de pessoas em quatro regionais de saúde no noroeste do Estado de São Paulo. Está vinculada à Faculdade de Medicina de Ribeirão Preto, garantindo um ambiente propício à formação, tanto pela estrutura dedicada como pela qualidade dos profissionais envolvidos não apenas no atendimento aos pacientes, mas também na formação de pessoas.

Apesar de um cenário extremamente adequado, o serviço de emergência terciária é sempre desafiador, e os residentes que por ali passam têm de aprender a "sobreviver". Os autores dos capítulos deste livro foram residentes em formação, tiveram de coletar informações a respeito de diversos assuntos relacionados à emergência, para que pudessem facilmente sanar dúvidas, ou informações a respeito de diagnóstico e tratamento nos preciosos e escassos momentos de consulta durante os plantões. Nessa busca, geraram um repositório de informações prático e conciso, que passou por revisão de profissionais mais experientes e consolidou-se em um material extremamente didático.

Ao longo dessa árdua e extenuante prática assistencial, eles tiveram a maior lição que um aprendiz pode adquirir, a de aprender a aprender. E, nesta obra, concretizam esse aprendizado como que "passando o bastão" para as futuras gerações que venham a vivenciar a mesma experiência, e com a generosidade de deixar que você, que lê estas páginas, se aproprie do conhecimento e o aprimore. É nossa intenção que este livro se perpetue, se atualize e se modernize, com novas versões e novos recursos, incluindo as sugestões daqueles que venham a utilizá-lo. Mantenha isso em mente! Você está recebendo um trabalho que esperamos que lhe seja tão útil a ponto de não o considerar mais um livro, mas o *seu* livro, a ser consultado nos momentos xiv Guia Prático de Emergências Clínicas

de apuros. E, se possível, que você venha a aprimorá-lo para as futuras gerações, quando chegar a sua vez de "passar o bastão".

Em um mundo globalizado, com excesso de informação a respeito de todos os temas, esta obra oferece um conteúdo confiável e conciso, que com certeza lhe será útil.

Bom trabalho!

Antonio Pazin Filho
Professor Titular da Disciplina de
Medicina de Emergência da Faculdade de
Medicina de Ribeirão Preto da Universidade
de São Paulo – FMRP-USP.

Lista de Símbolos, Abreviaturas e Siglas

β-Bloq	β-bloqueadores
↑	Aumentar/maior/elevar
↓	Diminuir/diminuição/menor
[ ]	Concentração
AC	Assistido-controlado
AD	Água destilada
AG	*Anion-gap*
AINE	Anti-inflamatórios não esteroides
ALT	Alanina aminotransferase
AR	Artrite reumatoide
AST	Aspartato aminotransferase
ATB	Antibiótico/antibióticos
AVC	Acidente vascular cerebral
AVCh	Acidente vascular cerebral hemorrágico
AVCi	Acidente vascular cerebral isquêmico
BAV	Bloqueio atrioventricular
BAVT	Bloqueio atrioventricular total
BCD	β2-agonista de curta duração
Bic	Bicarbonato
BIC	Bomba de infusão contínua
BiPAP	*Bilevel positive airway pressure*

BNP	Peptídeo natriurético atrial
BRA	Bloqueadores seletivos da angiotensina II
BRD	Bloqueio de ramo direito
BRE	Bloqueio de ramo esquerdo
BS	Bomba de seringa
BVM	Bolsa-válvula-máscara
BX	Biópsia
CA	Câncer/neoplasia
Ca^{2+}	Cálcio iônico
CAD	Cetoacidose diabética
CAM	*Cognitive assessment method*
CaT	Cálcio total
CATE	Cateterismo cardíaco
CH	Concentrado de hemácias
CI	Corticoide inalatório
CIVD	Coagulação intravascular disseminada
Cl$^-$	Cloro
Clcr	*Clearance* de creatinina
CMV	Citomegalovirose
CP	Comprimido
CPAP	*Continuous positive airway pressure*
CPIS	*Clinical pulmonary infection score*

xvi Guia Prático de Emergências Clínicas

Cr	Creatinina
CTI	Centro de terapia intensiva
CVF	Carga vital forçada
DAC	Doença arterial coronariana
DD	Despertar diário
DM	Diabetes *mellitus*
DPOC	Doença pulmonar obstrutiva crônica
DRC	Doença renal crônica
DU	Débito urinário
DVA	Droga vasoativa
E	Especificidade
EAP	Edema agudo de pulmão
ECO	Ecocardiograma
EEG	Eletroencefalograma
EH	Encefalopatia hepática
EHH	Estado hiperglicêmico hiperosmolar
EPAP	*Expiratory positive airway pressure*
EV	Endovenosa
FA	Fibrilação atrial
FC	Frequência cardíaca
FEVE	Fração de ejeção do ventrículo esquerdo
FiO_2	Fração inspirada de oxigênio
FR/Fr	Frequência respiratória
FRA	Falência respiratória aguda
Hb	Hemoglobina
HDA	Hemorragia digestiva alta
HIC	Hipertensão intracraniana
HMC	Hemocultura
HMG	Hemograma completo
IAM	Infarto agudo do miocárdio
IC	Insuficiência cardíaca
ICFEP	Insuficiência cardíaca de fração de ejeção preservada
ICFER	Insuficiência cardíaca de fração de ejeção reduzida
ICU	*Intensive Care Unit*
IECA	Inibidores da enzima conversora de angiotensina

IM	Intra muscular
IMC	Índice de massa corporal
INR	*International normalized ratio*
IOT	Intubação orotraqueal
IPAP	*Inspiratory positive airway pressure*
ISRS	Inibidores seletivos de recaptação de serotonina
K^+	Potássio
LCR	Líquido cefalorraquidiano
LDH	Lactato desidrogenase
LES	Lúpus eritematoso sistêmico
LLA	Leucemia linfoide aguda
LMA	Leucemia mieloide aguda
LRA	Lesão renal aguda
LT-CD4+	Linfócito T CD4
Máx	Máximo/máxima
Mg^{2+}	Magnésio
min	Minutos
N°ou n°	Número
Na^+	Sódio
NC	Nível de consciência Não corrigir
NIA	Nefrite intersticial aguda
NTA	Necrose tubular renal
O_2	Oxigênio
OBS	Observação
PA	Pressão arterial
$PaCO_2$	Pressão parcial arterial de gás carbônico
PAD	Pressão arterial diastólica
PAM	Pressão arterial média
PaO_2	Pressão parcial arterial de oxigênio
PAS	Pressão arterial sistólica
PAV	Pneumonia associada à ventilação mecânica
PBE	Peritonite bacteriana espontânea
PCP	Pneumocistose pulmonar
PCR	Parada cardiorrespiratória Proteína C-reativa Reação em cadeia da polimerase

Lista de Símbolos, Abreviaturas e Siglas **xvii**

PCV	Ventilação controlada a pressão
PEEP	Pressão positiva expiratória final
PFE	Pico de fluxo expiratório
PLQ	Plaquetas
PMN	Polimorfonuclear (neutrófilos)
PNM	Pneumonia
PO$_4$	Fósforo inorgânico
Ppico	Pressão de pico
Pplatô	Pressão de platô
PS	Pressão de suporte
PSV	Pressão de suporte ventilatório
PTI	Púrpura trombocitopênica imune
PTT	Púrpura trombocitopênica trombótica
QTX	Quimioterapia
RASS	Escala de Richmond de agitação e sedação
RCP	Ressuscitação cardiopulmonar
RL	*Ringer lactato*
RN	Recém-nascido
RNM	Ressonância nuclear magnética
RX	Radiografia simples
S	Sensibilidade
SaO$_2$	Saturação arterial de oxigênio
SC	Subcutânea
SCA	Síndrome coronariana aguda
Sd.	Síndrome
SDRA	Síndrome do desconforto respiratório agudo
SE	*Status epilepticus*
sem	Semanas
SF	Solução fisiológica isotônica
SG	Solução glicosada
SHP	Síndrome de hipertensão portal
SHR	Síndrome hepatorrenal
SIDA	Síndrome da imunodeficiência adquirida
SLT	Síndrome de lise tumoral

SMD	Síndrome mielodisplásica
SN	Se necessário
SNC	Sistema nervoso central
SRAA	Sistema renina-angiotensina-aldosterona
STA	Síndrome torácica aguda
TB	Tuberculose
TBG	Tabagismo
TC	Tomografia computadorizada
TCE	Traumatismo cranioencefálico
TEP	Tromboembolismo pulmonar
TGI	Trato gastrointestinal
TIPS	*Shunt* portossistêmico transjugular intra-hepático
TMO	Transplante de medula óssea
TP	Tempo de protrombina
TRE	Teste de respiração espontânea
TSH	*Thyroid-stimulating hormone*
TTPa	Tempo de tromboplastina parcial ativada
TVP	Trombose venosa profunda
UE	Unidade de emergência
UI	Unidade internacional
Ur	Ureia
URC	Urocultura
US	Ultrassom
VC	Volume corrente
Vci	Volume corrente inspiratório
VCV	Ventilação controlada a volume
VD	Ventrículo direito
VEF$_1$	Volume expiratório forçado no primeiro segundo
VHS	Velocidade de hemossedimentação
VMI	Ventilação mecânica invasiva
VNI	Ventilação não invasiva
VO	Via oral

Sumário

CAPÍTULO 1

MEDICINA INTENSIVA, 1

1.1 Vasopressores, 2
Carla Marchini Dias da Silva
Daniel Ossamu Goldschmidt Kiminami

1.2 Inotrópicos Endovenosos, 2
Carla Marchini Dias da Silva
Daniel Ossamu Goldschmidt Kiminami

1.3 Noradrenalina: Tabela de Consulta Rápida, 3
Daniel Ossamu Goldschmidt Kiminami

1.4 Dopamina: Tabela de Consulta Rápida, 4
Daniel Ossamu Goldschmidt Kiminami

1.5 Dobutamina: Tabela de Consulta Rápida, 5
Daniel Ossamu Goldschmidt Kiminami

1.6 Sequência Rápida de Intubação, 6
Daniel Ossamu Goldschmidt Kiminami
Abel de Barros Araújo Filho

1.7 Sedativos em Medicina Intensiva, 9
Carla Marchini Dias da Silva
Daniel Ossamu Goldschmidt Kiminami

1.8 Analgésicos em Medicina Intensiva, 10
Daniel Ossamu Goldschmidt Kiminami
Carla Marchini Dias da Silva

1.9 Bloqueadores Neuromusculares, 11
Daniel Ossamu Goldschmidt Kiminami

1.10 Sedação em Paciente Crítico, 12
Daniel Ossamu Goldschmidt Kiminami
Carla Marchini Dias da Silva

1.11 Escala de Richmond de Agitação-Sedação (RASS), 17
Daniel Ossamu Goldschmidt Kiminami

1.12 Choque Circulatório, 17
Carlos Henrique Miranda

1.13 Sepse, 25
Carla Marchini Dias da Silva
Daniel Ossamu Goldschmidt Kiminami

1.14 Síndrome do Desconforto Respiratório Agudo (SDRA), 29
Carla Marchini Dias da Silva
Abel de Barros Araújo Filho
Daniel Ossamu Goldschmidt Kiminami

1.15 Coagulação Intravascular Disseminada Aguda, 31
Daniel Ossamu Goldschmidt Kiminami
Emerson Rafael Lopes

1.16 Ventilação Não Invasiva, 33
Daniel Ossamu Goldschmidt Kiminami
Abel de Barros Araújo Filho

1.17 Ventilação Mecânica Invasiva, 37
Daniel Ossamu Goldschmidt Kiminami
Abel de Barros Araújo Filho

xx Guia Prático de Emergências Clínicas

1.18 Ventilação Mecânica na Síndrome do Desconforto Respiratório Agudo, 40
Daniel Ossamu Goldschmidt Kiminami
Abel de Barros Araújo Filho

1.19 Ventilação Mecânica na Doença Pulmonar Obstrutiva Crônica (DPOC), 44
Daniel Ossamu Goldschmidt Kiminami
Abel de Barros Araújo Filho

1.20 Ventilação Mecânica na Asma Grave, 44
Daniel Ossamu Goldschmidt Kiminami
Abel de Barros Araújo Filho

1.21 Pneumonia Associada à Ventilação, 45
Daniel Ossamu Goldschmidt Kiminami
Cinara Silva Feliciano

1.22 Extubação, 49
Daniel Ossamu Goldschmidt Kiminami
Abel de Barros Araújo Filho

1.23 Cuidados Pré- e Pós-Extubação, 50
Daniel Ossamu Goldschmidt Kiminami
Abel de Barros Araújo Filho

1.24 Tratamento do Estridor Laríngeo, 51
Daniel Ossamu Goldschmidt Kiminami
Abel de Barros Araújo Filho

1.25 Profilaxia de Úlcera de Estresse, 52
Daniel Ossamu Goldschmidt Kiminami
Abel de Barros Araújo Filho
Carla Marchini Dias da Silva

1.26 Profilaxia para Eventos Tromboembólicos, 53
Daniel Ossamu Goldschmidt Kiminami
Gustavo Frezza

1.27 Controle Glicêmico no Paciente Crítico, 54
Daniel Ossamu Goldschmidt Kiminami
Gustavo Frezza
Patrícia Moreira Gomes

1.28 Soro de Manutenção, 54
Daniel Ossamu Goldschmidt Kiminami
Gustavo Frezza

CAPÍTULO 2

PNEUMOLOGIA, 59

2.1 Dispositivos para Oxigênio Suplementar, 60
Daniel Ossamu Goldschmidt Kiminami
Abel de Barros Araújo Filho

2.2 Pneumonia Adquirida na Comunidade, 60
Daniel Ossamu Goldschmidt Kiminami
Gilberto Gambero Gaspar

2.3 Derrame Pleural, 67
Daniel Ossamu Goldschmidt Kiminami
Marcelo Bezerra de Menezes

2.4 Doença Pulmonar Obstrutiva Crônica Exacerbada, 70
Daniel Ossamu Goldschmidt Kiminami
Marcelo Bezerra de Menezes

2.5 Oxigenoterapia Domiciliar, 72
Daniel Ossamu Goldschmidt Kiminami
Marcelo Bezerra de Menezes

2.6 Crise de Asma, 73
Daniel Ossamu Goldschmidt Kiminami
Marcelo Bezerra de Menezes

2.7 Tromboembolismo Pulmonar Agudo, 77
Daniel Ossamu Goldschmidt Kiminami
Marcelo Bezerra de Menezes

2.8 Heparina Não Fracionada em Tromboembolismo, 84
Daniel Ossamu Goldschmidt Kiminami

CAPÍTULO 3

CARDIOLOGIA, 87

3.1 Vasodilatadores Endovenosos, 88
Daniel Ossamu Goldschmidt Kiminami

3.2 Betabloqueadores Endovenosos, 89
Daniel Ossamu Goldschmidt Kiminami

3.3 Bloqueadores de Canal de Cálcio Endovenosos, 90
Daniel Ossamu Goldschmidt Kiminami

3.4 Bradiarritmias na Sala de Urgência, 90
Daniel Ossamu Goldschmidt Kiminami
Carlos Henrique Miranda

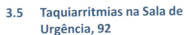

3.5 **Taquiarritmias na Sala de Urgência, 92**
Daniel Ossamu Goldschmidt Kiminami
Carlos Henrique Miranda

3.6 **Cardioversão em Fibrilação Atrial Aguda Estável, 97**
Daniel Ossamu Goldschmidt Kiminami
Carlos Henrique Miranda

3.7 **Controle de Frequência Cardíaca em Fibrilação Atrial, 99**
Daniel Ossamu Goldschmidt Kiminami
Carlos Henrique Miranda

3.8 **Anticoagulação em Fibrilação Atrial, 102**
Daniel Ossamu Goldschmidt Kiminami
Carlos Henrique Miranda

3.9 **Síndrome Coronariana Aguda, 103**
Daniel Ossamu Goldschmidt Kiminami
Carlos Henrique Miranda

3.10 **Síndrome Coronariana Aguda sem Supra ST, 108**
Daniel Ossamu Goldschmidt Kiminami
Carlos Henrique Miranda

3.11 **Síndrome Coronariana Aguda com Supra ST, 113**
Daniel Ossamu Goldschmidt Kiminami
Carlos Henrique Miranda

3.12 **Heparina Não Fracionada em Síndromes Coronarianas, 119**
Daniel Ossamu Goldschmidt Kiminami
Carlos Henrique Miranda

3.13 **Insuficiência Cardíaca Aguda, 120**
Marcus Vinicius Simões
Flávio Henrique Valicelli
Cláudio Humberto Landim Stori Junior

3.14 **Insuficiência Cardíaca Aguda Perfil B, 126**
Marcus Vinicius Simões
Flávio Henrique Valicelli
Cláudio Humberto Landim Stori Junior

3.15 **Insuficiência Cardíaca Aguda Perfil C, 132**
Marcus Vinicius Simões
Flávio Henrique Valicelli
Cláudio Humberto Landim Stori Junior

3.16 **Insuficiência Cardíaca Perfil "Morno e Congesto", 140**
Marcus Vinicius Simões
Flávio Henrique Valicelli
Cláudio Humberto Landim Stori Junior

3.17 **Insuficiência Cardíaca Perfil L, 140**
Marcus Vinicius Simões
Flávio Henrique Valicelli
Cláudio Humberto Landim Stori Junior

3.18 **Insuficiência Cardíaca Aguda – Transição para Alta, 141**
Marcus Vinicius Simões
Flávio Henrique Valicelli
Cláudio Humberto Landim Stori Junior

3.19 **Hipertensão Grave na Sala de Urgência, 144**
Daniel Ossamu Goldschmidt Kiminami
Gustavo Frezza

3.20 **Nitroprussiato em Emergência Hipertensiva, 150**
Daniel Ossamu Goldschmidt Kiminami

3.21 **Anti-Hipertensivos Via Oral, 151**
Daniel Ossamu Goldschmidt Kiminami

3.22 **Miocardite Aguda, 152**
Daniel Ossamu Goldschmidt Kiminami
Ana Paula Otaviano

3.23 **Pericardite Aguda, 156**
Daniel Ossamu Goldschmidt Kiminami
Ana Paula Otaviano

3.24 **Tamponamento Cardíaco, 162**
Daniel Ossamu Goldschmidt Kiminami
Ana Paula Otaviano

3.25 **Síndrome Aórtica Aguda, 163**
Daniel Ossamu Goldschmidt Kiminami
Carlos Henrique Miranda

3.26 **QT Longo Adquirido, 167**
Daniel Ossamu Goldschmidt Kiminami
Carlos Henrique Miranda

CAPÍTULO 4

INFECTOLOGIA, 173

4.1 **Antibióticos: Diluições Mínimas, 174**
Daniel Ossamu Goldschmidt Kiminami
Gilberto Gambero Gaspar

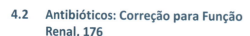

- **4.2 Antibióticos: Correção para Função Renal, 176**
  Lecio Rodrigues Ferreira
  Gilberto Gambero Gaspar
- **4.3 Antifúngicos e Antivirais: Diluições Mínimas, 178**
  Daniel Ossamu Goldschmidt Kiminami
  Gilberto Gambero Gaspar
- **4.4 Antifúngicos e Antivirais: Correção para Função Renal, 179**
  Daniel Ossamu Goldschmidt Kiminami
  Gilberto Gambero Gaspar
- **4.5 Meningites Agudas em Adultos, 180**
  Daniel Ossamu Goldschmidt Kiminami
  Fernando Crivelenti Vilar
- **4.6 Encefalite Viral em Imunocompetente, 186**
  Daniel Ossamu Goldschmidt Kiminami
  Fernando Crivelenti Vilar
- **4.7 Tratamento para Tuberculose, 188**
  Daniel Ossamu Goldschmidt Kiminami
  Cinara Silva Feliciano
- **4.8 Pneumocistose Pulmonar em HIV, 193**
  Daniel Ossamu Goldschmidt Kiminami
  Fernando Crivelenti Vilar
- **4.9 Manifestações Neurológicas em HIV, 194**
  Daniel Ossamu Goldschmidt Kiminami
  Fernando Crivelenti Vilar
- **4.10 Neurotoxoplasmose em HIV, 195**
  Daniel Ossamu Goldschmidt Kiminami
  Fernando Crivelenti Vilar
- **4.11 Candidíase Orofaríngea em HIV, 197**
  Daniel Ossamu Goldschmidt Kiminami
  Fernando Crivelenti Vilar
- **4.12 Candidíase Esofágica em HIV, 198**
  Daniel Ossamu Goldschmidt Kiminami
  Fernando Crivelenti Vilar

CAPÍTULO 5
GASTROENTEROLOGIA, 201
- **5.1 Classificação de Child-Pugh, 202**
  Daniel Ossamu Goldschmidt Kiminami
  Andreza Correa Teixeira
- **5.2 Encefalopatia Hepática Evidente, 202**
  Daniel Ossamu Goldschmidt Kiminami
  Andreza Correa Teixeira
- **5.3 Hemorragia Aguda por Varizes Gastroesofágicas, 206**
  Daniel Ossamu Goldschmidt Kiminami
  Andreza Correa Teixeira
- **5.4 Paracentese, 210**
  Daniel Ossamu Goldschmidt Kiminami
  Andreza Correa Teixeira
- **5.5 Manejo de Ascite em Cirrose Hepática, 211**
  Daniel Ossamu Goldschmidt Kiminami
  Andreza Correa Teixeira
- **5.6 Peritonite Bacteriana Espontânea, 212**
  Daniel Ossamu Goldschmidt Kiminami
  Andreza Correa Teixeira
- **5.7 Síndrome Hepatorrenal, 216**
  Daniel Ossamu Goldschmidt Kiminami
  Gustavo Frezza
- **5.8 Hepatite Alcoólica, 220**
  Daniel Ossamu Goldschmidt Kiminami
  Andreza Correa Teixeira
- **5.9 Encefalopatia de Wernicke, 223**
  Daniel Ossamu Goldschmidt Kiminami
  Daniel Sabino de Oliveira

CAPÍTULO 6
ENDOCRINOLOGIA, 227
- **6.1 Crises Hiperglicêmicas, 228**
  Daniel Ossamu Goldschmidt Kiminami
  Gustavo Frezza
  Patrícia Moreira Gomes
- **6.2 Insulinoterapia para Pacientes Internados, 234**
  Daniel Ossamu Goldschmidt Kiminami
  Gustavo Frezza
  Patrícia Moreira Gomes

CAPÍTULO 7
TOXICOLOGIA, 237
- **7.1 Intoxicações Exógenas, 238**
  Daniel Ossamu Goldschmidt Kiminami
  Palmira Cupo
  Gustavo Frezza

7.2 Intoxicação Aguda por Paracetamol, 241
Daniel Ossamu Goldschmidt Kiminami
Palmira Cupo
Gustavo Frezza

7.3 Intoxicação por Tricíclicos, 244
Daniel Ossamu Goldschmidt Kiminami
Palmira Cupo

7.4 Intoxicação por Carbamazepina, 246
Daniel Ossamu Goldschmidt Kiminami
Palmira Cupo

7.5 Intoxicação por Lítio, 248
Daniel Ossamu Goldschmidt Kiminami
Palmira Cupo

7.6 Intoxicação por Organofosforados e Carbamatos, 250
Daniel Ossamu Goldschmidt Kiminami
Palmira Cupo

7.7 Intoxicação por Digitálicos, 253
Daniel Ossamu Goldschmidt Kiminami
Gustavo Frezza
Palmira Cupo

7.8 Acidentes Ofídicos, 256
Daniel Ossamu Goldschmidt Kiminami
Palmira Cupo
Gustavo Frezza

7.9 Acidentes por Aracnídeos, 259
Daniel Ossamu Goldschmidt Kiminami
Palmira Cupo
Gustavo Frezza

7.10 Acidente Escorpiônico, 261
Daniel Ossamu Goldschmidt Kiminami
Palmira Cupo
Gustavo Frezza

7.11 Profilaxia da Raiva, 262
Daniel Ossamu Goldschmidt Kiminami
Gustavo Frezza

7.12 Profilaxia do Tétano, 265
Daniel Ossamu Goldschmidt Kiminami
Gustavo Frezza

CAPÍTULO 8
ALERGOLOGIA, 269

8.1 Angioedema na Sala de Urgência, 270
Daniel Ossamu Goldschmidt Kiminami
Rosângela Villela Garcia

8.2 Anafilaxia na Sala de Urgência, 273
Daniel Ossamu Goldschmidt Kiminami
Rosângela Villela Garcia

8.3 Corticosteroides: Equivalência, 276
Daniel Ossamu Goldschmidt Kiminami

CAPÍTULO 9
HEMATOLOGIA E ONCOLOGIA, 277

9.1 Neutropenia Febril, 278
Daniel Ossamu Goldschmidt Kiminami
Cinara Silva Feliciano
Lecio Rodrigues Ferreira

9.2 Infecção Fúngica em Neutropenia Febril, 283
Daniel Ossamu Goldschmidt Kiminami
Cinara Silva Feliciano
Lecio Rodrigues Ferreira

9.3 Complicações Agudas na Doença Falciforme, 286
Daniel Ossamu Goldschmidt Kiminami
Flavia Leite Souza Santos
Fabíola Traina
Ana Cristina Silva Pinto

9.4 Síndrome de Lise Tumoral, 293
Daniel Ossamu Goldschmidt Kiminami
Cristiane Alves Mendes Parizzi

9.5 Síndrome de Compressão Medular, 296
Daniel Ossamu Goldschmidt Kiminami
Cristiane Alves Mendes Parizzi

9.6 Anticoagulação com Varfarina, 299
Daniel Ossamu Goldschmidt Kiminami
Sarah Cristina Bassi

9.7 Anticoagulantes Orais Diretos, 303
Sarah Cristina Bassi
Daniel Ossamu Goldschmidt Kiminami

9.8 Anticoagulação e Sangramentos, 307
Daniel Ossamu Goldschmidt Kiminami
Sarah Cristina Bassi

9.9 Terapia da Sedação Paliativa, 310
Daniel Ossamu Goldschmidt Kiminami
André Filipe Junqueira dos Santos
Edgar Ianhez Júnior

CAPÍTULO 10

MEDICINA TRANSFUSIONAL, 319

10.1 Reposição de Ferro, 320
Daniel Ossamu Goldschmidt Kiminami
Maria do Carmo Favarin de Macedo

10.2 Transfusão de Hemácias, 321
Daniel Ossamu Goldschmidt Kiminami
Maria do Carmo Favarin de Macedo

10.3 Transfusão de Plaquetas, 322
Daniel Ossamu Goldschmidt Kiminami
Maria do Carmo Favarin de Macedo

10.4 Transfusão de Plasma Fresco Congelado, 324
Daniel Ossamu Goldschmidt Kiminami
Maria do Carmo Favarin de Macedo

10.5 Transfusão de Crioprecipitado, 325
Daniel Ossamu Goldschmidt Kiminami
Maria do Carmo Favarin de Macedo

10.6 Hemocomponentes Modificados, 327
Daniel Ossamu Goldschmidt Kiminami
Maria do Carmo Favarin de Macedo

10.7 Reações Transfusionais Imediatas, 329
Daniel Ossamu Goldschmidt Kiminami
Maria do Carmo Favarin de Macedo

CAPÍTULO 11

NUTROLOGIA, 335

11.1 Nutrição Enteral e Parenteral, 336
Daniel Ossamu Goldschmidt Kiminami
Cristiane Maria Mártires de Lima Silva

11.2 Síndrome de Realimentação, 340
Daniel Ossamu Goldschmidt Kiminami
Cristiane Maria Mártires de Lima Silva

11.3 Tratamento de Hipovitaminoses, 343
Daniel Ossamu Goldschmidt Kiminami
Cristiane Maria Mártires de Lima Silva
Marcela Tanus Gontijo

CAPÍTULO 12

NEFROLOGIA, 353

12.1 Distúrbios do Equilíbrio Acidobásico, 354
Daniel Ossamu Goldschmidt Kiminami
Valéria Takeuchi Okino
Gustavo Frezza

12.2 Lesão Renal Aguda, 357
Daniel Ossamu Goldschmidt Kiminami
Valéria Takeuchi Okino
Gustavo Frezza

12.3 Nefrite Intersticial Aguda, 361
Daniel Ossamu Goldschmidt Kiminami
Caroline Mayumi Sugahara
Gustavo Frezza

12.4 Lesão Renal Aguda por Contraste, 363
Daniel Ossamu Goldschmidt Kiminami
Valéria Takeuchi Okino
Gustavo Frezza

12.5 Rabdomiólise, 364
Daniel Ossamu Goldschmidt Kiminami
Gustavo Frezza
Caroline Mayumi Sugahara

CAPÍTULO 13

DISTÚRBIOS HIDRELETROLÍTICOS, 367

13.1 Distúrbios do Sódio, 368
Daniel Ossamu Goldschmidt Kiminami
Gustavo Frezza

13.2 Hiponatremia, 369
Daniel Ossamu Goldschmidt Kiminami
Caroline Mayumi Sugahara
Gustavo Frezza

13.3 Hipernatremia, 375
Daniel Ossamu Goldschmidt Kiminami
Caroline Mayumi Sugahara
Gustavo Frezza

13.4 Potássio e Eletrocardiograma, 380
Daniel Ossamu Goldschmidt Kiminami
Gustavo Frezza

13.5 Hipocalemia, 381
Daniel Ossamu Goldschmidt Kiminami
Valéria Takeuchi Okino
Gustavo Frezza

13.6 Hipercalemia, 385
Daniel Ossamu Goldschmidt Kiminami
Valéria Takeuchi Okino
Gustavo Frezza

13.7 Hipocalcemia, 387
Daniel Ossamu Goldschmidt Kiminami
Caroline Mayumi Sugahara
Gustavo Frezza

13.8 Hipercalcemia, 390
Daniel Ossamu Goldschmidt Kiminami
Caroline Mayumi Sugahara
Gustavo Frezza

13.9 Hipomagnesemia, 393
Daniel Ossamu Goldschmidt Kiminami
Valéria Takeuchi Okino
Gustavo Frezza

13.10 Hipofosfatemia, 395
Daniel Ossamu Goldschmidt Kiminami
Valéria Takeuchi Okino
Gustavo Frezza

CAPÍTULO 14

NEUROLOGIA, 401

14.1 Acidente Vascular Cerebral Isquêmico, 402
Millene Rodrigues Camilo
Octávio Marques Pontes Neto

14.2 Acidente Vascular Cerebral Hemorrágico, 409
Millene Rodrigues Camilo
Francisco Antunes Dias
Octávio Marques Pontes Neto

14.3 Traumatismo Cranioencefálico, 416
Guilherme Gozzoli Podolsky Gondim
Benedicto Oscar Colli

14.4 *Status Epilepticus*, 423
Rodrigo Cury
Millene Rodrigues Camilo
Octávio Marques Pontes Neto

14.5 *Delirium*, 428
Daniel Ossamu Goldschmidt Kiminami
Tássia Cristina Monteiro Janssen

14.6 Manejo da Agitação Psicomotora, 437
Daniel Ossamu Goldschmidt Kiminami
Natália Mota de Souza Chagas

14.7 Síndrome Neuroléptica Maligna, 440
Daniel Ossamu Goldschmidt Kiminami
Daniel Sabino de Oliveira

Índice remissivo, 449

CAPÍTULO

1

Medicina Intensiva

1.1 Vasopressores

Carla Marchini Dias da Silva
Daniel Ossamu Goldschmidt Kiminami

Tabela 1.1 – Vasopressores.

Droga	Diluentes	Diluição	Concentração	Dose	Cálculos
Noradrenalina* 8 mg/4 mL	SF, SG 5% ou RL	4 amp (16 mL) + 234 mL diluentes	64 mcg/mL	0,01-2 mcg/kg/min	Dose = (V × 1,07)/P V = (dose × P)/1,07
Noradrenalina* 8 mg/4 mL	SF, SG 5% ou RL	4 amp (16 mL) + 250 mL diluentes	60 mcg/mL	0,01-2 mcg/kg/min	Dose = V/P V = Dose × P
Dopamina 50 mg/10 mL	SF, SG 5% ou RL	5 amp (50 mL) + 200 mL diluentes	1.000 mcg/mL	2-20 mcg/kg/min	Dose = (V × 16,67)/P V = (dose × P)/16,67
Adrenalina 1 mg/mL	SF, SG 5% ou RL	6 amp (6 mL) + 94 mL diluentes	60 mcg/mL	Hipotensão/choque 0,1-1 mcg/kg/min	Dose = V/P V = Dose × P
Adrenalina 1 mg/mL	SF, SG 5% ou RL	6 amp (6 mL) + 94 mL diluentes	60 mcg/mL	Anafilaxia refratária 1-4 mL/h	—
Vasopressina 20 U/mL	SF ou SG 5%	1 amp (1 mL) + 99 mL diluentes	0,2 U/mL	Hipotensão/choque 0,01-0,04 U/min (3-12 mL/h)	Dose = V/300 V = Dose × 300

* Hemitartarato de norepinefrina equivalente a 4 mg/4 mL de noradrenalina ativa.
Dose em mcg/kg/min ou U/min; **SF:** soro fisiológico; **SG:** soro glicosado; **RL:** Ringer Lactato; **P:** peso em kg; **V:** velocidade em mL/h; **amp:** ampola.

1.2 Inotrópicos Endovenosos

Carla Marchini Dias da Silva
Daniel Ossamu Goldschmidt Kiminami

Tabela 1.2 – Inotrópicos endovenosos.

Droga	Diluente	Diluição	Concentração	Dose	Cálculos
Dobutamina 250 mg/20 mL	SF, SG 5% ou RL	1 amp (20 mL) + 230 mL diluente	1.000 mcg/mL	IC/choque séptico: iniciar com 1,0-2,5 mcg/kg/min, e titular conforme resposta	Dose = (V × 16,67)/P V = (dose × P)/16,67
Milrinone 10 mg/10 mL	SF, SG 5% ou RL	2 amp (20 mL) + 80 mL diluente	200 mcg/mL	IC: 50 mcg/kg em 10 min*, seguida por infusão† de 0,375-0,75 mcg/kg/min	Dose = (V × 3,33)/P V = (dose × P)/3,33
Levosimendana 12,5 mg/5 mL	SG 5%	2 amp (10 mL) + 500 mL SG 5%	50 mcg/mL	IC: 6-12 mcg/kg em 10 min*, seguida por infusão por até 24 h a 0,05-0,2 mcg/kg/min	Dose = (V × 0,83)/P V = (dose × P)/0,83

* Evitar se pressão arterial sistólica (PAS) < 110 mmHg, dado risco de hipotensão.
† Corrigir para função renal.
Dose em mcg/kg/min; **IC:** insuficiência cardíaca; **P:** peso em kg; **V:** velocidade em mL/h; **amp:** ampola.

1.3 Noradrenalina: Tabela de Consulta Rápida

Daniel Ossamu Goldschmidt Kiminami

Tabela 1.3 – Noradrenalina: doses pré-calculadas.

kg \ mL/h	3	5	10	15	20	25	30	35	40	45	50	55	60
30	0,11	0,18	0,36	0,54	0,71	0,89	1,07	1,25	1,43	1,61	1,78	1,96	2,14
35	0,09	0,15	0,31	0,46	0,61	0,76	0,92	1,07	1,22	1,38	1,53	1,68	1,83
40	0,08	0,13	0,27	0,40	0,54	0,67	0,80	0,94	1,07	1,20	1,34	1,47	1,61
45	0,07	0,12	0,24	0,36	0,48	0,59	0,71	0,83	0,95	1,07	1,19	1,31	1,43
50	0,06	0,11	0,21	0,32	0,43	0,54	0,64	0,75	0,86	0,96	1,07	1,18	1,28
55	0,06	0,10	0,19	0,29	0,39	0,49	0,58	0,68	0,78	0,88	0,97	1,07	1,17
60	0,05	0,09	0,18	0,27	0,36	0,45	0,54	0,62	0,71	0,80	0,89	0,98	1,07
65	0,05	0,08	0,16	0,25	0,33	0,41	0,49	0,58	0,66	0,74	0,82	0,91	0,99
70	0,05	0,08	0,15	0,23	0,31	0,38	0,46	0,54	0,61	0,69	0,76	0,84	0,92
75	0,04	0,07	0,14	0,21	0,29	0,36	0,43	0,50	0,57	0,64	0,71	0,78	0,86
80	0,04	0,07	0,13	0,20	0,27	0,33	0,40	0,47	0,54	0,60	0,67	0,74	0,80
85	0,04	0,06	0,13	0,19	0,25	0,31	0,38	0,44	0,50	0,57	0,63	0,69	0,76
90	0,04	0,06	0,12	0,18	0,24	0,30	0,36	0,42	0,48	0,54	0,59	0,65	0,71
95	0,03	0,06	0,11	0,17	0,23	0,28	0,34	0,39	0,45	0,51	0,56	0,62	0,68
100	0,03	0,05	0,11	0,16	0,21	0,27	0,32	0,37	0,43	0,48	0,54	0,59	0,64

kg \ mL/h	65	70	75	80	85	90	95	100	105	110	115	120	125
30	2,32	2,50	2,68	2,85	3,03	3,21	3,29	3,57	3,75	3,92	4,10	4,28	4,46
35	1,99	2,14	2,29	2,45	2,60	2,75	2,90	3,06	3,21	3,36	3,52	3,67	3,82
40	1,74	1,87	2,01	2,14	2,27	2,41	2,54	2,68	2,81	2,94	3,08	3,21	3,34
45	1,55	1,66	1,78	1,90	2,02	2,14	2,26	2,38	2,50	2,62	2,73	2,85	2,97
50	1,39	1,50	1,61	1,71	1,82	1,93	2,03	2,14	2,25	2,35	2,46	2,57	2,68
55	1,26	1,36	1,46	1,56	1,65	1,75	1,85	1,95	2,04	2,14	2,24	2,33	2,43
60	1,16	1,25	1,34	1,43	1,52	1,61	1,69	1,78	1,87	1,96	2,05	2,14	2,23
65	1,07	1,15	1,23	1,32	1,40	1,48	1,56	1,65	1,73	1,81	1,89	1,98	2,06
70	0,99	1,07	1,15	1,22	1,30	1,38	1,45	1,53	1,61	1,68	1,76	1,83	1,91
75	0,93	1,00	1,07	1,14	1,21	1,28	1,36	1,43	1,50	1,57	1,64	1,71	1,78
80	0,87	0,94	1,00	1,07	1,14	1,20	1,27	1,34	1,40	1,47	1,54	1,61	1,67
85	0,82	0,88	0,94	1,01	1,07	1,13	1,20	1,26	1,32	1,38	1,45	1,51	1,57
90	0,77	0,83	0,89	0,95	1,01	1,07	1,13	1,19	1,25	1,31	1,37	1,43	1,49
95	0,73	0,79	0,84	0,90	0,96	1,01	1,07	1,13	1,18	1,24	1,30	1,35	1,41
100	0,70	0,75	0,80	0,86	0,91	0,96	1,02	1,07	1,12	1,18	1,23	1,28	1,34

Tabela: Dose calculada em mcg/kg/min a partir do peso (kg) e da velocidade de infusão (mL/h) segundo a diluição descrita a seguir.
Diluição: 4 ampolas de hemitartarato de norepinefrina (8 mg/4 mL) em 234 mL de SG5% = 64 mcg/mL.
Fórmula: Velocidade de infusão = (Dose × Peso)/1,07.
Dose: 0,01-2 mcg/kg/min.

1.4 Dopamina: Tabela de Consulta Rápida

Daniel Ossamu Goldschmidt Kiminami

Tabela 1.4 – Dopamina: doses pré-calculadas.

mL/h \ kg	10	15	20	25	30	35	40	45	50	55	60	65
30	5,6	8,3	11,1	13,9	16,7	19,4	22,2	25,0	27,8	30,6	33,3	36,1
35	4,8	7,1	9,5	11,9	14,3	16,7	19,1	21,4	23,8	26,2	28,6	31,0
40	4,2	6,3	8,3	10,4	12,5	14,6	16,7	18,8	20,8	22,9	25,0	27,1
45	3,7	5,6	7,4	9,3	11,1	13,0	14,8	16,7	18,5	20,4	22,2	24,1
50	3,3	5,0	6,7	8,3	10,0	11,7	13,3	15,0	16,7	18,3	20,0	21,7
55	3,0	4,5	6,1	7,6	9,1	10,6	12,1	13,6	15,2	16,7	18,2	19,7
60	2,8	4,2	5,6	6,9	8,3	9,7	11,1	12,5	13,9	15,3	16,7	18,1
65	2,6	3,8	5,1	6,4	7,7	9,0	10,3	11,5	12,8	14,1	15,4	16,7
70	2,4	3,6	4,8	6,0	7,1	8,3	9,5	10,7	11,9	13,1	14,3	15,5
75	2,2	3,3	4,4	5,6	6,7	7,8	8,9	10,0	11,1	12,2	13,3	14,4
80	2,1	3,1	4,2	5,2	6,3	7,3	8,3	9,4	10,4	11,5	12,5	13,5
85	2,0	2,9	3,9	4,9	5,9	6,9	7,8	8,8	9,8	10,8	11,8	12,7
90	1,9	2,8	3,7	4,6	5,6	6,5	7,4	8,3	9,3	10,2	11,1	12,0
95	1,8	2,6	3,5	4,4	5,3	6,1	7,0	7,9	8,8	9,7	10,5	11,4
100	1,7	2,5	3,3	4,2	5,0	5,8	6,7	7,5	8,3	9,2	10,0	10,8

mL/h \ kg	70	75	80	85	90	95	100	105	110	115	120
30	38,9	41,7	44,5	47,2	50,0	52,8	55,6	58,3	61,1	63,9	66,7
35	33,3	35,7	38,1	40,5	42,9	45,2	47,6	50,0	52,4	54,8	57,2
40	29,2	31,3	33,3	35,4	37,5	39,6	41,7	43,8	45,8	47,9	50,0
45	25,9	27,8	29,6	31,5	33,3	35,2	37,0	38,9	40,7	42,6	44,5
50	23,3	25,0	26,7	28,3	30,0	31,7	33,3	35,0	36,7	38,3	40,0
55	21,2	22,7	24,2	25,8	27,3	28,8	30,3	31,8	33,3	34,9	36,4
60	19,4	20,8	22,2	23,6	25,0	26,4	27,8	29,2	30,6	32,0	33,3
65	18,0	19,2	20,5	21,8	23,1	24,4	25,6	26,9	28,2	29,5	30,8
70	16,7	17,9	19,1	20,2	21,4	22,6	23,8	25,0	26,2	27,4	28,6
75	15,6	16,7	17,8	18,9	20,0	21,1	22,2	23,3	24,4	25,6	26,7
80	14,6	15,6	16,7	17,7	18,8	19,8	20,8	21,9	22,9	24,0	25,0
85	13,7	14,7	15,7	16,7	17,7	18,6	19,6	20,6	21,6	22,6	23,5
90	13,0	13,9	14,8	15,7	16,7	17,6	18,5	19,4	20,4	21,3	22,2
95	12,3	13,2	14,0	14,9	15,8	16,7	17,5	18,4	19,3	20,2	21,1
100	11,7	12,5	13,3	14,2	15,0	15,8	16,7	17,5	18,3	19,2	20,0

Tabela: Dose calculada em mcg/kg/min a partir do peso (kg) e da velocidade de infusão (mL/h) segundo diluição descrita a seguir.
Diluição: 5 ampolas (50 mg/10 mL) + 200 mL de SF = 1.000 mcg/mL.
Fórmula: Velocidade de infusão = (Dose × Peso)/16,67.
Dose: 2-20 mcg/kg/min.

1.5 Dobutamina: Tabela de Consulta Rápida

Daniel Ossamu Goldschmidt Kiminami

Tabela 1.5 – Dobutamina: doses pré-calculadas.

mL/h kg	10	15	20	25	30	35	40	45	50	55	60	65	70
35	4,8	7,1	9,5	11,9	14,3	16,7	19,1	21,4	23,8	26,2	28,6	31,0	33,3
40	4,2	6,3	8,3	10,4	12,5	14,6	16,7	18,8	20,8	22,9	25,0	27,1	29,2
45	3,7	5,6	7,4	9,3	11,1	13,0	14,8	16,7	18,5	20,4	22,2	24,1	25,9
50	3,3	5,0	6,7	8,3	10,0	11,7	13,3	15,0	16,7	18,3	20,0	21,7	23,3
55	3,0	4,5	6,1	7,6	9,1	10,6	12,1	13,6	15,2	16,7	18,2	19,7	21,2
60	2,8	4,2	5,6	6,9	8,3	9,7	11,1	12,5	13,9	15,3	16,7	18,1	19,4
65	2,6	3,8	5,1	6,4	7,7	9,0	10,3	11,5	12,8	14,1	15,4	16,7	18,0
70	2,4	3,6	4,8	6,0	7,1	8,3	9,5	10,7	11,9	13,1	14,3	15,5	16,7
75	2,2	3,3	4,4	5,6	6,7	7,8	8,9	10,0	11,1	12,2	13,3	14,4	15,6
80	2,1	3,1	4,2	5,2	6,3	7,3	8,3	9,4	10,4	11,5	12,5	13,5	14,6
85	2,0	2,9	3,9	4,9	5,9	6,9	7,8	8,8	9,8	10,8	11,8	12,7	13,7
90	1,9	2,8	3,7	4,6	5,6	6,5	7,4	8,3	9,3	10,2	11,1	12,0	13,0
95	1,8	2,6	3,5	4,4	5,3	6,1	7,0	7,9	8,8	9,7	10,5	11,4	12,3
100	1,7	2,5	3,3	4,2	5,0	5,8	6,7	7,5	8,3	9,2	10,0	10,8	11,7

mL/h kg	75	80	85	90	95	100	105	110	115	120	125	130
35	35,7	38,1	40,5	42,9	45,2	47,6	50,0	52,4	54,8	57,2	59,5	61,9
40	31,3	33,3	35,4	37,5	39,6	41,7	43,8	45,8	47,9	50,0	52,1	54,2
45	27,8	29,6	31,5	33,3	35,2	37,0	38,9	40,7	42,6	44,5	46,3	48,2
50	25,0	26,7	28,3	30,0	31,7	33,3	35,0	36,7	38,3	40,0	41,7	43,3
55	22,7	24,2	25,8	27,3	28,8	30,3	31,8	33,3	34,9	36,4	37,9	39,4
60	20,8	22,2	23,6	25,0	26,4	27,8	29,2	30,6	32,0	33,3	34,7	36,1
65	19,2	20,5	21,8	23,1	24,4	25,6	26,9	28,2	29,5	30,8	32,1	33,3
70	17,9	19,1	20,2	21,4	22,6	23,8	25,0	26,2	27,4	28,6	29,8	31,0
75	16,7	17,8	18,9	20,0	21,1	22,2	23,3	24,4	25,6	26,7	27,8	28,9
80	15,6	16,7	17,7	18,8	19,8	20,8	21,9	22,9	24,0	25,0	26,0	27,1
85	14,7	15,7	16,7	17,7	18,6	19,6	20,6	21,6	22,6	23,5	24,5	25,5
90	13,9	14,8	15,7	16,7	17,6	18,5	19,4	20,4	21,3	22,2	23,2	24,1
95	13,2	14,0	14,9	15,8	16,7	17,5	18,4	19,3	20,2	21,1	21,9	22,8
100	12,5	13,3	14,2	15,0	15,8	16,7	17,5	18,3	19,2	20,0	20,8	21,7

Tabela: dose calculada em mcg/kg/min a partir do peso (kg) e da velocidade de infusão (mL/h) segundo a diluição descrita a seguir.
Diluição: 1 ampola de dobutamina (250 mg/20 mL) em 230 mL de SF0,9% = 1.000 mcg/mL.
Fórmula: Velocidade de infusão = (Dose × Peso)/16,67
Dose: 2-20 mcg/kg/min.
Sugestão: iniciar a 2,5 mcg/kg/min, e ↑ ou ↓ em 2,5 mcg/kg/min conforme resposta em macro e micro-hemodinâmica. Essa resposta pode demorar algumas horas (2-6 h).

1.6 Sequência Rápida de Intubação

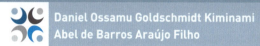

Daniel Ossamu Goldschmidt Kiminami
Abel de Barros Araújo Filho

- A sequência rápida de intubação (SRI) é definida pela administração virtualmente simultânea de agente indutor de ação rápida e um bloqueador neuromuscular para proporcionar condições adequadas para intubação orotraqueal (IOT).
- Objetiva também a redução do risco de broncoaspiração durante o procedimento.

MÉTODO

1. **Preparação**.
   a) Monitorizar e obter acesso venoso.
   b) Avaliar vias aéreas e remover possíveis próteses dentárias.
   c) Escolher diâmetro interno do tubo (de modo geral, 7,0 a 8,0 mm para mulheres e 8,0 a 8,5 mm para homens).
   d) Posicionar coxim sob nuca se necessário.
   e) Testar laringoscópio e balonete (*cuff*) de tubo.
   f) Preparar material de aspiração.
   g) Montar e preparar bolsa-válvula-máscara (BVM).
   h) Aspirar medicações (Tabelas 1.9 e 1.10).
2. **Pré-oxigenação**: oferecer máximo de O_2 possível (máscara com reservatório). Evitar BVM.
3. **Pré-tratamento**: com fentanil ou lidocaína pelo menos 3 minutos antes da indução, com o intuito de diminuir efeitos associados ao manejo da via aérea durante o procedimento (Tabela 1.6).
4. **Indução com paralisia**: induzir com um sedativo (midazolam, etomidato, quetamina ou propofol) e, imediatamente em seguida, administrar um bloqueador neuromuscular (succinilcolina ou rocurônio) (Tabelas 1.7 e 1.8).
5. **Proteção**: contra aspiração. Manobra de Sellick pode ser empregada. Durante período de apneia, manter máscara com reservatório.

> BVM somente se $SaO_2 \leq 90\%$.
> Ventilar lentamente (1-2 s) com baixa frequência respiratória (8 ipm).

6. **Prova**: testar posicionamento do tubo com ausculta primeiramente no estômago e avaliar se há seletividade pulmonar.
7. **Cuidados pós-intubação**: fixar, acoplar o ventilador, solicitar radiografia de tórax e avaliar hipotensão pós-IOT (reverter com cristaloide ou catecolaminas).

Tabela 1.6 – SRI: Medicações para pré-tratamento.	
Droga	Considerações relevantes
Fentanil	**Indicações**: pré-tratamento 3 min antes da indução em situações cujo aumento de PA ou FC, poderão ser danosos: HIC, cardiopatias, etc; **Ação na SRI**: reduz a elevação abrupta da FC e PA pelo bloqueio da resposta simpática; **Atenção**: pode causar depressão respiratória e hipotensão. Evitar uso ou reduzir dose para 1 mcg/kg em pacientes instáveis; **Contraindicações**: hipersensibilidade grave conhecida.

CONTINUA ▶

Tabela 1.6 – (Continuação) SRI: Medicações para pré-tratamento.

Lidocaína 2%	**Indicações:** pré-tratamento 3 min antes da indução nos casos em que se deseja redução do reflexo de tosse (p. ex: Sars-Cov-2), redução de risco de broncospasmo (asma); **Ação na SRI:** reduz reflexo de tosse e o risco de broncospasmo em pacientes que não tenham recebido beta-agonistas. A redução do risco de aumento da HIC é controverso; **Contraindicações:** BAV de 2º grau tipo Mobitz II ou 3º grau em pacientes sem marcapasso; hipersensibilidade grave conhecida.

SRI: sequência rápida de intubação; **PA:** pressão arterial; **FC:** frequência cardíaca; **HIC:** hipertensão intracraniana; **BAV:** bloqueio atrioventricular.

Tabela 1.7 – SRI: Indutores anestésicos.

Droga	Considerações relevantes
Midazolam	**Indicações:** casos de *status epilepticus*, porém de uso geral dado facilidade de acesso; **Ação na SRI:** produz anestesia com ação anticonvulsivante; **Atenção:** não possui efeito analgésico, considerar pré-medicação. Pode causar hipotensão, assim em pacientes instáveis, dar preferência para etomidato ou cetamina, ou, se indisponíveis, reduzir dose para 0,1 mg/kg; **Contraindicações:** hipersensibilidade grave conhecida; glaucoma agudo de ângulo fechado.
Etomidato	**Indicações:** casos com instabilidade hemodinâmica, incluindo sepse; **Ação na SRI:** produz anestesia com perfil hemodinâmico seguro; **Atenção:** não possui efeito analgésico, considerar pré-medicação. Pode causar mioclonias transitórias (não confundir com crise convulsiva); **Contraindicações:** hipersensibilidade grave conhecida. Embora bloqueia a via produtora endógena de cortisol, tal bloqueio é transitório e sepse não contraindica seu uso.
Cetamina (dextrocetamina)	**Indicações:** casos com instabilidade hemodinâmica ou broncospasmo; **Ação na SRI:** possui ação analgésica juntamente com ação anestésica; não deprime o centro respiratório; raramente causa hipotensão; possui algum efeito broncodilatador (fraco); **Atenção:** pode causar elevação transitória da frequência cardíaca e pressão arterial; **Contraindicações:** HIC em pacientes hipertensos.
Propofol	**Indicações:** casos de broncospasmo ou *status epilepticus*; **Ação na SRI:** produz anestesia, redução da resistência das vias aéreas e efeito anticonvulsivante; **Atenção:** pode causar hipotensão e não possui efeito analgésico; **Contraindicações:** hipersensibilidade grave conhecida, atenção se alergia a ovo ou soja.

SRI: sequência rápida de intubação; **HIC:** hipertensão intracraniana

Tabela 1.8 – SRI: Bloqueadores neuromusculares.

Droga	Considerações relevantes
Succinilcolina (suxametônio)	**Indicações:** bloqueador de escolha dado tempo curto de ação; **Ação na SRI:** agente bloqueador neuromuscular; **Contraindicações:** histórico de hipertermia maligna, hiperpotassemia, doença neuromuscular, distrofia muscular, rabdomiólise, acidente vascular cerebral ou queimadura de grande extensão há mais de 72 h (elevado risco de hiperpotassemia).
Rocurônio	**Indicações:** quando succinilcolina for contraindicada; **Ação na SRI:** agente bloqueador neuromuscular não despolarizante; **Contraindicações:** hipersensibilidade grave conhecida.

SRI: sequência rápida de intubação

8 Guia Prático de Emergências Clínicas

Tabela 1.9 – Doses de medicações para SRI.

Droga	Ampola*	Diluição	Concentração	Dose	Tempo
Fentanil	0,5 mg/10 mL ou 5 ampolas de 0,05 mg/mL (2 mL)	Puro	50 mcg/mL	3 mcg/kg	Início: imediato Duração: 0,5-1 h
Lidocaína 2%	100 mg/5 mL ou 400 mg/20 mL	Puro	20 mg/mL	1,5 mg/kg	Início: 45-90 s Duração: 10-20 min
Midazolam	50 mg/10 mL ou 2 ampolas de 15 mg/3 mL	Puro	5 mg/mL	0,3 mg/kg	Início: 30-60 s Duração: 15-30 min
Etomidato	20 mg/10 mL	Puro	2 mg/mL	0,3 mg/kg	Início: 15-45 s Duração: 3-12 min
Cetamina (dextrocetamina)	500 mg/10 mL ou 2 ampolas de 100 mg/2 mL	Puro	50 mg/mL	2 mg/kg	Início: 45-60 s Duração: 10-20 min
Propofol	200 mg/20 mL	Puro	10 mg/mL	2 mg/kg	Início: 15-45 s Duração: 5-10 min
Succinilcolina (suxametônio)	100 mg/frasco	10 mL de SF ou água destilada	10 mg/mL	1,5 mg/kg	Início: 30-60 s Duração: 4-6 min
Rocurônio	2 ampolas de 50 mg/5 mL	Puro	10 mg/mL	1 mg/kg	Início: 45-60 s Duração: 45 min

* Apresentação padronizada poderá ser diferente dependendo da instituição.
SRI: sequência rápida de intubação; **SF:** soro fisiológico.

Tabela 1.10 – Doses em mL pré-calculadas de medicações para SRI.

Doses (mL) *versus* peso*

Droga	mL/kg	30 kg	40 kg	50 kg	60 kg	70 kg	80 kg	90 kg	100 kg
Fentanil	0,06	1,8	2,4	3	3,6	4,2	4,8	5,4	6
Fentanil†	0,2	0,6	0,8	1	1,2	1,4	1,6	1,8	2
Lidocaína 2%	0,075	2,25	3	3,75	4,5	5,25	6	6,75	7,5
Midazolam 0,3 mg/kg	0,06	1,8	2,4	3	3,6	4,2	4,8	5,4	6
Midazolam† 0,1 mg/kg	0,02	0,6	0,8	1	1,2	1,4	1,6	1,8	2
Etomidato	0,15	4,5	6	7,5	9	10,5	12	13,5	15
Cetamina (dextroceta-mina)	0,04	1,2	1,6	2	2,4	2,8	3,2	3,6	4
Propofol	0,2	6	8	10	12	14	16	18	20
Succinilcolina (suxametônio)	0,15	4,5	6	7,5	9	10,5	12	13,5	15
Rocurônio	0,1	3	4	5	6	7	8	9	10

* Segundo concentrações da tabela anterior. † Dose para instabilidade hemodinâmica.

1.7 Sedativos em Medicina Intensiva

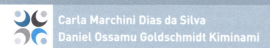
Carla Marchini Dias da Silva
Daniel Ossamu Goldschmidt Kiminami

Tabela 1.11 – Sedativos endovenosos.

Droga	Diluentes	Diluição	Concentração	Dose para sedação	Cálculos
Midazolam 50 mg/10 mL	SF, SG 5% ou SGF 5%	4 ampolas (40 mL) + 160 mL diluentes	1 mg/mL	**Bolus** inicial: 0,01-0,05 mg/kg (aprox. 0,5-4 mg), repetir em intervalos de 5-15 min até obter o efeito desejado **Manutenção:** 0,3-1,7 mcg/kg/min (0,02-0,1 mL/kg/h)	Dose = (V × 16,7)/P V = Dose × P × 0,06
Midazolam 50 mg/10 mL	Sem diluição em bomba de seringa	—	5 mg/mL	**Bolus** inicial: 0,01-0,05 mg/kg (aprox. 0,5-4 mg), repetir em intervalos de 5-15 min até obter o efeito desejado **Manutenção:** 0,3-1,7 mcg/kg/min (0,004-0,02 mL/kg/h)	Dose = (V × 83,3)/P V = Dose × P × 0,012
Propofol 200 mg/20 mL	Fazer em bomba de seringa sem diluição	—	10.000 mcg/mL	**Dose inicial:** 5 mcg/kg/min (elevar em 5-10 mcg/kg/min a cada 5-10 min até obter o efeito desejado) **Manutenção:** em geral, de 5-50 mcg/kg/min (0,03-0,3 mL/kg/h). Titular para menor dose efetiva	Dose = V/(P × 0,006) V = Dose × P × 0,006
Dexmedetomidina 200 mcg/2 mL	SF, SG 5% ou RL	2 ampolas (4 mL) + 100 mL diluente	4 mcg/mL	**Dose inicial:** 1 mcg/kg em 10 min **Manutenção:** 0,2-1,5 mcg/kg/hora (0,05-0,375 mL/kg/h)	Dose = (V × 4)/P V = (Dose × P)/4
Cetamina* (dextrocetamina) 100 mg/2 mL	SF, SG 5%	1 ampola (2 mL) em 98 mL de diluente	1 mg/mL	**Bolus inicial:** 0,2-0,4 mg/kg em 1 min **Manutenção (sedação leve ou analgesia):** 0,05-0,4 mg/kg/h.	Dose = V/P V = Dose x P
Cetamina* (dextrocetamina) 500 mg/10 mL	SF, SG 5%	1 frasco-ampola (10 mL) em 250 mL de diluente	2 mg/mL	**Bolus:** 0,2-0,4 mg/kg (0,1-0,2 mL/kg) em 1 min **Manutenção (sedação leve ou analgesia):** 0,05-0,4 mg/kg/h (0,025-0,2 mL/kg/h).	Dose = (V x 2)/P V = (Dose x P)/2

Dose em mcg/kg/min, exceto dexmedetomidina para a qual se calcula em mcg/kg/**hora**. **SF:** soro fisiológico; **SG:** soro glicosado; **RL:** Ringer Lactato; **P:** peso (kg); **V:** velocidade (mL/h).
* Segunda linha para sedação leve; adjuvância analgésica para redução de dose de opioides; manejo de hiperalgesia induzida por opioides. **Dose** em mcg/kg/min, exceto dexmedetomidina (mcg/kg/hora) e cetamina (mg/kg/hora); **V:** velocidade (mL/h); **P:** peso (kg); **SF:** soro fisiológico; **SG:** solução glicosada.

1.8 Analgésicos em Medicina Intensiva

Daniel Ossamu Goldschmidt Kiminami
Carla Marchini Dias da Silva

Tabela 1.12 – Analgésicos comuns em centro de terapia intensiva.

Droga	Diluente	Diluição	Concentração	Dose*	Cálculos
Fentanil 0,5 mg/10 mL	SF ou SG5%	2 amp (20 mL) + 80 mL diluente	10 mcg/mL	**Ataque:** 2,5-10 mL (25-100 mcg) ou 0,1-0,2 mL/kg (1-2 mcg/kg). **Manutenção:** 0,035-0,05 mL/kg (0,35-0,5 mcg/kg) a cada 0,5-1h intermitente E/OU 0,07-1 mL/kg/h (0,7-10 mcg/kg/h). Máximo de 70 mL/h (700 mcg/h). **Usual:** 5-20 mL/h (50-200 mcg/h) + 2,5 a 5 mL (25-50 mcg) bolus se necessário.	Dose = (V × 10)/P V = Dose × P x 0,1
Fentanil 0,5 mg/10 mL	Sem diluição em bomba de seringa	—	50 mcg/mL	**Ataque:** 0,5-2 mL (25-100 mcg) ou 0,02-0,04 mL/kg (1-2 mcg/kg). **Manutenção:** 0,007-0,001 mL/kg (0,35-0,5 mcg/kg) a cada 0,5-1h intermitente E/OU 0,014-0,2 mL/kg/h (0,7-10 mcg/kg/h). Máximo de 14 mL/h (700 mcg/h). **Usual:** 1-4 mL/h (50-200 mcg/h) + 0,5-1 mL (25-50 mcg) bolus se necessário.	Dose = (V × 50)/P V = Dose × P × 0,02
Morfina 10 mg/1 mL	SF, RL ou SG5%	5 amp (5 mL) + 45 mL diluente	1 mg/mL	**Ataque:** 2-5 mg (2-5 mL). **Manutenção:** 2-4 mg a cada 1-2h intermitente **E/OU** 2-30 mg/h.	Dose em mg/h = V
Tramadol† 100 mg/2 mL	SF	1 amp (2 mL) + 50-100 mL diluente	1-2 mg/mL	100 mg em 60 min de até 6/6 h Dose máxima de 400 mg/dia	—
Gabapentina†	Comprimido 600 mg Cápsula 300-400 mg		100-300 mg 1 a 3 vezes por dia	Elevar 100-300 mg a cada 1-3 dias até efeito desejado. Dose diária usual: 900-3600 mg. Corrigir dose em caso de disfunção renal.	—
Pregabalina†	Comprimido 75-150 mg		75 mg 1-2 vezes por dia	Elevar 150 mg/dia em intervalos de 1 semana. Dose usual: 150-300 mg 12/12h. Corrigir dose em caso de disfunção renal.	—

* Titular conforme necessidade para controle álgico adequado. † Opções para controle de dor neuropática.
Dose em mcg/kg/**hora**. **SF:** soro fisiológico; **SG:** soro glicosado; **RL:** Ringer Lactato; **P:** peso (kg); **V:** velocidade (mL/h).

1.9 Bloqueadores Neuromusculares

Daniel Ossamu Goldschmidt Kiminami

Tabela 1.13 – Bloqueadores neuromusculares para auxílio de ventilação mecânica.*

Doses sem diluição em bomba de seringa.*

Droga	Sugestão	Concentração	Dose	Considerações
Pancurônio 4 mg/2 mL	5 ampolas em seringa de 10 mL	2.000 mcg/mL	*Bolus* inicial: 60-100 mcg/kg Manutenção: 0,03-0,06 mL/kg/h (1-2 mcg/kg/min) Dose alternativa: 100-200 mcg/kg a cada 1-3 h	Clcr 10-50: 50% da dose Clcr < 10: evitar Em IH a meia-vida é dobrada
Rocurônio 50 mg/5 mL	4 ampolas em seringa de 20 mL	10.000 mcg/mL	*Bolus* inicial: 600-1.000 mcg/kg Manutenção: 0,048-0,072 mL/kg/h (8-12 mcg/kg/min) Obs.: monitorar bloqueio de 2-3 h até dose estável Dose alternativa: 600 mcg/kg a cada 30 min	Diminuir dose se IH
Atracúrio 25 mg/2,5 mL	4 ampolas em seringa de 10 mL	10.000 mcg/mL	*Bolus* inicial: 400-500 mcg/kg Manutenção: 0,024-0,12 mL/kg/h (4-20 mcg/kg/min)	Sem ajuste para IR ou IH
Cisatracúrio 10 mg/5 mL	4 ampolas em seringa de 20 mL	2.000 mcg/mL	*Bolus* inicial: 100-200 mcg/kg Manutenção: 0,03-0,09 mL/kg/h (1-3 mcg/kg/min)	Sem ajuste para IR ou IH

Doses diluídas em bomba de infusão.

Droga	Diluentes	Diluição	Concentração	Dose	Considerações
Pancurônio 4 mg/2 mL	SF, SG 5% ou SGF 5%	Sugestão para manutenção: 5 amp (10 mL) + 190 mL diluente	100 mcg/mL	*Bolus* inicial: 0,06-0,1 mg/kg Manutenção: 0,6-1,2 mL/kg/h (1-2 mcg/kg/min) Dose alternativa: 0,1-0,2 mg/kg a cada 1-3 h	Clcr 10-50: 50% da dose Clcr < 10: evitar Em IH a meia vida é dobrada
Rocurônio 50 mg/5 mL	SF, SG 5% ou SGF 5%	Sugestão para manutenção: 5 amp (25 mL) + 225 mL diluentes	1.000 mcg/mL	*Bolus* inicial: 0,6-1,0 mg/kg Manutenção: 0,48-0,72 mL/kg/h (8-12 mcg/kg/min) Obs.: monitorar bloqueio de 2-3 h até dose estável Dose alternativa: 0,6 mg/kg a cada 30 min	Diminuir dose se IH
Atracúrio 5 mg/2,5 mL	SG 5% ou SGF 5%	Sugestão para manutenção: 10 amp (25 mL) + 225 mL diluentes	1.000 mcg/mL	*Bolus* inicial: 0,4-0,5 mg/kg Manutenção: 0,24-1,2 mL/kg/h (4-20 mcg/kg/min)	Sem ajuste para IR ou IH
Cisatracúrio 150 mg/30 mL	SF, SG 5% ou SGF 5%	Sugestão para manutenção: 1 amp (30 mL) + 270 mL diluente	500 mcg/mL	*Bolus* inicial: 0,1-0,2 mg/kg Manutenção: 0,12-0,36 mL/kg/h (1-3 mcg/kg/min)	Sem ajuste para IR ou IH

*Doses para auxílio de ventilação mecânica na indisponibilidade de bomba de seringa.
Clcr: *clearance* de creatinina estimado em mL/min.
IR: insuficiência renal; IH: insuficiência hepática; SF: soro fisiológico; SG: soro glicosado; SGF: soro glicofisiológico.

1.10 Sedação em Paciente Crítico

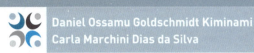

Daniel Ossamu Goldschmidt Kiminami
Carla Marchini Dias da Silva

CONSIDERAÇÕES GERAIS

- A sedação é utilizada com diferentes finalidades, entre as quais promover condições para procedimentos dolorosos ou invasivos, como IOT e cardioversão elétrica, e permitir manejo adequado de paciente crítico em ventilação mecânica.
- Segundo recomendações atuais, medicamentos sedativos (p. ex.: propofol, midazolam, etc.) devem ser utilizados pelo menor tempo possível, em doses mínimas necessárias para alcançar o objetivo sedativo.
- O uso prolongado ou em doses excessivas relacionam-se a aumento de tempo de intubação, hospitalização, estresse pós-traumático e *delirium* (especialmente no caso do midazolam).
- Com o objetivo de diminuir o tempo de uso do sedativo, deve-se buscar: tratar causa que levou à necessidade da sedação e ativamente avaliar e tratar outros fatores de estresse que possam dificultar a suspensão sedativa, como a dor e o *delirium*.

ALVO SEDATIVO

O nível de sedação dependerá das condições clínicas do paciente, sempre buscando controle de agitação, com menor sedação possível. Em geral, em quadros instáveis, poderá ser necessária sedação mais profunda. Em quadros estáveis, buscar sedação leve, com paciente calmo e alerta a levemente sonolento, correspondendo à pontuação de 0 a -2 na escala de Richmond de agitação-sedação (RASS). Escala reproduzida no próximo subcapítulo.

COMO ATINGIR ALVO SEDATIVO

- Seguir protocolo institucional, se disponível.
- No final deste subcapítulo encontra-se algoritmo sugestivo para se atingir alvo sedativo por meio da avaliação frequente de dor, nível de sedação e *delirium* conforme recomendações internacionais (Fluxograma 1.2). Em muitos casos, apenas com controle álgico é possível atingir o alvo de sedação leve (RASS 0 a -2), sem uso de sedativos.
- Evidentemente tal algoritmo sugestivo exige reestruturação do serviço para adequada avaliação rotineira de dor, nível de sedação e *delirium*, o que não será possível em muitos contextos e serviços. Para esses casos ter em mente os seguintes princípios gerais:
  - Evitar doses excessivas de opioides, especialmente de fentanil, e de sedativos em geral;
  - Buscar usar a menor dose dos sedativos e opioides e pelo menor tempo possível;
  - Em pacientes mais estáveis, para os quais a sedação leve seja viável, avaliar redução ou até descontinuação do sedativo e do opioide;
  - Buscar realizar despertar diário e teste de respiração espontânea diariamente se indicado (Tabelas 1.15 e 1.16);
  - Valorizar e manejar estados de confusão (ver *delirium* à frente).

ESCOLHA DE SEDATIVO

- A escolha deverá ser individualizada considerando-se as características do paciente, sua condição clínica, alvo da sedação (leve ou profunda), experiência do profissional, custo e disponibilidade no serviço.
- Em muitos serviços a sedação rotineira será realizada com midazolam associado

ou não a fentanil dado ampla disponibilidade e baixo custo dessas medicações.
- Evitar sempre que possível as ditas "sedações padrões" em que se misturam opioides com sedativos em mesma diluição, tendo em vista dificuldades de titulação de doses. Fazê-los separadamente em duas bombas de infusão.
- Em adultos graves em ventilação mecânica invasiva, caso haja disponibilidade no serviço, preferir propofol ou dexmedetomidina ao midazolam sempre que possível. Tais sedativos associam-se a menor tempo de ventilação mecânica e, no caso de dexmedetomidina, a menor incidência de *delirium* quando comparado aos benzodiazepínicos. No entanto, evitar dexmedetomidina quando se objetiva sedações mais profundas.
- A dexmedetomidina também é uma boa escolha quando o *delirium* estiver dificultando a extubação.
- Preferir midazolam em casos de síndrome de abstinência alcoólica.

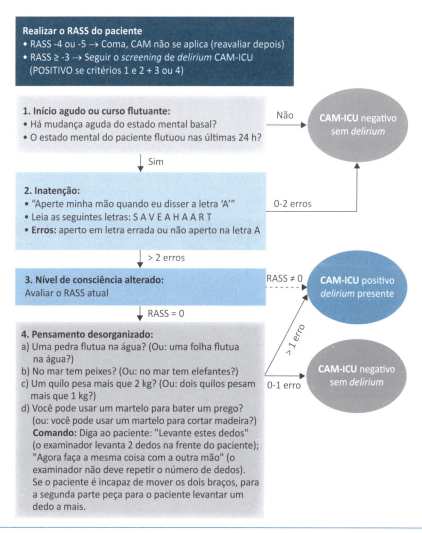

Fluxograma 1.1 – *Confusion Assessment Method in a Intensive Care Unit* (CAM-ICU).
Fonte: adaptado de Flôres (2013).

AVALIAÇÃO E CONTROLE DA DOR

- Para avaliar a dor pode-se fazer uso da escala visual analógica (EVA) e, nos casos de paciente intubado e não contactante, há escalas próprias, como a Escala Comportamental de Dor (*Behavioral Pain Scale*) e o *Critical-Care Pain Observation Tool* (CPOT). Embora o CPOT seja a escala sugerida pelas sociedades internacionais, até o término desta obra, apenas a Escala Comportamental de Dor possuía versão brasileira validada (Tabela 1.14).
- Os opioides endovenosos são a primeira linha de tratamento para controle álgico, exceto codeína e metadona, pois não são ideais no contexto de controle da dor de forma rápida e titulável.
- Nos casos em que se suspeita de dor neuropática associada, pode-se fazer uso enteral concomitante de gabapentina, pregabalina ou carbamazepina.
- Buscar prever dor (p. ex.: extubação) e evitá-la (p. ex.: dose adicional de analgésico previamente ao evento).

AVALIAÇÃO DE *DELIRIUM*

Delirium é uma complicação subdiagnosticada associada a aumento de mortalidade, tempo de internação e déficit cognitivo em adultos em CTI. Recomenda-se realizar triagem de *delirium* com instrumentos validados como o *Confusion assessment method in a Intensive Care Unit* (CAM-ICU) e investigar e manejar precipitantes (ver subcapítulo *Delirium*).

CAM-ICU

- É um instrumento, com validação nacional, de triagem e diagnóstico de *delirium* para pacientes em CTI, de alta sensibilidade e especificidade (Fluxograma 1.1).
- O site www.icudelirium.org oferece mais informações e vídeos demonstrativos de como utilizar esse instrumento.

MEDIDAS DIANTE DE CAM-ICU POSITIVO

1. Avaliar e tratar, se possível, fator novo de descompensação. Por exemplo: desi-

Tabela 1.14 – Escala Comportamental de Dor.		
Item	**Descrição**	**Pontuação**
Expressão facial	Relaxada	+ 1
	Parcialmente contraída (p. ex.: abaixamento palpebral)	+ 2
	Completamente contraída (olhos fechados)	+ 3
	Contorção facial	+ 4
Movimento dos membros superiores	Sem movimento	+ 1
	Movimentação parcial	+ 2
	Movimentação completa com flexão dos dedos	+ 3
	Permanentemente contraídos	+ 4
Conforto com o ventilador mecânico	Tolerante	+ 1
	Tosse mas tolerante à ventilação mecânica a maior parte do tempo	+ 2
	"Brigando" com o ventilador	+ 3
	Sem controle da ventilação	+ 4

Interpretação:

Pontuação = 3: sem dor.

Pontuação 4-5: dor leve.

Pontuação ≥ 6: dor importante, considerar otimização de analgesia e/ou sedação.

dratação, distúrbios hidreletrolíticos, dor, hipercapnia, hipoxemia, infecção, insuficiência orgânica (p. ex.: renal, hepática, cardíaca) e imobilização.

2. Instituir medidas não farmacológicas para manejo de *delirium*. Por exemplo:
   a) Orientar e reorientar frequentemente o paciente.
   b) Buscar manter ciclo sono-vigília (evitar estímulos sonoros e visuais à noite).
   c) Instituir mobilização precoce.
   d) Instituir estímulos cognitivos.
   e) Retirar dispositivos invasivos sempre que possível.
   f) Correção de déficits sensoriais.

3. Avaliar necessidade de drogas para manejo de *delirium*, em especial se predominância no polo hiperativo. Não há evidências de melhora com o uso de haloperidol. Embora controverso, alguns estudos sugerem que antipsicóticos atípicos podem diminuir *delirium* e, portanto, podem ser considerados, em especial a quetiapina.

OUTRAS RECOMENDAÇÕES

Salvo exceções, realizar Despertar Diário (Tabela 1.15) e Teste de Respiração Espontânea (Tabela 1.16) nos pacientes intubados, os quais diminuem o tempo de internação e elevam a sobrevida (Fluxograma 1.2).

Tabela 1.15 – Despertar Diário.*

Todos os intubados, exceto se	Método
▪ Sedação para controle de convulsão ou síndrome de abstinência alcoólica ▪ Doses de sedativos em ascensão para controle de agitação ▪ Está recebendo bloqueador neuromuscular ▪ Isquemia miocárdica nas prévias 24 h ▪ Há evidência de hipertensão intracraniana	1º Sedativos e analgésicos são suspensos (exceto analgesia, se para controlar dor) 2º Observar paciente por até **4 h** 3º É bem-sucedido se paciente abrir os olhos ao estímulo verbal (**RASS ≥ −3**) ou tolerar as 4 h sem critérios de falha

Critérios de FALHA	
1. Ansiedade/agitação/dor sustentada 2. Frequência respiratória > 35 ipm por tempo ≥ 5 min 3. SpO_2 < 88% por tempo ≥ 5 min 4. Arritmias cardíacas agudas	5. Dois ou mais sinais de dificuldade respiratória: a) Taquicardia (> 130 bpm) ou bradicardia (< 60 bpm) b) Respiração paradoxal toracoabdominal c) Uso de musculatura acessória d) Diaforese

✓ Se bem-sucedido, prosseguir para Teste de Respiração Espontânea
▪ Se falha, reiniciar sedativos com metade da dose e titular, se necessário
* Fazer diariamente, de preferência de dia.

Tabela 1.16 – Teste de respiração espontânea.

Todos os intubados, exceto se	Método

▪ SaO_2 < 88% em FiO_2 > 50% e PEEP > 8 cmH_2O
▪ Isquemia miocárdica nas prévias 24 h
▪ Agitação
▪ Evidência de hipertensão intracraniana
▪ Uso de vasopressores ou inotrópicos:
  - Dopamina ou dobutamina ≥ 5 mcg/kg/min
  - Norepinefrina ≥ 2 mcg/min
  - Vasopressina ou milrinone, em qualquer dose
	1º Colocar paciente em Tubo T ou ajustar aparelho para pressão de suporte ventilatório de 5-7 cmH_2O
	2º Não alterar PEEP ou FiO_2 durante o teste
	3º O teste é bem-sucedido se paciente conseguir permanecer **30-120 min** sem critérios de falha (ver a seguir)

CONTINUA▶

Tabela 1.16 – (Continuação) Teste de respiração espontânea.

Critérios de FALHA

1. Frequência respiratória > 35 ipm
2. Hipoxemia (SpO$_2$ < 90%)
3. Frequência cardíaca > 140 bpm
   (ou elevação sustentada maior que 20%)
4. Pressão arterial sistólica > 180 ou < 90 mmHg
5. Presença dos seguintes sinais e sintomas:
   a) Agitação
   b) Sudorese evidente
   c) Alteração do nível de consciência
   Obs.: além dos 5 itens, sempre levar em consideração o julgamento clínico para o caso

✓ Se bem-sucedido, considerar extubação
▪ Se falha, retornar imediatamente aos parâmetros pré-teste

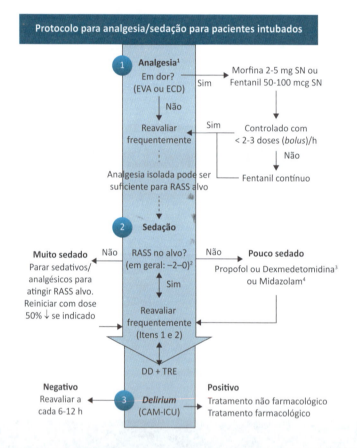

EVA: escala visual analógica; **ECD:** escala comportamental de dor; **SN:** se necessário; **DD:** despertar diário; **TRE:** teste de respiração espontânea; **CAM-ICU:** *confusion assessment method in a intensive care unit.* [1] Associar carbamazepina ou gabapentina enteral se dor neuropática associada suspeita. [2] Toleram-se RASS mais baixos em situações específicas como em vigência de quadros instáveis agudos, *status epilepticus*, hipertensão intracraniana ou ventilação mecânica com bloqueador neuromuscular. [3] Escolha em pacientes com alto risco de *delirium*, em *delirium* ou se cirrótico, dado o risco de encefalopatia hepática. [4] Escolha em síndrome de abstinência ou intolerância a propofol.

Fluxograma 1.2 – Sugestão de protocolo de analgesia e sedação para pacientes críticos intubados.
Fonte: adaptado de www.icudelirium.org.

1.11 Escala de Richmond de Agitação-Sedação (RASS)

Daniel Ossamu Goldschmidt Kiminami

Entre as escalas validadas para avaliação de nível sedativo para pacientes em ventilação mecânica ou em outros contextos, como sedação paliativa, destaca-se a escala de Richmond de agitação-sedação (*Richmond Agitation-Sedation Scale* – RASS), que avalia o grau sedativo contemplando também possível agitação (Tabela 1.17).

Tabela 1.17 – Escala de Richmond de Agitação-Sedação (RASS).

Pontuação	Termos	Descrição
+4	Combativo	Claramente combativo, violento, representando risco para a equipe
+3	Muito agitado	Puxa ou remove tubos ou cateteres, agressivo verbalmente
+2	Agitado	Movimentos despropositados frequentes, briga com o ventilador
+1	Inquieto	Apresenta movimentos, mas que não são agressivos ou vigorosos
0	Alerta e calmo	—
−1	Sonolento	Adormecido, mas acorda ao estímulo verbal e mantém contato visual por mais de 10 s
−2	Sedação leve	Despertar precoce ao estímulo verbal, mantém contato visual por menos de 10 s
−3	Sedação moderada	Movimentação ou abertura ocular ao estímulo verbal (mas sem contato visual)
−4	Sedação intensa	Sem resposta ao ser chamado pelo nome, mas apresenta movimentos ou abertura ocular ao toque (estímulo físico)
−5	Não desperta	Sem resposta ao estímulo verbal ou físico

Procedimento

Observar o paciente. Está alerta e calmo? (Pontuação 0)
Comportamento consistente com inquietação ou agitação? (Pontuação de +1 a +4)
Caso o paciente não esteja alerta, chamá-lo pelo nome em tom de voz claro e solicitar que abra os olhos e olhe para você. Repetir uma vez, se necessário. Pontuar de acordo (−1 a −3).
Caso o paciente não responda ao chamado verbal, estimulá-lo fisicamente: primeiro no ombro e, caso não haja resposta, no esterno. Pontuar de acordo (−4 a −5).

Fonte: adaptada de Sessler (2002) e Nassar Junior (2008).

1.12 Choque Circulatório

Carlos Henrique Miranda

DEFINIÇÃO

Síndrome caracterizada pela incapacidade do sistema circulatório de fornecer oxigênio aos tecidos e que pode levar a disfunção orgânica sistêmica e morte.

DIAGNÓSTICO

- **Hipotensão arterial:** pressão arterial sistólica (PAS) < 90 mmHg, ou pressão arterial média (PAM) < 65 mmHg, ou queda da PAS > 40 mmHg em relação aos níveis pressóricos basais.
- **Síndrome de má perfusão:** extremidades frias, oligúria (< 0,5 mL/kg/h), confusão mental, sonolência, etc.
- **Hiperlactatemia:** lactato arterial ou venoso central > 2,0 mg/dL.

> **OBSERVAÇÃO**
>
> Nunca utilize o lactato venoso periférico, pois ele não reflete a perfusão sistêmica, e somente a perfusão do membro onde ele foi coletado, se o mesmo for garroteado, poderá ter o seu valor alterado.

FISIOLOGIA SIMPLIFICADA

Ao se instalar um quadro de choque, vários mecanismos compensatórios são ativados (ativação neuroendócrina, celular, metabólica, etc.) para tentar melhorar a perfusão. A manutenção do estado de choque leva a importante ativação inflamatória, da coagulação e à disfunção da microcirculação, causando lesão celular em todos os órgãos e contribuindo para a instalação de disfunção de múltiplos órgãos. A disfunção orgânica estabelecida no choque circulatório pode ser quantificada por meio do escore SOFA (*Sequential Organ Failure Assessment*).

> **OBSERVAÇÃO**
>
> Choque é emergência tempo-sensível, assim como infarto e acidente vascular cerebral (AVC). Quanto mais tempo se demorar para reverter o estado de choque, maior será a disfunção orgânica estabelecida e a mortalidade associada. O estado de choque circulatório precisa ser revertido o mais rápido possível.

EXAMES COMPLEMENTARES

- **Exames gerais que deverão ser solicitados:** hemograma, eletrólitos, glicemia, urina tipo I, radiografia de tórax, eletrocardiograma.
- **Exames para avaliação da lesão orgânica:** ureia, creatinina, tempo de protrombina (INR), tempo de tromboplastina parcial ativado (TTPa), fibrinogênio, D-dímero, AST, ALT, bilirrubina, gasometria arterial, lactato arterial ou venoso central, proteína C reativa.
- **Exames guiados pela suspeita clínica:** líquor (meningite), troponina (infarto), tomografia computadorizada (embolia pulmonar, sangramento retroperitoneal, coleção intra-abdominal, etc.), culturas (sepse), teste de gravidez (sangramento vaginal, gravidez ectópica rota, etc.), entre outros, de acordo com a suspeita clínica do choque.

> **OBSERVAÇÃO**
>
> Cuidado na interpretação dos exames laboratoriais do paciente com choque circulatório. A má perfusão sistêmica poderá causar elevação dos mais diversos marcadores, mas eles são secundários ao estado de choque e não diretamente relacionados à etiologia do choque. Por exemplo, a amilase pode estar elevada e o insulto inicial não ser pancreatite. A ativação inflamatória causa leucocitose e desvio à esquerda e o insulto inicial pode não ser um agente infeccioso.

DIAGNÓSTICO SINDRÔMICO

Inicialmente, deve-se estabelecer um diagnóstico sindrômico. Ele direcionará o manejo inicial do paciente. Essa classificação existe desde a década de 1970. Deverá ser classificado em choque hipovolêmico, cardiogênico, obstrutivo e distributivo. A Tabela 1.18 mostra os diagnósticos sindrômicos dos estados de choque e a sua prevalência no departamento de emergência, assim como as etiologias mais frequentes para cada condição.

Tabela 1.18 – Diagnóstico sindrômico e diagnóstico etiológico das principais causas de choque circulatório no departamento de emergência.

Diagnóstico sindrômico	Diagnóstico etiológico	Prevalência
1. Hipovolêmico		16%
Hemorrágico	Associado ao trauma Não associado ao trauma (hemorragia digestiva, hematoma retroperitoneal, etc.)	
Não hemorrágico	Gastrointestinal (diarreia, vômitos), urinário (poliúria), perda para o terceiro espaço (pancreatite, obstrução intestinal, etc.), queimaduras, etc.	
2. Cardiogênico		16%
Com edema pulmonar	Infarto agudo do miocárdio e suas complicações, miocardite aguda, cardiomiopatia crônica, taquiarritmias, disfunção da sepse, intoxicação (betabloqueador, antagonista de canal de cálcio, escorpionismo, etc.) após parada cardiorrespiratória.	
Sem edema pulmonar	Infarto agudo do miocárdio com comprometimento do ventrículo direito, bradiarritmias, etc.	
3. Obstrutivo		2%
	Embolia pulmonar aguda Pneumotórax hipertensivo Tamponamento cardíaco PEEP muito elevado	
4. Distributivo		66%
Séptico	Pneumonia, infecção do trato urinário, infecção cutânea, meningite, endocardite, peritonite, etc.	
Não-séptico	Insuficiência adrenal, anafilaxia, trauma raquimedular, intoxicação por cianeto, etc.	

Muitas vezes, o paciente está gravemente doente e não é possível se obter um histórico clínico adequado. Nesse caso, o **ultrassom** *point-of-care* **(POCUS)** pode ajudar no estabelecimento do diagnóstico sindrômico para direcionar a abordagem inicial.

Existem diferentes protocolos para avaliação do POCUS no choque. O mais difundido é o protocolo **RUSH (***Rapid Ultrasound for Shock and Hypotension***)** (Tabela 1.19).

Tabela 1.19 – Principais achados do ultrassom *point-of-care* (POCUS) no protocolo RUSH para determinação do diagnóstico sindrômico do estado de choque circulatório.

	Hipovolêmico	Cardiogênico	Obstrutivo	Distributivo
Bomba	Hipercontratilidade cardíaca Câmaras cardíacas pequenas	Hipocontratilidade cardíaca Câmaras cardíacas dilatadas	Hipercontratilidade cardíaca Derrame pericárdico Dilatação do VD	Hipercontratilidade cardíaca (fase inicial da sepse) Hipocontratilidade cardíaca (fase tardia da sepse)
Tanque	VCI reduzida Fluido peritoneal Fluido pleural	VCI distendida Mais de 3 linhas B (congestão pulmonar) Fluido pleural	VCI distendida Ausência de *lung slide* e presença de *lung point* (pneumotórax)	VCI normal ou reduzida
Tubos	Aneurisma abdominal Dissecção de aorta	Normal	TVP	Normal

VCI: veia cava inferior; **VD:** ventrículo direito; **TVP:** trombose venosa profunda.

Apesar de muitas vezes uma avaliação ecocardiográfica já ser suficiente, este protocolo avalia na janela subcostal a função cardíaca e a presença de derrame pericárdico. Depois, mede-se o diâmetro da veia cava inferior (VCI) e avalia-se a sua variação respiratória. Observam-se os recessos hepatorrenal e esplenorrenal e a região suprapúbica, à procura de líquido livre na cavidade abdominal. A aorta abdominal é avaliada à procura de aneurismas. E o tórax é avaliado nos campos pulmonares direito e esquerdo; nesses pontos, pesquisa-se a presença de derrame pleural e de pneumotórax.

TRATAMENTO INICIAL DO CHOQUE

O tratamento inicial do choque baseia-se no diagnóstico sindrômico. Divide-se em: administração de oxigênio/ventilação, ressuscitação volêmica, drogas vasoativas, definição etiológica e cuidados gerais.

ADMINISTRAÇÃO DE OXIGÊNIO/VENTILAÇÃO

- A oxigenação dos tecidos está comprometida no choque circulatório. Por isso é fundamental a correção imediata da hipoxemia utilizando-se do dispositivo mais apropriado para cada paciente (cateter nasal de oxigênio, máscara não reinalante, ventilação mecânica invasiva, etc.).
- O médico deve ter **BAIXO** limiar para indicação de IOT e início de ventilação mecânica nestes pacientes.
- A musculatura respiratória apresenta um alto consumo de oxigênio, e é justamente isto que está faltando para todos os tecidos.
- Intube e inicie ventilação mecânica no paciente com choque profundo e que não está respondendo às medidas iniciais de estabilização, caso contrário, você vai intubar o paciente durante uma parada cardiorrespiratória! Esse cuidado vale para todos os tipos de choque.

OBSERVAÇÃO

A saturação arterial de oxigênio medida no pulso-oxímetro pode não ser fidedigna se a perfusão periférica estiver muito comprometida. A gasometria arterial reflete melhor a oxigenação nestes pacientes. Utilize a sequência rápida para intubação. Utilize o bloqueador muscular, isto vai economizar sedativos como midazolan e fentanil, que causam ainda mais hipotensão.

RESSUSCITAÇÃO VOLÊMICA

- A ressuscitação volêmica é a base do tratamento do choque hipovolêmico. No choque hipovolêmico de origem traumática a nova diretriz do ATLS (*Advanced Trauma Life Support*) recomenda 1 litro de cristaloide e o acionamento precoce de transfusão maciça, desde que a mesma esteja disponível no serviço de saúde.
- Poderá ser utilizada cuidadosamente no paciente com choque cardiogênico sem edema pulmonar e no choque obstrutivo (pequenas alíquotas de 250 mL com reavaliação do padrão respiratório e congestão pulmonar).
- Deverá sempre ser utilizada no choque distributivo (sepse) com recomendação de uma expansão volêmica inicial de 30 mL/kg nas primeiras 3 horas (*Surviving Sepsis Campaign*).

OBSERVAÇÃO

A expansão volêmica NUNCA deverá ser utilizada no paciente com choque cardiogênico com edema pulmonar.

- A solução cristaloide (soro fisiológico 0,9%, Ringer Lactato, etc.) é sempre a solução de escolha.
- A albumina poderá ser utilizada em situações particulares, como no paciente com cirrose hepática.
- Deverá ser administrada através de dois acessos venosos periféricos calibrosos.

- A expansão volêmica é fundamental nesta fase **INICIAL** (primeiras 3 horas) de reversão do choque.
- Nas próximas etapas, a volemia poderá ser otimizada utilizando-se de recursos de monitorização mais sofisticados, de acordo com a disponibilidade desse recurso: variação respiratória da veia cava inferior, teste de elevação passiva das pernas, elevação do débito cardíaco com infusão de volume, variação respiratória da pressão de pulso (delta PP), etc.
- Importante evitar a hipervolemia que causa edema e pode prejudicar ainda mais a perfusão tecidual.

DROGAS VASOATIVAS

São divididas em duas classes: vasopressoras e inotrópicas. As drogas vasopressoras são utilizadas para elevação da pressão arterial (Tabela 1.20) e as drogas inotrópicas são utilizadas para elevação do débito cardíaco.

Drogas vasopressoras

- Atualmente, o vasopressor de escolha é a noradrenalina. Esta escolha é válida para todos os estados de choque circulatório. A dose habitual é 0,1-2,0 µg/kg/min (ver tabela de vasopressores no início do guia).

- Metanálise mostrou discreto benefício da noradrenalina em comparação com a dopamina na redução da mortalidade e importante redução de arritmias supraventriculares e ventriculares.
- A dopamina poderá ser utilizada, lembrando que o efeito vasopressor somente é observado em doses > 10 mcg/kg/min. Como apresenta importante efeito cronotrópico positivo, poderá ser utilizada nos estados de choque associados a uma bradicardia relativa.
- A vasopressina poderá ser utilizada como segundo vasopressor na tentativa de se reduzir as doses de noradrenalina somente no choque distributivo por sepse. Apesar dos resultados inconsistentes do estudo VASST (*Vasopressin versus norepinephrine infusion in patients with septic shock*), que não mostrou redução na mortalidade com esta medicação, ela poderá ser associada à noradrenalina. Na análise de subgrupos deste estudo, que também deve ser interpretada com cuidado, a vasopressina mostrou certo benefício em pacientes com dose baixa de noradrenalina (< 15 mcg/min, ou seja, em um paciente de 60 kg corresponde a dose inferior a 0,25 mcg/kg/min).

Tabela 1.20 – Características da ação farmacológica das principais drogas vasopressoras disponíveis no Brasil.

Droga	Receptores	Vasoconstrição	Cronotropismo positivo (Elevação FC)	Inotropismo positivo (Elevação DC)
Noradrenalina	α1 β1 (fraca)	++++	+	++
Dopamina (> 10 µg/kg/min)	α1 β1 dopa	+++	+++	++
Adrenalina	α1 β1	++++	++++	+++
Vasopressina	V1	+++	0	0

FC: frequência cardíaca; **DC:** débito cardíaco.

OBSERVAÇÃO

A vasopressina poderá ser utilizada como segundo vasopressor somente no choque distributivo secundário a sepse sem depressão miocárdica. Não utilizar em outros estados de choque. Pelo seu efeito vasopressor isolado, sem nenhuma ação no inotropismo cardíaco, pode precipitar redução do débito cardíaco e isquemia miocárdica.

- A adrenalina poderá ser associada à noradrenalina como **segundo vasopressor** somente nos casos de choque refratário (manutenção da PAM < 65 mmHg após expansão volêmica e dose de noradrenalina de pelo menos 1 mcg/kg/min). A adrenalina é considerada a primeira opção somente no choque anafilático.
- No paciente com choque circulatório profundo, as drogas vasoativas podem ser iniciadas simultaneamente com a expansão volêmica. **NÃO** é necessário esperar a resposta à expansão volêmica para somente depois iniciar o agente vasopressor, pois esta estratégia vai retardar ainda mais a reversão da má perfusão periférica. Caso o paciente apresente uma resposta rápida e sustentada à ressuscitação volêmica, a droga vasoativa é retirada posteriormente.

OBSERVAÇÃO

As drogas vasopressoras podem ser utilizadas por um período limitado de tempo em acesso venoso periférico calibroso para estabilização inicial do paciente. Assim que possível, obtenha um acesso venoso central para infusão mais segura destas drogas. A monitorização contínua da pressão arterial invasiva através de uma linha arterial é recomendada em todo paciente em uso de droga vasopressora.

Drogas inotrópicas positivas

- No Brasil, existem três drogas intravenosas com ação inotrópica positiva: dobutamina, milrinone e levosimendana.
- Além da ação inotrópica positiva, todas estas medicações apresentam uma ação vasodilatadora discreta, com potencial risco de redução da pressão arterial.
- A Figura 1.1 mostra o mecanismo de ação destas drogas.
- A dobutamina é o inotrópico positivo mais estudado e utilizado no contexto do choque circulatório.
- A dobutamina deverá ser utilizada em todos os casos de choque cardiogênico. Ela poderá ser iniciada isoladamente quando PAS ≥ 80 mmHg. Se PAS < 80 mmHg, recomenda-se utilizar a noradrenalina como uma ponte para a introdução da dobutamina. Por exemplo, inicia-se a noradrenalina até obter PAS ≥ 80 mmHg; após atingir esta cabeça de pressão, inicia-se a dobutamina, tenta-se otimizar a sua dose e na sequência se reduz a dose de noradrenalina, tentando suspendê-la assim que possível. A noradrenalina deverá ser utilizada preferencialmente por curto período nestes pacientes, pois a sua importante ação vasoconstritora pode impactar na redução do débito cardíaco, que já se encontra muito comprometido neste tipo de choque.
- A dobutamina poderá ser utilizada em pacientes com choque distributivo secundário a sepse. Cerca de 20% destes pacientes desenvolvem depressão miocárdica associada a sepse. Somente se justifica utilizar esta medicação se houver evidências de redução do débito cardíaco na monitorização hemodinâmica, hipocontratilidade cardíaca no POCUS e saturação venosa central de oxigênio inferior a 70%. É necessária alguma evidência de que o débito cardíaco está inadequado para aquela situação.
- A dobutamina não deverá ser utilizada no choque hipovolêmico. A dobutamina poderá ser utilizada somente no choque obstrutivo secundário a embolia pulmonar com cor pulmonale agudo associado.
- A dose da dobutamina é de 2,5 a 15 mcg/kg/min. Deve ser iniciada em dose baixa e ser elevada gradualmente até atingir o objetivo inicial (melhora da perfusão, da diurese, da saturação venosa central) ou o

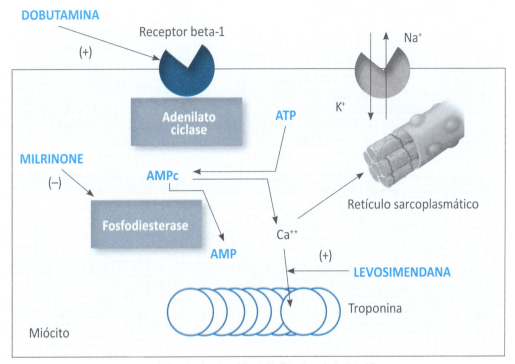

ATP: trifosfato de adenosina; AMPc: monofosfato de adenosina cíclica; Ca⁺⁺: cálcio; K⁺: potássio; Na⁺: sódio.

Figura 1.1 – Esquema ilustrativo do mecanismo de ação das drogas inotrópicas disponíveis em nosso país.

surgimento de efeitos colaterais como arritmias cardíacas.

OBSERVAÇÃO

A utilização da dobutamina em pacientes com função cardíaca preservada objetivando um débito cardíaco supranormal é deletério e pode aumentar a mortalidade.

DEFINIÇÃO ETIOLÓGICA

O diagnóstico sindrômico é importante para o manejo inicial do paciente. Porém, para reversão completa do quadro de choque é fundamental se estabelecer o diagnóstico etiológico definitivo e instituir o tratamento adequado para esta condição. Por exemplo, não adianta fazer o diagnóstico sindrômico de choque cardiogênico e iniciar dobutamina, mas deixar de fazer o diagnóstico etiológico, uma vez que o choque cardiogênico é secundário a um infarto agudo do miocárdio com supradesnível do segmento ST, o qual tem tratamento específico, que é a angioplastia primária.

Da mesma forma, de nada adianta fazer o diagnóstico de choque distributivo por sepse e iniciar ressuscitação volêmica e noradrenalina, mas deixar de identificar o foco infeccioso, coletar as culturas, iniciar tratamento com antibiótico direcionado para o foco mais provável, drenar o abscesso, etc.

METAS DO TRATAMENTO

- No choque circulatório é importante a monitorização de parâmetros que mostrem a adequada recuperação da macro e micro-hemodinâmica com a instituição do tratamento proposto.

24 Guia Prático de Emergências Clínicas

- De modo geral, as metas almejadas com o tratamento são mostradas na Tabela 1.21. A meta da PAM deve ser > 65 mmHg. Esta meta foi definida empiricamente em consenso por especialistas.
- Em algumas situações pode ser necessária a individualização destas metas. Por exemplo, em um paciente com miocardiopatia dilatada crônica com importante disfunção ventricular esquerda, uma PAM inferior a este valor pode estar adequada. Por sua vez, um paciente com hipertensão grave não controlada pode necessitar de um valor de PAM um pouco mais elevado.

CUIDADOS GERAIS

Na Tabela 1.22, seguem alguns cuidados que devem ser instituídos em todos os pacientes com choque circulatório.

Tabela 1.21 – Metas compatíveis com a reversão do estado de choque circulatório.	
Pressão arterial média (PAM)	> 65 mmHg
Índice cardíaco (se for possível a monitorização do débito cardíaco)	> 2,5 L/min/m²
Saturação venosa central de oxigênio (SvO_2)	> 70%
Clearance de lactato (diferença percentual entre duas dosagens de lactato arterial separadas por 2 h)	> 10%
pCO_2 *gap* (pCO_2 venoso central – pCO_2 arterial)	< 6 mmHg
Débito urinário	> 0,5 mL/kg/h

Tabela 1.22 – Cuidados gerais no paciente com choque circulatório.
Todo paciente com choque circulatório hipovolêmico secundário ao trauma deverá receber agente antifibrinolítico (ácido tranexâmico). Dose: 1 g endovenoso (EV) inicialmente e mais 1 g EV após 8 h
Todo paciente com choque distributivo secundário a sepse deverá receber antibiótico empírico dentro da 1ª hora de atendimento
Profilaxia de úlcera gástrica de estresse com inibidor de bomba de prótons EV (p. ex.: omeprazol 40 mg EV)
Profilaxia de tromboembolismo venoso com enoxaparina 40 mg subcutâneo (SC) 1 vez/dia ou heparina não fracionada 5.000 UI SC 8/8 h
Controle glicêmico com insulina regular para manutenção da glicemia < 180 mg/dL
Início precoce de dieta enteral para manutenção do trofismo da mucosa gastrointestinal assim que houver sinais de restauração da perfusão tecidual (p. ex.: 50 mL de dieta enteral 6 vezes/dia)
Manutenção da cabeceira elevada entre 30°-45° para diminuir o risco de pneumonia aspirativa
Profilaxia de úlcera de córnea com lágrima artificial
Mudança de decúbito regular para profilaxia de úlcera de decúbito
Administração de hidrocortisona 200 mg EV em 24 h ou 50 mg EV 6/6 h somente para pacientes selecionados com choque refratário
Devido à gravidade destes casos, é uma alternativa razoável a associação de fludrocortisona com hidrocortisona em pacientes selecionados com choque refratário (dose: 50 mcg via tubo gástrico 1 vez/dia)
Avaliar diariamente a necessidade de manutenção da sedação e progressão do desmame ventilatório
Evitar infusão de solução de bicarbonato de sódio para correção da acidose. Corrigir a má perfusão periférica é a melhor estratégia para correção desta acidose. O seu uso poderá ser considerado em acidemias graves (pH < 7,15) com risco iminente de parada cardiorrespiratória

1.13 Sepse

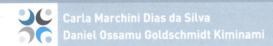

Carla Marchini Dias da Silva
Daniel Ossamu Goldschmidt Kiminami

- Sepse é uma disfunção orgânica potencialmente fatal causada por uma resposta desregulada do hospedeiro a uma infecção.
- Choque séptico é um subgrupo da sepse em que há disfunção cardiovascular e celular/metabólica associada a maior risco de mortalidade.
- Quadros sépticos deverão ser prontamente indentificados e tratados.

FATORES DE RISCO PARA SEPSE

- Bacteremia.
- Diabetes *mellitus*.
- Fatores genéticos.
- Idade avançada (≥ 65 anos).
- Imunossupressão.
- Neoplasia.
- Paciente em CTI.
- Pneumonia adquirida na comunidade.

DIAGNÓSTICOS DIFERENCIAIS DE SEPSE

- Bacteremia transitória relacionada a procedimento.
- Embolia de fluido amniótico.
- Hemorragia gastrointestinal aguda.
- Infarto agudo do miocárdio.
- Insuficiência adrenal.
- Pancreatite aguda.
- Reação transfusional.
- Reações adversas a drogas.
- Tromboembolismo pulmonar (TEP) agudo.

Desde 1991, a definição de sepse estava diretamente ligada ao conceito de síndrome da resposta inflamatória sistêmica (SIRS), e seu diagnóstico, conforme o *Surviving Sepsis Campaing*, era:

- Infecção documentada ou suspeita na presença de dois ou mais critérios seguintes (itens 1 ou 4 devem constar):
  1. Temperatura > 38 °C ou < 36 °C.
  2. Frequência cardíaca (FC) > 90 bpm.
  3. Frequência respiratória (FR) > 20 ipm, ou $PaCO_2$ ≤ 32 mmHg, ou uso de ventilação mecânica.
  4. Leucócitos > 12.000, ou < 4.000 microL^{-1}, ou ≥ 10% de células imaturas na periferia.

Em fevereiro de 2016, a *Sepsis Definitions Task Force* publicou no *Journal of the American Medical Association* (JAMA) três artigos atualizando as definições de sepse e choque séptico, conhecidos como Sepsis-3.

Novos critérios clínicos para se identificar pacientes com sepse:

- **Sepse:** suspeita ou certeza de infecção e aumento agudo ≥ 2 pontos no SOFA (Tabela 1.23), ou aumento ≥ 2 pontos em relação ao SOFA basal em resposta a uma infecção (representando disfunção orgânica).
- **Choque séptico:** quadro séptico que demanda uso de vasopressor para elevar a pressão arterial média (PAM) > 65 mmHg associado à concentração de lactato > 2 mmol/L (18 mg/dL) após reanimação volêmica adequada.

Para departamentos de emergência, serviços pré-hospitalares e enfermarias, pacientes adultos com suspeita de infecção podem ser rapidamente identificados como de maior risco para pior evolução típica da sepse, o que permite sistematizar a avaliação inicial (Fluxograma 1.3), caso preencham **pelo menos dois** dos três critérios clínicos que, juntos, constituem um novo escore clínico para ser usado à beira do leito, denominado quick SOFA (qSOFA):

- FR ≥ 22 ipm.
- Atividade mental alterada (Glasgow < 15).
- PAS ≤ 100 mmHg.

Tabela 1.23 – Sequential Organ Failure Assessment Score (SOFA).

Pontuação	0	1	2	3	4
Respiração					
PaO_2/FiO_2 ou	> 400	< 400	< 300	< 200*	< 100*
SaO_2/FiO_2		221-301	142-220	67-141	< 67
Coagulação					
Plaquetas $10^3/mm^3$	> 150	< 150	< 100	< 50	< 20
Fígado					
Bilirrubina (mg/dL)	< 1,2	1,2-1,9	2,0-5,9	6,0-11,9	> 12
Cardiovascular					
Hipotensão	PAM ≥ 70 mmHg	PAM < 70 mmHg	Dopamina ≤ 5 ou dobutamina (qualquer dose)	Dopamina > 5 ou noradrenalina ≤ 0,1	Dopamina > 15 ou noradrenalina > 0,1
Sistema nervoso central					
Glasgow	15	13-14	10-12	6-9	<6
Renal					
Creatinina (mg/dL) ou	< 1,2	1,2-1,9	2,0-3,4	3,5-4,9	> 5,0
Débito urinário (mL/24 h)				<500	< 200

* Em suporte ventilatório. Doses de dopamina e noradrenalina em mcg/kg/min por pelo menos 1 hora.
Fonte: adaptada de Singer *et al.* (2016).

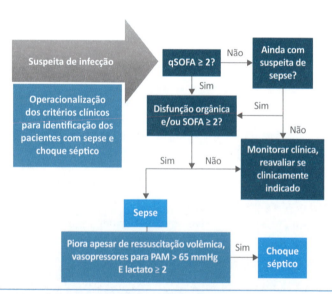

Fluxograma 1.3 – Identificação e classificação inicial de sepse segundo *Sepsis-3*.
Fonte: adaptado de Singer *et al.* (2016).

MANEJO DA SEPSE

A sepse, assim que identificada, deve ser prontamente manejada. Seguir com protocolo institucional, se disponível. O Fluxograma 1.4 apresenta sugestão de manejo.

Inicialmente, priorizar:

- Garantia de vias aéreas e ventilação.
- Correção de hipoxemia.
- Administração de fluidos.
- Administração de antibióticos.

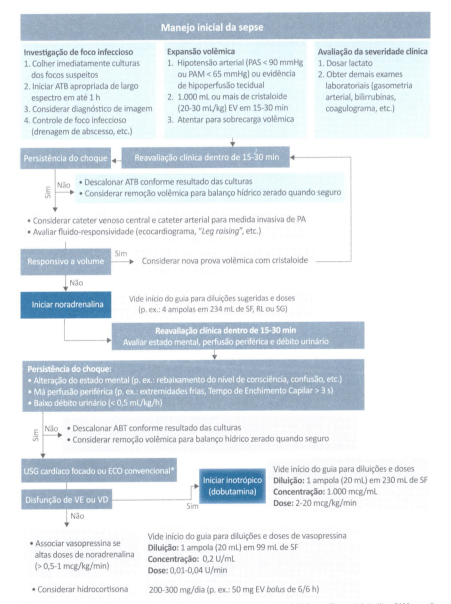

Fluxograma 1.4 — Sugestão para manejo de sepse.

A) **Avaliação da infecção suspeita:**
   1. Colher imediatamente culturas clinicamente apropriadas antes de iniciar o tratamento com antimicrobianos se não houver atraso significativo (> 45 min). Pelo menos dois conjuntos de hemoculturas (em frascos aeróbicos e anaeróbios), com pelo menos uma feita por via percutânea, e uma feita por dispositivo de acesso vascular, a menos que o dispositivo tenha sido inserido recentemente (< 48 horas).
   2. Administração de antimicrobianos eficazes, de largo espectro, guiados pelo foco e microbiota local, por via endovenosa, dentro da primeira hora de reconhecimento do choque séptico e sepse.
   3. Considerar diagnóstico de imagem para avaliar foco fechado.
   4. Controle de foco infeccioso. Realizar precocemente a drenagem de abscessos e debridamento de tecidos desvitalizados.

B) **Avaliar gravidade clínica:**
   1. Colher lactato arterial.
   2. Obter exames laboratoriais adicionais (gasometria arterial, bilirrubinas, coagulograma, etc.).
   3. Avaliar perfusão periférica (tempo de enchimento capilar, *Mottling score*).

C) **Expansão volêmica:**

> *Bolus* de 1.000 mL ou mais (20-30 mL/kg) de cristaloide em 15-30 minutos

- Preferir Ringer Lactato a soro fisiológico.
- Albumina não superior a cristaloide.
- Outros coloides, como amido hidroxietílico e pentamido são contraindicados.

D) **Reavaliação clínica dentro de 15 a 30 minutos:**

Se choque ainda presente:
   1. Considerar cateter venoso central para administração de medicamentos e cateter arterial para medida invasiva de PA (PAi) e coleta de amostras de sangue.
   2. Avaliar fluido-responsividade por meio de métodos adequados: ecocardiograma (volume sistólico calculado pela área aórtica e pela velocidade de tempo integral de fluxo aórtico), "*Leg raising*", etc.
      - Se hipotenso/hipoperfundido e responsivo a volume, considerar nova expansão volêmica.
      - Se sobrecarga volêmica/não responsivo a volume, iniciar droga vasoativa.
   3. Iniciar vasopressores. Noradrenalina como droga de primeira linha.

E) **Reavaliação clínica:**
   1. Repetir lactato.
   2. Repetir exame clínico: avaliar estado mental, perfusão periférica, débito urinário.
   3. Reavaliar se sobrecarga volêmica.

Se choque persistente/aumento significativo do vasopressor:

   1. Considerar ecocardiograma guiado. Se disfunção de ventrículo esquerdo (VE) ou direito (VD), associar inotrópico (dobutamina ou adrenalina).
   2. Associar vasopressina 0,01-0,04 UI/min se altas doses de noradrenalina (> 0,5-1 mcg/kg/min).
   3. Considerar hidrocortisona 200-300 mg/dia (p. ex.: 50 mg EV *bolus* de 6/6 h). Suspender quando os vasopressores forem descontinuados.

OBSERVAÇÃO

Dado o efeito inotrópico da adrenalina, esta pode ser utilizada no lugar da vasopressina na presença de disfunção de VE no ECO.

F) **Descalonar antibióticos de acordo com resultado das culturas.**

G) Considerar remoção volêmica para balanço hídrico zerado quando seguro:
- Diuréticos (p. ex.: furosemida EV).
- Hemodiálise, se indicada.

H) Manter glicemia capilar entre 110 e 180 mg/dL:
- Glicemia capilar de horário (p. ex.: 4/4 h) com correção por meio de insulina regular SC ou EV.
- Avaliar início de protocolo de bomba de infusão de insulina.

I) Manter Hb entre 7-9 g/dL:
- Exceção se suspeita de infarto agudo do miocárdio (IAM) ativo ou choque hemorrágico concomitante.

J) Iniciar dieta via oral (VO) ou enteral o mais breve possível.

k) As evidências atuais sugerem que não existe benefício na associação de vitamina C, tiamina e hidrocortisona ao tratamento habitual do choque séptico. Apenas a hidrocortisona isolada tem papel nos casos de choque refratário conforme descrito no item E).

l) O uso precoce de vasopressor (dentro da primeira hora ou mesmo antes da primeira expansão volêmica) parece ser seguro, podendo limitar a quantidade de fluidos administrados no manejo do choque séptico e, consequentemente, levar a melhores desfechos.

1.14 Síndrome do Desconforto Respiratório Agudo (SDRA)

Carla Marchini Dias da Silva
Abel de Barros Araújo Filho
Daniel Ossamu Goldschmidt Kiminami

- É uma síndrome aguda de inflamação pulmonar, com aumento da permeabilidade alveolocapilar, com **edema pulmonar** secundário.
- Clinicamente, é caracterizada por:
  A. Hipoxemia secundária à diminuição da complacência pulmonar e aumento do espaço morto e do *shunt* arteriovenoso.
  B. Opacidades pulmonares bilaterais.
- A síndrome, sua definição e seus critérios diagnósticos (Tabela 1.24) foram revisados em 2012 e ficaram conhecidos como critérios diagnósticos de Berlim.

Tabela 1.24 – Critérios diagnósticos de Berlim para SDRA.			
Tempo	Dentro de 7 dias do fator de risco ou sintomas respiratórios novos ou agravados		
Imagem*	Opacidades bilaterais não totalmente explicadas por efusões, nódulos ou colapso lobar ou pulmonar		
Origem do edema‡	Falência respiratória que não seja secundária a insuficiência cardíaca ou congestão por hipervolemia. Caso não haja fator de risco presente para SDRA, realizar exame objetivo (p. ex.: ecocardiograma) a fim de excluir edema hidrostático		
Classificação de gravidade e de prognóstico			
	Leve	Moderada	Grave
Oxigenação†	$200 < PaO_2/FiO_2 \le 300$ com PEEP ou CPAP ≥ 5 cmH$_2$O	$100 < PaO_2/FiO_2 \le 200$ com PEEP ≥ 5 cmH$_2$O	$PaO_2/FiO_2 \le 100$ com PEEP ≥ 5 cmH$_2$O

* Pode ser radiografia ou tomografia computadorizada.
‡ Caso haja fator de risco conhecido, o julgamento clínico será suficiente para exclusão de insuficiência cardíaca (IC) ou hipervolemia. Se dúvidas, fazer prova com diuréticos e medidas para IC. Caso não haja melhora da hipoxemia, tratar como SDRA.
† A ventilação mecânica invasiva com PEEP mínimo de 5 cmH$_2$O é necessária para a realização da classificação. Somente para os casos leves é que se poderá considerar ventilação não invasiva para classificação de gravidade.

FATORES DE RISCO COMUNS

1. Pneumonia.
2. Sepse não pulmonar.
3. Aspiração de conteúdo gástrico.
4. Traumatismo grave.
5. Contusão pulmonar.
6. Pancreatite.
7. Injúria inalatória.
8. Queimaduras graves.
9. Choque não cardiogênico.
10. *Overdose* de drogas.
11. Lesão pulmonar transfusional (TRALI).
12. Vasculite pulmonar.
13. Afogamento.

TRATAMENTO

Considerações gerais quanto ao tratamento de SDRA:

- Tratar causa base (fatores de risco).
- As medidas de suporte ventilatório dependem da gravidade do quadro. O Gráfico 1.1 destaca as principais modalidades de suporte indicadas para SDRA.
- Suporte ventilatório protetor com baixo volume corrente e pressão de platô ≤ 30 cmH_2O. Além de bloqueio muscular e pronação em casos seletos.
- Deve-se almejar uma estratégia conservadora no manejo hídrico dos pacientes com SDRA, a fim de evitar balanço hídrico positivo. Para isso, sugerem-se restrição hídrica e uso de diuréticos, mesmo em pacientes com lesão renal aguda.
- Em pacientes com critérios para síndrome respiratória aguda grave, em períodos de epidemia de influenza, considerar adição de oseltamivir ao esquema terapêutico.
- Em pacientes imunossuprimidos (SIDA, oncológico em quimioterapia, transplantados, etc.), considerar sulfametoxazol-trimetoprim para cobertura de *Pneumocystis jirovecii*. Solicitar LDH para auxílio no diagnóstico diferencial.
- Diagnósticos diferenciais importantes: edema agudo de pulmão cardiogênico e hemorragia alveolar.
- Pode-se solicitar NT-proBNP e ECO para avaliar insuficiência cardíaca (NT-proBNP

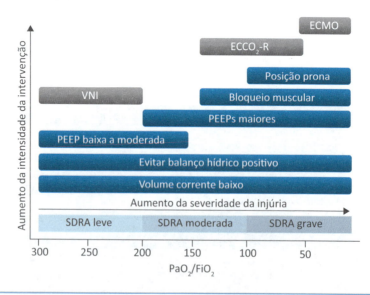

Gráfico 1.1 – Medidas disponíveis para tratamento de SDRA de acordo com a gravidade. Em azul estão as medidas com evidência de impacto. Em cinza estão as medidas possíveis, mas que ainda não foram validadas. VNI: ventilação não invasiva; $ECCO_2$-R: remoção de CO_2 extracorpórea; ECMO: oxigenação por membrana extracorpórea.

< 400 pg/mL descarta edema agudo de pulmão cardiogênico).

- Corticosteroides não são indicados no tratamento de SDRA, exceto no caso de pneumocistose.

1.15 Coagulação Intravascular Disseminada Aguda

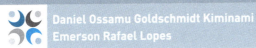

Daniel Ossamu Goldschmidt Kiminami
Emerson Rafael Lopes

- A coagulação intravascular disseminada (CIVD) aguda é uma síndrome caracterizada pela ativação sistêmica da coagulação sanguínea, com trombose em pequenos e médios vasos e consumo dos fatores de coagulação, lesão de órgãos-alvo e sangramentos (Tabela 1.25).

Tabela 1.25 – Manifestações comuns em CIVD aguda (prevalência).

Sangramentos (64%)	Choque circulatório (14%)
Disfunção renal (25%)	Tromboembolismo (7%)
Disfunção hepática (19%)	Envolvimento do sistema nervoso central (2%)

Siegal *et al.* (1978).

- É secundária a uma patologia de base (Tabela 1.26) que deverá ser sempre identificada e prontamente tratada.

FASES DA CIVD

- **Evidente (*overt*):** sistema hemostático descompensado.
- **Oculta (*non-overt*):** sistema hemostático estressado, mas compensado. Forma clínica menos evidente.

ALGORITMO DIAGNÓSTICO PARA CIVD EVIDENTE

O diagnóstico de CIVD aguda nem sempre será fácil. A Tabela 1.27 apresenta um escore para auxiliar o diagnóstico em casos suspeitos, especialmente em pacientes com clínica sugestiva ou com discrasias sanguíneas agudas, não melhor explicadas por outras causas descritas na Tabela 1.28.

Em caso suspeito para CIVD, seguir os seguintes passos:
1. Avaliar presença de patologia de base associada à CIVD (Tabela 1.26).
2. Em caso afirmativo para o item 1, solicitar contagem plaquetária, tempo de protrombina (TP), dosagem de fibrinogênio e dímeros D.
3. Aplicar escore sugerido pela Sociedade Internacional de Trombose e Hemostasia (Tabela 1.27).

Tabela 1.26 – Causas mais comuns de CIVD.

Aneurisma de aorta abdominal
Complicações da gravidez (embolismo de líquido amniótico; pré-eclâmpsia, eclâmpsia; síndrome HELLP; aborto séptico)
Doença hepática (falência hepática fulminante; reperfusão após transplante hepático)
Hemangioma gigante
Hemoglobinúria paroxística noturna
Lesão encefálica grave
Leucemias agudas (especialmente promielocítica)
Overdose de anfetamina
Pancreatite aguda
Púrpura *fulminans*
Queimaduras graves
Reação hemolítica aguda (incompatibilidade ABO)
Septicemia
Shunt venoso-peritoneal
Síndrome de Trousseau
Trauma grave ou cirurgia com complicações
Veneno de cobras

Fonte: adaptada de Leung *et al.* (2016).

32 Guia Prático de Emergências Clínicas

Tabela 1.27 – Escore da Sociedade Internacional de Trombose e Hemostasia (ISTH) para CIVD evidente.

Contagem plaquetária (/mm³)	Pontos
> 100.000	+ 0
50 a 100.000	+ 1
< 50.000	+ 2
D-dímeros	
Normal	+ 0
Moderadamente elevado	+ 2
Muito elevado	+ 3
Aumento do TP (segundos)	
< 3	+ 0
> 3 e < 6	+ 1
> 6	+ 2
Fibrinogênio (mg/dL)	
> 100	+ 0
< 100	+ 1

Se ≥ 5: compatível com CIVD evidente: repetir escore diário
Se < 5: não sugestivo de CIVD evidente, não sendo possível excluir CIVD oculta. Repetir escore em 1-2 dias.

Tabela 1.28 – Diagnósticos diferenciais de CIVD suspeita.

Patologia	Achados sugestivos
CIVD	Elevação de TP e TTPa, elevação de D-dímeros, redução dos níveis de fatores anticoagulantes fisiológicos (antitrombina, proteína C)
Perda sanguínea massiva	Sangramento maior, queda de Hb, elevação de TP e TTPa
Microangiopatia trombótica	Presença de esquizócitos, hemólise com Coombs negativo, febre, sintomas neurológicos, insuficiência renal, redução de ADAMTS13, TP e TTPa normais
Trombocitopenia induzida por heparina (TIH)	Uso de heparina, trombose venosa ou arterial, teste TIH positivo (ELISA para ligação dos anticorpos aos complexos multimoleculares heparina/fator-4-plaquetário), aumento das plaquetas após descontinuação da heparina, TP normal. TTPa pode estar prolongado pela heparina
Deficiência de vitamina K	Elevação de TP, TTPa normal ou ligeiramente elevado, contagem plaquetária normal
Insuficiência hepática	Elevação de TP e TTPa, plaquetas moderadamente reduzidas, anormalidades de exames de função hepática, hiperesplenismo e icterícia

Fonte: adaptada de Levi (2014).

TRATAMENTO DA CIVD AGUDA EVIDENTE

- O pilar central do tratamento será a resolução da patologia de base que desencadeou a coagulação intravascular disseminada.
- No caso específico de leucemia promielocítica aguda, iniciar tratamento com ácido all-trans-retinoico (ATRA) o mais rápido possível.
- Enquanto se busca o tratamento da patologia de base, avaliar a necessidade transfusional e de heparinização. Avaliar presença de eventos trombóticos, sangramentos ativos ou risco de sangramentos, além de contagem plaquetária, TP, TTPa e dosagem de fibrinogênio. A seguir, sugestões em diferentes cenários:

1. Sem sangramento ativo:
   a. **Plaquetas:** recomendado se PLQ < 20.000/microL e paciente submetido a quimioterapia.
      Dose: 1-2 U/10 kg/dia.
   b. **Plasma fresco congelado (PFC):** não recomendado.
   c. **Crioprecipitado:** não recomendado.
   d. **Enoxaparina ou heparina não fracionada (HNF) profilática:** recomendado.
   e. **Heparinização plena:** recomendado se predomínio de eventos trombóticos, como:
      ‣ trombose arterial ou venosa;
      ‣ púrpura fulminante grave associada a isquemia sacral ou infarto vascular cutâneo.
2. Sangramento ativo ou alto risco de sangramento:*
   a. **Plaquetas:** recomendado se PLQ < 50.000/microL.
      Dose: 1-2 U/10 kg/dia.
   b. **PFC:** recomendado na ocorrência de pelo menos um dos seguintes: TP/TTPa (> 1,5 vez normal) ou fibrinogênio < 150 mg/dL.
      Dose: 10-15 mL/kg de ataque + 5-10 mL/Kg a cada 6 horas (atentar para hipervolemia).
   c. **Crioprecipitado:** recomendado se fibrinogênio < 150 mg/dL mesmo após transfusão de PFC.
      Dose: 1 U/10 kg.
   d. **Enoxaparina ou HNF profilática:** não recomendado.
   e. **Heparinização plena:** não recomendado.

* Pós-operatório imediato ou que será submetido a cirurgia de alto risco (torácica, abdominal, espinhal, neurológica e algumas urológicas).

1.16 Ventilação Não Invasiva

Daniel Ossamu Goldschmidt Kiminami
Abel de Barros Araújo Filho

AVALIAÇÃO DE CANDIDATO À VENTILAÇÃO NÃO INVASIVA (VNI)

O Fluxograma 1.5 apresenta uma visão geral do uso da VNI no contexto de desconforto respiratório agudo.

Passo 1: identificar pacientes com falência respiratória aguda (FRA) em necessidade de assistência ventilatória:

- **Sinais e sintomas de FRA:**
  - Dispneia moderada a grave.

34 Guia Prático de Emergências Clínicas

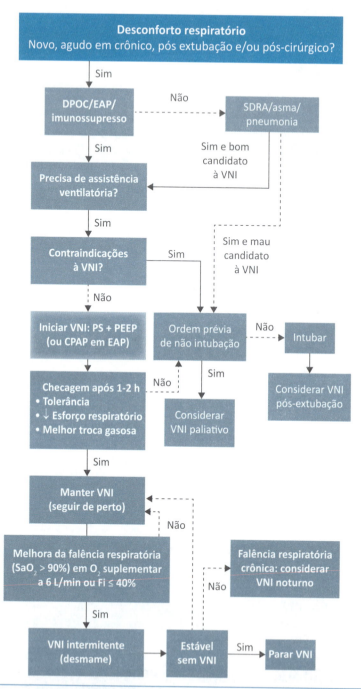

Fluxograma 1.5 – Ventilação não invasiva no contexto de desconforto respiratório agudo.
PS: pressão de suporte; **EAP:** edema agudo de pulmão.
Fonte: adaptado de Gaspertad et al. (2007).

CAPÍTULO 1

- Uso de musculatura acessória e/ou presença de tiragem intercostal ou de fúrcula.
- FR > 24 ipm para DPOC e > 30 ipm para FRA.
- **Anormalidades em trocas gasosas:**
  - $PaCO_2$ > 45 mmHg com pH < 7,35.
  - PaO_2/FiO_2 < 300.

Passo 2: avaliar indicação de VNI

- DPOC exacerbada (nível de evidência 1, grau de recomendação A).
- Edema agudo de pulmão (EAP) cardiogênico (nível de evidência 1, grau de recomendação A).
- Imunocomprometido (nível de evidência 1, grau de recomendação A).
- FRA devido a outras causas (nível de evidência 2, grau de recomendação B).
- Asma exacerbada grave (nível de evidência 2, grau de recomendação B).
- Pós-extubação.

Passo 3: excluir pacientes com elevado risco com VNI

- Intubação de emergência.
- PCR ou instabilidade hemodinâmica.
- Glasgow < 12 (exceto acidose hipercápnica em DPOC) ou agitação, não cooperativo.
- Hemorragia digestiva alta.
- Cirurgia, deformidade ou trauma facial.
- Obstrução de via aérea alta.
- Alto risco de aspiração (p. ex.: secreção abundante).
- Anastomose de esôfago recente (evitar pressurização acima de 20 cmH_2O).
- Distensão abdominal importante.
- Pneumotórax não drenado.

▌COMO INICIAR VNI

1. Monitorar paciente.
2. Paciente em poltrona ou leito com cabeceira > 30°.
3. Selecionar interface adequada (Tabela 1.29).

Tabela 1.29 – Vantagens e desvantagens das interfaces para VNI.		
Interface	**Vantagens**	**Desvantagens**
Nasal	Fácil manuseio	Despressurização oral
	Facilita expectoração	Irritação nasal
	Menor claustrofobia	Limitado se houver obstrução nasal
	Menor risco de aspiração	Ressecamento oral
		Vazamento oral
Facial	Mais apropriada para fases agudas por garantir maiores pressões e fluxos	Atrapalha comunicação
	Menor vazamento oral	• Maior claustrofobia
		• Risco de asfixia com mau funcionamento do ventilador
		• Risco de aspiração por vômitos
		• Risco de úlcera por pressão em pontos de apoio da máscara
Facial total	Fácil de ajustar	Maior espaço morto
	Mais conforto para uso prolongado	Não deve ser utilizada em conjunto com aerossolterapia
	Menor risco de tensão cutânea facial	Risco de aspiração por vômitos

CONTINUA▶

Tabela 1.29 – (Continuação) Vantagens e desvantagens das interfaces para VNI.

Interface	Vantagens	Desvantagens
Capacete	Mais conforto para uso prolongado	Alto ruído interno e maior sensação de pressão no ouvido
	Mínimo vazamento	Não deve ser utilizado em conjunto com aerossolterapia
	Sem risco de tensão cutânea facial	Necessidade de pressões mais altas para compensação do espaço morto
	Menor difusão de partículas	Risco de asfixia com mau funcionamento do ventilador
	Menor risco de contaminação do ambiente	Risco maior de reinalação de CO_2

Fonte: adaptada de AMIB e SBPT (2013).

4. Selecionar ventilador:
   - Ventilador mecânico invasivo em modo VNI.
   - Aparelho de BiPAP (*Bilevel Positive Airway Pressure*).
   - Aparelho de CPAP (*Continuous Positive Airway Pressure*).
5. Acoplar a interface, evitando desconfortos e tensão excessiva e explicar ao paciente o propósito da VNI.
6. **Modo ventilatório:** a VNI comporta todos os modos da ventilação invasiva, mas dada melhor tolerância, selecionar o modo ventilatório com pressão de suporte ventilatório (PSV).
7. Ajustes iniciais:

> FiO_2 100%
> PEEP/EPAP: 4-8 cmH_2O
> PS/IPAP: pelo menos 4 cmH_2O
> acima da PEEP/EPAP

8. Titulação na primeira hora, segundo condições clínicas (Tabela 1.30).
9. A necessidade de VNI dependerá da causa. Usualmente, algumas horas no EAP e horas a dias na DPOC.
10. Checar quadro respiratório a cada 2 horas:
    - **Sinais de melhora:** tentar retirada de VNI e observar. Se piora sem VNI retornar, reavaliar em 2 horas.
    - **Sem sinais de melhora ou piora:** não protelar intubação e ventilação invasiva.

Tabela 1.30 – VNI na primeira hora.

	Condição clínica		
	DPOC	EAP	Hipoxemia
PEEP/EPAP	6	10	≥ 8
PS/IPAP	Elevar para 12-20 cmH_2O visando à melhora do padrão respiratório e alvo de VCi 6-8 mL/kg*		
FiO_2	Mínima para SaO_2 > 90%		

*Peso predito.
EAP: edema agudo de pulmão; **DPOC:** doença pulmonar obstrutiva crônica; **PEEP/EPAP:** pressão positiva expiratória final ou pressão positiva expiratória nas via aéreas. **PS/IPAP:** pressão de suporte ou pressão positiva inspiratória nas vias aéreas.

■ CONSIDERAÇÕES

- Com relação à escolha da interface, recomenda-se iniciar a VNI com a máscara facial e, caso esta não seja tolerada, trocar pela facial total (ver Tabela 1.29). Ter em mente os seguintes pontos quanto à interface:
  - A desvantagem principal da interface facial e facial total é a dificuldade em monitorar possível evento de vômito e aspiração secundária.
  - As interfaces nasais não são utilizadas na urgência pelo alto índice de vazamento bucal e resistência ao fluxo de ar pela própria anatomia nasal.
- Acoplar umidificador aquecido de ar para maior conforto, sempre que possível.
- Apesar de CPAP ser validado no tratamento do EAP, sugerimos o modo BiPAP, por

- ser mais confortável para o paciente, já que a maioria dos aparelhos utilizados nos hospitais possibilita os dois modos ventilatórios.
- Nos aparelhos que disponibilizam a fuga ou escape é aceitável valor de até 40 L/min.
- Nos aparelhos de CPAP/BiPAP, lembrar de acoplar O_2 suplementar, se necessário, conectando-o diretamente à máscara ou em conector próprio no circuito. Em ventiladores mecânicos, o ajuste é feito no *blender* do próprio aparelho (FiO_2).
- Ao utilizar ventilador mecânico, é necessário escolher máscara sem válvula expiratória (a válvula está no próprio ventilador); ao utilizar aparelho específico para CPAP/BiPAP, a máscara ou o circuito necessariamente têm de ter válvula expiratória.
- A VNI não deve ser usada como substituta da IOT e da ventilação mecânica invasiva (VMI) quando estas forem claramente mais apropriadas.
- A falência da VNI é definida como a necessidade de intubação ou a morte do paciente. É um fator independente associado à morte.

1.17 Ventilação Mecânica Invasiva

Daniel Ossamu Goldschmidt Kiminami
Abel de Barros Araújo Filho

- Objetiva a manutenção da vida, livre de iatrogenias, até que o evento catastrófico de base seja resolvido.
- O julgamento clínico é soberano na indicação de VMI. Não depende de exames complementares, como dados de gasometria arterial, embora esses dados possam auxiliar em casos de dúvida (Tabela 1.31).

Tabela 1.31 – Parâmetros de alerta para falência respiratória.

Parâmetros	Normal	Alerta*
Frequência respiratória (ipm)	12-20	> 35
$PaCO_2$ (mmHg)	35-45	> 50
PaO_2 (mmHg) (FIO_2 = 0,21)	> 75	< 50
PaO_2/FIO_2	> 300	< 200

* Indicação de VMI NÃO depende desses parâmetros, mas, se disponíveis, podem auxiliar nos casos de dúvidas.

PRINCIPAIS INDICAÇÕES

1. Hipoventilação e apneia.
2. Doença pulmonar intrínseca.
3. Falência mecânica do aparelho respiratório:
   a) fraqueza muscular;
   b) doenças neuromusculares;
   c) comando respiratório instável (p. ex.: AVC e traumatismo cranioencefálico).
4. Tórax instável.
5. Redução do trabalho da musculatura respiratória e fadiga muscular.
6. Rebaixamento do nível de consciência (Glasgow < 8), o qual não será revertido brevemente.
7. Elevado risco de aspiração (p. ex.: hemorragia digestiva alta volumosa).

COMO INICIAR A VENTILAÇÃO MECÂNICA

1. Conhecer o aparelho.
2. Checar tubulação e água destilada do reservatório.

3. Calibrar o ventilador antes de iniciar a ventilação.
4. Escolher modo ventilatório, sendo os principais:
   a) **Assistido/controlado (AC):** toda a ciclagem, estimulada ou não pelo paciente, ofertará os parâmetros totais de pressão/volume ajustados.
      - **Vantagens:** garantia de que o volume ou a pressão total será ofertada. Mínimo esforço muscular: descanso à musculatura fadigada.
      - **Desvantagens:** potencial alcalose em paciente com alto *drive* respiratório e, caso haja assincronia, fadiga muscular.
   b) **Ventilação mandatória intermitente sincronizada (SIMV):** modo misto, no qual se garante ciclos mandatórios e, para os ciclos além da FR estipulada, pressão suporte ventilatório.
      - **Vantagens:** exige maior esforço muscular; bom para evitar atrofia muscular.
      - **Desvantagens:** menos indicado para desmame ventilatório. Relação I:E muito variável.
   c) **Pressão de suporte ventilatório (PSV):** ciclado a fluxo (em alguns ventiladores, pode ser ajustado; usualmente cicla quando o fluxo cai a 25% do pico máximo).
      - **Vantagens:** melhor sincronia e mais indicado para provas de desmame.
      - **Desvantagens:** volume inadequado pode ser ofertado quando há obstrução de tubo, podendo haver assincronia se baixo *drive* respiratório.
5. Escolher forma de ciclagem, sendo as principais:
   a) **Pressão controlada:**
      - **Ciclagem:** ciclado a tempo e limitado à pressão.
      - **Vantagens:** limita a pressão de pico e a pressão de platô, minimizando barotrauma.
      - **Desvantagens:** não garante volume corrente.
   b) **Volume controlado:**
      - **Ciclagem:** próprio volume.
      - **Vantagens:** volume corrente garantido.
      - **Desvantagens:** eleva risco de barotrauma pelo fato de pressões de pico e platô não serem diretamente controlados.
6. Calcular o **peso predito** a partir da altura. Esta etapa pode ser postergada após início da ventilação com volume corrente aproximado. Caso não se conheça a altura do paciente, utilizar métodos para estimativa de altura. Dentre tais métodos, pode-se utilizar o método da hemienvergadura: mensurar com fita métrica a hemienvergadura do paciente conforme consta na Figura 1.2 e multiplicar tal medida por 2. A partir da altura, utilizar fórmulas ou tabelas pré-calculadas para se chegar ao peso predito (Tabela 1.32).

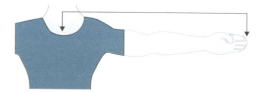

Figura 1.2 Mensuração da hemienvergadura para estimativa de altura.

7. Calcular o **volume corrente alvo** a partir do peso predito. É o alvo de ambos os modos de ciclagem. Caso não haja patologia pulmonar específica como DPOC, asma, SDRA, etc. (em certas patologias há parâmetros específicos), utilizar:

   6-8 mL/kg de peso predito

8. Inserir parâmetros ventilatórios iniciais (Tabela 1.33).
9. Checar ciclagem com peça própria antes de acoplar ventilador ao paciente.
10. Se ventilado a **pressão**, titular a pressão ofertada visando ao volume corrente alvo.

CAPÍTULO 1

Medicina Intensiva **39**

Tabela 1.32 – Peso predito (PP) pela altura e volume corrente (VC).

Sexo masculino

Altura (cm)	145	150	155	160	165	170	175	180	185	190	195	200
PP (kg)	43	48	52	57	62	66	71	75	80	84	89	93
VC (6 mL/kg)	258	288	312	342	372	396	426	450	480	504	534	558
VC (7 mL/kg)	301	336	364	399	434	462	497	525	560	588	623	651
VC (8 mL/kg)	344	384	416	456	496	528	568	600	640	672	712	744

Sexo feminino

Altura (cm)	140	145	150	155	160	165	170	175	180	185	190	195
PP (kg)	34	39	43	48	52	57	62	66	71	75	80	85
VC (6 mL/kg)	204	234	258	288	312	342	372	396	426	450	480	510
VC (7 mL/kg)	238	273	301	336	364	399	434	462	497	525	560	595
VC (8 mL/kg)	272	312	344	384	416	456	496	528	568	600	640	680

Peso predito obtido a partir da seguinte fórmula:

PP (sexo masculino) = 50 + 2,3 [(altura × 0,394)-60]

PP (sexo feminino) = 45,5 + 2,3 [(altura × 0,394)-60]

Peso em kg e altura em cm.

Tabela 1.33 – Sugestão de parâmetros ventilatórios iniciais.

SIMV modo Pressão controlada

FiO_2	Pressão controlada "Pressão limite"* (cmH_2O)	Tempo inspiratório (segundos)	FR (ipm)	PEEP (cmH_2O)	Sensibilidade	Pressão de suporte (cmH_2O)
100%	20	1,2	12-16	6-8	P: 2,0 F: 3,0	Mínimo de 7
Diminuir assim que possível	"Pressão limite" em alguns aparelhos ↑↓ conforme o volume corrente alvo	Fisiológico	FR mínima dada pelo aparelho	Expansão alveolar no final da inspiração diminui retorno venoso ao átrio direito	Pressão ou fluxo para detecção de *drive* do paciente	Ajustar pressão necessária para gerar o volume corrente alvo

SIMV modo Volume controlado[†]

FiO_2	Fluxo (L/min)	Tempo inspiratório	FR (ipm)	PEEP (cmH_2O)	Sensibilidade	Pressão de suporte (cmH_2O)
100%	40-60	—	12-16	6-8	P: 2,0 F: 3,0	Mínimo de 7
Diminuir assim que possível	Principal parâmetro que dará o tempo inspiratório	Será dado pelo fluxo e pela FR		Observações como descritas acima		

Trata-se de valores sugestivos para paciente sem indicações de modos ventilatórios específicos como SDRA, DPOC, etc.

* Há aparelhos cuja "pressão limite" é parâmetro separado da pressão ofertada, e nesse caso serve apenas para evitar barotrauma; assim, inserir valor de 35 mmHg. † O parâmetro volume corrente será dado pela Tabela 1.30; 6-8 mL/kg de peso predito.

FR: frequência respiratória; **PEEP:** pressão positiva expiratória final; **P:** pressão; **F:** fluxo.

11. Titular **FiO₂** visando ofertar o mínimo possível de O₂ para uma oxigenação adequada:

SaO₂ > 90% e/ou PaO₂ > 60 mmHg

12. Pressão de platô é mais deletéria que a pressão de pico em termos de barotrauma. Buscar manter:

Pressão de platô ≤ 30 mmHg

13. Colher gasometria arterial 30 minutos após o início da ventilação ou após mudanças em parâmetros.
14. Seguir subcapítulo Sedação em Paciente Crítico para demais cuidados como despertar diário e teste de respiração espontânea.

1.18 Ventilação Mecânica na Síndrome do Desconforto Respiratório Agudo

Daniel Ossamu Goldschmidt Kiminami
Abel de Barros Araújo Filho

> **OBSERVAÇÃO**
> Este subcapítulo foca na ventilação mecânica protetora para SDRA. Para causas e diagnóstico, ver subcapítulo 1.14.

CONSIDERAÇÕES INICIAIS

- Aspirar bem as vias aéreas antes de iniciar o protocolo descrito neste subcapítulo.
- Após início, evitar desconexão do circuito. Se possível, utilizar sistema fechado para aspiração (aspiração, retirada de água da tubulação, etc.)
- Considerar cisatracúrio nas primeiras 48 h nos casos de SDRA moderada a grave.
- Realizado o diagnóstico de SDRA, iniciar a ventilação segundo a Tabela 1.34.
- O volume corrente (VC) utilizado neste protocolo considera o peso predito (Tabela 1.35).

PACIENTES COM HIPOXEMIA REFRATÁRIA:

1. Ventilação em Prona

- Indicada **sempre em SDRA** quando **PaO₂/FiO₂ < 150** ou na vigência de **hipoxemia refratária**.

Tabela 1.34 – Ajustes ventilatórios iniciais na SDRA.

1. Modo assistido/controlado ciclado a volume
2. VC inicial de 6 mL/kg
   Caso platô > 30 cmH₂O, diminuir para 4 mL/kg
   VC mín e máx de 4-6 mL/kg
3. Fluxo inspiratório de 60 L/min
   Diminuir para até 40 L/min se pressão de pico (Ppico) > 45 cmH₂O
4. I:E = 1:1 a 1:2
5. Pausa inspiratória de 0,5 s
   A pausa poderá ser ajustada para manter I:E alvo
6. Formato de onda de fluxo descendente
7. FR inicial de 20 ipm; FR máxima de 35 ipm
   Se estratégia de hipercapnia permissiva adotada (casos moderados a graves), tolera-se FR máxima de 45 ipm, desde de que não leve a auto-PEEP
8. Pressão de platô (Pplatô)
   a) ≤ 30 cmH₂O
   b) Pressão de distensão* (PD) ≤ 15 cmH₂O
   c) Se SDRA moderada a grave + PEEP > 15, tolera-se Pplatô ≤ 40, desde que PD ≤ 15 cmH₂O
9. PEEP e FiO₂ ajustadas conforme a Tabela 1.36

*PD = Pplatô – PEEP.

CAPÍTULO 1

Tabela 1.35 – Peso predito (PP), altura e volume corrente (VC) máximo e mínimo em SDRA.

Sexo masculino											
Altura (cm)	145	150	155	160	165	170	175	180	185	190	195	200
PP (kg)	43	48	52	57	62	66	71	75	80	84	89	93
VC (4 mL/kg)	172	192	208	228	248	264	284	300	320	336	356	372
VC (5 mL/kg)	215	240	260	285	310	330	355	375	400	420	445	465
VC (6 mL/kg)	258	288	312	342	372	396	426	450	480	504	534	558

Sexo feminino											
Altura (cm)	140	145	150	155	160	165	170	175	180	185	190	195
PP (kg)	34	39	43	48	52	57	62	66	71	75	80	85
VC (4 mL/kg)	136	156	172	192	208	228	248	264	284	300	320	340
VC (5 mL/kg)	170	195	215	240	260	285	310	330	355	375	400	425
VC (6 mL/kg)	204	234	258	288	312	342	372	396	426	450	480	510

Nota: 4 e 6 mL/kg são os valores mínimos e máximos de VC recomendados para ventilação em SDRA.

Tabela 1.36 – Combinação PEEP e FIO_2 e orientações para ventilação em SDRA.

FiO_2	30%	40%	40%	50%	50%	60%	70%	70%	70%	80%	90%	90%	90%	100%
PEEP	5	5	8	8	10	10	10	12	14	14	14	16	18	18-24
FiO_2	30%	30%	40%	40%	50%	50%	50-80%		80%	90%	100%			
PEEP	12	14	14	16	16	18	20		22	22	22-24			

Objetivo: PaO_2 55-80 mmHg ou SpO_2 88-95%

1. Seguir combinação acima. Primeira combinação para SDRA leve, segunda combinação para Moderada a Grave
2. Quando houver medidas simultâneas de PaO_2 e SpO_2, considerar a PaO_2
3. Avaliar oxigenação pela SpO_2 ou PaO_2 ao menos a cada 4 h. Considerar cateter arterial invasivo para facilitar análise de gasometria com menor risco de complicações vasculares
4. Períodos breves (5 min) de SpO_2 < 88% ou > 95% são tolerados sem mudanças
5. Se relação PEEP e FiO_2 não seguir tabela (p. ex.: após mudanças urgentes na FiO_2 ou PEEP), reajustar em intervalos de 5-15 min até combinação compatível
6. Se oxigenação arterial estiver fora do alvo e a pressão de platô ≥ 30 cmH_2O, então apenas a FiO_2 deve ser elevada até se obter os valores objetivos de oxigenação
7. Se a oxigenação arterial estiver fora do alvo e FiO_2 = 100%, elevar PEEP gradualmente de 2 em 2 cmH_2O até o máximo de 24 cmH_2O. Nestas circunstâncias a pressão de platô poderá exceder 30 cmH_2O
8. FiO_2 de 100% pode ser utilizada por períodos curtos (10 min) em:
   a) Quedas tansitórias da SpO_2
   b) Prevenção de queda da SpO_2 durante mudança posicional, aspirações, etc.

- Realizar sessões diárias de, **no mínimo, 16 horas**, até se atingir melhora ventilatória, definida como PaO_2/FiO_2 > 150 e PEEP ≤ 10 cmH_2O quando paciente em supina.
- Necessita de treinamento adequado da equipe.

2. *Open lung ventilation* (manobras de recrutamento com subsequente titulação de PEEP).

Os estudos mais recentes sugerem que não há benefício em se aplicar manobras de recrutamento. Pelo contrário, o estudo ART

(2017) mostrou aumento de mortalidade tanto em 28 dias quanto em 6 meses, diminuição no número de dias livres de ventilação mecânica e aumento do risco de barotrauma. Se em casos devidamente selecionados optar-se pelo recrutamento alveolar, sugere-se a estratégia descrita a seguir.

ESTRATÉGIA DE RECRUTAMENTO MÁXIMO (ERM)

- Método alternativo ao uso das relações pré determinadas de FiO_2 e PEEP da Tabela 1.36 para se atingir o PEEP ideal.
- Pode ser usada em SDRA moderada a grave ou nos casos de hipoxemia refratária:

> $PaO_2 < 55$ mmHg ou $SaO_2 < 88\%$
> $FiO_2 = 100\%$ por ao menos 60 min

1. Monitorizar paciente, de preferência com pressão arterial invasiva por linha arterial (PAi).
2. Mudar modo ventilatório para assistido/controlado limitado a pressão.
3. Manter pressão de distensão (PD) de 15 cmH_2O, ou seja, Pplatô – PEEP = 15 cmH_2O.
4. Iniciar com PEEP = 10 e pressão controlada = 25, o que equivale à pressão acima da PEEP de 15 cmH_2O.
5. ↑ PEEP em 5 cmH_2O a cada 2 min, até 25 cmH_2O.
6. ↑ PEEP em 10 cmH_2O a cada 2 min, até 45 cmH_2O.
7. Em seguida ↓ PEEP para 25 cmH_2O e iniciar manobra de titulação de PEEP decremental.

MANOBRA DE TITULAÇÃO DE PEEP DECREMENTAL

1. Após ERM, calcular a complacência estática em valores decrementais de PEEP.
2. Iniciar com PEEP de 25 e < de 2 a 3, a cada 4 min, até 8 a 12 cmH_2O.

3. Identificar PEEP com maior complacência ou o ponto no qual dois ou mais passos decrementais de PEEP apresentam complacências equivalentes.
4. Repetir a ERM e ajustar a PEEP diretamente para 2 a 3 cmH_2O acima da PEEP encontrada no item 3.

$$Complacência\ estática = \frac{VC}{Pplatô - PEEP}$$

SUGESTÃO DE CONDUTAS EM DISTÚRBIOS ACIDOBÁSICOS (PROTOCOLO ARDSNET)

- O manejo dos distúrbios acidobásicos, será realizado por meio do ajuste em frequência respiratória (FR) sempre que possível.
- A mensuração do pH, por meio da gasometria, deverá ser realizada sempre que houver indicação médica. Adotar como meta:

> pH arterial entre 7,30 e 7,45

- Avaliar o distúrbio do equilíbrio acidobásico presente. Para mais detalhes, ver subcapítulo 12.1:
  - Alcalose (pH > 7,45): incomum, normalmente corrigida por meio da redução da FR.
  - Acidose (pH < 7,30): distúrbio comum, normalmente por retenção de CO_2 associado ou não a acidose metabólica. O componente respiratório é manejado por meio o aumento do volume-minuto: elevação da FR ou por aumento do volume corrente. Se presença de componente metabólico, tratar a causa ou causas de base sempre que possível e avaliar necessidade de bicarbonato de sódio. Classificar a acidose em leve (pH até 7,15) ou grave (pH < 7,15) e seguir com sugestão de manejo conforme Fluxogramas 1.6 e 1.7 a seguir.

CAPÍTULO 1   Medicina Intensiva **43**

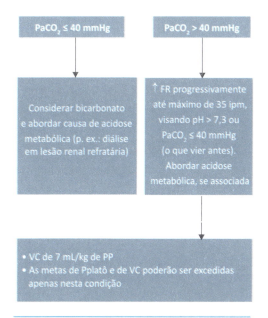

Fluxograma 1.6 Manejo de acidose leve em SDRA.

SUGESTÃO DE DESMAME VENTILATÓRIO (PROTOCOLO ARDSNET)

- O desmame da PEEP e da FiO$_2$ deverá seguir a Tabela 1.36, por meio da diminuição da combinação FiO$_2$ e PEEP conforme tolerabilidade.
- Em pacientes alertas e PEEP ≤ 14 cmH$_2$O, prosseguir para **ventilação em pressão de suporte (PSV)** segundo os seguintes passos:

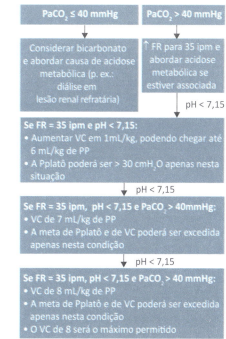

Fluxograma 1.7 Manejo de acidose grave em SDRA.

1. Iniciar com PSV **de 10 cmH$_2$O**. Ajustar para obter VC de **4-6 mL/kg** de PP.
2. **Reduzir PS 2-4 cmH$_2$O** 2 vezes/dia (desde que FR < 28 ipm e não haja outros sinais de desconforto).
3. Em pacientes com sinais de desconforto (p. ex.: FR ≥ 30 ipm), considerar outras causas (p. ex.: dor ou ansiedade) antes de elevar a PSV por falha em desmame ventilatório.
4. Se necessário PSV > 14 cmH$_2$O, retornar para modo AC.

1.19 Ventilação Mecânica na Doença Pulmonar Obstrutiva Crônica (DPOC)

Daniel Ossamu Goldschmidt Kiminami
Abel de Barros Araújo Filho

■ VENTILAÇÃO NA DPOC

- Não há estudos de superioridade entre modos ventilatórios, no entanto, tende-se a ventilar com pressão controlada (Tabela 1.37).
- Repouso da musculatura respiratória por 24 a 48 horas.
  (Modo AC + sedação + bloqueio neuromuscular se necessário)
- VC = 6-8 mL/kg de peso predito.
- Baixa FR (6-12 ipm).
- pH mínimo aceitável de até 7,20
  (não se preocupar com os valores de $PaCO_2$).
- Curto período inspiratório com relação I:E < 1:3 (p. ex.: 1:4, 1:5, etc.). No modo ventilado a volume, aumentar o fluxo inspiratório e não utilizar a pausa inspiratória.
- FiO_2 mínimo para SaO_2 > 90% e PaO_2 entre 60 e 80 mmHg. Evitar hiperóxia (PaO_2 > 120 mmHg).
- Em casos específicos, na possibilidade de monitorização intensiva da mecânica ventilatória, objetivar PEEP extrínseca próxima à PEEP intrínseca (sendo que PEEP extrínseca = 85% da PEEP instrínseca).
- Pressão de pico (Ppico) não deve ser utilizada isoladamente para guiar mudança nos parâmetros ventilatórios. No entanto, procurar e excluir outras patologias coexistentes se Ppico > 45 mmHg.

■ TRANSIÇÃO PARA O DESMAME

Nesta fase, utilizar PSV. Utilizar o menor valor de pressão de suporte necessário para manter a FR entre 20 e 30 ipm. Normalmente, com 15 a 20 cmH_2O de pressão de suporte.

1.20 Ventilação Mecânica na Asma Grave

Daniel Ossamu Goldschmidt Kiminami
Abel de Barros Araújo Filho

- Não há estudos de superioridade entre modos ventilatórios, no entanto, tende-se a ventilar com pressão controlada.
- **Objetivo:** evitar o barotrauma, mesmo que sejam necessárias hipoventilação e hipercapnia permissiva (Tabela 1.37).
- VC = 5-7 mL/kg de peso predito.
- FR entre 8 e 12 ipm.
- Se ventilando a volume, utilizar alto fluxo inspiratório (> 60 L/min) para diminuir tempo inspiratório e elevar o expiratório (4 e 5 segundos), mas manter (vale para ambos os modos ventilatórios) as seguintes pressões:

  Ppico < 50 cmH_2O
  Pplatô < 35 cmH_2O
  Auto-PEEP < 15 cmH_2O

Tabela 1.37 – Resumo dos parâmetros ventilatórios em asma e DPOC exacerbadas.

Parâmetros	DPOC	Asma grave
Modo ventilatório	Volume ou pressão	Volume ou pressão
Volume corrente	6-8 mL/kg	5-7 mL/kg
Frequência respiratória	8-12 ipm	8-12 ipm
Volume minuto	Suficiente para manter pH entre 7,2 e 7,4, mesmo com ↑ de $PaCO_2$.[†]	Suficiente para manter pH > 7,2, mesmo com ↑ de $PaCO_2$.[†]
Relação I:E	1:4 a 1:8	1:3 ou maior tempo expiratório em relação ao inspiratório
Fluxo inspiratório	40-60 L/min	60-100 L/min
Pressão de pico	< 45 cmH_2O	< 50 cmH_2O
Pressão platô	< 30 cmH_2O	< 35 cmH_2O
PEEP	5-10 cmH_2O*	3-5 cmH_2O[‡]
PEEPi	–	< 15 cmH_2O
$PaCO_2$	> 40 e < 80 mmHg	< 80 mmHg
pH	Entre 7,2 e 7,4	> 7,2
PaO_2	FiO_2 mínimo para PaO_2 de 65-85 mmHg garantindo SpO_2 entre 92-95%	FiO_2 mínimo para PaO_2 > 60 mmHg garantindo SpO_2 > 92%

[†] Hipercapnia permissiva. * Desde que inferior à PEEP intrínseca. [‡] Em casos selecionados e com monitorização adequada a PEEP pode ser usada em valores superiores pelo efeito mecânico em abrir as pequenas vias aéreas. **PEEPi:** PEEP intrínseca = auto-PEEP.

- FiO_2 para manter SaO_2 > 92% e PaO_2 > 60 mmHg. Em geral são necessárias baixas FiO_2. Se altas, descartar: atelectasias, pneumonia, pneumotórax, hiperinsuflação dinâmica, esta evidenciada por elevado auto-PEEP.
- Hipercapnia permissiva. Tolera-se um aumento de $PaCO_2$ para valores acima do normal (< 80 mmHg) desde que pH > 7,20, para evitar hiperinsuflação pulmonar.

> **OBSERVAÇÃO**
>
> Evitar medicações que levam à liberação de histamina (p. ex: morfina e meperidina) e bloqueadores neuromusculares (utilizá-los pelo menor tempo possível, caso sejam necessários).

1.21 Pneumonia Associada à Ventilação

Daniel Ossamu Goldschmidt Kiminami
Cinara Silva Feliciano

DEFINIÇÃO

A pneumonia associada à ventilação mecânica (PAV) é a infecção mais comum em pacientes em ventilação mecânica. Incidência de 9% a 27% em todos os pacientes intubados. Mortalidade atribuível de 9%.

É um tipo de pneumonia hospitalar (nosocomial) instalada após **48 horas** de VMI.

PREVENÇÃO

- Assepsia de mãos e de instrumentos na intubação.
- Aspiração de tubo endotraqueal com sonda estéril.
- Aspiração subglótica contínua.
- Manutenção de insuflação do balonete (*cuff*) (> 20 cmH$_2$O).
- Retirada do condensado do circuito do ventilador.
- Buscar tempo mínimo possível de intubação.
- Evitar reintubações.
- Cabeceira elevada 30° a 45° quando intubado.
- Assepsia oral com clorexidina enquanto intubado.
- Preferir tubo orotraqueal a nasotraqueal.
- Preferir sonda nasoentérica a nasogástrica.
- Preferir nutrição enteral a parenteral.
- Realizar profilaxia de úlcera de estresse apenas quando indicado.
- Higienização das mãos antes e após contato com o paciente.

ACHADOS CLÍNICOS

Infiltrado pulmonar novo ou progressivo, de início agudo ou insidioso, associado a um ou mais dos seguintes:

- Febre
- Secreção traqueal purulenta
- Leucocitose
- Queda de volume corrente e SaO$_2$
- Taquipneia
- Elevação do volume minuto

DIAGNÓSTICO

Uma vez que os achados clínicos e radiológicos são pouco específicos para PAV, sempre considerar outro diagnóstico que justifique o quadro (Tabela 1.38). Mesmo após afastar outras afecções suspeitas, o diagnóstico e manejo de PAV ainda são controversos, mas, de forma geral, aceita-se o diagnóstico de PAV em pacientes em ventilação mecânica por tempo ≥ 48 horas na presença de todos os seguintes:

Tabela 1.38 – Diagnósticos diferenciais de PAV.

Pneumonite aspirativa	Tumor infiltrativo
TEP com infarto pulmonar	SDRA
Pneumonite por radiação	Hemorragia pulmonar
Contusão pulmonar	Reações a drogas

- Clínica compatível com PAV.
- Radiografia pulmonar com infiltrado novo ou progressivo.
- Cultura de material coletado de trato respiratório baixo (TRB) com crescimento bacteriano em quantidade superior aos valores de corte estabelecidos pelo método de coleta (ver a seguir).

OBSERVAÇÃO

Crescimento bacteriano negativo ou abaixo do valor de corte tem alto valor preditivo negativo para PAV na ausência de troca recente de antibioticoterapia (ATB).

Valores de corte para cultura de TRB

A cultura deve ser interpretada de forma quantitativa, e não qualitativa. É considerado positivo o material que apresentar crescimento bacteriano acima do valor de corte estabelecido para o método de coleta:

- Escovado brônquico protegido ≥ 10^3 UFC/mL.
- Lavado broncoalveolar (BAL) ≥ 10^4 UFC/mL.
- Aspirado traqueobrônquico ≥ 10^6 UFC/mL.

Métodos comuns de coleta de material de TRB

- **Escovado brônquico protegido:** com auxílio de broncofibroscópio, visando à região pulmonar comprometida, coleta-se material com escova própria, o qual é imerso em 1 mL de SF ou RL.
- **Lavado broncoalveolar (BAL):** com auxílio de broncofibroscópio, visando à região

CAPÍTULO 1

pulmonar comprometida, solução salina estéril é infundida e, em seguida, aspirada para cultura.

- **Aspirado traqueobrônquico:** avança-se cateter de aspiração pelo tubo endotraqueal, sem auxílio de broncoscópio, até se alcançar resistência, e então aspira-se material para cultura.

Clinical Pulmonary Infection Score (CPIS)

Método de pontuação para manejo e diagnóstico de PAV, com valores variáveis de sensibilidade (60-72%) e especificidade (59-85%) a depender do estudo. É feito da seguinte forma:

1. Na suspeita de PAV, solicitar radiografia de tórax, hemograma, hemoculturas (embora sensibilidade baixa de 25%), gasometria arterial e coletar material de TRB e realizar o CPIS (Tabela 1.39).
2. Tratar empiricamente para PAV se **CPIS > 6**. Ver Tabela 1.40 e Fluxograma 1.8 para sugestão de antibiótico.
3. Repetir o CPIS após **72 horas** e se:
   a) ≤ 6 e culturas negativas: descontinuar ATB;
   b) > 6 ou culturas positivas: manter ATB, descalonar seguindo culturas e tratar em geral por **8 dias** se houver melhora clínica;
   c) cultura positiva para *Pseudomonas sp* ou *Acinetobacter sp:* tratar por pelo menos 14 dias.

▌MANEJO GERAL

Mesmo se o CPIS não for empregado, recomenda-se:

- Tratamento empírico para PAV na sua suspeita (clínica + radiografia compatível) e coleta de material de TRB antes de primeira dose de antibiótico.
- A escolha da antibioticoterapia empírica deve levar em consideração:
  a) Risco de bactérias multidroga resistentes (MDR).
  b) Risco de *S. aureus* meticilina resistente (MRSA).
  c) Uso recente de carbapenêmicos.
  d) Perfil de sensibilidade bacteriana local.

Tabela 1.39 – *Clinical Pulmonary Infection Score* (CPIS) para PAV.	
Parâmetro	**Pontuação**
1. Temperatura (°C)	
> 36,5 e < 38,4	0
> 38,4 e < 38,9	1
> 39 ou < 36	2
2. Leucócitos (/mm³)	
> 4.000 e < 11.000	0
> 11.000 e < 4.000	1
+ Bastões ≥ 500	+1
3. Secreção traqueal	
Sem secreção traqueal	0
Secreção traqueal não purulenta	1
Secreção traqueal purulenta	2
4. Oxigenação (PaO_2/FiO_2)	
> 240 ou SDRA	0
< 240 e sem SDRA	2
5. Radiografia de tórax	
Sem infiltrado	0
Infiltrado difuso	1
Localizado	2
6. Progressão do infiltrado pulmonar	
Sem progressão	0
Progressão radiológica (após exclusão de SDRA e insuficiência cardíaca)	2
7. Cultura de aspirado traqueal	
Cultura de bactérias patogênicas é rara, ou em baixa quantidade, ou sem crescimento	0
Cultura de bactéria patogênica é moderada ou em quantidade expressiva	1
Mesma bactéria patogênica vista no Gram	+1
Na suspeita diagnóstica é realizado com os parâmetros 1 a 5. Após **72 h** repetir CPIS com todos os 7 parâmetros. Um **escore > 6** na suspeita ou após 72 h é sugestivo de PAV	

48 Guia Prático de Emergências Clínicas

Tabela 1.40 – Sugestão de antibioticoterapia empírica em PAV.

Classificação	Antibióticos EV*
Ausência de fatores de risco para MDR	Clavulin 1g 8/8 h ou Cefuroxima 750 mg 8/8 h ou Ceftriaxone 2 g/dia ou Levofloxacino 750 mg/dia
Presença de fatores de risco para MDR	Cefepime 2 g 8/8 h ou Piperacilina + tazobactam 4/0,5 g 8/8 h a 6/6 h ou Meropenem 1-2 g 8/8 h
Presença de fatores de risco ou suspeita de MRSA	Vancomicina 15-20 mg/kg/dose 8/8 h a 12/12 h ou Linezolida 600 mg 12/12 h

Fatores de risco para bactérias MDR

- Tempo de hospitalização atual ≥ 5 dias
- Antibioticoterapia nos prévios 3 meses
- Alta frequência de bactérias MDR na comunidade
- Imunossupressão
- ≥ 2 fatores de risco para pneumonia nosocomial:
  a) Institucionalização
  b) Hospitalização ≥ 2 dias nos prévios 3 meses
  c) Em diálise no último mês
  d) Membro da família com patógeno MDR

Fatores de risco e características suspeitas de infecção causada por MRSA

- Elevada incidência de MRSA no local de internação
- Hemodiálise
- Neutropenia
- Drogadição
- Infecção prévia por influenza
- Colonização por MRSA
- Cavitação pulmonar
- Infiltrado bilateral
- Derrame pleural de rápida evolução
- Lesões cutâneas (pústulas, exantema)

* Considerar perfil de sensibilidade bacteriana local. **MDR:** bactérias multidroga resistentes; **MRSA:** *Staphylococcus aureus* resistente à meticilina.

- Reavaliar paciente clinicamente, exames laboratoriais infecciosos e ventilatórios após resultado de culturas de TRB (2 a 3 dias):
  a) **Melhora clínica-laboratorial:** considerar suspensão de ATB.
  b) **Melhora clínica-laboratorial e culturas positivas:** descalonar ATB se possível, guiado pela cultura, e manter ATB por 8 dias. Manter por no mínimo 14 dias se cultura positiva para *Pseudo-monas aeruginosa* ou *Acinetobacter baumannii*.
  c) **Ausência de melhora clínica-laboratorial e culturas negativas:** buscar outras fontes de infecção ou diagnósticos diferenciais.
  d) **Ausência de melhora clínica-laboratorial e culturas positivas:** buscar complicações, outros focos infecciosos coexistentes e outros diagnósticos.

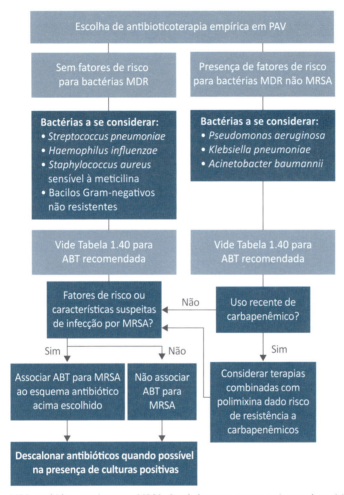

MDR: multidroga resistentes; **MRSA:** *Staphylococcus aureus* resistente à meticilina.

Fluxograma 1.8 – Sugestão de antibioticoterapia (ABT) empírica em pneumonia associada à ventilação mecânica (PAV).

1.22 Extubação

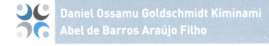

Buscar avaliar com frequência a possibilidade de extubação, uma vez que a intubação prolongada está associada a várias complicações, como estenose laringotraqueal e pneumonia associada à ventilação. Para tanto, avaliar os critérios da Tabela 1.41.

Tabela 1.41 – Critérios para desmame ventilatório e possível extubação.

1. A causa base que levou à intubação foi resolvida ou pelo menos amenizada
2. Temperatura corporal < 38,5 °C
3. Hb ≥ 8-10 g/dL
4. Paciente sem hipersecreção (necessidade de aspiração > 2 h de intervalo)
5. Adequada oxigenação (PaO_2 > 60 ou SaO_2 >90% com FiO_2 ≤ 0,4 e PEEP ≤ 8)
6. Sem dependência de sedativos
7. Ausência de acidose (pH entre 7,35 e 7,45)
8. Ausência de distúrbios eletrolíticos
9. Adequado balanço hídrico
10. Sem dependência de agentes vasopressores (exemplo: dopamina < 5 μg/kg/min)
11. Paciente capaz de iniciar esforços inspiratórios (drive)

- Se critérios atendidos, realizar o RSBI (*Rapid Shallow Breathing Index*), conhecido como Índice de Tobin (S = 97%, E = 64%). Utilizar ventilômetro, se disponível.

$$RSBI = FR\ (respirações/min)/Volume\ corrente\ (litros).$$

- Se **RSBI < 105 respirações/min/L**, prosseguir para Teste de Respiração Espontânea, detalhado em subcapítulo Sedação em Paciente Crítico, por 30 a 120 minutos e considerar extubação se teste bem sucedido. Antes de extubar, avaliar necessidade de cuidados adicionais (ver próximo subcapítulo).
- Se falha no Teste de Respiração Espontânea, retornar ao modo ventilatório prévio, identificar e tratar as causas de falha. Repetir tentativa após 24 horas.

1.23 Cuidados Pré- e Pós-Extubação

Daniel Ossamu Goldschmidt Kiminami
Abel de Barros Araújo Filho

Pode-se realizar corticoterapia preventiva para estridor laríngeo e edema laríngeo em pacientes de alto risco pelo teste de vazamento do balonete do tubo traqueal *cuff-leak test* (Tabela 1.42).

Se alto risco para estridor laríngeo, considerar:

- **Metilprednisolona 20 mg** iniciada idealmente 12 horas prévias à extubação (no mínimo 4 horas antes), com a mesma dose repetida a cada 4 horas até extubação.
- **Fio-guia** para tubo de troca endotraqueal (*airway exchange catheter*) para extubação assistida.

Tabela 1.42 – Método para *cuff-leak test*.

1. Aspirar muito bem as secreções orais e traqueais, em especial a secreção acima do balonete
2. Ajustar ventilador para modo assistido/controlado com ciclagem a volume (AC-VCV)
3. Com o balonete inflado, registre o VC inspiratório e expiratório, que devem apresentar valores similares
4. Desinsufle o balonete
5. Registre o volume corrente expirado (VCe) durante seis ciclos respiratórios; observe que o VCe irá atingir um platô após poucos ciclos
6. Faça a média dos três menores valores
7. A diferença entre o VC inspiratório (medido antes da desinsuflação do balonete) e a média dos três menores valores de VCe é o volume de vazamento

Resultado de alto risco para estridor laríngeo: volume de vazamento < 110 mL

Fonte: adaptada de Miller *et al.* (1996).

VNI IMEDIATO APÓS EXTUBAÇÃO (USO PROFILÁTICO)

Considerar uso da VNI imediatamente após a extubação nos pacientes de alto risco para falência respiratória (Tabela 1.43), objetivando assim prevenir possíveis reintubações. No entanto, caso novo quadro de insuficiência respiratória se instale em menos de 48 horas da extubação, evitar uso da VNI como tratamento e prosseguir para reintubação.

Tabela 1.43 – Fatores de risco para falha em extubação.

1.	Hipercapnia	7.	Idade > 65 anos
2.	Insuficiência cardíaca congestiva	8.	Aumento da gravidade (APACHE > 12) no dia da extubação
3.	Tosse ineficaz ou secreção retida em vias aéreas	9.	Tempo de ventilação mecânica > 72 h
4.	Mais do que um fracasso no teste de respiração espontânea	10.	Paciente portador de doenças neuromusculares
5.	Mais do que uma comorbidade	11.	Pacientes obesos
6.	Obstrução das vias aéreas superiores		

1.24 Tratamento do Estridor Laríngeo

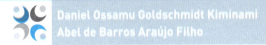

Daniel Ossamu Goldschmidt Kiminami
Abel de Barros Araújo Filho

- Caso o paciente evolua com estridor laríngeo, além de solicitar material para possível reintubação, pode-se tentar:
  I. **Corticoides:** metilprednisolona 20-40 mg ou dexametasona 5 mg EV.
  II. **Nebulização com adrenalina.** Faltam evidências robustas. Sugere-se adrenalina 1 mL em 5 mL de SF, embora haja locais que fazem até 5 mL de adrenalina pura.

III. **Inalação com hélio 40%/oxigênio 60%.** Em geral usado como recurso para ganhar tempo para reintubação ou realização de crico ou traqueostomia.
- Caso não haja resposta em 1 hora, continuar corticoide e **reintubar paciente. Não** fazer VNI (associada a aumento de mortalidade neste contexto).
- Cricotireoidostomia/traqueostomia de urgência caso não seja possível a reintubação.

1.25 Profilaxia de Úlcera de Estresse

Daniel Ossamu Goldschmidt Kiminami
Abel de Barros Araújo Filho
Carla Marchini Dias da Silva

- Úlcera de estresse é definida como ulceração do trato gastrointestinal alto (esôfago, estômago e duodeno) que ocorre devido à hospitalização.
- É especialmente comum em pacientes graves e está associada à aumento da mortalidade.
- Ocorrem com mais frequência no fundo e corpo do estômago, por comprometimento da camada mucoide gástrica associado à hipersecreção ácida em pacientes críticos.
- Tendem a ser superficiais, com sangramento em babação; no entanto, lesões profundas podem ocorrer.
- Suspeitar em pacientes críticos com evidência de hematêmese, melena, anemia e/ou hipotensão e choque sem outra causa evidente.
- Atualmente, a indicação de profilaxia para úlcera de estresse é bastante controversa. Nenhum estudo conseguiu mostrar benefício em termos de mortalidade. Pelo contrário, os estudos mais recentes sugerem aumento de complicações infecciosas e mortalidade com o seu uso. Caso opte-se pelo seu uso, sugere-se seguir os critérios de elegibilidade (Tabela 1.44).

■ MEDICAÇÕES

Dar preferência para os bloqueadores de bomba de prótons. Alternativamente, considerar uso de antagonistas de histamina H_2. Sugestões a seguir:

- **Via oral possível:** omeprazol 40 mg VO 1 vez/dia ou ranitidina 150 mg 2 vezes/dia.
- **Via oral não disponível:** omeprazol 40 mg EV 1 vez/dia ou ranitidina 50 mg EV a cada 6-8 horas.

Tabela 1.44 – Critérios para indicação de profilaxia de úlcera de estresse.*

Critérios maiores (basta 1)
1. Ventilação mecânica ≥ 48 h.
2. Coagulopatia**
3. Úlcera ou sangramento do trato gastrointestinal no último ano.
4. Trauma cerebral.
5. Trauma de medula espinhal.
6. Grande queimado (> 35% da superfície corpórea).

Critérios menores (2 ou mais)
- Sepse
- Tempo em CTI > 1 semana
- Sangramento oculto de trato gastrointestinal com duração ≥ 6 dias
- Corticoterapia (> 250 mg/dia de hidrocortisona ou equivalente)

*Avaliar caso a caso, se não preencher critérios, e reavaliar diariamente a indicação. **Descontinuar** assim que não mais preencher critérios.
**PLQ < 50.000/mm³ ou INR > 1,5 ou TTPa > 2 x controle.

1.26 Profilaxia para Eventos Tromboembólicos

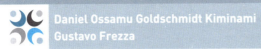

Daniel Ossamu Goldschmidt Kiminami
Gustavo Frezza

- Profilaxia para eventos tromboembólicos, por meio de fármacos ou por meios mecânicos, tem extrema valia para pacientes internados.
- Embora seja algo importante, escores existentes para avaliação de risco de trombose e risco de sangramentos estão ainda em processo de validação.
- Embora ainda não validados, os escores das Tabelas 1.45 e 1.46, podem auxiliar na decisão de qual a melhor forma de profilaxia (Tabela 1.47). No entanto, caberá sempre o julgamento clínico e a individualização de cada caso.

Tabela 1.45 – Escore de Pádua para risco de trombose.

Fatores de risco	Pontos
Câncer ativo*	+ 3
Trombose venosa profunda prévia	+ 3
Mobilidade reduzida†	+ 3
Trombofilia‡	+ 3
Trauma e/ou cirurgia ≤ 1 mês	+ 2
Idade ≥ 70 anos	+ 1
Insuficiência cardíaca ou respiratória	+ 1
IAM ou AVC	+ 1
Infecção aguda/desordem reumatológica	+ 1
Obesidade (IMC ≥ 30 kg/m²)	+ 1
Terapia hormonal	+ 1
Alto risco de eventos trombóticos se soma ≥ 4 pontos	

*Pacientes com metástases locais ou distantes e/ou que realizaram quimioterapia ou radioterapia em menos de 6 meses. †Previsão de imobilização, mesmo com idas ao banheiro (por limitações ou ordens médicas), por pelo menos 3 dias. ‡SAAF, fator V de Leiden, proteína C ou S, mutação na protrombina G20210A.
Fonte: adaptada de Barbar *et al.* (2010).

Tabela 1.46 – Escore de risco de sangramento.

Fatores de risco	Pontos
Úlcera gastroduodenal ativa	+ 4,5
Sangramento nos últimos três meses	+ 4,0
Plaquetopenia < 50.000/mm³	+ 4,0
Idade ≥ 85 anos	+ 3,5
Falência hepática (INR > 1,5)	+ 2,5
Insuficiência renal grave (Clcr < 30)	+ 2,5
Admissão em CTI	+ 2,0
Acesso venoso central	+ 2,0
Doença reumática	+ 2,0
Câncer atual	+ 2,0
Sexo masculino	+ 1,0
Insuficiência renal moderada (Clcr de 30-59)	+ 1,0
Alto risco de sangramentos se soma ≥ 7 pontos	

Clcr em mL/min.
Fonte: adaptada de Nemer *et al.* (2011).

Tabela 1.47 – Sugestões de profilaxia para eventos tromboembólicos.

Baixo risco de trombose:
- Não realizar profilaxia farmacológica.

Elevado risco de trombose e elevado risco de sangramentos:
- Iniciar apenas medidas físicas (p. ex.: meias de compressão)

Elevado risco de trombose e baixo risco de sangramentos:
- Indicadas medidas físicas e farmacológicas (ver abaixo)

Opções farmacológicas

1. **Enoxaparina subcutânea**
   - ✓ 30 mg 1 vez/dia se Clcr < 30 mL/min
   - ✓ 40 mg 1 vez/dia (dose usual)
2. **Heparina não fracionada subcutânea**
   - ✓ 5.000 UI de 8/8 ou 12/12 h
3. **Fondaparinux subcutânea**
   - ✓ 2,5 mg 1 vez/dia
   - ✓ Se Clcr entre 30-50 mL/min fazer 1,25 mg 1 vez/dia
   - ✓ **Contraindicações:** Peso < 50 kg ou Clcr < 30 mL/min

Fonte: adaptada de Kahn *et al.* (2012).

1.27 Controle Glicêmico no Paciente Crítico

Daniel Ossamu Goldschmidt Kiminami
Gustavo Frezza
Patrícia Moreira Gomes

A hiperglicemia é comum no CTI devido a:
- Diabetes preexistente.
- Diabetes não diagnosticada.
- Hiperglicemia associada a estresse.
- Medicações (p. ex.: catecolaminas, corticoides).
- Suporte nutricional (p. ex.: nutrição parenteral e enteral).

PACIENTES CANDIDATOS AO CONTROLE GLICÊMICO

- **Paciente crítico clínico ou cirúrgico:** a hiperglicemia associa-se à elevação da mortalidade global.
- **Pós-trauma:** a hiperglicemia associa-se a elevação da mortalidade global, tempo de hospitalização e incidência de infecção nosocomial.
- **Pós-lesão cerebral traumática:** a hiperglicemia associa-se a elevação da pressão intracraniana e pior prognóstico neurológico.

CONTROLE GLICÊMICO EM PACIENTES EM CTI

- Considerar controle glicêmico nos pacientes com mais de 2 medidas de glicemia > 180 mg/dL.
- O alvo glicêmico para pacientes em CTI continua controverso. Recomenda-se o alvo de 140-180 mg/dL.
- O manejo deve ser feito com infusão contínua de insulina de ação rápida (regular) EV.
- O uso das chamadas tabelas progressivas de insulina, de acordo com a glicemia, deve ser evitado, por induzir grande variabilidade glicêmica e também repetidos episódios hipoglicêmicos.
- Seguir protocolo específico da sua instituição.
- Na ausência de tal protocolo, seguem alguns protocolos preexistentes disponíveis na internet:
  a) Atlanta Medical Center Protocol.
  b) North Carolina Protocol.
  c) Yale University Protocol.

1.28 Soro de Manutenção

Daniel Ossamu Goldschmidt Kiminami
Gustavo Frezza

É comum na prática clínica a impossibilidade de dieta VO ou enteral (p. ex.: jejum prolongado para procedimentos cirúrgicos, instabilidade hemodinâmica). Nesses casos, objetivando ofertar o mínimo necessário de carboidratos e eletrólitos para se evitar hipoglicemias, catabolismo e distúrbios hidreletrolíticos, sugere-se o uso de soluções ditas de manutenção. As Tabelas 1.48 a 1.50 apresentam três sugestões de soluções para diferentes perfis de pacientes.

Deve-se manter o paciente em soro de manutenção o menor tempo possível, por no máximo 1 semana. Caso a expectativa de jejum for maior que 1 semana, considerar a introdução precoce de dieta enteral ou parenteral.

Tabela 1.48 – Paciente estável com função renal preservada.

Solução glicosada 5%	NaCl 20%	KCl 19,9%
1.000 mL (200 kcal)	22 mL (3,4 g Na⁺)	8 mL (20 mEq)

Volume Total = 1.030 mL (repetir a cada 12 h)

Corresponde a 400 kcal/dia para suprimir catabolismo

Tabela 1.49 – Paciente com perdas por TGI ou 3º espaço.

Solução glicofisiológica 5%	NaCl 20%	KCl 19,9%
1.000 mL (200 kcal)	0	8 mL (20 mEq)

Volume Total = 1.008 mL (repetir a cada 12 h)

TGI: trato gastrointestinal.

Tabela 1.50 – Paciente hipervolêmico.

Solução glicosada 10%	NaCl 20%	KCl 19,9%
1.000 mL (400 kcal)	0	16 mL (40 mEq)

Fazer 1 vez/dia, em 24 h. Não adicionar KCl se patologia da hipervolemia cursar com hipercalemia (p. ex.: LRA)

DOSAR ELETRÓLITOS DIARIAMENTE

Enquanto mantiver a solução de manutenção, dosar diariamente sódio e potássio plasmáticos e ajustar a solução conforme os resultados. A seguir, sugestão de correção:

- Se redução da natremia, transicionar para solução glicofisiológica 5% (Tabela 1.47).
- Se elevação da natremia, reduzir a oferta de sódio. Por exemplo, reduzir o NaCl 20% de 22 mL para 11 mL por solução.
- Se redução da potassemia, elevar a oferta de potássio por solução.
- Se elevação da potassemia, diminuir ou suspender o KCl da solução.

BIBLIOGRAFIA

1. American thoracic society documents. Guidelines for the management of adults with hospital--acquired, ventilator-associated, and healthcare-associated pneumonia. Am J Respir Crit Care Med Vol 171. pp 388–416, 2005.
2. AMIB e SBPT . Tema 10- Ventilação mecânica no DPOC; diretrizes brasileiras de ventilação mecânica, 2013.
3. AMIB e SBPT . Ventilação mecânica na síndrome da angústia respiratória aguda (sara) ou síndrome do desconforto respiratório agudo (sdra): diagnóstico, recomendações e cuidados, diretrizes brasileiras de ventilação mecânica, 2013.
4. AMIB e SBPT. retirada do paciente da ventilação mecânica diretrizes brasileiras de ventilação mecânica, 2013.
5. AMIB e SBPT. Ventilação mecânica na asma; diretrizes brasileiras de ventilação mecânica, 2013.
6. Aoyama H, et al. Assessment of therapeutic interventions and lung protective ventilation in patients with moderate to severe acute respiratory distress syndrome. JAMA New Open, 2019; 2(7): e198116.
7. Azevedo-Santos IF, et al. validação da versão brasileira da escala comportamental de dor (Behavioral Pain Scale) em adultos sedados e sob ventilação mecânica. Rev Bras Anestesiol. 2017;67(3):271-277.
8. Bair AE, et al. Rapid sequence intubation in adults. Uptodate online, acesso 2015.
9. Barbar S, et al. A risk assessment model for the identification of hospitalized medical patients at risk for venous thromboembolism: the Padua prediction score. Journal of Thrombosis and Haemostasis, 8: 2450–2457.

10. Barbar S, et al. A risk assessment model for the identification of hospitalized medical patients at risk for venous thromboembolism: the Padua Prediction Score. J Thromb Haemost. 2010;8(11):2450-7.

11. Barr J, et al. Clinical practice guidelines for the management of pain, agitation, and delirium in adult patients in the intensive care unit. Crit Care Med. 2013 Jan;41(1):263-306.

12. Brower RG, et al. Ventilation with lower tidal volumes as compared with traditional tidal volumes for acute lung injury and the acute respiratory distress syndrome. The Acute Respiratory Distress Syndrome Network. N Engl J Med 2000;342:1301-8.

13. Cannon JW. Hemorrhagic Shock. N Engl J Med. 2018;378(4):370-379.

14. Caro D, at el. Pretreatment agents for rapid sequence intubation in adults outside the operating room. Uptodate online, acesso março 2020.

15. Caro D, et al. Induction agents for rapid sequence intubation in adults outside the operating room. Uptodate online, acesso fevereiro 2020.

16. Caro D, et al. Neuromuscular blocking agents (NMBA) for rapid sequence intubation in adults outside of the operating room. Uptodate online, acessado em 01/02/2020.

17. Cavalcanti AB, et al. Effect of lung recruitment and titrated positive end-expiratory pressure (PEEP) vs low PEEP on mortality in patients with acute respiratory distress syndrome. JAMA, 2017;318(14): 1335-1345.

18. Choudhuri AH, et al. Ventilator-associated pneumonia: when to hold the breath? Int J Crit Illn Inj Sci. 2013 Jul;3(3):169-74.

19. De Backer D, et al. Challenges in the management of septic shock: a narrative review. Intensive care Medicine, 2019;45, 420-433.

20. Decousus H, et al. Factors at Admission Associated With Bleeding Risk in Medical Patients, Findings From the IMPROVE Investigators. CHEST 2011; 139(1):69–79.

21. Dellinger RP, et al. surviving sepsis campaign: international guidelines for management of severe sepsis and septic shock: 2012. Crit Care Med. 2013;41:580–637.

22. Effect of stress ulcer prophylaxis with proton pump inhibitors vs histamine-2 receptor blockers on in-hospital mortality among ICU patients receiving invasive mechanical ventilation: the PEP-TIC randomized clinical trial. JAMA. 2020;323(7):616-626.

23. Epstein SK, et al. Weaning from mechanical ventilation: The rapid shallow breathing index. Uptodate online, acessado em Janeiro 2020.

24. Fan E, et al. Acute respiratory distress syndrome. Advances in diagnosis and treatment. JAMA, 2018;319(7):698-710.

25. Flôres DG. Propriedades psicométricas de instrumentos diagnósticos para delirium no paciente grave em unidade de terapia intensiva. Programa de pós graduação, ICS, UFBA, 2013. Tese de doutorado.

26. Fuchs B, et al. Sedative-analgesic medication in critically ill adults: Selection, initiation, maintenance, and withdrawal. Uptodate online, acesso março 2020.

27. Fujii T, et al. Effect of vitamin C, hydrocortisone, and thiamine vs hydrocortisone alone on time alive and free vasopressor support among patients with septic shock. The VITAMINS Randomized Clinical Trial. JAMA, 2020;323(5):423-431.

28. Gahart BL, et al. Gahart's 2019 Intravenous medications. ISBN: 978-0-323-61272-2.

29. Garpestad E, et al. Noninvasive ventilation for critical care. CHEST 2007;132:711–720.

30. Girard TD, et al. Efficacy and safety of a paired sedation and ventilator weaning protocol for mechanically ventilated patients in intensive care (Awakening and Breathing Controlled trial): a randomised controlled trial. Lancet 2008; 371: 126–34.

31. Girish BN, et al. Ventilator-associated pneumonia: present understanding and ongoing debates. Intensive Care Med (2015)41:34–48.

32. Griffiths MJD, et al. Guidelines on the management of acute respiratory distress syndrome. BMJ Open Resp Res 2019;6:e000420.

33. Griffiths MJD, et al. Guidelines on the management of acute respiratory distress syndrome. BMJ Open Resp Res 2019;6:e000420.

34. Guérin C, et al. Prone positioning in severe acute respiratory distress syndrome. N Engl J Med. 2013 Jun 6;368(23):2159-68.
35. Guillamet CV, et al. Ventilator associated pneumonia in the ICU: where has it gone? Curr Opin Pulm Med 2015, 21:226–231.
36. Harhay M, et al. Could stress ulcer prophylaxis increase mortality in high-acuity patients? Intensive Care Med, 2020. Apr;46(4):793-795.
37. Hollenberg SM. Vasoactive drugs in circulatory shock. Am J Respir Crit Care Med. 2011;183(7):847-855.
38. Holst LB, et al. Lower versus higher hemoglobin threshold for transfusion in septic shock. N. Engl J Med 2014; 371:1381-1391.
39. Hughes CG, et al. Sedation in the intensive care setting. Clin Pharmacol: 2012;4:53-63.
40. III Consenso brasileiro de ventilação mecânica. Ventilação mecânica na doença pulmonar obstrutiva crônica (DPOC) descompensada. J Bras Pneumol. 2007;33(Supl 2):S 111-S 118.
41. III Consenso Brasileiro de Ventilação Mecânica. Ventilação mecânica na crise de asma aguda, , J Bras Pneumol. 2007; 33(Supl 2):S 106-S 110.
42. Jacobi J, et al. Guidelines for the use of an insulin infusion for the management of hyperglycemia in critically ill patients. Crit Care Med 2012 Vol. 40, No 12.
43. Kahn SR, et al. Prevention of VTE in nonsurgical patients, anti thrombotic therapy and prevention of thrombosis, 9th ed: American college of chest physicians evidence-based clinical practice guidelines. CHEST 2012; 141(2)(Suppl):e195S–e226S.
44. Kalanuria et al. Ventilator-associated pneumonia in the ICU. Critical Care 2014, 18:208.
45. Keikha M, Salehi-Marzijarani M, et al. Diagnostic accuracy of rapid ultrasound in shock (RUSH) Exam; A systematic review and meta-analysis. Bull Emerg Trauma. 2018;6(4):271-278.
46. Kelm DJ, et al. Fluid overload in patients with severe sepsis and septic shock treated with early-goal directed therapy is associated with increased acute need for fluid-related medical interventions and hospital death. Shock. 2014;2015:68–73.
47. Krag M, et al. Pantoprazole in Patients at risk for gastrointestinal bleeding in the ICU. N Engl J Med 2018;379(23):2199.
48. Leung LLK, et al. Clinical features, diagnosis, and treatment of disseminated intravascular coagulation in adults. Uptodate online, acessado em 29/07/2016.
49. Levi M. Diagnosis and treatment of disseminated intravascular coagulation. Int J Lab Hematol. 2014;36(3):228-36.
50. Levy MM, Evans LE, Rhodes A. The surviving sepsis campaign bundle: 2018 update. Intensive Care Med. 2018;44(6):925-928.
51. Matos GFJ, et al. How large is the lung recruitability in early acute respiratory distress syndrome: a prospective case series of patients monitored by computed tomography. Critical Care 2012, 16:R4.
52. Miller RL, et al. Association between reduced cuff leak volume and postextubation stridor. CHEST 1996; 110:1035-40.
53. Mouncey PR, et al. Trial of early, goal-directed resuscitation for septic shock. N Engl J Med 2015; 372:1301-1311April 2, 2015.
54. Nassar Junior AP, et al. Validity, reliability and applicability of Portuguese versions of sedation-agitation scales among critically ill patients. Sao Paulo Med J. 2008;126(4):215-9.
55. Nemer SN, et al. Parâmetros preditivos para o desmame da ventilação mecânica. J Bras Pneumol. 2011;37(5):669-679.
56. Obi J, et al. Treating sepsis with vitamin C, thiamine, and hydrocortisone: Exploring the quest for the magic elixir. J Crit Care, 2020.
57. Ornico et al. Noninvasive ventilation immediately after extubation improves weaning outcome after acute respiratory failure: a randomized controlled trial. Crit Care. 2013; 17(2): R39.
58. Ospina-Tascon G, et al. Effects of very early start of norepinephrine in patients with septic shock: a propensity score-based analysis. Crit Care,2020;24(1):52.

58 Guia Prático de Emergências Clínicas

59. Pai M, et al. Prevention of venous thromboembolic disease in acutely ill hospitalized medical adults. Uptodate online, acesso junho 2020.
60. Pluijms WA, et al. Postextubation laryngeal edema and stridor resulting in respiratory failure in critically ill adult patients: uptodate review. Critical Care, 2015;19:295.
61. Ranieri VM, et al. The ARDS definition task force (2012) Acute respiratory distress syndrome: the Berlin definition. JAMA 307:2526–2533.
62. Reade MC, et al. Sedation and delirium in the intensive care unit, critical care medicine. N Engl J Med 2014;370:444-54.
63. Rudnicki AG, Sosa AF, et al. Mechanical ventilation: invasive and non invasive, chapter 49, Irwin & Rippe's Manual Of Intensive Care Medicine, 6th Edition, 2014. ISBN 978-1-4511-8500-3.
64. Russell JA. Vasopressor therapy in critically ill patients with shock. Intensive Care Med. 2019;45(11):1503-1517.
65. Schnell D, et al. Noninvasive mechanical ventilation in acute respiratory failure: trends in use and outcomes. Intensive Care Med (2014) 40:582–591.
66. Sessler CN, et al. The richmond agitation–sedation scale: validity and reliability in adult intensive care unit patients. Am J Respir Crit Care Med Vol 166.pp 1338–1344, 2002.
67. Siegal T, Seligsohn, et al. Clinical and laboratory aspects of disseminated intravascular coagulation (DIC): a study of 118 cases. Thromb Haemost, 1978; Feb 28;39(1):122-34.
68. Singer M, et al. The third international consensus definitions for sepsis and septic shock (sepsis-3). JAMA. 2016;315(8):801-810.
69. Stapleton RD, et al. Glycemic control and intensive insulin therapy in critical illness. Uptodate online, acesso abril 2020.
70. Sterns RH, et al. Maintenance and replacement fluid in adults. Uptodate online, acesso maio 2020.
71. Stites M, et al. observational pain scales in critically ill adults. Crit Care Nurse. 2013;33[3]:68-79.
72. Taylor Jr FB, et al. Towards definition, clinical and laboratory criteria, and a scoring system for disseminated intravascular coagulation. Thromb Haemost 2001;86:1327-30.
73. Tobin MJ. Noninvasive positive-pressure ventilation, Nicholas S. Hill, Principles and practice of mechanical ventilation, 3° Edition. 2013. ISBN: 978-0-07-176678-4.
74. Ugurlu AO et al. Use and outcomes of noninvasive positive pressure ventilation in acute care hospitals in Massachusetts. CHEST 2014;145(5):964–971.
75. Vincent JL, De Backer D. Circulatory shock. N Engl J Med. 2013;369(18):1726-1734.
76. Wada H, et al. Diagnosis and treatment of disseminated intravascular coagulation (DIC) according to four DIC guidelines. J Intensive Care. 2014 Feb 20;2(1):15.
77. Wada H, et al. Guidance for diagnosis and treatment of disseminated intravascular coagulation from harmonization of the recommendations from three guidelines. J Thromb Haemost 2013; 11:761-7.
78. Wang Y, et al. Efficacy and safety of gastrointestinal bleeding profilaxys in critically ill patients: systematic review an network meta-analysis. BMJ 2020; 368:l6744.
79. Weinhouse GL, et al. Stress ulcer prophylaxis in the intensive care unit: diagnosis, management, and prevention. Uptodate online, acesso abril 2020.
80. Wiener RS, et al. Benefits and risks of tight glucose control in critical ill adults: a meta-analisys. JAMA. 2008; 300(8):933-44.
81. Wittekamp BH, et al. Clinical review: post-extubation laryngeal edema and extubation failure in critically ill adult patients. Crit Care. 2009;13(6):233.
82. Yealy DM, et al. A randomized trial of protocol-based care for early septic shock. N Engl J Med. 2014;370:1683–93.
83. Yunos NM, et al. Association between a chloride-liberal vs chloride-restrictive intravenous fluid administration strategy and kidney injury in critically ill adults. JAMA. 2012;308(15): 1566-1572.

CAPÍTULO

2

Pneumologia

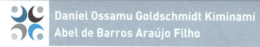

2.1 Dispositivos para Oxigênio Suplementar

Daniel Ossamu Goldschmidt Kiminami
Abel de Barros Araújo Filho

Tabela 2.1 – Dispositivos para oxigênio suplementar.

Dispositivo	Fluxo (L/min)	O_2 fornecido* (%)
Cânula nasal	1	21-24
	2	25-28
	3	29-32
	4	33-36
	5	37-40
	6	41-44
Máscara facial simples	6-10	35-60
Máscara facial com reservatório (máscara não reinalante)	6	60
	7	70
	8	80
	9	90
	10-15	95-100
Máscara de Venturi	4-8	24-40
	10-12	40-50
Macronebulização	Mínimo de 5 para gerar névoa para umidificação	$21 + 4 \times$ fluxo de O_2

* Valores aproximados.

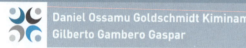

2.2 Pneumonia Adquirida na Comunidade

Daniel Ossamu Goldschmidt Kiminami
Gilberto Gambero Gaspar

- Principal causa de morte por doenças infecciosas no mundo.
- Incidência segue graficamente curva em U: comum em crianças com idade < 5 anos e idosos > 65 anos.
- Mais comum em homens do que em mulheres.
- Segue variação sazonal, com maior incidência no inverno.
- As Tabelas 2.2 a 2.4 resumem o quadro clínico de pneumonia adquirida na comunidade (PAC) e informações relativas a exames laboratoriais e de imagens sugeridos na sua suspeita.

Tabela 2.2 – Quadro clínico.

Sintomas comuns	- Tosse, expectoração, dispneia, dor pleurítica, febre, calafrios, adinamia, náuseas e dor abdominal - **Cuidado:** tosse não presente em até 20% dos casos
Idosos e imunodeprimidos	- Clínica frustra, atípica. - Sintomas inespecíficos como confusão mental, incontinência, inapetência, perda ponderal e/ou declínio da funcionalidade
Exame físico	- Taquicardia, taquipneia e febre - Expansibilidade torácica diminuída a inspeção e palpação - Estertorações finas ou broncofonia e frêmito aumentados (condensação) - Redução do murmúrio e do frêmito em caso de derrame pleural

Tabela 2.3 – Exames laboratoriais.

Todos os casos suspeitos	- Hemograma, proteína C reativa (PCR) - Ureia, creatinina, sódio e potássio - Glicemia - Procalcitonina (se disponível)
Se dispneia ou hipoxemia	- Gasometria arterial
Sepse	- Lactato arterial - Hemoculturas (antes da primeira dose de antibiótico, se possível) - Bilirrubinas, albumina e tempo de protombina
Derrame pleural puncionável	- Albumina, lactato desidrogenase (LDH) e proteínas totais - Para exames do líquido pleural ver subcapítulo 2.3
Casos graves	- Cultura de escarro (sob técnica de coleta adequada) - Teste urinário para detecção de pneumococo e legionela (se disponível)

Tabela 2.4 – Exames de imagem.

Radiografia de tórax posteroanterior e perfil	- Para todos os casos suspeitos - Caso alta suspeita mas radiografia sem alterações compatíveis, repetir imagem em 24 h
Tomografia computadorizada (TC) de tórax de alta resolução	- Maior acurácia que a radiografia - Apenas indicada nos casos em que se suspeita de complicadores como abscessos, tumores e cavitações - Considerar em pacientes com pneumonias de repetição
Ultrassonografia pulmonar	- Considerar se falta de radiografia - Boa sensibilidade e especificidade - Auxilia no diagnóstico diferencial de pneumonia e congestão pulmonar. - Poderá guiar toracocentese nos casos de derrame pleural.

DIAGNÓSTICO

O diagnóstico de PAC é feito por meio da tríade apresentada na Tabela 2.5.

 Cuidado: a clínica poderá ser frustra em idosos e imunodeprimidos, com diagnóstico muitas vezes obtido pelos exames complementares, sem que haja preenchimento de todos os três critérios da tríade.

Tabela 2.5 – Tríade diagnóstica de PAC.

Sinais de infecção	Sinais e sintomas respiratórios	Alterações de imagem compatível
Febre, calafrios e leucocitose	Tosse, aumento de secreção, dispneia, dor torácica e achados anormais no exame físico pulmonar	Infiltrado intersticial, consolidações (principalmente na presença de broncograma aéreo), derrame pleural, etc.

ESCOLHENDO O LOCAL DO TRATAMENTO

Em caso de estabilidade clínica, considerar uso de instrumentos como o CURB-65 (Tabela 2.6), CRB-65 (Tabela 2.7) ou *Pneu-*

monia Severity Index (PSI) (utilizar aplicativos ou buscar na internet).

- **Tratamento ambulatorial:** casos de baixo risco pelos instrumentos, ausência de hipoxemia ($SaO_2 \geq 92\%$), garantia de aderência e garantia de acesso a serviço assistencial em caso de piora.
- **Tratamento internado:** casos de intermediário a alto risco pelos instrumentos, hipoxemia ou risco de má aderência. Buscar marcadores de gravidade, conforme Tabela 2.8, para auxílio em decisão quanto a tratamento em enfermaria ou centro de terapia intensiva (CTI).

 Atenção: instrumentos estão sujeitos a erros e não substituem o julgamento clínico adequado.

O Fluxograma 2.1 apresenta um resumo geral desta discussão.

Tabela 2.6 – CURB-65.

Adicionar 1 ponto para cada variável abaixo:

- **C** Confusão mental de início agudo
- **U** Ureia plasmática > 50 mg/dL
- **R** Frequência respiratória ≥ 30 ipm
- **B** Hipotensão (PAS < 90 ou PAD ≤ 60 mmHg)
- **65** Idade ≥ 65 anos

Pontuação	Mortalidade em 30 dias	Tratamento
0-1	2,0%	Ambulatorial
2	8,3%	Enfermaria
3-5	22,3%	Enfermaria ou CTI

PAS: pressão arterial sistólica; **PAD:** pressão arterial diastólica.

Tabela 2.7 – CRB-65.

- Pontuar igual ao CURB-65 (Tabela 2.6), porém com a exclusão da ureia como variável
- Indicado nos casos em que a ureia não esteja disponível, como na atenção primária

Pontuação	Mortalidade em 30 dias	Tratamento
0	2,3%	Ambulatorial
1-2	13,3%	Enfermaria
3-4	34,4%	Enfermaria ou CTI

Tabela 2.8 – Critérios para tratamento de PAC em CTI.*

Critérios maiores
- Choque séptico com necessidade de drogas vasoativas
- Necessidade de ventilação mecânica invasiva

Critérios menores
- Confusão ou desorientação mental
- Hipotensão com necessidade de expansão volêmica
- Infiltrados multilobares
- $PaO_2/FiO_2 \leq 250$
- Frequência respiratória ≥ 30 ipm
- Ureia plasmática ≥ 50 mg/dL
- Leucócitos plasmáticos < 4.000 células/microL
- Contagem plaquetária < 100.000/mL

≥ 1 critério maior: encaminhar para tratamento em CTI
≥ 3 critérios menores: considerar tratamento em CTI

* Melhor acurácia para predizer PAC grave com necessidade de ventilação mecânica ou uso de drogas vasoativas que o CURB-65 ou PSI.
Fonte: adaptada de Mandell *et al.* (2007).

Agentes etiológicos comuns

Streptococcus pneumoniae
- Principal agente em adultos e idosos.
- Sempre deverá ser coberto empiricamente.

Mycoplasma pneumoniae, Legionella pneumophila e *Chlamydia pneumoniae*
- Bactérias atípicas.
- Não respondem aos betalactâmicos.

Staphylococcus aureus
- Considerar em pneumonias necrotizantes com cavitações, especialmente se após infecção gripal.
- Considerar em casos graves refratários.

Pseudomonas aeruginosa
- Prevalente nos casos de pneumonias relacionadas a assistência.
- Considerar em pacientes com fatores de risco destacados na Tabela 2.9.

Pneumonias virais
- Representam cerca de 1/3 das pneumonias nos adultos.

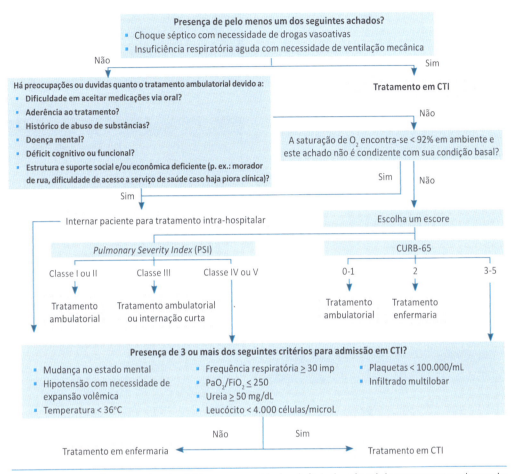

Fluxograma 2.1 – Pneumonia adquirida na comunidade: definindo o local de tratamento adequado em adultos.

Tabela 2.9 – Risco para PAC por *pseudomonas*.

Considerar os seguintes fatores de risco

- Colonização por *pseudomonas*
- Doença pulmonar estrutural (p. ex.: bronquiectasia, fibrose cística)
- Doença pulmonar obstrutiva crônica com necessidade de uso recorrente de antibióticos e/ou corticosteroides
- Internação por mais de 48 h nos últimos 30 dias
- Uso de antibiótico nos últimos 30 dias
- Imunossupressão

- Pneumonia primária por influenza deve ser considerada em épocas de inverno.
- Suspeitar em pneumonias antecedidas ou concomitantes à síndrome gripal (febre, tosse ou dor de garganta e pelo menos um dos seguintes: cefaleia, mialgia e artralgia).
- Outros tipos virais específicos devem ser considerados em situações de epidemias ou pandemias, como ocorreu com o coronavírus COVID-19.

MANEJO

- Estabilizar os casos graves.
- Iniciar antibioticoterapia (ATB) o mais rápido possível.

64 Guia Prático de Emergências Clínicas

- Em razão da dificuldade de se identificar o agente etiológico, o tratamento inicial geralmente é empírico.
- Entre diversas variáveis, a escolha da ATB empírica considera (Tabela 2.10):
  - Local do tratamento: ambulatorial, enfermaria ou CTI.
  - Risco de infecção por agentes multidroga resistentes (MDR):
    - Tal avaliação não é simples.
    - Embora ainda não validado para uso nacional, a Tabela 2.11 apresenta escore com boa acurácia para tal avaliação de risco (sensibilidade de 82% e especificidade de 81%) e que poderá ajudar no julgamento individual de cada caso.

Tabela 2.10 – Sugestão de terapia empírica para pneumonia adquirida na comunidade.

Grupo de pacientes	Terapia inicial recomendada
Tratamento ambulatorial e previamente hígido sem uso de antibióticos nos últimos 3 meses	Betalactâmico VO: - Amoxicilina ou - Amoxicilina + clavulanato OU Macrolídio VO: - Azitromicina ou claritromicina
Tratamento ambulatorial e comorbidades maiores* ou uso de antibióticos nos últimos 3 meses	Quinolona respiratória VO: - Levofloxacino ou moxifloxacino
Tratamento em enfermaria	Betalactâmico EV: - Amoxicilina + clavulanato ou ceftriaxone ou - Piperacilina + tazobactam† ou cefepime† e Macrolídio VO ou EV: - Azitromicina ou claritromicina ou Quinolona respiratória VO ou EV **em monoterapia**: - Levofloxacino ou moxifloxacino

Tabela 2.10 – (Continuação) Sugestão de terapia empírica para pneumonia adquirida na comunidade.

Grupo de pacientes	Terapia inicial recomendada
Tratamento em CTI	Betalactâmico EV **E** macrolídio (ver Tratamento em enfermaria)

Casos especiais

- **Suspeita de pneumonia aspirativa:** preferir antibiótico com cobertura para anaeróbios como amoxicilina + clavulanato. Caso haja necessidade de cobertura para infecção por bactérias multidroga resistentes, dar preferência para piperacilina + tazobactam. Caso opte-se por esquema sem tais antibióticos, associar clindamicina
- **Risco para infecção por *pseudomonas* e baixo risco para bactérias multidroga resistentes:**
  - Betalactâmico anti-*pseudomonas*: ceftazidima ou
  - Quinolona anti-*pseudomonas*: levofloxacino ou ciprofloxacino

Risco para infecção por *pseudomonas* e quadro séptico e/ou alto risco para bactérias multidroga resistentes:

Betalactâmico anti-*pseudomonas*:
- Ceftazidima ou
- Cefepime† ou
- Piperacilina + tazobactam†
e

Quinolona anti-*pseudomonas*:
- levofloxacino ou ciprofloxacino

Síndrome gripal com pneumonia:
- Fosfato de oseltamivir por 5 dias

Síndrome gripal com pneumonia bacteriana secundária:
- Além do fosfato de oseltamivir, avaliar cobertura para *Staphylococcus aureus* a depender de quadro clínico e resposta terapêutica

* Doença pulmonar obstrutiva crônica, doença renal ou hepática, insuficiência cardíaca, diabetes, câncer, etilismo ou imunossupressão.
† Reservado para os casos de risco para infecção por bactérias multidroga resistentes.

Tabela 2.11 – Escore *Drug Resistance in Pneumonia* (DRIP).

Critérios maiores	Pontos
Uso de antibiótico < 60 dias	2
Institucionalizado	2
Dieta por sonda	2
Infecção por patógeno resistente (1 ano)	2

CONTINUA ▶

CONTINUA ▶

CAPÍTULO 2

Tabela 2.11 – (Continuação) Escore *Drug Resistance in Pneumonia* (DRIP).

Critérios menores	Pontos
Hospitalização < 60 dias	1
Doença pulmonar crônica	1
Baixa funcionalidade	1
Uso de supressores de acidez gástrica	1
Em tratamento de lesões cutâneas	1
Colonização por MRSA (1 ano)	1
Risco de pneumonia por patógenos MDR	
Soma ≥ 4: elevado risco	Soma < 4: baixo risco

MRSA: *Staphylococcus aureus* Meticilina Resistente.

- O risco de infecção por *Pseudomonas aeruginosa*.
- Corrigir doses dos antibióticos para função renal (Tabela 2.12).
- Descalonar o antibiótico caso o agente seja isolado.
- Caso seja iniciado tratamento parenteral, passar o antibiótico para a via oral assim que houver sinais de melhora clínica, de preferência dentro das primeiras 48 h de tratamento (Fluxograma 2.2).
- Fazer uso de antibióticos pelo tempo adequado (Tabela 2.13).

Tabela 2.12 – Posologia e correção para função renal dos antibióticos comuns para tratamento de PAC.

Antibiótico	Grupo	Dose recomendada	Depuração de creatinina (mL/min)			Dose após hemodiálise
			50-80	10-50	< 10	
Amoxicilina VO	Penicilina	0,5-1 g de 8/8 h	Clcr ≥ 30 NC	Clcr 10 a 30 250-500 mg de 12/12 h	500 mg de 24/24 h	500 mg
Amoxicilina + clavulanato VO	Penicilina	0,5-1 g de 8/8 h	Clcr ≥ 30 NC	Clcr 10-30 500 mg de 12/12 h	500 mg de 24/24 h	1 g
Amoxicilina + clavulanato VO	Penicilina	875 mg de 12/12 h	Clcr ≥ 30 NC	Evitar esta formulação caso haja necessidade de ajuste de dose		
Amoxicilina + clavulanato EV	Penicilina	1 g de 8/8 h	Clcr ≥ 30 NC	Clcr 10-30 500 mg de 12/12 h	500 mg de 24/24 h	1 g
Piperacilina + tazobactam	Penicilina de amplo espectro	4,5 g de 6/6 h	Clcr > 40 NC	Clcr 20-40 2,25 g de 6/6 h	Clcr < 20 2,25 g de 8/8 h	0,75 g
Ceftriaxone	Cefalosporina 3ª G	1g de 12/12 h ou 2 g 1 vez/dia	NC	NC	NC	—
Ceftazidima	Cefalosporina 3ª G	2 g de 8/8 h	NC	2 g de 12/12 h	2 g de 24/24 h	1 g
Cefepime	Cefalosporina 4ª G	2 g de 12/12 h ou 2 g de 8/8 h	Clcr > 60 NC	Clcr 30-60: 2g de 12/12 h Clcr 10-29: 2 g de 24/24 h	2 g a cada 24-48 h	1 g
Azitromicina VO	Macrolídio	500 mg no D1 seguido de 250 mg 1 vez/ dia até D5	NC	NC	NC	—
Azitromicina EV	Macrolídio	500 mg 1 vez/dia	NC	NC	NC	—
Claritromicina VO/EV	Macrolídio	500 mg de 12/12 h	NC	500 mg de 12/12 a 24/24 h	500 mg de 24/24 h	500 mg
Levofloxacino VO/EV	Quinolona	750 mg 1 vez/dia	NC	500 mg de 24/24 h	500 mg de 48/48 h	—
Moxifloxacino VO/EV	Quinolona	400 mg 1 vez/dia	NC	NC	NC	—

CONTINUA ▶

Tabela 2.12 – (Continuação) Posologia e correção para função renal dos antibióticos comuns para tratamento de PAC.

Antibiótico	Grupo	Dose recomendada	Depuração de creatinina (mL/min) 50-80	10-50	< 10	Dose após hemodiálise
Ciprofloxacino VO	Quinolona	750 mg de 12/12 h	NC	500 mg de 12/12 h	250 mg de 24 h/24 h	250 mg
Ciprofloxacino EV	Quinolona	400 mg de 8/8 h	NC	200 mg de 12/12 h	200 mg de 24 h/24 h	200 mg
Clindamicina VO	Lincosamida	300 mg de 6/6 h	NC	NC	NC	--
Clindamicina EV	Lincosamida	600 mg de 8/8 h	NC	NC	NC	--
Oseltamivir VO	Antiviral	75 mg de 12/12 h	Clcr > 60 NC	Clcr 31-60: 30 mg 12/12 h Clcr 11-30: 30 mg 1×/dia	Fazer apenas se em diálise	30 mg*

* Serão apenas 3 doses (em vez de 5) após cada sessão de diálise, considerando-se que em um período de 5 dias serão realizadas 3 sessões de diálise.
Clcr: depuração de creatinina em mL/min; **EV:** endovenosa; **G:** geração; **NC:** não corrige; **VO:** via oral.

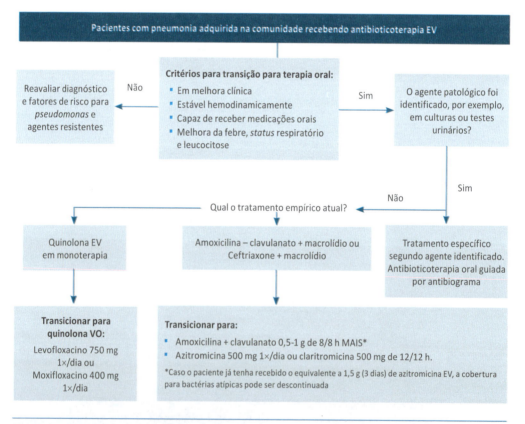

Fluxograma 2.2 – Pneumonia adquirida na comunidade (PAC): transição de antibióticos de via endovenosa (EV) para via oral (VO).

Tabela 2.13 – Tempo de antibioticoterapia.

Considerar descontinuação de antibióticos se paciente afebril por 48-72 h e não apresente mais do que um dos seguintes sinais e sintomas:
- Taquicardia (FC > 100 bpm)
- Taquipneia (FR > 24 ipm)
- Hipotensão (PAS < 90 mmHg)
- Hipoxemia (SaO_2 < 90%)
- Mudança de estado mental (confusão, desorientação, torpor)

Obs.: tosse e alterações em radiografia podem levar 4-6 semanas para melhorar. **NÃO** há razão para estender tempo de antibiótico caso o paciente esteja de outra forma com boa evolução.

Sugestão de tempo em situações específicas:
- **3-5 dias:** paciente sem imunossupressão ou doença pulmonar estrutural
- **7 dias:** paciente com moderada imunossupressão e/ou doença pulmonar estrutural
- **10-14 dias:** paciente com resposta clínica frustra, que recebeu tratamento empírico inicial inadequado ou que esteja com imunidade suprimida de forma significativa

Fonte: adaptada de Mandell *et al.* (2007) e Rachida *et al.* (2006).

2.3 Derrame Pleural

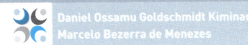

Daniel Ossamu Goldschmidt Kiminami
Marcelo Bezerra de Menezes

VISÃO GERAL
- Buscar e tratar causa do derrame.
- Avaliar necessidade de toracocentese.
- Classificar líquido pleural: exsudato *versus* transudato.
- Avaliar necessidade de drenagem torácica.

INDICAÇÕES DE TORACOCENTESE DIAGNÓSTICA

De forma geral, não puncionar derrames com espessura ≤ 1 cm ao ultrassom (US) ou ao raio X em decúbito lateral (incidência de Hjelm-Laurell). Também não puncionar pacientes com insuficiência cardíaca (IC), desde que preenchidas as seguintes condições:

- Derrame é bilateral e simétrico.
- Não há febre.
- Não há dor torácica associada.

Salvo esses casos citados, prosseguir com toracocentese diagnóstica. A Tabela 2.14 sugere exames gerais a serem solicitados. No caso específico da IC, no qual se optou por não prosseguir com a toracocentese em um primeiro momento, recomenda-se a punção caso não haja melhora do derrame após três dias de tratamento adequado para IC descompensada (diuréticos, vasodilatadores, etc.).

Tabela 2.14 – Exames a serem solicitados se houver toracocentese.

Sangue	Líquido pleural
LDH	Celularidade
Proteínas	Diferencial celular
Albumina	Cultura bacteriana
Glicemia	Cultura de micobactérias
	Cultura de fungos
	LDH
	Proteína
	Albumina
	Glicose
	pH

TRANSUDATO VS. EXSUDATO

O primeiro passo para investigação da etiologia do derrame pleural consiste em classificá-la em transudato ou exsudato (Fluxograma 2.3).

Transudato

Essa classe de derrames decorre de alterações em fatores sistêmicos que alteram a produção ou absorção de líquido pleural. Nesses casos, objetivar o tratamento da causa base. São causas de transudato a serem investigadas:

- IC.
- Cirrose hepática.
- Síndrome nefrótica.
- Hipoalbuminemia grave.
- Diálise peritoneal.
- Síndrome da veia cava superior.
- Outros: mixedema, urinotórax, pericardite constritiva, atelectasia.

OBSERVAÇÃO

Na investigação de transudato, a dosagem de NT-proBNP do líquido pleural pode ser de grande valia: valores > 1.500 pg/mL sugerem IC (S = 91% e E = 93%).

Exsudato

- Essa classe de derrame decorre de alterações locais de superfície pleural ou capilares. Demanda investigação da causa local.
- Por meio do histórico, do exame físico e de exames complementares, realizar as hipóteses diagnósticas principais para guiar a investigação seguinte.
- Nessa fase diagnóstica, atenção às seguintes variáveis do líquido pleural: coloração e aspecto; celularidade (Tabela 2.15); concentração de glicose (Tabela 2.16).

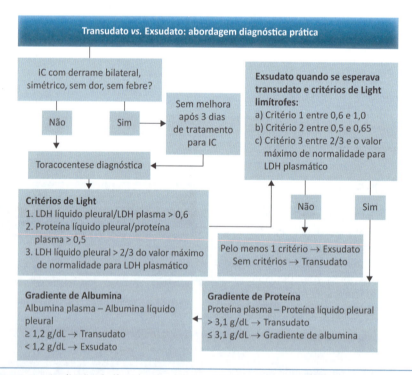

Fluxograma 2.3 – Avaliação de líquido pleural: transudato *versus* exsudato.
IC: insuficiência cardíaca.
Fonte: adaptada de Light RW (2013).

Tabela 2.15 – Celularidade do líquido pleural.

Predomínio de neutrófilos (> 50%)	Processo agudo: derrame parapneumônico, tromboembolismo pulmonar, pancreatite aguda
Predomínio de linfócitos	Neoplasia, tuberculose ou cirurgia cardíaca (*bypass*)
Eosinófilos (> 10%)	Ocorre se sangue ou ar na pleura e nos casos de reação medicamentosa (nitrofurantoína, dantrolene, bromocriptina), asbestose e granulomatose eosinofílica com poliangeíte (Churg-Strauss). Raramente neoplasia ou tuberculose
Células mesoteliais	Proeminente em transudatos. Tem importância em exsudatos, pois se > 5%, torna tuberculose improvável

Tabela 2.16 – Glicose do líquido pleural.

São causas de glicose do líquido pleural < 60 mg/dL ou relação da concentração da glicose do líquido pleural dividido pela concentração da glicose plasmática < 0,5:

- Derrame parapneumônico complicado
- Pleurite reumatoide
- Rotura de esôfago
- Malignidade
- Tuberculose pleural
- Pleurite lúpica

Diagnósticos sugeridos pelo aspecto do líquido pleural

- **Sanguinolento:** tumor, tuberculose (TB), tromboembolismo pulmonar (TEP), trauma (conhecidos como os "quatro Ts").
- **Purulento:** empiema.
- **Turvo:** lipídios, excesso de proteínas ou de células.
- **Leitoso:** quilotórax.
- **Odor pútrido:** anaeróbios.
- **Odor de urina:** urinotórax.

> **OBSERVAÇÃO**
>
> No caso de turvo ou leitoso, centrifugar material. Caso haja clareamento com a centrifugação, trata-se provavelmente de empiema; no entanto, caso permaneça turvo, de quilotórax ou pseudoquilotórax.

OUTROS EXAMES ÚTEIS PARA DIAGNÓSTICO DIFERENCIAL DE EXSUDATOS

- Bacterioscopia (Gram).
- Cultura para aeróbios e anaeróbios.
- Cultura para fungos e micobactéria.
- Citologia oncótica (se suspeita de neoplasia).
- Citometria de fluxo (se suspeita de linfoma).

Diagnóstico diferencial

Quando os exames descritos anteriormente falham em diferenciar neoplasia de tuberculose (TB) em derrame linfocítico, dosar adenosinodeaminase (ADA) do líquido pleural:

- **< 50 U/L:** baixa probabilidade de TB pleural.
- **≥ 50 e ≤ 250 U/L:** alta probabilidade de TB pleural.
- **> 250 U/L:** malignidade linfoide ou empiema.

Mesmo com todos os exames já citados, ainda é possível não se chegar a um diagnóstico. Nesses casos, realizar TC de tórax com contraste. Especial atenção a sinais de neoplasia, TEP ou infecções.

Caso procedimentos menos invasivos não sejam conclusivos, pleuroscopia com biópsia sob visualização direta pode ser indicada (altas sensibilidade e especifidade para TB ou neoplasia).

Indicações de drenagem torácica para derrames pleurais parapneumônicos

- Derrame parapneumônico complicado (basta um dos seguintes):
  - pH do derrame < 7,2.
  - Glicose do derrame < 60 mg/dL.
  - Cultura do líquido pleural positiva.
  - Coloração de Gram com resultado positivo.
  - Líquido com aspecto purulento (empiema).
  - LDH do derrame > 1.000 U/L (controverso).

- Derrame extenso (≥ ½ de hemitórax) que cause dispneia.
- Espessamento de pleura parietal pela TC com contraste.

TRATAMENTO
Derrame parapneumônico

- **Sempre** cobrir anaeróbios, mesmo quando agente aeróbio identificado, além das bactérias comuns que causam pneumonia.
- **Não** utilizar aminoglicosídeos, pois são inativados em pH baixo. Opções válidas:

> Amoxicilina + clavulanato
> Ceftriaxone + clindamicina
> Carbapenêmicos

Derrame parapneumônico não complicado

- Tratamento apenas com antibioticoterapia (ATB).
- Seriar radiografias ou seguir evolução com exame físico.

- Manter ATB até resolução do derrame (2 a 4 semanas).
- Caso haja falência do tratamento ou suspeita de loculações, realizar TC de tórax. Se presença de loculação, realizar toracoscopia; se ausência, repetir toracocentese e reavaliar indicação de drenagem.

Derrame parapneumônico complicado

- ATB + drenagem torácica.
- Caso haja falência do tratamento ou suspeita de loculações, realizar TC de tórax. Caso TC demonstre drenagem inadequada, realizar toracoscopia para debridamento e drenagem.

Empiema

- ATB por 4 a 6 semanas, podendo ser prolongado.
- Discutir tipo de drenagem com equipe cirúrgica. Em geral, se multiloculado ou sem resposta à drenagem comum, indica-se toracoscopia para debridamento e drenagem.

2.4 Doença Pulmonar Obstrutiva Crônica Exacerbada

Daniel Ossamu Goldschmidt Kiminami
Marcelo Bezerra de Menezes

- A exacerbação de doença pulmonar obstrutiva crônica (DPOC) é definida como evento agudo, caracterizado por piora dos sintomas respiratórios, além das variações normais do dia a dia, que leva a mudanças na medicação.
- Cerca de 70% das exacerbações têm as infecções (viral ou bacteriana) como principal gatilho. Atribuem-se os 30% restantes a poluição ambiental, tromboembolismo pulmonar (TEP) ou a causa não definida (idiopática).

DIAGNÓSTICO

É realizado exclusivamente com base na queixa do paciente, com piora aguda de um ou mais dos seguintes sintomas:

- Tosse.
- Dispneia basal.
- Produção de escarro.

INDICAÇÕES DE INTERNAÇÃO HOSPITALAR

Mais de 80% das exacerbações podem ser tratadas ambulatorialmente. A seguir, encontram-se as indicações para internação:

- Piora significativa da intensidade dos sintomas, tal como dispneia em repouso.
- DPOC grave de base.
- Sinais ao exame físico: cianose, edema periférico.
- Falha no tratamento inicial ambulatorial.
- Comorbidades importantes, como insuficiência cardíaca (IC), arritmias, etc.
- Idade avançada.
- Baixo suporte domiciliar.
- Exacerbações frequentes.

TRATAMENTO

- Oxigênio suplementar: manter alvo de 88 a 92% de saturação.
- Broncodilatadores (nebulização) – sugestão no tratamento inicial:

> Salbutamol (ou fenoterol) 10-20 gts + ipratrópio 40 gts + SF 3-5 mL.

- Completar três ciclos em 1 hora (repetir a cada 20 minutos até completar 3 doses). Espaçar para 1/1 hora, 2/2 hora, e assim sucessivamente.
- Após os primeiros três ciclos, o ipratrópio deve ser repetido apenas em intervalos mínimos de 6 horas.
- Em casos mais graves, o uso deve ser contínuo, ou seja, repetir os ciclos sem pausas até completar 1 hora.
- Ver posologia de outros broncodilatadores na Tabela 2.17.
- Corticosteroides sistêmicos:

> Prednisona 30-40 mg/dia VO ou Metilprednisolona 40 mg EV 1-2×/dia.

- Tempo varia com gravidade e evolução, mas, de forma geral, para casos ambulatoriais usar por 5 a 7 dias.
- VO provavelmente tem a mesma eficácia que a via EV.
- EV apenas se VO for contraindicada ou se houver suspeita de baixa absorção esplâncnica (p. ex.: choque). Transicionar para VO assim que possível.
- Indicações de Antibioticoterapia (ATB):
  - Necessidade de ventilação mecânica (indicação controversa).

Tabela 2.17 – Outras drogas para exacerbações agudas de asma e DPOC.				
Droga	**Apresentação**	**Dose mínima**	**Dose máxima**	**Intervalo**
Fenoterol *spray*	100-200 mcg/jato	200 mcg	400 mcg	20 min
Salbutamol *spray*	100 mcg/jato	200 mcg	400 mcg	20 min
Ipratrópio *spray*	0,02 mg/jato	2 jatos	12 jatos	6 h
Terbutalina[*]	0,5 mg/mL	0,25 mg (SC)	0,75 mg (SC)	20 min
Aminofilina[**]	**Dose de ataque:**[†] 5,7 mg/kg **Dose de manutenção:** 16-60 anos (saudáveis, não fumantes): 0,51 mg/kg/h (máx. 900 mg/dia). > 60 anos: 0,38 mg/kg/h (máx. 400 mg/dia) **Ajuste de dose:**[‡] 0,25 mg/kg/h (máx. de 400 mg/dia)			

[*] Opção quando via inalatória não estiver disponível.

[**] Segunda linha, muitos efeitos colaterais (taquiarritmias, farmacodermias), só utilizar em último caso, **apenas para DPOC** (sem evidências para asma), quando não há resposta com os outros medicamentos.

[†] Somente para pacientes que não usam metilxantinas de base.

[‡] Se IC descompensada, cor pulmonale, choque, disfunção hepática, sepse com disfunção de múltiplos órgãos.

SC: subcutânea.

- Presença de pelo menos dois dos três sintomas cardinais a seguir, sendo que a mudança da coloração do escarro está presente:
    ▸ Piora da dispneia basal.
    ▸ Aumento do volume do escarro.
    ▸ Mudança da cor do escarro.
- ATB em DPOC exacerbada (ver subcapítulo 2.2 para sugestões terapêuticas). Atenção para risco de infecção por *pseudomonas*, conforme item a seguir.
- Fatores de risco para infecção por *pseudomonas*:
    - Uso frequente de antibióticos
    - (quatro ou mais ciclos de tratamento no último ano).
    - Internação de duração ≥ 2 dias nos últimos três meses.
    - Isolamento de *pseudomonas* em culturas prévias.

- DPOC grave de base (VEF$_1$ < 50%).
- Indicações de ventilação não invasiva em DPOC:
    - Hipoxemia apesar da oxigenoterapia
    - Acidose respiratória: pH ≤ 7,35 e/ou hipercapnia (PaCO$_2$ ≥ 45 mmHg) ou.
    - Dispneia grave com sinais clínicos sugestivos de fadiga da musculatura respiratória e/ou aumento do esforço respiratório:
        ▸ Uso de musculatura acessória.
        ▸ Movimento paradoxal abdominal.
        ▸ Tiragem intercostal.

OBSERVAÇÃO

Ver subcapítulo 1.16 para mais informações.

2.5 Oxigenoterapia Domiciliar

Daniel Ossamu Goldschmidt Kiminami
Marcelo Bezerra de Menezes

A oxigenoterapia domiciliar por **mais de 15 horas/dia** em pacientes com doença pulmonar obstrutiva crônica (DPOC) que preenchem os critérios a seguir, está associada ao aumento da tolerância ao exercício, à diminuição do número de internações e a melhora do estado neuropsíquico e na qualidade de vida e sobrevida.

INDICAÇÕES EM DPOC

- PaO$_2$ ≤ 55 mmHg ou SaO$_2$ ≤ 88% ou
- PaO$_2$ ≤ 59 mmHg ou SaO$_2$ ≤ 89% associado a:
    - Evidências de *cor pulmonale* (ex: presença de P pulmonale em ECG: onda P com aumento de amplitude ≥ 3 mm nas derivações II, III e aVF).
    - Hematócrito ≥ 55%.
    - Edemas por insuficiência cardíaca.

OUTRAS INFORMAÇÕES

- A indicação da oxigenoterapia deve ser reavaliada a nível ambulatorial após 60-90 dias, se iniciada durante quadro de descompensação aguda, visto que nestes casos pode haver hipoxemia prolongada transitória.
- Titular o fluxo de oxigênio objetivando PaO$_2$ de 60-65 mmHg ou SaO$_2$ de 90-92%. Para tanto, fluxos maiores são geralmente necessários durante exercícios e esforços físicos.
- Em pacientes com dessaturação noturna, prosseguir investigação apropriada de distúrbios do sono. Considerar polissonografia.
- Oxigenoterapia suplementar pode também ser indicada em pacientes com dessaturação (PaO$_2$ ≤ 55 mmHg ou SaO$_2$ ≤

88%) documentada apenas durante o exercício ou sono.
- Orientar todos os pacientes a seguir a prescrição do uso da oxigenoterapia (fluxo, tempo de uso e ajustes em casos de exercícios), não fumar durante uso do oxigênio e manter o oxigênio a pelo menos 2 metros de distância de chamas de fogo.

2.6 Crise de Asma

Daniel Ossamu Goldschmidt Kiminami
Marcelo Bezerra de Menezes

DEFINIÇÃO

Episódio de piora progressiva de sintomas (dispneia, tosse, sibilos etc.), e queda de função pulmonar, que representa mudança no padrão habitual do paciente suficiente para mudança de tratamento.

PICO DE FLUXO EXPIRATÓRIO (PFE)

- O PFE é o preditor mais confiável de gravidade da crise, em comparação aos sinais e sintomas do paciente.
- Bom recurso para avaliação de resposta ao tratamento instituído.
- Comparar o PFE com os valores previstos para idade e sexo (Tabelas 2.18 e 2.19) ou com o valor basal do paciente (se disponível).

AVALIAÇÃO INICIAL E MANEJO NA 1ª HORA

- Histórico:
  - Início da exacerbação e causa (se conhecida).
  - Gravidade dos sintomas.
  - Sintomas de anafilaxia.
  - Medicações e adesão ao tratamento de asma.
- Exame físico:

Tabela 2.18 – Pico de fluxo expiratório médio previsto em homens (L/min).

Idade \ Altura	155	160	165	170	175	180	190	200
20		564	583	601	620	639	657	693	740
25		553	571	589	608	626	644	679	725
30		541	559	577	594	612	630	664	710
35		530	547	565	582	599	617	651	695
40		518	535	552	569	586	603	636	680
45		507	523	540	557	573	590	622	665
50		494	511	527	543	560	576	607	649
55		483	499	515	531	547	563	593	634
60		471	486	502	518	533	549	578	618
65		460	475	490	505	520	536	564	603
70		448	462	477	492	507	521	550	587

Altura em centímetros e idade em anos. Essa é a representação dos valores médios normais na faixa de 100 L/min para homens e 80 L/min para mulheres. A previsão de valores para afro-americanos e hispânicos é aproximadamente 10% mais baixa.
Fonte: adaptada de Leiner *et al*. (1963).

Tabela 2.19 – Pico de fluxo expiratório médio previsto em mulheres (L/min).

Idade \ Altura	145	150	155	160	165	170	180	190
20	404	418	431	455	459	473	496	529
25	399	412	426	440	453	467	490	523
30	394	407	421	434	447	461	483	516
35	389	396	409	422	435	448	476	509
40	383	396	409	422	435	448	470	502
45	378	391	404	417	430	442	464	495
50	373	386	398	411	423	436	457	488
55	369	380	393	405	418	430	451	482
60	363	375	387	399	411	424	445	475
65	358	370	382	394	406	418	439	468
70	352	364	376	388	399	411	432	461

Altura em centímetros e idade em anos. Essa é a representação dos valores médios normais na faixa de 100 L/min para homens e 80 L/min para mulheres. A previsão de valores para afro-americanos e hispânicos é aproximadamente 10% mais baixa.
Fonte: adaptada de Leiner et al. (1963).

- Sinais vitais.
- Sinais de desconforto respiratório, sibilos, etc.
- Presença de complicadores (p. ex: pneumonia, pneumotórax, atelectasias).
- Sinais de outras condições que poderiam explicar a dispneia (p. ex.: TEP, IC, corpo estranho em vias aéreas).
- Classificação de gravidade da crise:
  - Com exame físico e, sempre que possível, com PFE, classificar o grau de gravidade da crise em leve, moderada ou grave, o que norteará o tratamento mais adequado (Fluxogramas 2.4 e 2.5).
  - Paralelamente, caso necessário, prosseguir com investigação de fatores desencadeantes e diagnósticos diferenciais com exames mais adequados.

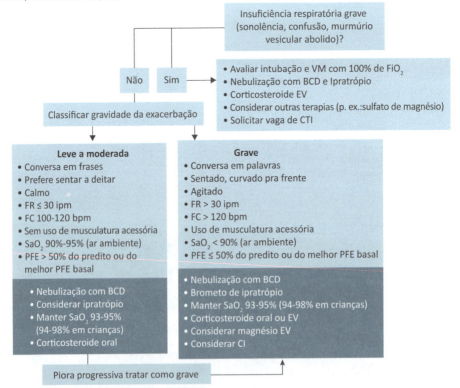

Fluxograma 2.4 – Avaliação inicial e manejo na 1ª hora da crise asmática na unidade de emergência.
CI: corticosteroide inalatório; BCD: broncodilatador de curta duração; VM: ventilação mecânica; PFE: pico de fluxo expiratório.
Fonte: adaptada de GINA Report 2015.

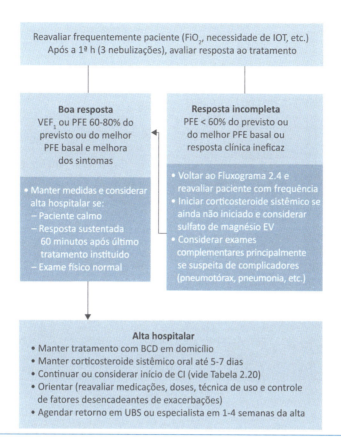

Fluxograma 2.5 – Reavaliação do paciente em tratamento de crise asmática na unidade de emergência.
CI: corticosteroide inalatório; **BCD:** broncodilatador de curta duração; **IOT:** intubação orotraqueal; **PFE:** pico de fluxo expiratório.
Fonte: adaptado de EPR-e (2007). GINA Report (2015).

TRATAMENTO DA CRISE DE ASMA

- Broncodilatadores (sugestão):

> Salbutamol (ou fenoterol) 10-20 gts +
> Brometo de ipratrópio 40 gts + SF 3-5 mL

- 3 ciclos em 1 hora (repetir a cada 20 minutos até completar 3 doses). Manter por até 4 horas se não houver melhora. Nesse caso, o ipratrópio poderá ser repetido até as 3 primeiras horas e, depois, a cada 6 horas.
- Espaçar a cada 1 hora, 2 horas, e assim sucessivamente quando sinais de melhora.
- Em casos mais graves, fazer a mesma dosagem, mas contínua, ou seja, repetir os ciclos sem pausas até completar 1 hora para reavaliação.

- Corticosteroides sistêmicos (5-7 dias):

> Prednisona 40-60 mg 1×/dia VO
> Metilprednisolona 60-80 mg 1×/dia EV
> Hidrocortisona 300-400 mg/dia em 2 doses EV

- VO tem a mesma eficácia da via venosa.
- Dar preferência para VO. Fazer EV se indisponibilidade de VO ou se risco de baixa absorção intestinal (p. ex.: choque).

76 Guia Prático de Emergências Clínicas

- Indicado se:
  - A nebulização falha em alcançar melhora sustentada dos sintomas nos primeiros minutos.
  - Paciente estiver em uso ou tiver usado corticosteroide sistêmico recentemente.
  - Exacerbação classificada como grave.
  - Histórico de exacerbações com necessidade de corticosteroide.
- Corticosteroides inalatórios (altas doses) (Tabela 2.20):
  - Se realizados na 1ª hora da apresentação, diminuem risco de hospitalização em pacientes que não estejam em uso de corticosteroide sistêmico.

- Benefício duvidoso se administrados conjuntamente com corticosteroide sistêmico.
- Sulfato de magnésio ($MgSO_4$) dose única:

> $MgSO_4$ 2 g em 20-30 min EV
> 20 mL de $MgSO_4$ (0,8 mEq/mL) + 200 mL de SF

  Considerar seu efeito broncodilatador em:
  - Exacerbações graves ou
  - Exacerbações que não melhoram após a 1ª hora de tratamento com demais medidas.
- Ventilação não invasiva:
  - Baixo nível de evidência neste contexto (ver subcapítulo 1.16).

Tabela 2.20 – Corticoides inalatórios comuns para > 12 anos de idade.

Fármaco e exemplo comercial	Dose Baixa (mcg/dia)	Dose Média (mcg/dia)	Dose Alta (mcg/dia)
Beclometasona (HFA) Clenil® HFA 50, 100, 200, 250 mcg	100-200	200-400	> 400
Budesonida (IPS) Busonid® Caps 100, 200, 400 mcg	200-400	400-800	> 800
Ciclesonida (HFA) Alvesco® 80, 160 mcg	80-160	160-320	> 320
Fluticasona (IPS) Fluticaps® 50, 250 mcg	100-250	250-500	> 500
Fluticasona (HFA) Flixotide® *Spray* 50, 250 mcg	100-250	250-500	> 500
Mometasona (IPS) Oximax® 200, 400 mcg	110-220	220-440	> 440
Associações	**Doses**		
Formoterol* + Budesonida (IPS) Alenia®	6 + 100, 6 + 200, 12 + 400 mcg Exacerbação: elevar até dose de 24 de formoterol 12/12 h (48 mcg/dia)		
Salmeterol* + Fluticasona (HFA) Seretide®	25 + 50 mcg, 25 + 125 mcg, 25 + 250 mcg		

*BDL: Broncodilatador de longa duração. **HFA:** propelente hidrofluoralcano (*spray*). **IPS:** inalador de pó seco.

- Medidas não aprovadas:
  - **Metilxantinas (aminofilina ou teofilina):** contraindicadas em exacerbação de asma.
  - **Antibióticos:** evitar. Instituir apenas se houver evidências fortes de infecção pulmonar (p. ex.: febre, escarro purulento ou radiografia compatível). Não contraindica início de corticoterapia precoce.
  - **Sedativos:** evitar dado efeito depressor respiratório. Há indícios de aumento de mortalidade com seu uso.
  - **Antagonistas de receptor de leucotrienos (p. ex.: montelucaste):** faltam estudos.
  - **Hélio-oxigênio (heliox):** há falta de evidências, além de ser caro.

2.7 Tromboembolismo Pulmonar Agudo

Daniel Ossamu Goldschmidt Kiminami
Marcelo Bezerra de Menezes

DEFINIÇÃO

Tromboembolismo pulmonar (TEP) é uma doença comum e potencialmente fatal, definida pela obstrução da artéria pulmonar ou de seus ramos por trombo originário de outros locais do corpo.

SUSPEITA DE TEP

Tromboembolismo pulmonar (TEP) deve ser considerado como diagnóstico diferencial em casos com:

- Dispneia nova de início súbito.
- Piora progressiva de dispneia crônica.
- Hipotensão sustentada sem outra causa identificada.
- Dor torácica.

No entanto, conforme Tabela 2.21, o TEP pode apresentar-se com outros sinais de sintomas.

Abordagem inicial

1. Classificar a estabilidade hemodinâmica do paciente.
2. Realizar escores pré-teste, como o escore de Wells, validado para pacientes hospitalizados (Tabela 2.22).
3. Avaliar necessidade de início de anticoagulação antes de exames confirmatórios.
4. Seguir Fluxograma 2.6.

Tabela 2.21 – Incidência de sinais e sintomas comuns no TEP.

Sintomas	%
Dispneia em repouso ou ao esforço	79
Dispneia apenas em repouso	61
Dispneia apenas ao esforço	16
Dor torácica pleurítica	47
Tosse	43
Dor em panturrilha ou coxa	42
Edema em panturrilha ou coxa	39
Ortopneia	36
Sibilos	31
Hemoptise	13
Sinais	**%**
Taquipneia (FR ≥ 20 ipm)	57
Sinais de trombose venosa profunda (TVP) em coxa ou panturrilha	47
Taquicardia (FC > 100 bpm)	26
Estertores	21
Murmúrio vesicular diminuído	21
Turgência jugular	13
Choque circulatório	8
P2 hiperfonética	5
Febre	2

Fonte: adaptada de Stein *et al.* (2007).

Tabela 2.22 – Escore de Wells.

Critérios	Pontos
1. Manifestações clínicas de TVP (edema e dor à palpação de membro inferior)	+ 3,0
2. Outro diagnóstico menos provável que TEP	+ 3,0
3. FC > 100 bpm	+ 1,5
4. Imobilização (≥ 3 dias) ou cirurgia nas 4 semanas prévias	+ 1,5
5. TEP ou TVP prévios	+ 1,5
6. Hemoptise	+ 1,0
7. Malignidade	+ 1,0
Probabilidade clínica (Wells modificado, JAMA 2006).	
TEP provável	> 4,0
TEP improvável	≤ 4,0
Wells clássico	
Baixo risco	0-1
Risco moderado	2-6
Alto risco	≥ 7

TVP: trombose venosa profunda; **FC:** frequência cardíaca; **TEP:** tromboembolismo pulmonar.

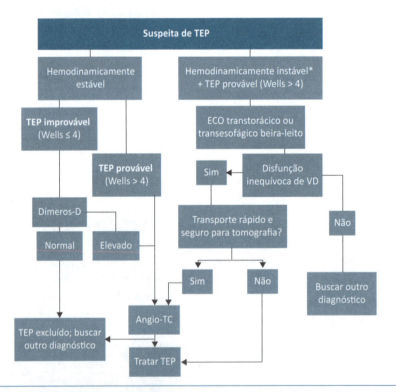

Fluxograma 2.6 – Raciocínio diagnóstico na suspeita de tromboembolismo pulmonar (TEP).
* PAS < 90 mmHg por > 15 minutos, hipotensão demandando vasopressores, ou choque evidente;
Angio-TC: angiotomografia computadorizada pulmonar; **VD:** ventrículo direito.
Fonte: adaptado de Agnelli et al. (2010) e Fesmire et al. (2011).

PONTOS IMPORTANTES PARA O DIAGNÓSTICO DE TEP

- Eletrocardiograma (ECG) apresenta pouco valor diagnóstico. Pode ser útil para diagnóstico diferencial (p. ex.: identificação de infarto agudo do miocárdio) e para sugerir disfunção de ventrículo direito. Os achados mais comuns são taquicardia e alterações inespecíficas do intervalo ST e onda T (presentes em até 70% dos casos).
- Radiografia de tórax não tem papel diagnóstico. Exame normal não afasta possibilidade de TEP. No entanto, são achados compatíveis com diagnóstico de TEP: oligoemia (Westermark), elevação diafragmática e/ou derrame pleural ipsilateral ao TEP e velamento em cunha com base voltada para a periferia do pulmão.
- Nos pacientes com TEP provável (Wells > 4) e/ou quantificação de dímeros-D elevada com exame definitivo para TEP (p. ex.: angio-TC pulmonar ou cintilografia ventilação e perfusão) indisponível, contraindicado ou com resultado indeterminado, o US Doppler de membros inferiores pode ser considerado para busca ativa de trombose venosa profunda (TVP); se confirmada, assume-se diagnóstico presuntivo de TEP.

Cintilografia de ventilação e perfusão (V/Q)

Exame de boa sensibilidade, mas baixa especificidade para diagnóstico de TEP. Indicada, em geral, quando a angio-TC pulmonar for contraindicada (p. ex.: gravidez) ou apresente resultado inconclusivo em paciente com alta probabilidade para TEP. São resultados possíveis:

- Cintilografia V/Q com alta probabilidade para TEP: TEP confirmado.
- Cintilografia V/Q normal: TEP excluído.
- Cintilografia V/Q com baixa ou intermediária probabilidade para TEP: diagnóstico inconclusivo.

TRATAMENTO

De modo geral, o tratamento consiste em anticoagulação e, em casos de instabilidade hemodinâmica atribuída ao TEP, trombólise química. Para melhor decisão terapêutica e melhor discriminação de pacientes de maior risco, sugere-se uso de escores, como o *Pulmonary Embolism Severity Index* (PESI) em sua versão original ou simplificada (Tabela 2.23), e dosagem de troponina, além de avaliação de disfunção de ventrículo direito por meio de imagens como ecocardiografia ou tomografia. Ver Fluxograma 2.7 para raciocínio terapêutico em TEP.

Tabela 2.23 – *Pulmonary Embolism Severity Index* (PESI).			
Versão original		**Versão simplificada (PESIs)**	
Parâmetros	**Pontos**	**Parâmetros**	**Pontos**
Idade	+1 por ano	Idade > 80 anos	1
Sexo masculino	+10		
Insuficiência cardíaca	+10	Insuficiência cardíaca e/ou doença pulmonar crônica	1
Doença pulmonar crônica	+10		
$SaO_2 < 90\%$	+20	$SaO_2 < 90\%$	1
FC ≥ 110 bpm	+20	FC ≥ 110 bpm	1
FR ≥ 30 ipm	+20		
Temperatura < 36°C	+20		
Câncer	+30	Câncer	1
PAS < 100 mmHg	+30	PAS < 100 mmHg	1
Estado mental alterado*	+60		

CONTINUA ▶

Tabela 2.23 – (Cont.) *Pulmonary Embolism Severity Index* (PESI).	
Estratificação (PESI)	**Estratificação (PESIs)**
Classe I: ≤ 65 pontos Mortalidade muito baixa (0%-1,6%) Classe II: 66-85 pontos Mortalidade baixa (1,7%-3,5%) Classe III: 86-105 pontos Mortalidade moderada (3,2%-7,1%) Classe IV: 106-125 pontos Mortalidade elevada (4%-11,4%) Classe V: > 125 pontos Mortalidade muito elevada (10%-24,5%)	0 pontos: baixo risco Mortalidade em 30 dias: 1,0% ≥ 1 ponto(s): alto risco Mortalidade em 30 dias: 10,9%
Classificação de risco de morte precoce em TEP	
Alto risco	Instabilidade hemodinâmica
Intermediário-alto risco	Ausência de instabilidade e PESI classe III-V ou PESIs ≥ 1 **e** troponina positiva **e** disfunção de VD (ambos presentes)
Intermediário-baixo risco	Ausência de instabilidade e PESI classe III-V ou PESIs ≥ 1 **e** troponina positiva **ou** disfunção de VD (1 presente ou ambos ausentes)
Baixo risco	Ausência de instabilidade e PESI classe I-II ou PESIs = 0 **e** troponina negativa **e** ausência de disfunção de VD

* Desorientação, confusão ou sonolência. **VD:** ventrículo direito.
Fonte: adaptada de Konstantinides *et al.* (2019).

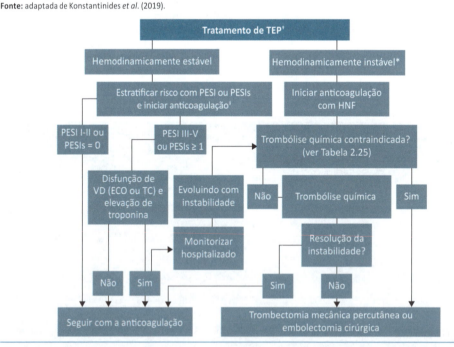

Fluxograma 2.7 – Raciocínio terapêutico em tromboembolismo pulmonar (TEP) confirmado.
†Considerando anticoagulação possível.
*PAS < 90 mmHg por mais de 15 min, hipotensão demandando vasopressores, ou choque evidente.
‡Se trombólise possível, optar pela HNF.
PESI: Pulmonary Embolism Severity Index; **PESIs:** Pulmonary Embolism Severity Index simplificado; **HNF:** heparina não fracionada; **VD:** ventrículo direito; **ECO:** ecocardiograma; **TC:** tomografia computadorizada.
Fonte: Adaptado de de Konstantinides *et al.* (2019).

Anticoagulação em TEP

- Indicada para todos os casos de TEP confirmados, salvo casos de elevado risco de sangramentos, como hemorragia ativa grave ou acidente vascular cerebral hemorrágico (AVCh), para os quais caberá a individualização do caso e terapias alternativas, como filtro de veia cava ou embolectomia consideradas.
- Embora não haja consenso, recomenda-se anticoagulação previamente à confirmação de TEP nos casos de baixo risco de sangramentos e:
  - Alta probabilidade de TEP (escore de Wells ≥ 7).
  - Propabilidade intermediária de TEP (escores de Wells 2 a 6), para os quais o tempo para diagnóstico esperado é maior que 4 horas.
- Para os casos em que se julgue de elevado risco de sangramentos, aguardar confirmação diagnóstica.
- Uma vez indicada a anticoagulação, buscar atingir anticoagulação plena nas primeiras 24 horas.
- Para auxílio em escolha do modo de anticoagulação, ver Figura 2.1 e Tabela 2.24.

ESQUEMAS DE ANTICOAGULAÇÃO EM TEP AGUDO

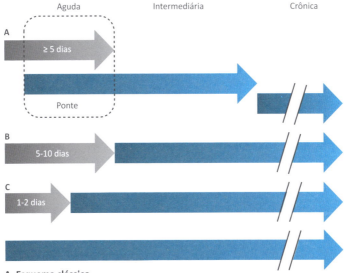

A. Esquema clássico
Fase aguda: iniciar com heparina não fracionada (HNF), enoxaparina ou fondaparinux. Iniciar antagonista da vitamina K (varfarina) no mesmo dia. Suspender anticoagulantes injetáveis quando tempo de anticoagulação for ≥ 5 dias e INR em alvo de 2,0-3,0 em duas medidas consecutivas com intervalo de 24 h entre elas.
Fase intermediária ou de manutenção (≤ 3 meses): INR= 2,0-3,0.
Fase crônica ou de prevenção secundária (> 3 meses, anos ou indefinitivamente): INR = 2,0-3,0 (1,5-2,0 é uma opção válida).
B. Esquema com dabigatrana
Iniciar com HNF, enoxaparina ou fondaparinux.
Substituir anticoagulantes injetáveis por dabigatrana após 5-10 dias.
C. Esquemas com apixabana ou rivaroxabana
Iniciar com HNF, enoxaparina ou fondaparinux.
Substituir anticoagulantes injetáveis por apixabana ou rivaroxana após 1-2 dias, ou iniciar apixabana ou rivaroxana isoladamente desde o começo.

Figura 2.1 – Esquemas sugeridos de anticoagulação em tromboembolismo pulmonar agudo.

82 Guia Prático de Emergências Clínicas

Tabela 2.24 – Anticoagulantes para fase inicial de anticoagulação em TEP agudo.

Droga	Classe	Via	Posologia		Observações
Enoxaparina	Heparina de baixo peso molecular	SC	1 mg/kg 12/12 h* ou 1,5 mg/kg 1 vez/dia		Opção para TEP estável. Utilizar o peso real, mesmo que obeso. Dosar fator anti-Xa em casos seletos.** Fazer 75% da dose se idade ≥ 75 anos. Contraindicada se Clcr < 30 mL/min (optar pela heparina não fracionada)
Heparina	Heparina não fracionada	EV	80 U/kg *bolus* (alternativa: 5.000 U) seguido de infusão contínua a 18 U/kg/h (alternativa: 1.000 U/h)		Escolha em TEP instável ou quando trombólise estiver sendo considerada ou se elevado risco e sangramento. Seguir anticoagulação por meio TTPa conforme protocolo (ver Tabela 2.27)
		SC	333 U/kg SC (alternativa: 5.000 U EV *bolus*), seguido de 250 U/kg SC de 12/12 h		Não monitorar TTPa. Opção quando não for possível monitorar TTPa e Clcr < 30 mL/min
Fondaparinux	Inibidor do Fator Xa	SC	< 50 kg	5 mg 1×/dia	Opção para TEP estável Contraindicado se Clcr < 30 mL/min Evitar uso se alto risco de sangramento, pois não há antídoto
			50-100 kg	7,5 mg 1×/dia	
			> 100 kg	10 mg 1×/dia	
Rivaroxabana	Inibidor do Fator Xa	VO	15 mg 12/12 h por 21 dias seguido de 20 mg 1×/dia		Opção para TEP estável Iniciar isoladamente ou após 1-2 dias de anticoagulantes injetáveis Contraindicado se Clcr < 30 mL/min (Clcr < 25 mL/min, ou Cr > 2,5 mg/dL no caso da apixabana) Evitar uso se alto risco de sangramento, pois não há antídoto
Apixabana	Inibidor do Fator Xa	VO	10 mg 12/12 h por 7 dias seguido de 5 mg 12/12 h		
Dabigatrana	Inibidor direto da Trombina	VO	150 mg 12/12 h		Opção para TEP estável Iniciar após 5-10 dias de anticoagulantes injetáveis Evitar se Clcr < 30 mL/min ou se Clcr < 50 mL/min e uso concomitante de inibidores de P-glicoproteína[ᵗ]
Varfarina[§]	Antagonista da vitamina K	VO	Dose inicial a depender das comorbidades do paciente		Iniciar no mesmo dia que enoxaparina, heparina ou fondaparinux. Fazer mínimo de 5 dias, conjuntamente com anticoagulantes injetáveis e até o INR atingir o nível terapêutico alvo em duas medidas seguidas com intervalo de 24 h entre elas

* Escolha em pacientes com neoplasia, trombos extensos, peso real entre 101 e 150 kg ou IMC entre 30 e 40 kg/m².
** Nos casos de IMC ≥ 40 kg/m², baixo peso (< 45 kg em mulheres e 57 kg em homens), gravidez ou em casos com alto risco de sangramentos: dosar fator anti-Xa 4 h após a administração da enoxaparina e ↑ ou ↓ dose se necessário (níveis terapêuticos: 0,6-1,0 UI/mL se dose de 12/12 h e 1,0-2,0 UI/mL se dose única por dia).
ᵗ Ver lista no subcapítulo de anticoagulantes orais diretos.
§ Ver subcapítulo de anticoagulação com varfarina para demais informações.
EV: endovenosa; **SC:** subcutânea; **VO:** via oral.

Tempo de anticoagulação em TEP

- Para todos os casos de TEP, recomenda-se o tempo mínimo de 3 meses de anticoagulação plena.
- Considerar suspensão da anticoagulação após completados 3 meses nos casos de TEP/TVP secundário a fator de risco maior transitório e reversível, como cirurgia com necessidade de anestesia geral, trauma com fraturas ou internação com imobilização por mais de 3 dias por doença aguda.
- Considerar manter anticoagulação por tempo maior que 3 meses nos casos de TEP/TVP recorrentes não relacionados a fatores de risco descritos no item anterior ou nos casos de síndrome do anticorpo antifosfolipídeo (SAF).
- Para demais casos, como os oncológicos, dada a complexidade, deverão ser individualizados e, portanto, não serão abordados aqui.

Trombólise química em TEP

- Para os casos com indicação de trombólise química, sempre avaliar possíveis contraindicações (Tabela 2.25), sendo que nos casos de risco iminente de morte, as contraindicações absolutas tornam-se relativas.
- A trombólise deve ser realizada até, no máximo, o 14º dia do início dos sintomas.

- Realizar em leito monitorizado, preferencialmente em CTI.
- Ver Tabela 2.26 para trombolíticos aprovados para este contexto e suas posologias.

Tabela 2.25 – Contraindicações à trombólise química.

Absolutas*

- AVCh ou de natureza incerta prévio
- AVCi nos prévios 6 meses
- Dissecção de aorta
- Lesão ou neoplasia em sistema nervoso central
- Risco de sangramento elevado conhecido
- Sangramento de TGI nos prévios 30 dias
- Trauma maior/cirurgia/traumatismo cranioencefálico nas prévias 3 semanas

Relativas

- Ataque isquêmico transitório nos prévios 6 meses
- Doença hepática avançada
- Endocardite infecciosa
- Gravidez ou na primeira semana pós-parto
- Hipertensão refratária (PAS > 180 mmHg)
- Manobras traumáticas de ressuscitação cardiopulmonar
- Punção de vasos não compressíveis
- Úlcera péptica ativa
- Uso atual de anticoagulantes orais

* Podem se tornar relativas em pacientes com TEP e risco iminente de morte.
AVCh: acidente vascular hemorrágico; **AVCi:** acidente vascular isquêmico; **PAS:** pressão arterial sistólica; **TGI:** trato gastrointestinal.
Fonte: adaptada de Van de Werf *et al.* (2003).

Tabela 2.26 – Trombolíticos endovenosos aprovados para TEP agudo.

Droga	Administração	Anticoagulação e trombólise
Estreptoquinase	1ª opção (acelerada): 1.500.000 UI em 2 h 2ª opção: 250.000 UI em 30 min seguido por infusão de 100.000 UI/h (12-24 h) Obs.: se hipotensão, anafilaxia, asma ou reações alérgicas, reduzir velocidade de infusão	**Heparina não fracionada (HNF):** cessar apenas durante período de trombólise (exceto para rTPA, no qual deverá ser mantido mesmo durante a trombólise) **Enoxaparina ou fondaparinux:** cessar 12 h antes (para esquemas de tratamento de 12/12 h) ou 24 h antes (para esquemas de 24/24 h); após a trombólise, iniciar HNF por algumas horas antes de voltar ao esquema original de tratamento anticoagulante com enoxaparina ou fondaparinux
Uroquinase	1ª opção (acelerada): 3.000.000 UI em 2 h 2ª opção: 4.400 UI/kg em 10 min, seguidas por 4.400 UI/kg por hora por 12-24 h.	
Alteplase (rTPA)	1ª opção: 100 mg em 2 h 2ª opção: 0,6 mg/kg em 15 min (máx. de 50 mg)*	

A trombólise deve ser feita o mais rápido possível até, no máximo, o 14º dia do início dos sintomas.
Indicação de trombólise em TEP:
a) Pacientes com alto risco para TEP/TEP confirmado e instabilidade hemodinâmica atribuível ao TEP
b) Pacientes com TEP de risco intermediário-alto devem permanecer monitorizados para reconhecimento precoce de instabilidade hemodinâmica; trombólise de resgate indicada apenas se instabilidade
Contraindicação à trombólise: TEP estável sem lesões orgânicas secundárias. Ver demais contraindicações na Tabela 2.25.

* Este é o regime de administração acelerada de rTPA para TEP; não está oficialmente aprovado porém é algumas vezes usado em casos extremos de instabilidade hemodinâmica como em parada cardiorrespiratória.

2.8 Heparina Não Fracionada em Tromboembolismo

Daniel Ossamu Goldschmidt Kiminami

- Segue em Tabela 2.27 sugestão de protocolo para anticoagulação plena com heparina não fracionada (HNF) EV para tratamento de eventos tromboembólicos venosos (TEV), como TVP ou embolia pulmonar.
- Cerca de 70-97% dos pacientes atingirão TTPa terapêutico dentro de 24 horas por meio de nomogramas baseados em peso.
- Esse método de anticoagulação exige bomba de infusão contínua (BIC) e disponibilidade de laboratório que consiga liberar resultados de TTPa a cada 6 horas.
- Antes de iniciar a anticoagulação, dosar tempo de protombina (TP), tempo de tromboplastina parcial ativada (TTPa) e hemograma com dosagem de plaquetas.

Tabela 2.27 – Protocolo para heparina não fracionada (HNF) em TEV.*

Diluição	250 mL de SG5% + 5 mL de Heparina 5.000 U/mL (25.000 U)
Concentração	100 U/mL
Bolus inicial	80 U/kg ou 0,8 mL/kg† (**máximo** de 10.000 U)
Manutenção	• Iniciar infusão a 18 U/kg/h ou 0,18 mL/kg/h† (máxima de 2.000 U/h) • TTPa a cada 6 h e corrigir infusão conforme protocolo abaixo • Após 2 medidas seguidas de TTPa em faixa terapêutica, espaçar TTPa para cada 24 h. Se TTPa sair da faixa terapêutica, retornar medidas de 6/6 h
TTPa	**Mudança de dose**
< 35 s (< 1,2 × controle)	80 U/kg *bolus* e elevar infusão em 4 U/kg/h ou 0,04 mL/kg/h†
35-45 s (1,2-1,5 × controle)	40 U/kg *bolus* e elevar infusão em 2 U/kg/h ou 0,02 mL/kg/h†
46-70 s (1,5-2,3 × controle)	Sem mudanças (faixa terapêutica)
71-90 s (2,3-3,0 × controle)	Reduzir infusão em 2 U/kg/h ou 0,02 mL/kg/h†
> 90 s (> 3,0 × controle)	Parar infusão por 1 h, depois reduzir infusão em 3 U/kg/h ou 0,03 mL/kg/h†

* Para os cálculos, utilizar peso real em kg.
† Segundo diluição sugerida.
TTPa: tempo de tromboplastina parcial ativada.
Fonte: adaptada de Raschke *et al.* (1993).

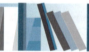
BIBLIOGRAFIA

1. Agnelli G, et al. Acute Pulmonary Embolism, Review Article. Engl J Med 2010;363:266-74.
2. Amorim Corrêa R, et al. Diretrizes brasileiras para pneumonia adquirida na comunidade em adultos imunocompetentes. J Bras Pneumol. 2009;35(6):574-601.
3. Aujesky D, et al. Derivation and validation of a prognostic model for pulmonary embolism. Am J Respir Crit Care Med 2005;172:1041.
4. Barlett JG et al. Management of infection in exacerbations of chronic obstructive pulmonary disease. Uptodate online, acesso 2015.

5. Barlett JG, et al. Diagnostic approach to community-acquired pneumonia in adults. Uptodate online, acesso dezembro de 2017.
6. Caroline A, Aileen C. The renal drug handbook. Third Edition, Radcliffe Publishing, Oxford New York, 2009. ISBN 978-1-9093-6894-1.
7. Cosgrove, et al. Community-acquired pneumonia (CAP) in hospitalized patients. Antibiotic guidelines 2015-2016. Treatment recommendations for adult inpatients, Johns Hopkins medicine.
8. David G, et al. The sanford guide to antimicrobial therapy. 2016, 46 Ed. ISBN 978-1-930808-93-5.
9. Douwe F, et al. Antibiotic treatment strategies for community-acquired pneumonia in adults. N Engl J Med 2015;372:1312-23.
10. Expert Panel Report 3 (EPR-3): Guidelines for the Diagnosis and Management of Asthma-Summary Report 2007. J Allergy Clin Immunol. 2007 Nov;120(5 Suppl):S94-138.
11. Fanta CH, et al. Treatment of acute exacerbations of asthma in adults. Uptodate online, acesso 2015.
12. Fesmire FM, et al. Critical issues in the evaluation and management of adult patients presenting to the emergency department with suspected pulmonary embolism. Ann Emerg Med 2011;57:628-52.
13. File Jr TM, et al. Treatment of community-acquired pneumonia in adults in the outpatient setting. Uptodate online, acesso janeiro 2018.
14. File Jr TM, et al. Treatment of community-acquired pneumonia in adults who require hospitalization. Uptodate online, acesso fevereiro de 2018.
15. Frye MD, et al. Tuberculous pleural effusion. Uptodate online, acesso outubro 2019.
16. Global Strategy for Asthma Management and Prevention Updated 2019. www.ginasthma.org.
17. Global Strategy for the diagnosis, management, and prevention of chronic obstructive pulmonary disease. 2020 Report. https://goldcopd.org.
18. Gui X, et al. Diagnosis of tuberculosis pleurisy with adenosine deaminase (ADA): a systematic review and meta-analysis. Int J Clin Exp Med 2014;7(10):3126-3135.
19. Heffner JE, et al. Diagnostic evaluation of a pleural effusion in adults: Initial testing. Uptodate online, acesso 2017.
20. Jiménez D, et al. Simplification of the pulmonary embolism severity index for prognostication in patients with acute symptomatic pulmonary embolism. Arch Intern Med. 2010;170(15):1383-1389.
21. Kanj SS, et al. Pseudomonas aeruginosa pneumonia. Uptodate online, acesso janeiro de 2018.
22. Kaysin A, et al. Community-acquired pneumonia in adults: diagnosis and management. AFP, Vol 94, n9, November 1, 2016.
23. Kearon C, et al. Antithrombotic Therapy for VTE Disease: CHEST Guideline and Expert Panel Report. Chest 2016; 149:315.
24. Konstantinides SV, et al. 2014 ESC Guidelines on the diagnosis and management of acute pulmonary embolism, The Task Force for the Diagnosis and Management of Acute Pulmonary Embolism of the European Society of Cardiology (ESC). Eur Heart J. 2014 Nov 14;35(43):3033-69.
25. Konstantinides SV, et al. 2019 ESC Guidelines for the diagnosis and management of acute pulmonary embolism developed in collaboration with the European Respiratory Society (ERS). Eur Respir J 2019; 54: 1901647.
26. Lee JS, et al. Antibiotic therapy for adults hospitalized with community-acquired pneumonia: a systematic review. JAMA. 2016; 315(6): 593-602.
27. Leiner GC, et al. Expiratory peak flow rate. Standard values for normal subjects. Use as a clinical test of ventilatory function. Am Rev Respir Dis. 1963;88:644-51.
28. Light RW. The Light criteria the beginning and why they are useful 40 Years Later. Clin Chest Med 34 (2013) 21–26.
29. Lip GYH et al. Venous thromboembolism: Initiation of anticoagulation (first 10 days). Uptodate online, acesso março 2020.
30. Lobo JL, et al. Recurrent venous thromboembolism during coumarin therapy. Data from the computerized registry of patients with venous thromboembolism. Br J Haematol 2007; 138:400–03.

86 Guia Prático de Emergências Clínicas

31. Mandell LA, et al. Infectious Diseases Society of America/American Thoracic Society consensus guidelines on the management of community-acquired pneumonia in adults. Clin Infect Dis. 2007; 44(suppl 2): S27-S72.

32. O'Brien ME, et al. Update on the combination effect of macrolide antibiotics in community--acquired pneumonia; Review. Respiratory Investigation 53 (2015) 201-209.

33. Porcel JM, et al. Pearls and myths in pleural fluid analysis. Respirology.2011.Jan;16(1):44–52.

34. Prima E, et al. Community-acquired pneumonia. Lancet 2015;386:1097-108.

35. Rachida EL, et al. Effectiveness of discontinuing antibiotic treatment after three days versus eight days in mild to moderate-severe community acquired pneumonia: randomized, double blind study. BMJ. 2006 Jun 10;332(7554):1355.

36. Raschke RA, et al. The weight-based heparin dosing nomogram compared with a "standard care" nomogram, a randomized controlled trial. Ann Intern Med. 1993;119:874-881.

37. Shindo Y, et al. Risk factors for drug-resistant pathogens in community-acquired and healthcare--associated pneumonia. 2013. Am J Respir Crit Care Med 188:985–995.

38. Stein PD, et al. Clinical characteristics of patients with acute pulmonary embolism: Data from PIOPED II. Am J Med, 2007, October; 120(10):871-879.

39. Stoller JK, et al. Management of exacerbations of chronic obstructive pulmonary disease. Uptodate online, acesso outubro 2019.

40. Strange C, et al. Management and prognosis of parapneumonic pleural effusion and empyema in adults. Uptodate online, acesso janeiro 2020.

41. Tiep BL, et al. Long-term supplemental oxygen therapy. Uptodate online acesso março 2020.

42. van Belle A, et al. Effectiveness of managing suspected pulmonary embolism using an algorithm combining clinical probability, D-dimer testing, and computed tomography. JAMA 2006; 295:172-9.

43. Van de Werf F, et al. Management of acute myocardial infarction in patients presenting with ST--segment elevation. The Task Force on the Management of Acute Myocardial Infarction of the European Society of Cardiology. Eur Heart J. 2003;24(1):28-66.

44. Viegas CAA. Oxigenoterapia domiciliar prolongada (ODP). Jornal de Pneumologia, 26(6),341-350.

45. Webb BJ, et al. Derivation and multicenter validation of the drug resistance in pneumonia clinical prediction score. Antimicrob Agents Chemother 60: 2652–2663.

46. Yealy DM, et al. Community-acquired pneumonia in adults: Assessing severity and determining the appropriate site of care. Uptodate online, acesso janeiro de 2018.

CAPÍTULO

3

Cardiologia

3.1 Vasodilatadores Endovenosos

Daniel Ossamu Goldschmidt Kiminami

Tabela 3.1 – Vasodilatadores endovenosos.

Droga	Diluição usual	Concentração	Dose usual	Contraindicações
Nitroglicerina[1] 50 mg/10 mL	50 mg (1 amp) em 240 mL de SF ou SG5%	200 mcg/mL	**Emergência hipertensiva:** 1,5 mL/h e elevar em 1,5 mL/h a cada 3-5 min até 6 mL/h. Se sem resposta com 6 mL/h, elevar de 3-6 mL/h a cada 3-5 min. Dose máxima: 120 mL/h (400 mcg/min) **Insuficiência cardíaca:** 5-10 mcg/min e titular em 5 mcg/min a cada 3-5 min até PAM alvo de 65-70 mmHg. Dose máxima: 120 mL/h (400 mcg/min) **Angina aguda:** 5 mcg/min e titular em 5 mcg/min a cada 5-10 min até 20 mcg/min. Se não houver resposta, elevar em 10-20 mcg/min a cada 3-5 min até efeito desejado. Dose máxima: 120 mL/h (400 mcg/min)	Uso concomitante com inibidores PDE-5, infarto ventricular direito, hipotensão
Nitroprussiato 50 mg/2 mL	50 mg (1 amp) em 250 mL de SG5%	200 mcg/mL	**Emergência hipertensiva:** 0,3-0,5 mcg/kg/min e titular em 0,5 mcg/kg/min a cada 3 min até efeito desejado. Para evitar toxicidade, evitar passar de 2 mcg/kg/min. Dose máxima[2]: 10 mcg/kg/min **Insuficiência cardíaca:** 5-10 mcg/min e titular dose em 3-5 mL/h a cada 5 min até PAM alvo de 65-70 mmHg. Dose máxima[2]: 400 mcg/min	Uso concomitante com inibidores PDE-5. Uso com cautela em insuficiência renal ou hepática (maior risco de intoxicação), gravidez, síndrome coronariana aguda e hipertensão intracraniana
Hidralazina 20 mg/1 mL	20 mg (1 amp) em 9 mL de SF ou AD	2 mg/mL	**Emergência hipertensiva**[3]**:** 10-20 mg EV a cada 4-6 h	Dissecção aguda de aorta e síndrome coronariana aguda

[1] Atenção a taquifilaxia após 24-48 h de infusão contínua; [2] Evitar dose máxima por mais de 10 min pelo risco elevado de intoxicação por tiocianato; [3] Não inclui emergências hipertensivas em gestantes (pré eclâmpsia/eclâmpsia) para as quais seguir protocolo próprio da equipe da obstetrícia.
PDF-5: inibidores da fosfodiesterase-5 (sildenafila, tadalafila, etc); **PAM:** pressão arterial média; **Amp:** ampola; **SF:** solução fisiológica 0,9%; **SG5%:** solução glicosada 5%; **AD:** água destilada.

3.2 Betabloqueadores Endovenosos

Daniel Ossamu Goldschmidt Kiminami

Tabela 3.2 – Betabloqueadores endovenosos.

Droga	Diluentes	Diluição usual	Concentração	Dose	Contraindicações
Propranolol 1 mg/1 mL	SF, SG5%	9 mL de diluente	0,1 mg/mL	**Fibrilação atrial/*flutter* atrial (controle de FC):** 1 mg em 1 min. Repetir a cada 2 min se necessário por no máximo 3 doses **Taquicardia ventricular aguda (estável):** 1-3 mg a cada 5 min até dose total de 5 mg em combinação com antiarrítmico endovenoso	Hipotensão, IC, broncospasmo, bloqueio atrioventricular de 2°-3°
Metoprolol 5 mg/5 mL	SF, SG5%	Pode-se fazer sem diluição	1 mg/mL	**Fibrilação atrial/*flutter* atrial (controle de FC):** 2,5-5 mg em infusão de 2 min, repetir dose a cada 5 min se necessário até dose de 15 mg **Taquicardia ventricular aguda (estável):** 5 mg a cada 5 min até no máximo 3 doses **IAM com supra ST:** 5 mg a cada 5 min até no máximo 3 doses **Emergência hipertensiva (incluindo dissecção aguda de aorta):** 2,5-5 mg a cada 5 min (dose máxima: 15 mg). Depois a cada 4-6 h	Hipotensão, IC, broncospasmo, bloqueio atrioventricular de 2°-3°
Esmolol 2.500 mg/ 10 mL	SF, SG5%	5.000 mg (2 amp) em 500 mL de diluente	10.000 mcg/mL	**Fibrilação atrial/*flutter* atrial (controle de FC):** 500 mcg/kg em 1 min, seguido por 50 mcg/kg/min, elevar em 50 mcg/kg/min a cada 5 min até máximo de 200 mcg/kg/min **Emergência hipertensiva (incluindo dissecção aguda de aorta):** 500-1.000 mcg/kg em 1 min, seguido por infusão 50 mcg/kg/min. Se necessário, repetir dose *bolus* e elevar infusão em 50 mcg/kg/min a cada 5 min até infusão máxima de 200 mcg/kg/min	Hipotensão, IC, broncospasmo, bloqueio atrioventricular de 2°-3°

IC: insuficiência cardíaca; **IAM:** infarto agudo do miocárdio; **SF:** solução fisiológica 0,9%; **SG5%:** solução glicosada 5%.

3.3 Bloqueadores de Canal de Cálcio Endovenosos

Daniel Ossamu Goldschmidt Kiminami

Tabela 3.3 – Bloqueadores de canal de cálcio endovenosos.

Droga	Diluentes	Diluição usual	Concentração	Dose	Contraindicações
Verapamil 5 mg/2 mL	SF, SG5%	Sem diluição ou diluição para 10 mL (em seringa de 10 mL) para facilitar administração lenta	2,5 mg/mL	**Fibrilação atrial/*flutter* atrial (controle de FC):** 5-10 mg *bolus* em 2 min (3 min em idosos); se não resposta, repetir *bolus* a cada 15-30 min até máximo de 20 mg. **Taquicardia supraventricular (estável); Dissecção aguda de aorta:** Mesma dose para fibrilação atrial	Hipotensão, IC descompensada, choque cardiogênico, BAV 2°-3°, FA pré-excitada (p. ex., WPW), uso concomitante com betabloqueador EV
Diltiazem 25 mg/5 mL 50 mg/10mL	SF, SG 5%	Infusão contínua: 250 mg em 250 mL de diluente	5 mg/mL (sem diluição) 1 mg/mL (diluído)	**Fibrilação atrial/*flutter* atrial (controle de FC):** 0,25 mg/kg (ou 20 mg) *bolus* em 2 min; se não resposta, fazer segundo *bolus* de 0,35 mg/kg (ou 25 mg) após 15 min. Uma vez obtida resposta, iniciar infusão a 5 mg/h, elevar até 15 mg/h. Manter infusão por no máximo 24 h **Taquicardia supraventricular paroxística; Dissecção aguda da aorta:** Mesma dose para fibrilação atrial	Hipotensão, IC descompensada, choque cardiogênico, BAV 2°-3°, FA pré-excitada (p. ex., WPW), uso concomitante com betabloqueador EV

FC: frequência cardíaca; **IC:** insuficiência cardíaca; **BAV:** bloqueio atrioventricular; **FA:** fibrilação atrial; **WPW:** Wolff-Parkinson-White; **SF:** solução fisiológica 0,9%; **SG5%:** solução glicosada 5%.

3.4 Bradiarritmias na Sala de Urgência

Daniel Ossamu Goldschmidt Kiminami
Carlos Henrique Miranda

DEFINIÇÃO E CLASSIFICAÇÃO

- A bradicardia é definida pela frequência cardíaca (FC) < 60 bpm. No entanto, de forma prática, geralmente se encontra < 50 bpm nos casos sintomáticos e graves. Ela é subdividida em instável e estável.

- **Bradicardia instável:** condição potencialmente fatal a ser prontamente avaliada e manejada. Definida como FC < 50 bpm e presença de pelo menos 1 dos seguintes:
  - Dor torácica isquêmica.

- Dispneia (congestão).
- Hipotensão.
- Rebaixamento do nível de consciência.
- Sinais de choque.
- **Bradicardia estável:** FC < 50 bpm na ausência dos achados de instabilidade acima descritos. Seu tratamento baseia-se na presença ou não de sintomas (p. ex: tontura, pré-síncope) e achados de ECG (Fluxogramas 3.1 e 3.2).

BRADICARDIA INSTÁVEL: TRATAMENTO

1. Identificar e tratar causa de base se possivelmente reversível (Tabela 3.4).
2. Monitorizar e puncionar acesso venoso.
3. Avaliar/assistir vias aéreas e respiração.
4. Oxigênio suplementar (se hipoxemia).
5. Atropina (se rapidamente disponível).
6. Marca-passo transcutâneo ou uso de drogas cronotrópicas positivas: dopamina ou epinefrina.
7. Avaliação de especialista para passagem de marca-passo transvenoso.

Atropina

Dose: 0,5 mg EV *bolus*
repetir a cada 3-5 min
máximo de 3 mg

- Ampola: 0,25 mg/1 mL ou 0,5 mg/1 mL.
- Efeito fugaz: ponte para tratamento mais duradouro (droga cronotrópica ou marca-passo).
- Não fazer se bloqueio atrioventricular (BAV) de 2º grau tipo Mobitz II ou BAV total com escape ventricular (QRS largo).

Dopamina

Dose: 2-10 mcg/kg/min

- Ampola: 50 mg/10 mL
- Diluição sugerida: 5 ampolas (50 mL) + 200 mL de SF 0,9%
- Concentração: 1.000 mcg/mL.
- Velocidade (mL/h) = $\dfrac{(\text{Dose} \times \text{Peso})}{16,67}$

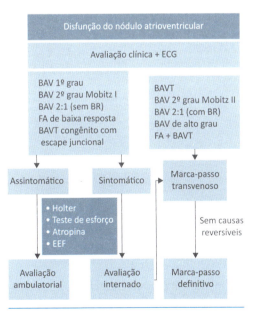

Fluxograma 3.1 – Manejo geral da bradicardia estável por disfunção do nódulo atrioventricular.
BAV: bloqueio atrioventricular; **BR:** bloqueio de ramo; **FA:** fibrilação atrial; **EEF:** estudo eletrofisiológico; **BAVT:** bloqueio atrioventricular total.

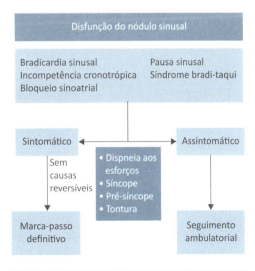

Fluxograma 3.2 – Manejo geral de bradicardia estável por disfunção do nódulo sinusal.

Tabela 3.4 – Causas comuns de bradiarritmias.

Intrínsecas

Degeneração idiopática: idade avançada.

Infarto ou isquêmico.*

Infiltrativas: sarcoidose, amiloidose, hemocromatose.

Doenças do colágeno: artrite reumatoide, lúpus eritematoso sistêmico, esclerodermia.

Distrofia muscular miotônica.

Cirúrgico: troca valvar, correção de doenças congênitas.

Doenças familiares.

Doenças infecciosas: Chagas, endocardite complicada.

Extrínsecas*

Mediadas pelo sistema autonômico
- síncope neurocardiogênica;
- hipersensibilidade de seio carotídeo;
- situacionais (tosse, micção, evacuação, vômitos).

Drogas
- Betabloqueadores;
- bloqueadores do canal de cálcio;
- clonidina;
- digoxina;
- antiarrítmicos (amiodarona).

Hipotireoidismo.

Hipotermia.

Distúrbios eletrolíticos: hiper- ou hipocalemia.

* Causas possivelmente reversíveis.

Epinefrina (adrenalina)

Dose: 2-10 mcg/min ou 2-10 mL/h

- Ampola: 1 mg/mL.
- Diluição sugerida: 6 ampolas + 94 mL de SF0,9%
- Concentração: 60 mcg/mL.
- Velocidade (mL/h) = Dose × Peso.

Marca-passo transcutâneo

- Transitório, ponte para marca-passo transvenoso.
- Buscar conhecer o aparelho disponível (nem todos os desfibriladores têm a função de marca-passo).
- Lembrar de conectar os eletrodos de monitorização do próprio desfibrilador para funcionar.
- Conectar as pás adesivas.
- Analgesia eficaz (p. ex.: morfina ou fentanil).
- Programação do marca-passo:

1. Objetivar FC = 60-70 bpm.
2. Iniciar com 50 mA e elevar a carga até que todos os estímulos estejam gerando QRS e pulso (palpar pulso femoral). Cerca de 70 mA são geralmente necessárias.
3. Visando assegurar que haja bom funcionamento do marca-passo, programar 10-20 mA acima da voltagem obtida no item 2.

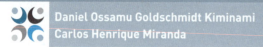

3.5 Taquiarritmias na Sala de Urgência

Daniel Ossamu Goldschmidt Kiminami
Carlos Henrique Miranda

DEFINIÇÃO DE TAQUICARDIA

A taquicardia é definida pela frequência cardíaca (FC) > 100 bpm, no entanto, geralmente são necessárias FC > 150 bpm para resultar em sintomas e instabilidade, exceto se ocorrer na presença de doença estrutural cardíaca de base.

MANEJO INICIAL EM TAQUICARDIA

- Identificar e tratar causa de base.
- Avaliar vias aéreas, respiração e saturação: hipoxemia é causa comum de taquicardia.
- O_2 suplementar (se hipoxemia).
- Avaliar critérios de instabilidade:
  - Dor torácica isquêmica.

- Dispneia (congestão).
- Hipotensão.
- Rebaixamento do nível de consciência.
- Sinais de choque.
- Seguir Fluxograma 3.3.

OBSERVAÇÃO

Determinar se a taquiarritmia é causa de instabilidade ou se é consequência de patologia de base que esteja levando à instabilidade (p. ex., sepse). Caso seja a causa da instabilidade, seguir condutas das Tabelas 3.5 a 3.7.

- No caso de taquicardia estável, traçar ECG, e seguir Fluxogramas 3.3 a 3.8 a depender do achados eletrocardiográficos.

Tabela 3.5 – Taquiarritmia instável.

1. Cardioversão elétrica imediata.*
2. Considerar adenosina se QRS < 120 ms. (3 quadradinhos) e intervalo "RR" regular (dose ao lado)*

* Exceto nos casos de taquicardia sinusal, nos quais se preconiza o tratamento da doença de base (p. ex., sepse, dor, febre, anemia, choque, insuficiência cardíaca).

Tabela 3.6 – Cardioversão elétrica sincronizada.

1. Preparar carrinho de parada com cardioversor/desfibrilador.
2. Preparar Bolsa-valva-máscara (BVM).
3. Checar se há material para intubação disponível caso necessário.
4. Preparar sedativo (sugestões abaixo). Uso de analgésicos é dispensável[1].
5. Escolher carga inicial segundo traçado (abaixo) ou iniciar a 50 J (bifásica).
6. Monitorizar paciente e obter acesso venoso.
7. O_2 suplementar por máscara (50%-100% de FiO_2) ou pela BVM.
8. Pré-oxigenar paciente por pelo menos 3 minutos.
9. Infundir sedativo e assim que sedado afastar a fonte de O_2 e aplicar o choque sincronizado. Retornar O_2 e checar ritmo.
10. Repetir cardioversão se não efetiva, com elevação gradual de carga bifásica: 50 → 100 → 150 → 200 J.

Sedativo	Posologia
Etomidato	- **Ampola:** 2 mg/mL (10mL) sem diluição. - ***Bolus* inicial lento (> 15 s):** 0,05-0,1 mL/kg (0,1-0,2 mg/kg). - **Início de ação:** 15-30 segundos. - **Duração:** 2-3 min. - **Doses adicionais:** 0,025 mL/kg (0,05 mg/kg) a cada 3-5 min se necessário. - **Comentários:** menos hipotensor que propofol porém com maior risco de mioclonias.
Propofol	- **Ampola:** 20 mg/mL (10 ou 20mL) sem diluição. - ***Bolus* inicial lento (> 15 s):** 0,025-0,05 mL/kg (0,5-1 mg/kg). - **Início de ação:** 20-40 segundos. - **Duração:** 3-10 min. - **Doses adicionais:** 0,0125-0,025 mL/kg (0,25-0,5 mg/kg) a cada 3-5 min se necessário.

Traçado[2]	Carga inicial bifásica sugerida
Estreito regular	50-100 J
Estreito irregular	120-200 J ou 200 J (monofásico)
Largo regular	100 J
Largo irregular	Desfibrilar em carga máxima **(não sincronizar)**

[1] A cardioversão é um procedimento doloroso no instante do choque. Raramente resulta em dor remanescente. A coadministração de opioides é portanto desnecessária, e eleva o risco de apneia, náuseas e vômitos. [2] Estreito: QRS < 120 ms, Largo: QRS ≥ 120 ms; Regular e irregular em relação ao intervalor RR.

Tabela 3.7 – Adenosina.

1. **Contraindicações:** asma, broncospasmo e BAV de 2º ou 3º grau.
2. Dose inicial e doses subsequentes se não responder à dose inicial:

$$3\text{-}6 \text{ mg* (inicial)} \rightarrow 12 \text{ mg} \rightarrow 12 \text{ mg}$$

3. Preparo da adenosina:
   - Ampola: 3 mg/mL (2mL).
   - Sem diluição ou diluído em SF para completar seringa de 10 mL.
   - Nº de ampolas depende da dose.
   - Sugestão: 3 ampolas (6 mL) em seringa de 10 mL sem diluição.
   - Preparar outra seringa de 20 mL com SF para *flush*.
4. Obter acesso proximal (evitar em acessos em mãos, pernas distais ou pés).
5. Alertar paciente sobre sintomas transitórios da adenosina: desconforto torácico, dispneia, náuseas e vermelhidão no rosto.
6. **Sugestão:** traçar ECG durante administração para documentação de ritmo.
7. Administrar adenosina na dose indicada:

$$\text{Adenosina } bolus \text{ EV em 1-2 segundos} + flush \text{ com 20 mL de SF}$$

8. Caso as doses subsequentes sejam necessárias, aguardar pelo menos 1-2 min.

* Dose inicial reduzida de 3 mg se: administração em acesso central, paciente com coração transplantado ou em uso de carbamazepina ou dipiridamol.

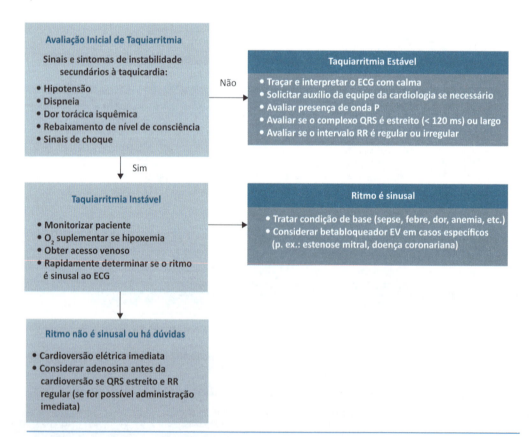

Fluxograma 3.3 – Avaliação inicial de taquiarritmias.

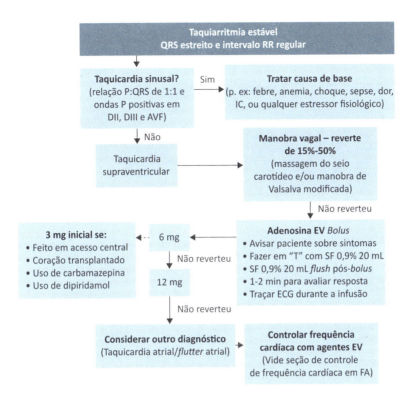

Fluxograma 3.4 – Manejo de taquiarritmia estável com QRS estreito e RR regular.

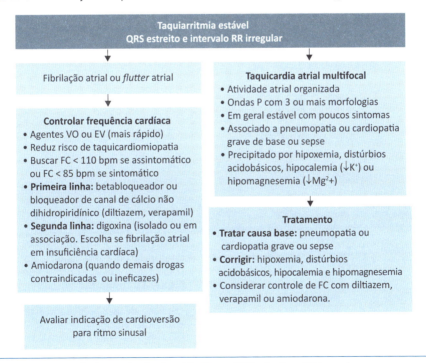

Fluxograma 3.5 – Manejo de taquiarritmia estável com QRS estreito e RR irregular.

96 Guia Prático de Emergências Clínicas

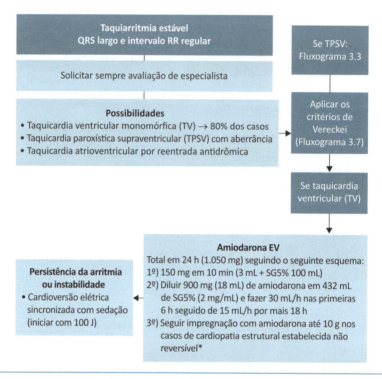

Fluxograma 3.6 – Manejo de taquiarritmia estável com QRS largo e RR regular.
*Na fase aguda do IAM faz-se somente as 24 h, se o IAM foi reperfundido adequadamente não precisa deixar a impregnação até 10 g; **TV:** taquicardia ventricular monomórfica.

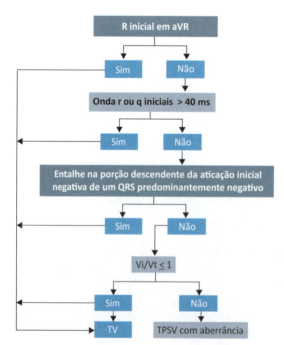

Fluxograma 3.7 – Critério de Vereckei para diferenciação entre taquicardia ventricular (TV) e taquicardia paroxística supraventricular (TPSV) com aberrância. Observação: Esse critério mostrou melhor acurácia que os critérios de Brugada para esta finalidade. Razão de velocidade de ativação ventricular (V(i)/V(t)), medindo a mudança de voltagem no traçado de ECG durante os 40 ms(V(i)) iniciais e os 40 ms finais(V(t)) do complexo QRS.

```
┌─────────────────────────────────────┐
│       Taquiarritmia estável         │
│  QRS largo e intervalo RR irregular │
└─────────────────────────────────────┘
                  │
   Solicitar sempre avaliação de especialista
                  │
┌─────────────────────────────────────┐
│           Possibilidades            │
│ • Taquicardia ventricular polimórfica (torsades de pointes) │
│ • Fibrilação atrial com aberrância  │
│ • Fibrilação atrial pré-excitada    │
└─────────────────────────────────────┘
```

Tratamento em TV polimórfica
1. Preparar desfibrilador para iminente instabilidade
2. Sulfato de magnésio (vide ao lado)
3. Suspender drogas que prolonguem o intervalo QT (vide subcapítulo QT longo adquirido)
4. Tratar IAM se suspeita (causa de TV polimórfica sem prolongamento de QT)
5. Corrigir distúrbios eletrolíticos (principalmente hipocalemia)
6. Elevar FC (dopamina ou marca-passo transvenoso provisório → manter FC em cerca de 100 bpm)

Sulfato de magnésio
- Sulfato de Magnésio 2 g EV em 10 min (20 mL de sulfato de magnésio a 0,8 mEq/L)
- Repetir em 15 min SN
- Considerar dopamina e marca-passo transvenoso se não responder

Tratar fibrilação atrial com aberrância com o algoritmo de QRS estreito e intervalo RR irregular. Tratar fibrilação atrial pré-excitada com controle de ritmo (amiodarona) e evitar bloqueadores do nó AV [p. ex: betabloqueadores, bloqueadores de canal de cálcio não dihidropiridínicos (verapamil e diltiazem), digoxina ou adenosina]. Cuidado nesta diferenciação! Consulte um especialista.

Fluxograma 3.8 – Manejo de taquiarritmia estável com QRS largo e RR irregular.

3.6 Cardioversão em Fibrilação Atrial Aguda Estável

Daniel Ossamu Goldschmidt Kiminami
Carlos Henrique Miranda

CLASSIFICAÇÃO DA FIBRILAÇÃO ATRIAL (FA)
- **FA aguda:** duração inferior a 48 horas.
- **FA crônica:** duração superior a 48 horas ou de duração indeterminada.

PRINCIPAIS FATORES DE RISCO PARA FA
- HAS, diabetes, doença renal crônica.
- Infarto agudo do miocárdio.
- Doença valvar (ex.: valvopatia reumática).
- Insuficiência cardíaca, pericardite.
- Cardiomiopatia hipertrófica
- Cardiomiopatia periparto.
- Tromboembolismo venoso.
- Doença pulmonar obstrutiva crônica.
- Obesidade, apneia do sono.
- Hipertireoidismo.

INDICAÇÕES DE CARDIOVERSÃO

Em FA aguda estável, após controle adequado da frequência cardíaca (FC), sempre considerar cardioversão ao menos uma vez, pois associa-se a:

- melhora de sintomas;
- maior probabilidade de permanecer em ritmo sinusal quanto mais precocemente realizada.

Na FA crônica sintomática ou com dificuldade do controle da FC, se for optado por controle do ritmo (cardioversão), atenção a contraindicações relativas:

- Idade > 80 anos assintomáticos com multimorbidades.
- Paciente assintomático por tempo maior a 3 anos ou presença de dilatação de átrio esquerdo > 5,5 cm.

Tipo de cardioversão

Caso optado pelo controle de ritmo, seguir Fluxograma 3.9 e Tabela 3.8. Quanto à escolha entre cardioversão química ou elétrica, dar preferência pela elétrica caso seja a primeira tentativa de cardioversão em fibrilação não paroxística.

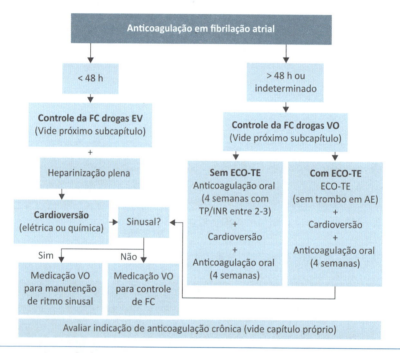

Fluxograma 3.9 – Controle de ritmo em fibrilação atrial ou *flutter* atrial estáveis.
FC: frequência cardíaca; ECO-TE: ECO transesofágico; TP: tempo de protrombina.

Tabela 3.8 – Drogas para controle do ritmo em fibrilação atrial ou *flutter* atrial.

Droga	Dose usual	Considerações
Amiodarona VO 200 mg/cp	**Modo I:** 600-800 mg/dia em doses divididas até dose total acumulada de 10 g, seguidas por dose de manutenção de 100-200 mg 1×/dia **Modo II:** 400 mg a cada 8 a 24 h até dose total acumulada de 6-10 g, seguida por dose de manutenção de 100-200 mg 1×/dia	• Opção disponível para IC porém com eficácia limitada para cardioversão; • Tomar com refeições e dividir doses se intolerância gástrica; • Considerar dose de manutenção de 100 mg em idosos ou baixo peso corporal; • Insuficiência renal/hepática: sem correção de dose; • Contraindicações: choque cardiogênico; BAV 2°-3° ou bradicardia levando a síncope na ausência de marcapasso.

CONTINUA ▶

CAPÍTULO 3
Cardiologia

Tabela 3.8 – (Continuação) Drogas para controle do ritmo em fibrilação atrial ou *flutter* atrial.

Droga	Dose	Considerações
Amiodarona EV 150 mg/3 mL	**Modo I:** 150 mg em 10 min, seguido de infusão a 1 mg/min por 6 h, seguido de 0,5 mg/min por 18 h. Depois manter infusão a 0,5 mg/min ou passar para terapia oral até dose acumulada de 10 g. Pode-se fazer resgates de 150 mg em 10 min em caso de escapes arrítmicos. **Modo II (*off label*):** 300 mg em 30-60 min 8/8 h até dose acumulada de 10 g	**Diluições para Modo I:** • Ataque em 10 min: 150 mg (1 ampola) em 100 mL de SG5% • Infusão contínua: 900 mg (6 ampolas) em 500 mL de SG5% = 1,8 mg/mL* • Resgates em 10 min: 150 mg (1 ampola) em 100 mL de SG5% **Diluição para Modo II:** 300 mg (2 ampolas) em 150 mL de SG5% = 2 mg/mL
Propafenona VO 300 mg/cp Liberação imediata	**Cardioversão (*off label*):** ≥ 70 kg: 600 mg dose única < 70 kg: 450 mg dose única **Manutenção de ritmo:** 150 mg 8/8 h; elevar se necessário para 300 mg 12/12 h e depois para 300 mg 8/8 h. Aguardar 3-4 dias para cada ascensão de dose	• Opção na ausência de doença cardíaca estrutural: disfunção de ventrículo esquerdo e doença coronariana; • Para a dose descrita *off label*, antes de fazê-la, o paciente deverá estar em uso de betabloqueador ou bloqueador do canal de cálcio; • Insuficiência renal: sem correção; • Contraindicações: bradicardia; choque cardiogênico; IC; DPOC grave; bradicardia ou síndrome de Brugada; hipotensão importante; distúrbios eletrolíticos graves; distúrbios de condução sem marcapasso.
Sotalol VO 120 mg/cp 160 mg/cp	**Manutenção de ritmo:** 80 mg 12/12 h (meio cp); caso necessário e QTc permitir, elevar para 120 mg 12/12 h em 3 dias. Dose máxima: 160 mg 12/12 h	• QTc e Clcr devem ser determinados antes de seu início; • QTc para iniciar: ≤ 450 ms; • Clcr 40-60 mL/min: espaçar a dose para 1×/dia; • Clcr < 40 mL/min: contraindicado; • Contraindicações: asma; bradicardia sinusal (< 50 bpm); BAV 2-3º (exceto se marcapasso); QT longo; choque cardiogênico; IC descompensada; potassemia < 4 mEq/L; Clcr < 40 mL/min.

* Pode ser mais concentrada (ex: 900 mg em 250 mL de SG5% = 3,3 mg/mL) caso feito por acesso central; **IC:** insuficiência cardíaca; **Clcr:** *clearance* de creatinina; **cp:** comprimido; **DPOC:** doença pulmonar obstrutiva crônica; **BAV:** bloqueio atrioventricular; **SG5%:** solução glicosada 5%.

3.7 Controle de Frequência Cardíaca em Fibrilação Atrial

Daniel Ossamu Goldschmidt Kiminami
Carlos Henrique Miranda

- Recomenda-se controle da frequência cardíaca (FC) ventricular em todos os pacientes com fibrilação atrial paroxística, persistente ou permanente.
- Tem por objetivos o controle de sintomas, a redução de morbidade e a redução do risco de desenvolvimento de taquicardiomiopatia.

FREQUÊNCIA CARDÍACA ALVO

A FC alvo no contexto de FA ainda não está bem-estabelecida. Recomendam-se os seguintes alvos:

- FC < 85 bpm, mas tolerando-se FC < 110 bpm para pacientes assintomáticos desde que não haja desenvolvimento de taqui-cardiomiopatia.

- FC < 85 bpm para pacientes sintomáticos. Objetivar frequências ainda menores se os sintomas persistirem.

ESCOLHA DO TRATAMENTO FARMACOLÓGICO

- Dependerá da gravidade de sintomas, *status* hemodinâmico, e comorbidades, tais como: IC descompensada, disfunção sistólica de VE, DPOC exacerbada e pré-excitação (Wolf-Parkinson-White).
- Dentre as opções farmacológicas, dar preferência para betabloqueadores e bloqueadores de canal de cálcio não diidropiridínicos (verapamil e diltiazem).
- A digoxina poderá ser usada em associação às duas classes acima, se necessário, para melhor controle de FC principalmente no repouso e na presença de IC.
- Amiodarona reservada como segunda linha quando as demais drogas forem contraindicadas ou falharem.
- Em FA pré-excitada, das drogas acima, apenas amiodarona pode ser usada. As demais são contraindicadas.
- Ver Fluxograma 3.10 para auxílio na escolha da classe de fármaco para o caso. Ver Tabelas 3.9 e 3.10 para detalhe posológico dos fármacos indicados neste contexto.

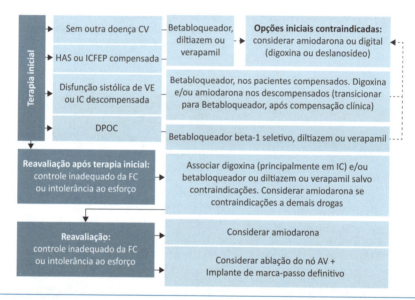

Fluxograma 3.10 – Controle de frequência cardíaca em fibrilação ou *flutter* atrial estáveis.
CV: cardiovascular; **IC:** insuficiência cardíaca; **ICFEP:** insuficiência cardíaca com fração de ejeção preservada; **FC:** frequência cardíaca; **DPOC:** doença pulmonar obstrutiva crônica; **VE:** ventrículo esquerdo; **AV:** atrioventricular.
Fonte: adaptado de January *et al.* (2019).

| Tabela 3.9 – Fármacos EV para controle da frequência cardíaca em Fibrilação/*Flutter* Atrial. ||||||
Classe	Droga	Ampola	Dose usual		Contraindicações
Betabloqueador	Metoprolol (tartarato)	5 mg/5 mL	2,5-5 mg em 2 min. Repetir a cada 2-5 min até máximo de 15 mg em período de 10-15 min**		Hipotensão, IC descompensada, BAV 2º-3º, bradicardia. Além desses, para propranolol: histórico de broncospasmo, feocromocitoma.
	Propranolol	1 mg/1 mL	1 mg em 1 min, repetir a cada 2 min até 3 doses (novas doses apenas após 4 h)		

CONTINUA ▶

CAPÍTULO 3

Cardiologia **101**

Tabela 3.9 – (Continuação) Fármacos EV para controle da frequência cardíaca em Fibrilação/*Flutter* Atrial.

Classe	Droga	Ampola	Dose usual	Contraindicações
Bloqueador do canal de cálcio não diidropiridínico	Diltiazem	25 mg/5 mL 50 mg/10 mL	0,25 mg/kg (ou 20 mg) *bolus* em 2 min; se não resposta, fazer segundo *bolus* de 0,35 mg/kg (ou 25 mg) após 15 min. Uma vez obtida resposta, iniciar infusão a 5 mg/h, elevar até 15 mg/h. Manter infusão por no máximo 24 h.	Hipotensão, IC descompensada, choque cardiogênico, BAV 2º-3º, FA pré-excitada (p. ex., WPW), uso concomitante com beta-bloqueador EV
	Verapamil	5 mg/2 mL	5-10 mg *bolus* em 2 min (3 min em idosos); se não resposta, repetir *bolus* a cada 15-30 min até máximo de 20 mg.	
Digitálico	Deslanosídeo	0,4 mg/2 mL	Administrar doses lentamente: 5-10 min **Digitalização rápida (24 h) - urgência:** 0,8-1,6 mg/dia em 1- 4 doses fracionadas; **Digitalização lenta (3-5 dias):** 0,6-0,8 mg/dia, pode ser fracionada; Iniciar digoxina oral o mais rápido possível	BAV 2º-3º, parada sinusal, bradicardia sinusal excessiva. Atenção se disfunção renal grave
Antiarrítmico Classe III	Amiodarona	150 mg/3 mL	300 mg (em 150 mL de SG5%) em 1 h; seguida por 10-50 mg/h por 24 h (900 mg em 500 mL SG5% = 1,8 mg/mL); seguida por 100-200 mg/dia via oral	Choque cardiogênico, BAV 2º-3º sem marcapasso

IC: insuficiência cardíaca; **WPW:** Wolff-Parkinson-White; **BAV:** bloqueio atrioventricular; **FA:** fibrilação atrial.

Tabela 3.10 – Fármacos VO para controle da frequência cardíaca em Fibrilação/*Flutter* Atrial.

Classe	Droga	Posologia	Dose Total (mg/24 h)	Contraindicações principais
Betabloqueador (não seletivo)	Carvedilol	3,125-25 mg 2 vezes/dia	6,25-50	Hipotensão, IC descompensada, BAV 2º-3º, bradicardia. Além desses, para propranolol: histórico de broncospasmo, feocromocitoma.
	Propranolol	10-40 mg 3 a 4 vezes/dia	30-160	
Betabloqueador (beta-1 seletivo)	Atenolol	25-100 mg 1 vez/dia	25-100	Choque cardiogênico, IC descompensada, BAV 2°-3°, bradicardia sinusal grave.
	Bisoprolol*	2,5-10 mg 1 vez/dia	2,5-10	
	Metoprolol	Tartarato: 25-100 mg 2 vezes/dia	50-200	
		Succinato: 50-400mg 1 vez/dia	50-400	
Bloqueador de canal de cálcio não diidropiridínico	Diltiazem	30-60 mg 4 vezes/dia	180-360	Hipotensão, IC descompensada, choque cardiogênico, BAV 2º-3º, FA pré-excitada (p. ex., WPW), uso concomitante com beta-bloqueador EV
	Diltiazem LP	120-360 mg 1 vez/dia	120-360	
	Verapamil	80-160 mg 3 vezes/dia	240-480	
	Verapamil LP	180-480 mg 1 vez/dia	180-480	
Digitálico glicosídeo	Digoxina	0,125-0,25 mg 1 vez/dia	0,125-0,25	BAV 2º-3º, parada sinusal, bradicardia sinusal excessiva. Atenção se disfunção renal grave
Antiarrítmico Classe III	Amiodarona**	100-200 mg/dia	100-200	Choque cardiogênico, BAV 2º-3º sem marcapasso

*Mais beta-1 seletivo, escolha se alto risco de broncospasmo.
Esquema após infusão EV, há outros esquemas possíveis. **IC: insuficiência cardíaca; **BAV:** bloqueio atrioventricular; **WPW:** Wolff-Parkinson-White. **LP:** liberação prolongada.

3.8 Anticoagulação em Fibrilação Atrial

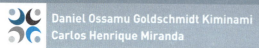

Daniel Ossamu Goldschmidt Kiminami
Carlos Henrique Miranda

- Anticoagulação é efetiva em reduzir o risco de eventos tromboembólicos associados a fibrilação atrial (FA) em até 70%.
- Avaliar riscos e benefícios da anticoagulação por meio de escores validados como CHA_2DS_2-VASc.
- Avaliar riscos de sangramento com HAS-BLED.

CONDIÇÕES PARA SE CONSIDERAR ANTICOAGULAÇÃO

- FA paroxística, persistente ou permanente (sintomática ou assintomática) ou *flutter* atrial.
- Alto risco de retorno da FA ou *flutter* pós-cardioversão.

INDICAÇÃO DE ANTICOAGULAÇÃO

- Pacientes com FA valvar, ou seja, portadores de válvulas protéticas, estenose mitral reumática ou doença valvar descompensada com possibilidade de troca valvar futura têm indicação de anticoagulação com varfarina.
- Para demais pacientes, realizar o escore CHA_2DS_2-VASc (Tabela 3.11) e seguir recomendações abaixo:

Pontuação CHA_2DS_2-VASc	Recomendação
0	Não iniciar anticoagulação
1	A anticoagulação poderá ser instituída (considerar o risco de sangramento e as preferências do paciente)
≥ 2	Tem indicação de anticoagulação

Tabela 3.11 – CHA_2DS_2-VASc.

Critérios	Pontuação
Insuficiência cardíaca	1
Hipertensão arterial	1
Idade ≥ 75 anos	2
Diabetes *mellitus*	1
Acidente vascular cerebral, ataque isquêmico transitório ou tromboembolismo	2
Doença vascular periférica ou coronariana	1
Idade 65-75 anos	1
Sexo feminino	1
Risco de acidente vascular cerebral (%/ano)	Soma de pontos
0	0
1,3	1
2,2	2
3,2	3
4,0	4
6,7	5
9,8	6
9,6	7
6,7	8
15,2	9

HAS-BLED

Método de avaliação de risco de sangramento com anticoagulantes orais (Tabela 3.12). Sempre pesar o risco do sangramento com o benefício da anticoagulação.

- Pontuação ≥ 3 indica alto risco de sangramento.
- Buscar controlar hipertensão arterial e uso de álcool e drogas.

CAPÍTULO 3 — Cardiologia

Tabela 3.12 – HAS-BLED.

Critérios	Pontuação
Hipertensão não controlada (PAS > 160 mmHg)	1
Disfunção renal (diálise, transplante ou Cr ≥ 2,26 mg/dL)	1
Disfunção hepática (cirrose, Bil > 2× LSN ou TGO/TGP/F > 3x LSN)	1
Acidente vascular cerebral	1
Predisposição ou histórico de sangramentos maiores	1
TP/INR lábil com varfarina (< 60% do tempo terapêutico)	1
Idoso (> 65 anos)	1
Medicações de risco de sangramento (antiplaquetário, anti-inflamatório não esteroide)	1
Etilismo	1

HAS-BLED ≥ 3: alto risco e sangramento com anticoagulantes. **LSN:** limite superior da normalidade. **Bil:** bilirrubina. **F:** fosfatase alcalina.

ANTICOAGULANTES ORAIS

- Pacientes com FA valvar deverão ser anticoagulados com varfarina (ver subcapítulo próprio de anticoagulação com varfarina para mais detalhes).
- Pacientes com FA ou *flutter* não valvar, com indicação de anticoagulação, poderão ser anticoagulados com varfarina ou com os anticoagulantes orais diretos (DOAC), como dabigatrana, rivaroxabana, apixabana ou edoxabana.
- A escolha do anticoagulante dependerá de vários fatores, como função renal, interações medicamentosas, condição financeira, etc. No entanto, dado melhor razão eficácia/segurança, preferir os DOAC à varfarina sempre que possível.
- Ver seção de Anticoagulantes Orais Diretos para mais detalhes quanto a vantagens e desvantagens entre as classes de anticoagulantes, além de posologia e demais considerações para indicação adequada.

3.9 Síndrome Coronariana Aguda

Daniel Ossamu Goldschmidt Kiminami
Carlos Henrique Miranda

- Síndrome coronariana aguda (SCA) engloba a angina instável e o infarto agudo do miocárdio (IAM) com e sem supradesnível do segmento ST.
- Deve ser prontamente identificada e manejada de forma rápida e organizada, de preferência em unidade coronariana (UCO).

SUSPEITA CLÍNICA DE SCA

Avaliar se as características da dor são típicas de isquemia:

- **Início:** gradual, com períodos de piora e melhora.
- **Intensificação:** piora com exercício e esforço físico. Não piora com respiração ou posição. Pode melhorar ou não com nitrato.
- **Qualidade:** muitas vezes caracterizado como desconforto. Em aperto, em pressão ou queimação.
- **Irradiação:** epigástrio, ombros, braços, punhos, dedos, pescoço, garganta, mandíbula, arcada dentária inferior e dorso.
- **Local:** geralmente em região retroesternal e precordial.
- **Tempo:** duração superior a 20 minutos.

Há quadros de isquemia miocárdica, com apresentação clínica diferente da acima descrita. Esses quadros são conhecidos como atípicos ou equivalentes anginosos e ocorrem em cerca de 1/3 dos casos. Suspeitar em diabéticos, mulheres e idosos com alto risco cardíaco, e na presença de um ou mais dos seguintes achados:

- Dispneia ou piora da dispneia basal, náuseas e/ou vômitos, diaforese profusa, estado confusional agudo, síncope, sensação de fraqueza, hipotensão, palpitações, arritmia, dispneia súbita e edema agudo de pulmão.

Dados que aumentam a probabilidade de SCA
- Histórico de SCA.
- Histórico de outra doença vascular.
- Uso recente de cocaína.
- Fatores de risco para aterosclerose (ver a seguir).

Dados que diminuem a probabilidade de SCA
- Dor pleurítica (em pontada, que piora com respiração ou tosse).
- Dor abdominal localizada em terço médio e inferior.
- Desconforto que possa ser localizado com um dedo.
- Desconforto reprodutível com palpação e movimento.
- Dor constante, com duração de dias.
- Dores fugazes com duração de segundos.
- Radiação para membros inferiores ou maxila.

FATORES DE RISCO PARA ATEROSCLEROSE
- Tabagismo.
- Hipertensão arterial.
- Diabetes *mellitus*.
- HDL < 40 mg/dL ou LDL aumentado.
- Histórico familiar para DAC prematura:
  - parentes homens (1º grau) < 55 anos;
  - parentes mulheres (1º grau) < 65 anos.
- Idade: homens ≥ 45 anos e mulheres ≥ 55 anos.
- Fatores relacionados a estilo de vida:
  - obesidade;
  - sedentarismo.
- Fatores de risco emergentes:
  - intolerância à glicose;
  - fatores protrombóticos;
  - fatores proinflamatórios.

OBSERVAÇÃO

Fatores de risco serão utilizados no TIMI escore.

CONDUTAS INICIAIS NA SUSPEITA DE SCA
1. Estabilização inicial (ABC).
2. Trazer material de ressuscitação próximo ao paciente.
3. Anamnese e exame físico preliminares dirigidos.
4. ECG de 12 derivações em 10 minutos.
5. Monitorizar paciente, de preferência em UCO.
6. Ofertar O_2 suplementar, se necessário.
7. Acesso venoso e coleta de exames laboratoriais.
8. AAS 300 mg (mastigar e engolir).
9. Manejo da dor com nitrato e/ou morfina se não houver contraindicações.
10. Buscar definir dentre os três tipos de SCA.

EXAME FÍSICO
- Frequentemente normal. Avaliar sinais de choque e insuficiência cardíaca.
- Buscar sinais de causas de dores retroesternais cardíacas não isquêmicas (ex.: pericardite) e extracardíacas (ex.: pneumotórax, pneumonia).

EXAMES COMPLEMENTARES
- Se ECG inicial inconclusivo, repetir a cada 15 min na 1ª hora. Depois, a cada 4 horas nas primeiras 24 horas da admissão, e sempre que houver recorrência da dor. Realizar as derivações V_7-V_8 e V_{3R} e V_{4R} quando as demais forem inconclusivas.
- Troponina I ou T é o marcador de necrose preferencial. Sempre, ao interpretar este exame, considerar outras causas possíveis de elevação de troponina (Tabela 3.13).
- Atenção especial ao tipo de ensaio de troponina que é utilizado na instituição. Atualmente dispõe-se de uma troponina de alta sensibilidade que apresenta uma

CAPÍTULO 3

cinética diferente elevando-se mais precocemente no plasma. Existem dois protocolos descritos para a utilização destes ensaios mais modernos: protocolos 0/1 horas e 0/3 horas. Em nosso serviço estamos empregando o segundo protocolo. O Fluxograma 3.11 mostra como deverá ser realizada a interpretação deste biomarcador dentro deste último protocolo.

- Na impossibilidade de dosar troponina, seriar outros marcadores como CK-MB. Ver Tabelas 3.14 e 3.15 para auxílio em interpretação desses exames.
- HMG, eletrólitos, função renal, glicemia, TP, TTPa, lipidograma.
- Radiografia de tórax e ECO após estabilização do quadro.
- Demais exames, a depender do caso.

Tabela 3.13 – Elevação de troponina por causas não isquêmicas.

Disfunção renal aguda ou crônica.

Insuficiência cardíaca grave (aguda ou crônica).

Crise hipertensiva.

Taqui- ou bradiarritmias.

TEP, hipertensão pulmonar grave.

Doenças inflamatórias (p. ex.: miocardite).

Doença neurológica aguda (p. ex.: **AVC**, HSA).

Cardiomiopatia hipertrófica, DAA, doença valvar aórtica.

Contusão cardíaca, ablação, cardioversão, marca-passo ou biópsia cardíaca.

Hipotireoidismo.

Cardiomiopatia de Tako-Tsubo.

Doenças infiltrativas (p. ex.: amiloidose, sarcoidose).

Toxicidade a drogas (p. ex.: 5-fluoracil, transtuzumabe).

Queimaduras (> 30% da superfície corpórea).

Rabdomiólise.

Paciente crítico (ex.: falência respiratória, sepse).

Em negrito, diagnósticos diferenciais importantes.
Adaptada de Hamm CW et al. (2011).

TEP: tromboembolismo pulmonar; **AVC**: acidente vascular cerebral; **HSA**: hemorragia subaracnoidea; **DAA**: dissecção aguda de aorta.

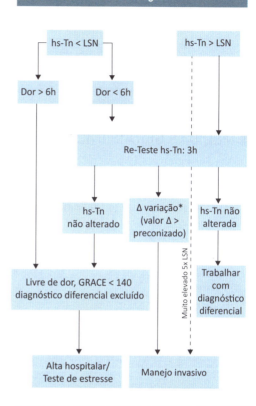

GRACE: Global Registry of Acute Coronary Events score; **hs-Tn**: troponina de alta sensibilidade, **LSN**: limite superior da normalidade (percentil 99 de controles saudáveis). *O valor do Δ varia de acordo com o ensaio utilizado. Exemplo: Teste utilizado em nosso hospital considera-se o LSN= 20, muito elevado=100 e o Δ como 10.

Fluxograma 3.11 – 0/3 h para interpretação da troponina de alta sensibilidade.

Tabela 3.14 – Evolução dos marcadores de necrose miocárdica em SCA.*

	Elevação	Pico	Normalização
CK-MB	8-12 h	18-24 h	48-72 h
Troponina	6-12 h	18-24 h	7-10 dias
Troponina de 2ª geração	1-3 h	18-24 h	7-10 dias

* Na ausência de reperfusão miocárdica.

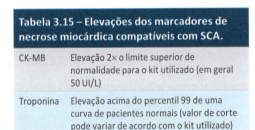

Tabela 3.15 – Elevações dos marcadores de necrose miocárdica compatíveis com SCA.

CK-MB	Elevação 2× o limite superior de normalidade para o kit utilizado (em geral 50 UI/L)
Troponina	Elevação acima do percentil 99 de uma curva de pacientes normais (valor de corte pode variar de acordo com o kit utilizado)

MEDIDAS GERAIS INICIAIS

Ver Fluxograma 3.12 para resumo das medidas iniciais e raciocínio diagnóstico na suspeita de síndrome coronariana aguda. Segue a seguir detalhes quanto tais medidas.

O_2 suplementar

- Apenas se SaO_2 < 94%, desconforto respiratório ou outros sinais de alto risco para hipoxemia.
- Evitar em paciente sem sinais de hipoxemia.

AAS

- **Dose de ataque:** 300 mg (mastigar e engolir).
- **Dose de manutenção:** 100 mg/dia.
- **Contraindicações:** anafilaxia a AAS, suspeita de síndrome aórtica aguda e sangramento maior vigente.

Sintomáticos

- **Nitrato**
  - Dose sublingual: 5 mg a cada 10-15 min até máximo de 3 doses.
  - Preferir a nitroglicerina endovenosa (Tabela 3.16) caso paciente mantenha dor torácica mesmo após 3 doses de nitrato sublingual, se níveis pressóricos muito elevados ou na presença de insuficiência cardíaca associada.

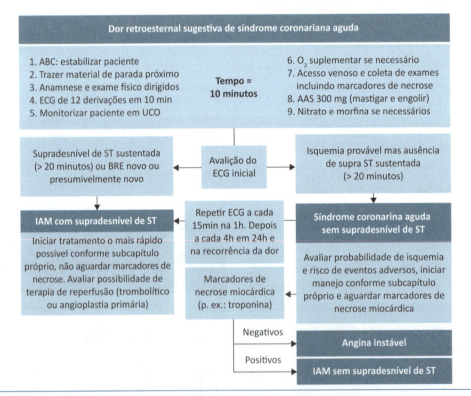

Fluxograma 3.12 – Manejo inicial de síndrome coronariana aguda.
UCO: unidade coronariana; BRE: bloqueio de ramo esquerdo; IAM: infarto agudo do miocárdio.

CAPÍTULO 3

Cardiologia **107**

- Contraindicações a nitrato:
  - ▸ hipotensão (PAS < 90 mmHg);
  - ▸ estenose aórtica grave;
  - ▸ infarto de ventrículo direito;
  - ▸ uso de inibidores de fosfodiesterase nas prévias 24 horas para sildenafila e vardenafila ou nas prévias 48 horas para tadalafila.
- **Morfina endovenosa**
  - **Diluição:** 10 mg/mL em 9 mL de SF = 1 mg/mL.

- **Dose inicial:** 2-4 mg *bolus*.
- Repetir de 2-4 mg a cada 5-15 min se necessário.
- **Indicações:** aliviar dor e ansiedade.
- **Ainti-inflamatórios não esteroide**

  Com exceção do AAS, não iniciar, mas sim suspender se em uso, por estar associado a elevação do risco de eventos cardíacos graves.

Tabela 3.16 – Nitroglicerina endovenosa.

Padrão: 1 ampola em 240 mL de SF* = 200 mcg/mL								
mcg/min	5	10	15	20	25	30	35	40	45
mL/h	1,5	3	5	6	8	9	11	12	14
mcg/min	50	55	60	65	70	75	80	85	90
mL/h	15	17	18	20	21	23	24	26	27
mcg/min	95	100	105	110	115	120	125	130	135
mL/h	29	30	32	33	35	36	38	39	41
mcg/min	140	145	150	155	160	165	170	175	180
mL/h	42	44	45	47	48	50	51	53	54
mcg/min	185	190	195	200	205	210	215	220	225
mL/h	56	57	59	60	62	63	65	66	68
mcg/min	230	235	240	245	250	255	260	265	270
mL/h	69	71	72	74	75	77	78	80	81
mcg/min	275	275	280	285	290	295	300	305	310
mL/h	83	83	84	86	87	89	90	92	93
mcg/min	315	320	325	330	335	340	345	350	355
mL/h	95	96	98	99	101	102	104	105	107
mcg/min	360	365	370	375	380	385	390	395	400
mL/h	108	110	111	113	114	116	117	119	120
mcg/min	405	410	415	420	425	430	435	440	445
mL/h	122	123	125	126	128	129	131	132	134

Dose em síndrome coronariana aguda: iniciar com 5 mcg/min e titular em 5 mcg/min a cada 3-5 min até 20 mcg/min. Se não houver resposta, elevar dose em 10-20 mcg/min a cada 3-5 min até efeito desejado.

*Apresentação de 50 mg/10 mL; pode ser diluído em SF, SG5% ou RL; contraindicada em uso concomitante com inibidores da fosfodiesterase (p. ex.: sildenafil), infarto ventricular direito e hipotensão. **Obs.**: conversão de unidades: V (mcg/min) = [200× V(mL/h)]/60.

3.10 Síndrome Coronariana Aguda sem Supra ST

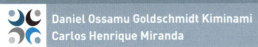

Daniel Ossamu Goldschmidt Kiminami
Carlos Henrique Miranda

Compreende angina instável e o infarto agudo do miocárdio (IAM) sem supra ST.

FISIOPATOLOGIA

Geralmente secundária a erosão ou rotura de uma placa aterosclerótica com formação de trombo não oclusivo adjacente.

DIAGNÓSTICO

Quadro sugestivo de síndrome coronariana aguda (SCA) associado a ausência de supradesnível de ST sustentada (> 20 min) ou de bloqueio de ramo esquerdo (BRE) novo ao ECG. É subdividida em:

- **Angina instável:** dor/desconforto torácico ou equivalente anginoso (ver subcapítulo anterior) com pelo menos uma das características seguintes na ausência de elevação de marcadores de necrose miocárdica:
  - Ocorre em repouso com duração maior que 20 min.
  - Angina de início recente que limita a atividade física.
  - Modelo em "crescendo": mais frequente, mais prolongada ou a qual é desencadeada com menos esforço que angina prévia.
- **Infarto agudo do miocárdio sem supra ST:** elevação de marcador de necrose miocárdica (p. ex.: troponina) associada a pelo menos um critério a seguir:
  - Dor torácica anginosa.
  - Alteração eletrocardiográfica compatível (supra ST transitório, infradesnivelamento do segmento ST, inversão de onda T, nova onda Q patológica).
  - Alteração nova de mobilidade no ecocardiograma ou novo defeito perfusional na cintilografia.

Na suspeita de síndrome coronariana aguda sem supra ST (SCASS-ST), avaliar:

- A probabilidade de os sintomas serem secundários a uma síndrome coronariana aguda (Tabela 3.17).
- O risco de IAM ou morte a curto e longo prazo. Ver a discussão de estratificação de risco à frente nesta seção.

ESTRATIFICAÇÃO DE RISCO

- Estratificação de risco é um processo contínuo até a alta hospitalar e auxilia na decisão da estratégia de tratamento a ser adotada.
- Os escores de risco devem sempre ser inseridos dentro de um julgamento clínico adequado. Todos os escores apresentam limitações e, portanto, não substituem o julgamento clínico adequado.
- Dentre os escores de risco validados, recomenda-se a utilização dos escores GRACE e TIMI.
- O escore GRACE (*Global Registry of Acute Coronary Events*) apresenta maior acurácia para estratificação na admissão e na alta (Tabela 3.18).
- O escore de risco TIMI (*Thrombolysis in Myocardial Infarction*) é mais simples e avalia o risco de morte em 14 dias, isquemia miocárdica (nova ou recorrente), ou isquemia grave recorrente que demanda estratificação invasiva. Ver o escore na Tabela 3.19 a seguir, assim como a taxa de risco relacionada à soma de pontos.
- O item 7 do escore de TIMI (elevação de marcadores de necrose miocárdicos) não é considerado pela sociedade europeia de cardiologia, tendo em vista que a sua positividade levaria ao diagnóstico, neste contexto, de infarto agudo do miocário

Tabela 3.17 – Probabilidade de os sintomas serem secundários à síndrome coronariana aguda.

Variáveis	Probabilidade alta Qualquer dos achados seguintes:	Probabilidade intermediária Ausência de achados de alta probabilidade e pelo menos um dos seguintes:	Probabilidade baixa Ausência de achados de alta ou intermediária probabilidade, mas podem existir:
Histórico	Dor torácica típica, prolongada (> 20 min), mantida em repouso	Sintomas sugestivos de isquemia miocárdica como principal manifestação ou idade > 70 anos ou diabetes ou doença vascular extracardíaca	Dor torácica atípica
Exame físico	Regurgitação mitral transitória, hipotensão, diaforese, edema pulmonar ou estertores	Sinais de doença vascular extracardíaca	Desconforto/dor torácica reprodutível à palpação
ECG	Infradesnivelamento do segmento ST > 0,5 mm em pelo menos duas derivações contíguas ou supradesnivelamento ST transitório	Presença de ondas Q fixas ou inversão de ondas T > 1,0 mm em pelo menos duas derivações contíguas	Achatamento ou inversão da onda T < 1,0 mm em derivações com ondas R predominantes ou ECG normal
Marcadores miocárdicos	Troponina ou CK-MB elevados	marcadores normais	marcadores normais

SCA: Síndrome coronariana aguda, **DAC:** Doença arterial coronariana.
Fonte: Anderson *et al.* (2007).

Tabela 3.18 – Escore GRACE.

Variável		Pontos	Variável		Pontos
Idade (anos)	< 29	+ 0	Pressão arterial sistólica (mmHg)	< 79	+ 24
	30-39	+ 0		80-99	+ 22
	40-49	+ 18		100-119	+ 18
	50-59	+ 36		120-139	+ 14
	60-69	+ 55		140-159	+ 10
	70-79	+ 73		160-199	+ 4
	80-89	+ 91		> 200	+ 0
	> 90	+ 100	Depressão segmento ST		+ 11
Histórico de IC		+ 24	Creatinina (mg/dL)	0-0,39	+ 1
Histórico de IAM		+ 12		0,4-0,79	+ 3
Frequência cardíaca em repouso (bpm)	< 49	+ 0		0,8-1,19	+ 5
				1,2-1,59	+ 7
	50-69	+ 3		1,6-1,99	+ 9
	70-89	+ 9		2,0-3,99	+ 15
				> 4,0	+ 20
	90-109	+ 14	Elevação de troponina		+ 15
	110-149	+ 23	**Risco**	**Soma de pontos**	
			Baixo	< 108	
	150-199	+ 35	Intermediário	109-140	
	> 200	+ 43	Alto	> 140	

IC: insuficiência cardíaca; **IAM:** infarto agudo do miocárdio; **GRACE:** global registry of acute coronary events.

sem supra ST e, portanto, de alto risco, independentemente dos demais critérios.
- Se riscos discrepantes por escores diferentes, considerar aquele de maior gravidade.

Tabela 3.19 – Escore TIMI.

Critérios de risco		Pontos
1. Idade ≥ 65 anos		+1
2. ≥ 3 fatores de risco tradicionais		+1
3. CATE com estenose ≥ 50%		+1
4. Desvio do segmento ST ≥ 0,5 mm		+1
5. ≥ 2 episódios anginosos em 24 h		+1
6. Uso de AAS nos prévios sete dias		+1
7. Elevação de marcadores de necrose*		+1
Soma de pontos	**Risco em %**	**Risco**
0-1	4,7	Baixo
2	8,3	Baixo
3	13,2	Intermediário
4	19,9	Intermediário
5	26,2	Alto
6/7	40,9	Alto

* A sociedade europeia de cardiologia considera somente os seis primeiros itens, haja vista que a elevação de troponina isolada já caracterizaria um paciente de alto risco.

▌ TERAPIA ANTI-ISQUÊMICA INICIAL EM SCASS-ST

- Não há indicação da terapia de reperfusão miocárdica com trombolíticos, diferentemente do IAM com supra ST.
- Ver seção anterior de síndrome coronariana aguda para mais detalhes quanto analgesia, uso de nitrato e O_2 suplementar.
- Ver Fluxograma 3.13 para visão geral do manejo da SCASS-ST. Seguem mais detalhes quanto à terapêutica específica.

▌ TERAPIA ANTIPLAQUETÁRIA

AAS

- Ataque de 300 mg (mastigar e engolir).
- Manutenção de 75 a 100 mg/dia por tempo indeterminado.
- Se anafilaxia prévia ao AAS, fazer só clopidogrel.

Bloqueadores do receptor P2Y$_{12}$

- Associar ao AAS assim que possível e manter dupla antiagregação plaquetária por 12 meses.
- Clopidogrel (ataque de 300 mg e manutenção de 75 mg/dia). Ataque de 600 mg, ao invés de 300 mg, caso haja programação de estratificação invasiva precoce. Evidência robusta de benefício embasado em diferentes investigações clínicas.
- O clopidogrel pode ser substituído por um dos antiagregantes abaixo, os quais mostraram discreta superioridade em comparação ao clopidogrel na redução de eventos cardiovasculares apesar do aumento discreto no risco de sangramento:
  - Ticagrelor (ataque de 180 mg, seguido de 90mg 12/12 horas): benefício adicional discreto em relação ao clopidogrel. Não há elevação do risco de sangramentos maiores.
  - Prasugrel (ataque de 60 mg, seguido de 10 mg/dia): benefício adicional discreto em relação ao clopidogrel, mas com elevação do risco de sangramentos maiores, principalmente em idosos (> 75 anos), pacientes com AVC prévio, peso < 60 kg e submetidos a cirurgia de revascularização miocárdica. Sugere-se, portanto, o conhecimento da anatomia coronariana antes de sua administração a fim de afastar a possibilidade de cirurgia de revascularização miocárdica. Recente estudo científico comparou ticagrelor vs. prasugrel e mostrou uma redução de eventos cardiovasculares no grupo prasugrel sem diferença no risco de sangramentos maiores, o que poderá levar a modificações futuras dessas recomendações (ISAR-REACT 5 Trial).

Inibidores da glicoproteína IIb/IIIa

- Abciximabe ou tirofiban podem ser utilizados durante o procedimento de angioplastia caso exista alta carga trombótica a critério do hemodinamicista.

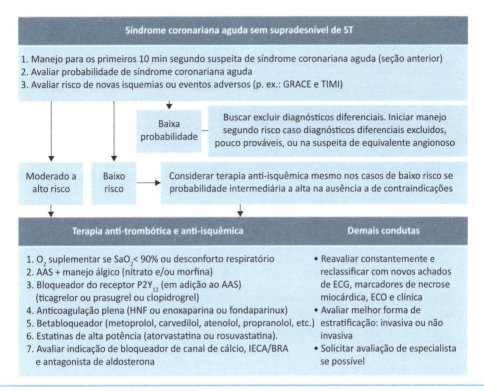

Fluxograma 3.13 – Manejo de síndrome coronariana aguda sem supradesnível do segmento ST.

HEPARINIZAÇÃO PLENA

- Recomendada para pacientes com risco intermediário ou alto. Associar à dupla antiagregação plaquetária.
- Ver opções de anticoagulantes no quadro a seguir.
- Preferir heparina não fracionada (HNF) em casos com insuficiência renal grave ou obesidade mórbida (> 140 kg). Necessita de ajuste da dose segundo o TTPa.
- Enoxaparina/Fondaparinux: não necessitam de controle com o TTPa.
- Os pacientes em uso de fondaparinux que forem submetidos a cateterismo cardíaco devem receber dose adicional de heparina não fracionada devido ao risco de trombose de cateter.
- Manter a heparinização até o tempo alvo recomendado no quadro ou até a realização de angioplastia para a lesão culpada, o que vier primeiro.

- Heparina não fracionada (HNF):
  - Protocolo detalhado em subcapítulo a frente.
  - Tempo: alvo de 48 h.
- Enoxaparina subcutânea:
  - < 75 anos e Clcr > 30 mL/min: 1 mg/kg 12/12 h;
  - ≥ 75 anos e Clcr > 30 mL/min: 0,75 mg/kg 12/12 h;
  - Clcr < 30 mL/min: e qualquer idade: 1 mg/kg 1 vez/dia;
  - Tempo: 48 h até 8 dias.
- Fondaparinux subcutânea:
  - 2,5 mg 1 vez/dia;
  - Clcr < 30 mL/min: contraindicado;
  - Tempo: 48 h até 8 dias.

BETABLOQUEADORES

- Iniciar nas primeiras 24 horas do evento.
- Iniciar por via oral em doses baixas e titular conforme a tolerância do paciente.
- Buscar alvo de frequência cardíaca < 70 bpm e PA sistólica > 90 mmHg.
- Sugestões de drogas e doses na Tabela 3.20:

112 Guia Prático de Emergências Clínicas

Tabela 3.20 – Betabloqueadores.

Droga	Dose inicial	Dose ideal
Metoprolol (tartarato)	25 mg 12/12 h	50-100 mg 12/12 h
Atenolol	25 mg 1 vez/dia	50-100 mg 1 vez/dia
Carvedilol	3,125 mg 12/12 h	25 mg 12/12 h
Propranolol	20 mg 8/8 h	40-80 mg 8/8 h

- Contraindicações ao uso de betabloqueadores:

  - Instabilidade hemodinâmica.
  - Broncospasmo atual.
  - Bradicardia grave.
  - PR > 0,24 s ou BAV 2°-3° sem marcapasso.
  - IAM secundário ao uso de cocaína.
  - Insuficiência cardíaca descompensada.

HIPOLIPEMIANTES

- Iniciar estatina nas primeiras 24 horas, independentemente dos valores do lipidograma.
- Dosar lipidograma nas primeiras 24 horas (Tabela 3.21).

Tabela 3.21 – Sugestões de estatinas e suas doses via oral.

Primeiras opções	Atorvastatina 40-80 mg/dia ou
	Rosuvastatina 20-40 mg/dia
Segundas opções	Sinvastatina 40-80 mg/dia ou
	Pravastatina 40 mg/dia

IECA OU BRA II

- **Classe I de recomendação:** Fração de ejeção de ventrículo esquerdo < 40%, insuficiência cardíaca, HAS, doença renal crônica estável e/ou diabetes *mellitus*.
- **Classe IIa da recomendação:** todo paciente de alto risco cardiovascular (infarto agudo do miocárdio) (Tabela 3.22).

Tabela 3.22 – IECA ou BRA II.

IECA	Dose inicial	Dose-alvo
Captopril*	6,25 mg (1ª dose) e após 2 h: 12,5 mg 12/12 h	50 mg 8/8 h
Captopril**	6,25 mg 1 vez/dia	50 mg 12/12 h
Enalapril	2,5 mg 12/12 h	10 mg 12/12 h
Ramipril	2,5 mg 12/12 h	5 mg 12/12 h

BRA II	Dose inicial	Dose-alvo
Valsartana	40 mg/dia	160 mg 1×/dia

* Segundo estudo SAVE e CCS-1.
** Segundo ISIS-4.

BLOQUEADORES DE CANAL DE CÁLCIO

- Para isquemia, recorrente ou contínua, ou para controle de resposta ventricular em fibrilação atrial quando há contraindicações ao uso de betabloqueadores.
- Para isquemia, recorrente ou contínua, a despeito de nitratos e betabloqueador.
- Nifedipino contraindicado por eventos adversos.
- Optar por um dos não diidropiridínicos abaixo:

Verapamil	Diltiazem
Inicial*: 80-120 mg 8/8 h.	**Inicial:** 30 mg 6/6 h.
Dose: 80-160 mg 8/8 h.	**Dose:** 120-320 mg/dia.

* 40mg 8/8 h se idoso ou de baixa estatura.

- Contraindicações:
  - Disfunção de VE.
  - Risco elevado de choque cardiogênico.
  - PR > 0,24 ou BAV de 2°-3° sem marca-passo.

ESTRATÉGIA DE ABORDAGEM DE PACIENTE COM SCASS-ST

A avaliação da necessidade de angiografia diagnóstica para estudo coronariano com o objetivo de realização de revascularização miocárdica é mandatória na SCASS-ST.

Escolher dentre duas estratégias de estratificação:

- **Estratégia invasiva:** realização de cinecoronariografia, seguida de revascularização percutânea ou cirúrgica para lesões coronarianas graves. A seguir encontra-se a Tabela 3.23 sugestiva para guiar indicações e tempo para tal estratégia.
- **Estratégia conservadora, "guiada por isquemia":** utilizada para pacientes com risco baixo e intermediário. Em resumo: pacientes com boa evolução clínica, sem recorrência dos sintomas, com marcadores de necrose miocárdica negativos e sem alterações eletrocardiográficas evidentes. Poderá ser realizado: teste ergométrico, cintilografia miocárdica de perfusão, angiotomografia de coronária, ecocardiograma de estresse. O método de escolha deverá ser individualizado, de acordo com as características dos pacientes, e com a disponibilidade no serviço. Essa estratégia poderá ser realizada após 12 horas de observação. Um resultado negativo selecionará paciente de baixo risco, que poderá receber alta. Um resultado positivo implicará na realização de cateterismo cardíaco invasivo.

Tabela 3.23 – Fatores associados à seleção de estratégia para abordagem de paciente com síndrome coronariana aguda sem supra-ST.

Invasiva* imediata (< 2 h)
- Instabilidade hemodinâmica.
- Sinais ou sintomas de insuficiência cardíaca.
- Angina em repouso, persistente ou recorrente, a despeito do tratamento intensivo antianginoso.
- Complicações mecânicas: regurgitação mitral nova ou com piora.
- Taquiarritmia ventricular sustentada (FV ou TV).

Invasiva* precoce (< 24 h)
- Nenhum dos fatores acima.
- Escore de GRACE > 140
- Mundanças temporais em valores de troponina.
- Infra-ST nova ou presumivelmente nova.

Invasiva* tardia (25-72 h)
- Nenhum dos fatores acima.
- Diabetes *mellitus*.
- Insuficiência renal (TFG < 60 mL/min/1,73 m²).
- Disfunção de ventrículo esquerdo (FEVE < 40%).
- Angina precoce pós-infarto.
- Angioplastia nos 6 meses prévios.
- Cirurgia de revascularização miocárdica prévia.
- GRACE 109-140; TIMI ≥ 2.

Estratégia guiada por isquemia (não invasiva)
- Baixo risco pelos escores GRACE < 109; TIMI 0 ou 1.
- Preferência do paciente ou da equipe médica na ausência dos fatores de risco acima.

* Angiografia diagnóstica com o objetivo de realização de revascularização baseada na anatomia coronariana.
Fonte: Amsterdam *et al.* (2014).

3.11 Síndrome Coronariana Aguda com Supra ST

Daniel Ossamu Goldschmidt Kiminami
Carlos Henrique Miranda

DEFINIÇÃO

O diagnóstico é clínico (dor torácica prolongada > 20 min ou equivalente anginoso) e eletrocardiográfico. Os marcadores de necrose miocárdica não são necessários para o diagnóstico inicial.

ECG COMPATÍVEL

- No contexto de síndrome coronariana aguda, com devido cuidado em relação aos falsos positivos e negativos (Tabelas 3.24 e 3.25), sempre buscar os seguintes critérios eletrocardiográficos que por si só fecham o diagnóstico de síndrome coronariana aguda com supra ST:

114 Guia Prático de Emergências Clínicas

- Nova elevação do segmento ST no ponto J, em duas ou mais derivações contíguas. Esta elevação deve obedecer os valores de corte contidas na Tabela 3.26. As derivações com elevação do segmento ST poderão sugerir a localização da isquemia e da provável coronária obstruída (Tabela 3.27 e Figura 3.1).
- Na ausência da elevação do segmento ST, outro achado compatível é a presença de bloqueio de ramo esquerdo (BRE) novo ou presumivelmente novo. Quando não houver ECG prévio para comparação, a ecocardiografia com hipocinesia ou acinesia segmentar poderá auxiliar.

MANEJO

- Estabilizar paciente e iniciar as medidas iniciais para síndrome coronariana aguda (SCA) apresentadas em seção prévia quanto oxigenioterapia, controle álgico, ataque de AAS, encaminhamento a unidade coronariana (UCO), se disponível, exames, etc.
- Instituir de forma rápida e organizada, seguindo protocolos da instituição, se disponíveis, método de reperfusão miocárdica: intervenção coronariana percutânea (ICP) ou trombólise química, dando preferência para a ICP, caso esteja disponível, em tempo adequado (Fluxograma 3.14).

Tabela 3.24 – Falsos positivos ao ECG.

Repolarização precoce	Bloqueio de ramo esquerdo
Pré-excitação ventricular	Distúrbios metabólicos (p. ex.: hipercalemia)
Hipertrofia ventricular esquerda	Cardiomiopatia de Takotsubo
Hemorragia subaracnóidea	Mau posicionamento de eletrodos
Colecistite aguda	Tromboembolismo pulmonar
Síndrome de Brugada	Uso de tricíclicos ou fenotiazinas
Miopericardite	Pós-cardioversão/ desfibrilação elétrica

Tabela 3.25 – Falsos negativos ao ECG.

Isquemia miocárdica prévia com alterações de onda Q e/ou de segmento ST persistentes

Marcapasso em ventrículo direito

Bloqueio de ramo esquerdo

Tabela 3.26 – Elevação do segmento ST compatível com isquemia.

Derivações V2 e V3
Elevação ≥ 2 mm em homens (≥ 40 anos)
Elevação ≥ 2,5 mm em homens (< 40 anos)
Elevação ≥ 1,5 mm em mulheres
Demais derivações
Elevação ≥ 1,0 mm

Tabela 3.27 – Localização do infarto agudo do miocárdio com supradesnível de ST.

Coronária obstruída	Ramos	Localização	ECG
Coronária esquerda	Descendente anterior	Septal	V_1 e V_2
		Anterior	V_3 e V_4
		Anterosseptal	V_1 a V_4
		Anterolateral	D_1, aVL, V_2 a V_4
		Anterior extenso	D_1, aVL, V_1 a V_6
	Circunflexa da coronária esquerda	Lateral	D_1, aVL, V_5 e V_6
		Lateral alto	D_1, aVL
		Dorsal	V_7 e V_8
		Laterodorsal	V_5 e V_6 + V_7 e V_8
		Inferior	D_2, D_3 e aVF*
Coronária direita	CD antes dos ramos marginais	Inferior + VD	D_2, D_3, aVF, V_3R e V_4R
	CD dominante	Inferodorsal	D_2, D_3, aVF + V_7 e V_8

CD: Coronária Direita; **VD:** Ventrículo Direito.

* Quando a circunflexa é a artéria dominante (20%).

CAPÍTULO 3

Cardiologia

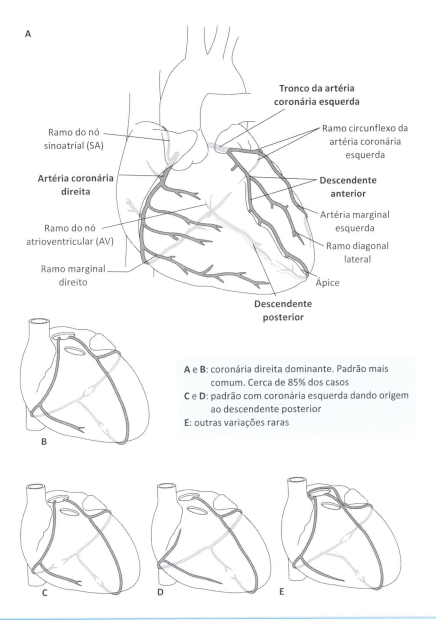

Figura 3.1 – Anatomia coronariana e suas variações.

- ICP está associada a maior sobrevida, menores taxas de hemorragia intracraniana e de recorrência de infarto agudo do miocárdio (IAM) comparado à fibrinólise.
- Caso a trombólise química seja o método de escolha, lembrar que deverá ser realizada enquanto houver supra ST. Estará contraindicada se houver resolução do supra ou se a duração da dor torácica for superior a 12 horas (Tabela 3.28).
- Iniciar terapia anti-isquêmica adequada para o método de reperfusão miocárdica escolhido:
    - Antiplaquetários (Tabelas 3.29 e 3.30).

- Anticoagulantes (Tabelas 3.29 e 3.30).
- Antagonista da aldosterona.
- IECA ou BRA II.*
- Hipolipemiantes.*
- Betabloqueadores.*
- Bloqueadores do canal de cálcio.*
- Bloqueador de bomba de prótons.*

* Seguir as mesmas indicações e doses da SCASS-ST.

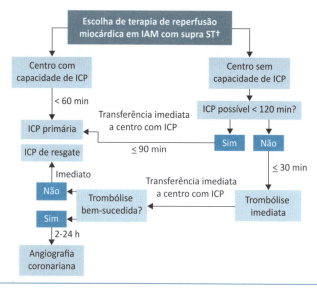

Fluxograma 3.14 – Fluxo sugestivo para manejo de infarto agudo do miocárdio com supra ST.
IAM: infarto agudo do miocárdio; **ICP:** intervenção coronariana percutânea.
† Tempo relativo ao momento diagnóstico confirmado por meio do histórico clínico e ECG em 10 minutos do primeiro contato médico.
Fonte: adaptado de Ibanez et al. (2018).

Tabela 3.28 – Indicações da terapia de reperfusão de acordo com o tempo do início da dor torácica no IAM com supra ST.		
	Angioplastia primária	Trombolítico
Até 12 h do início da dor	Classe I (preferível)	Classe I
12-48 h com manutenção de dor ou isquemia no ECG ou choque ou arritmia ventricular grave	Classe I	Classe III (Contraindicado)
12-48 h assintomático	Classe Ia	Classe III (Contraindicado)
> 48 h	Classe III	Classe III (Contraindicado)

Tabela 3.29 – Terapia antitrombótica em pacientes que serão submetidos à trombólise.			
Classe	Droga	Dose	Indicação
AINE	AAS	• Ataque: 160-325 mg • Manutenção: 81 ou 100 mg/dia por tempo indeterminado	Todos os pacientes com diagnóstico possível de infarto agudo do miocárdio

CONTINUA ▶

CAPÍTULO 3

Cardiologia **117**

Tabela 3.29 – (Continuação) Terapia antitrombótica em pacientes que serão submetidos à trombólise.

Classe	Droga	Dose	Indicação
Inibidor da P2Y$_{12}$	Clopidogrel	▪ Ataque (idade ≤ 75 anos): 300 mg ▪ Ataque (idade > 75 anos): 75 mg ▪ Manutenção: 75 mg/dia por pelo menos 14 dias, por até um ano na ausência de sangramentos	Em associação ao AAS, o mais rápido possível
Anticoagulante	HNF*	▪ Ataque: 60 UI/kg EV (max 4.000 UI), seguido por infusão contínua de 12 UI/kg/h, (máx de 1.000 UI/h), inicialmente. Alvo TTPa entre 1,5 e 2,0 × o controle	Manter por um período mínimo de 48h ou até revascularização
	Enoxaparina	▪ Idade < 75 anos: 30 mg EV *bolus*, seguido em 15 minutos com 1 mg/kg SC 12/12 h (máx de 100 mg/dose para as primeiras duas doses SC) ▪ Idade ≥ 75 anos: sem *bolus*, 0,75 mg/kg SC 12/12 h (máx de 75 mg/dose para as primeiras duas doses SC) ▪ Independentemente da idade, se Clcr < 30 mL/min: 1 mg/kg a cada 24 h	Manter por até 8 dias Suspender antes, caso seja realizada a revascularização (suspender na documentação de revascularização)
	Fondaparinux	▪ Ataque: 2,5 mg EV ▪ Manutenção: 2,5 mg SC 24/24 h iniciada no dia seguinte da dose de ataque	Contraindicado se Clcr < 30 mL/min seguir consideração temporal da enoxaprina

* Ver protocolo em em subcapítulo de heparina não fracionada em síndromes coronarianas.

Tabela 3.30 – Terapia antitrombótica em pacientes que serão submetidos a ICP.

Classe	Droga	Dose	Indicação
AINE	AAS	▪ Ataque: 160-325 mg ▪ Manutenção: 100 mg/dia por tempo indeterminado	Todos os pacientes com diagnóstico possível de IAM
Inibidores da P2Y$_{12}$	Clopidogrel	▪ Ataque: 300 mg ▪ Manutenção: 75 mg/dia	Em associação ao AAS o mais rápido possível ou no momento da ICP e manter por um ano, mesmo se realizada angioplastia com balão sem *stent*
	Prasugrel	▪ Ataque: 60 mg ▪ Manutenção: 10 mg/dia	
	Ticagrelor	▪ Ataque: 180 mg ▪ Manutenção: 90 mg 12/12 h*	
Inibidores da glicoproteína IIb/IIIa	Abciximab	▪ Ataque: 0,25 mg/kg EV *bolus* ▪ Manutenção: 0,125 mcg/kg/min (máx 10 mcg/min)	Pacientes em dupla antiagregação plaquetária em situações especiais: alta carga de trombo, *slow/no reflow* e outras complicações trombóticas
	Tirofiban	▪ Ataque: 25 mcg/kg EV *bolus* ▪ Manutenção: 0,15 mcg/min	
Anticoagulantes	HNF	▪ 50-70 U/kg EV *bolus* para atingir tempo de coagulação ativado-alvo	Quando associado a inibidores da glicoproteína IIb/IIIa
		▪ 70-100 U/kg EV *bolus* para atingir tempo de coagulação ativado-alvo	Quando não associado a inibidores da glicoproteína IIb/IIIa
	Enoxaparina	▪ Ataque: 0,5 mg/kg EV (ataque) ▪ Manutenção: 1,0 mg/kg SC 12/12 h após a ICP a critério clínico	Alternativa quando HNF não disponível, associada ou não a inibidores da GP IIb/IIIa
	Fondaparinux	▪ Contraindicado em pacientes que serão submetidos a ICP	

* A dose de manutenção de AAS recomendada quando em conjunto com Ticagrelor é de 81 mg/dia.
ICP: intervenção coronariana percutânea; **HNF:** heparina não fracionada; **AINE:** anti-inflamatório não esteroide; **Clcr:** *clearance* de creatinina; **SC:** via subcutânea.

ANTAGONISTA DA ALDOSTERONA

- Somente está indicado no paciente com IAM, com elevação do segmento ST de alto risco (disfunção ventricular assintomática, insuficiência cardíaca ou diabetes).
- Espironolactona 25-50 mg/dia.

INDICAÇÕES DE TROMBÓLISE QUÍMICA

- Dor torácica prévia, mesmo que não mantida.
- Supradesnivelamento do segmento ST mantido, que preenche os critérios definidos no início da seção.
- Impossibilidade de ICP primária em tempo adequado (120 minutos).
- Ausência de contraindicações ao trombolítico (Tabela 3.31).
- Dentro da janela de 12 horas do início dos sintomas.
- Ver Tabela 3.32 para posologia dos trombolíticos mais comuns. Dar preferência para alteplase ou tenecteplase.

Tabela 3.31 – Contraindicações à trombólise química.

Absolutas

1.	AVC hemorrágico ou de natureza incerta prévio.
2.	AVC isquêmico nos 6 meses prévios.
3.	Dissecção de aorta.
4.	Lesão ou neoplasia em sistema nervoso central.
5.	Risco de sangramento elevado conhecido.
6.	Sangramento de TGI nos 30 dias prévios.
7.	Trauma maior/cirurgia/TCE nas 3 semanas prévias.

Relativas

- AIT nos 6 meses prévios.
- Doença hepática avançada.
- Endocardite infecciosa.
- Gravidez ou na primeira semana pós-parto.
- Hipertensão refratária (PAS > 180 mmHg).
- Manobras de RCP traumáticas.
- Punção de vasos não compressíveis.
- Úlcera péptica ativa.
- Uso atual de anticoagulantes orais.

AVC: acidente vascular cerebral; **TGI:** trato gastrointestinal; **TCE:** traumatismo cranioencefálico; **AIT:** ataque isquêmico transitório; **PAS:** pressão arterial sistólica; **RCP:** ressuscitação cardiopulmonar. **Fonte:** adaptada de Ibanez *et al.* (2018).

Tabela 3.32 – Trombolíticos existentes no Brasil para IAM com supradesnível de ST.

	Alteplase (tPA)	Tenecteplase (TNK-tPA)	Estreptoquinase (SK)
Fibrina específica	++	+++	—
Meia-vida	3-8 min	18-20 min	18-23 min
Dose	Peso > 67 kg (infusão em 90 min): 15 mg em 1-2 min *bolus* EV, seguido de 50 mg em 30 min, seguido de 35 mg em 1h. Dose total não deve exceder 100 mg. Peso ≤ 67 kg (infusão em 90 min): 15 mg em 1-2 min *bolus* EV, seguido de 0,75 mg/kg (não exceder 50 mg) em 30 min, seguido de 0,5 mg/kg (não exceder 35 mg) em 1 h. Dose total não deve exceder 100 mg.	Fazer *bolus* EV em 5 segundos* < 60 kg 30 mg ≥ 60 a < 70 kg 35 mg ≥ 70 a < 80 kg 40 mg ≥ 80 a 90 kg 45 mg ≥ 90 kg 50 mg	1.500.000 UI em 100 mL de SG5% ou SF em 60 min
Possível alergia	Não	Não	Sim
Eficácia *vs* tPA	-	Equivalente	↑ 1% Mortalidade
Segurança *vs* tPA	-	AVCh similar ↓ outros tipos de sangramento	↓ AVCh ↓ sangramento em geral
Anticoagulação associada indicada	Enoxaparina ou heparina não fracionada	Enoxaparina ou heparina não fracionada	Enoxaparina ou fondaparinux ou heparina não fracionada

* Considerar metade da dose tabelada pelo peso em pacientes com idade > 75 anos.

3.12 Heparina Não Fracionada em Síndromes Coronarianas

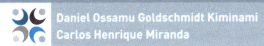

Daniel Ossamu Goldschmidt Kiminami
Carlos Henrique Miranda

- O protocolo de anticoagulação com heparina não fracionada (HNF) nas síndromes coronarianas agudas (SCA) diverge daquele sugerido em contexto de tromboembolismo venoso, detalhado no capítulo de pneumologia.
- A intensidade da anticoagulação neste contexto dependerá do tipo específico da SCA, assim como estratégia de tratamento instituído, conforme a Tabela 3.33.
- Esse método de anticoagulação exige bomba de infusão contínua (BIC) e disponibilidade de laboratório que consiga liberar resultados de tempo de tromboplastina parcial ativada (TTPa) em tempo hábil.
- Antes de iniciar a anticoagulação, dosar TP/INR, TTPa e hemograma com contagem de plaquetas.
- Não há consenso quanto o melhor nomograma para ajuste de dose de heparina em SCA. Segue na Tabela 3.34 nomograma sugestivo.

Tabela 3.33 – Doses de HNF recomendada em diferentes contextos de SCA.

Contexto	Tratamento programado	Dose sugerida de HNF
Infarto agudo do miocárdio com supra ST	Fibrinolítico **ou** tratamento sem terapia de reperfusão (fibrinolítico ou angioplastia)	- *Bolus* inicial: 60 U/kg (máximo de 4.000 U) - Infusão inicial: 12 U/kg/h (máximo 1.000 U/h) - TTPa alvo: 50-70 s ou 1,5-2,0 × o controle - Tempo: 48h
	Angioplastia primária **sem** uso de inibidor de glicoproteína IIb/IIIa	- **Geralmente feito pelo hemodinamicista** - *Bolus* inicial: 100 U/kg (máximo de 10.000 U) - Repetir *bolus* se necessário até TCA alvo - TCA alvo > 250 s
	Angioplastia primária **com** uso de inibidor de glicoproteína IIb/IIIa	- **Geralmente feito pelo hemodinamicista** - *Bolus* inicial: 50-70 U/kg (máximo de 7.000 U) - Repetir *bolus* se necessário até TCA alvo - TCA alvo > 200 s
Síndrome coronariana aguda sem supra ST	Não invasivo (conservador)	- *Bolus* inicial: 60 U/kg (máximo de 4.000 U) - Infusão inicial: 12 U/kg/h (máximo 1.000 U/h) - TTPa alvo: 50-70 s ou 1,5-2,0 × o controle - Tempo: 48h
	Cateterismo precoce porém ainda fora da sala de hemodinâmica	- **Discutir com o hemodinamicista** - Considerar dose inicial igual ao tratamento conservador acima descrito - Tempo: até a realização da angioplastia
	Cateterismo precoce já em sala de hemodinâmica	- **Doses segundo o hemodinamicista** - Como há muitas variáveis, como por exemplo qual anticoagulante usou previamente, não será detalhado nesta obra

TTPa: tempo de tromboplastina parcial ativada; **TCA:** tempo de coagulação ativado.

Tabela 3.34 – Protocolo de heparina não fracionada em síndromes coronarianas agudas.*

Diluição	250 mL de SG5% + 5 mL de Heparina 5.000 U/mL (25.000 U)
Concentração	100 U/mL
Bolus inicial	0,6 mL/kg - **máximo** de 40 mL (4.000 U)
Infusão inicial	0,12 mL/kg/h - **máxima** 10 mL/h (1.000 U/h)
Manutenção	• TTPa a cada 6 h e corrigir infusão conforme nomograma abaixo. • Após 2 medidas consecutivas em faixa terapêutica, espaçar TTPa a cada 12 h. • Se TTPa sair da faixa terapêutica, retornar medidas de 6/6 h.
TTPa (segundos)	**Ajuste de dose (nomograma)**
< 36	0,6 mL/kg *bolus* (**máximo** de 40 mL) e elevar infusão em 2 mL/h
36-49	Elevar infusão em 1 mL/h
50-70	Sem alterações (faixa terapêutica)
71-80	Reduzir infusão em 1 mL/h
81-100	Parar infusão por 30 min, depois reduzir infusão em 2 mL/h
101-130	Para infusão por 60 min, depois reduzir infusão em 3 mL/h
> 130	Parar infusão por 60 min, depois reduzir infusão em 6 mL/h

* Considerando concentração de 100 U/mL (diluição sugerida). **U:** unidades. **TTPa:** tempo de tromboplastina parcial ativada.

3.13 Insuficiência Cardíaca Aguda

Marcus Vinicius Simões
Flávio Henrique Valicelli
Cláudio Humberto Landim Stori Junior

- A insuficiência cardíaca (IC) aguda é definida pela piora acentuada ou início recente de sintomas, usualmente nos últimos 15 dias, levando até sintomas graves de IC em repouso.
- A maioria dos casos, cerca de 75%, corresponde à IC crônica agudamente descompensada e apenas cerca de 25% dos casos são IC "novas".
- A IC aguda é uma das principais causas de hospitalização no Brasil em pacientes idosos (> 65 anos).
- A IC aguda é condição clínica grave, com registro no Brasil de mortalidade intra-hospitalar de 12% e risco persistente de complicações por período de 90 dias após a alta, chamado de fase vulnerável, em que ocorre até 50% de reinternações ou óbito.
- Portanto, a IC aguda deve ser entendida como um longo período turbulento, de risco elevado de complicações, cujo tratamento não se limita à fase intra-hospitalar e demanda cuidados continuados, otimização do tratamento da IC crônica e medidas de combate à congestão.

ABORDAGEM IMEDIATA DA IC AGUDA

- Os pacientes com IC aguda se apresentam usualmente com queixas de dispneia, retratando congestão pulmonar, podendo haver ainda manifestações de baixo débito.
- Quadros suspeitos de IC aguda devem ser imediatamente avaliados para identificação de condições emergenciais que repre-

sentam risco imediato à vida, como choque circulatório e insuficiência respiratória, que demandam abordagem terapêutica imediata, como mostrado no Fluxograma 3.15.
- Logo a seguir, os pacientes devem ser triados para rápida identificação de condições que cursam com IC aguda que demandam tratamento especializado imediato. Essas condições são mnemonicamente sintetizadas no acrônimo: **CHAMP** (Fluxograma 3.15).
- Cumpridas essas etapas, os pacientes devem seguir o fluxo de abordagem inicial da IC aguda propriamente dita, coletando os aspectos fundamentais que vão guiar o tratamento, que inclui:
  – Confirmação do diagnóstico de IC aguda.
  – Avaliação não invasiva do perfil clínico hemodinâmico.
  – Forma de apresentação: vascular ou congestiva.

DIAGNÓSTICO

- O diagnóstico é clínico, obtido inicialmente mediante anamnese e exame físico detalhados, devendo agregar evidências de alteração estrutural/funcional cardíaca compatível com o diagnóstico para confirmação do caso. Usualmente o radiografia do tórax e o ECG são os primeiros exames disponíveis que cumprem essa finalidade, podendo-se usar os resultados do ecocardiograma (ECO) para esse fim, assim que disponível.
- Alguns escores podem ser utilizados para uma abordagem integrada das diferentes alterações e ajudar na definição do diagnóstico da síndrome de IC. Um dos

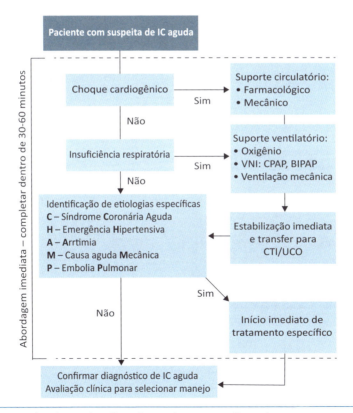

Fluxograma 3.15 – Abordagem imediata dos pacientes com IC aguda.

mais utilizados e mais atuais são os critérios de Boston (Tabela 3.35). Escores somados > 4 pontos exibem alta sensibilidade (90%) e especificidade (85%) para presença de aumento da pressão capilar pulmonar.

Tabela 3.35 – Critérios de Boston para diagnóstico de IC.	
Categoria I – Histórico	**Pontos**
Dispneia em repouso	4
Ortopneia	4
Dispneia paroxística noturna	3
Dispneia ao caminhar no plano	2
Dispneia ao subir escadas	1
Categoria II – Exame físico	
Frequência cardíaca (FC) (1 ponto se FC 91-110 bpm; 2 pontos se FC > 110 bpm)	1 ou 2
Turgência jugular (2 pontos se > 6 cmH$_2$O; 3 pontos se > 6 cmH$_2$O mais hepatomegalia ou edema)	2 ou 3
Creptações pulmonares (1 ponto se restrito às bases; 2 pontos se mais do que apenas nas bases)	1 ou 2
Sibilos	3
Terceira bulha cardíaca	3
Categoria III – Radiografia de tórax	
Edema pulmonar alveolar	4
Edema pulmonar intersticial	3
Derrame pleural bilateral	3
Índice cardiotorácico > 0,50	3
Redistribuição de fluxo para lobos superiores	2
Interpretações pós-soma de pontos	
• Não é permitido somar > 4 pontos por categoria.	
• Diagnóstico improvável: < 5 pontos.	
• Diagnóstico possível: 5-7 pontos.	
• Diagnóstico definitivo: 8 a 12 pontos.	

- Em alguns casos, o diagnóstico de IC não é claro, principalmente pela presença de comorbidades como DPOC, obesidade mórbida, asma.

- Nesses casos, uma ferramenta diagnóstica útil para investigar a origem cardiogênica da dispneia é a dosagem de níveis séricos de **NT-Pró-BNP**, cujos níveis séricos se elevam a partir da sua produção aumentada pelos cardiomiócitos secundária ao estiramento das fibras miocárdicas produzido pela congestão e aumento das pressões de enchimento das câmaras cardíacas.

- É importante lembrar que esse exame tem grande valor para descartar presença de IC aguda, exibindo elevado valor preditivo negativo (98%) com valores abaixo do corte de 300 pg/mL. No entanto, como existem muitos fatores que elevam os valores de BNP, como idade avançada, fibrilação atrial, insuficiência renal, valores aumentados não necessariamente indicam presença de IC, que deve ser confirmada a partir de dados clínicos e exames de imagem documentando disfunção cardíaca.

■ EXAMES COMPLEMENTARES

- Os exames laboratoriais são importantes para identificar os fatores desencadeantes/agravantes (p. ex.: infecção, anemia), comorbidades que importam na condução do caso (p. ex.: disfunção renal, hipercalemia) e participam na avaliação do prognóstico (função hepática).

- A rotina laboratorial de exames deve incluir: creatinina, ureia, sódio, potássio, hemograma completo, glicemia, TSH, TGO, TGP, bilirrubinas, urina rotina.

- Radiografia de tórax e o ECG também devem ser feitos em todos os pacientes na admissão.

- O ECO deve ser feito ao longo da internação ou emergencialmente, dependendo da suspeita de complicações que demandam diagnóstico imediato (tamponamento, TEP, disfunção mecânica em IAM, etc).

- Vale aqui lembrar que dosagem de lactato sérico não é rotina, sendo reservada apenas para avaliação de pacientes com IC perfil C, para avaliar a gravidade e monitorar a evolução das repercussões tissulares do baixo débito durante o tratamento.

FATORES DESENCADEANTES OU AGRAVANTES

- Na avaliação clínica dos pacientes com suspeita de IC aguda, é muito importante a identificação, por meio da anamnese, exame físico e exames laboratoriais, os fatores que possam ter desencadeado a descompensação da IC. É fundamental que esses fatores sejam identificados e tratados a partir do primeiro momento da abordagem desses pacientes.
- Os fatores mais frequentemente encontrados estão listados na Tabela 3.36 abaixo.
- No Brasil a não adesão ao tratamento medicamentoso e abuso de água e sódio são as causas mais comuns, perfazendo em conjunto até 40% dos casos.

Tabela 3.36 – Principais fatores desencadeantes/agravantes da IC aguda.

Não adesão ao tratamento
Isquemia miocárdica
Fibrilação atrial
Infecção
Hipertensão não controlada
Disfunção renal
Anemia
Arritmia ventricular
Bradiarritmias
Embolia pulmonar
Iatrogenia

AVALIAÇÃO NÃO INVASIVA DO PERFIL HEMODINÂMICO

- Essa rápida abordagem à beira do leito avalia os distúrbios hemodinâmicos causados pela falência da bomba cardíaca, a partir da detecção de qualquer sinal ou sintoma de congestão e/ou hipoperfusão (baixo débito), listados na Tabela 3.37, de forma a definirmos 4 perfis, como ilustrado na Figura 3.2.

- O tratamento da IC aguda será guiado por esses perfis e mostrados no texto e fluxogramas que se seguirão. Vale lembrar que o perfil A não demanda tratamento imediato e deve ser melhor investigado para o diagnóstico dos sintomas presentes (NT-Pró-BNP, radiografia do tórax, hemograma), já que não há sinais claros de IC descompensada.

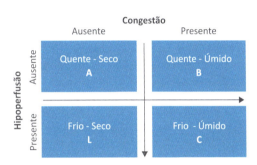

Figura 3.2 – Ilustrando a definição dos perfis clínicos-hemodinâmicos à beira do leito de 2 minutos.

Tabela 3.37 – Sinais e sintomas usados para classificação hemodinâmica.

Congestão
Estertores pulmonares (ausentes em 80% das IC crônicas descompensadas)
Ortopneia/dispneia paroxística noturna (mais útil para definir congestão pulmonar!)
Turgência venosa jugular (sinal mais específico de hipervolemia)
Edema periférico
Derrames cavitários (ascite, derrame pleural)
Congestão visceral (hepatomegalia congestiva)

Hipoperfusão (baixo débito)
Extremidades frias
Pressão proporcional de pulso < 25% = (PAS - PAD)/PAS
Pulso filiforme
Pulso alternante
Sonolência, confusão mental
Oligúria

TIPO DE APRESENTAÇÃO: VASCULAR OU CARDÍACA

A congestão pulmonar nos pacientes com IC aguda pode cursar acompanhada ou não de manifestações de hipervolemia sistêmica, correspondendo às apresentações de IC tipo cardíaca e IC tipo vascular, respectivamente (Fluxograma 3.16):

- **IC aguda tipo vascular:** não há hipervolemia verdadeira, mas "apenas" má redistribuição de volume sanguíneo da periferia (arterial) para as vísceras centrais (pulmões) pela vasoconstricção periférica. A redução da congestão deve-se fazer fundamentalmente com uso "mais generoso" de vasodilatadores e "mais judicioso" com doses reduzidas de diuréticos (Fluxograma 3.16).
- **IC aguda do tipo cardíaca:** exibem hipervolemia sistêmica e necessitam de diuréticos em doses altas para resolução do quadro. Esses aspectos serão importantes para ajuste da terapia ao longo da abordagem do paciente com IC perfil B.

FASES DE TRATAMENTO DA IC AGUDA

O tratamento da IC aguda é dividido em **3 fases** com objetivos clínicos distintos, como resumidamente delineados na Tabela 3.38 abaixo. Essas etapas se desdobram progressivamente ao longo da internação de forma concatenada.

- **Fase inicial:** objetivos hemodinâmicos de aliviar hipervolemia e congestão, com alívio da dispneia.
- **Fase intermediária:** transição das drogas para via oral e foco no início da otimização das drogas que possam melhorar a sobrevida, além de consolidar a descongestão e tratar a etiologia e comorbidades.
- **Fase tardia (preparação para alta):** completar a otimização do tratamento medicamentoso, garantir a descongestão residual, educar o paciente para a doença e estabelecer o plano de seguimento ambulatorial precoce.

ASPECTOS GERAIS DO MANEJO

- **Disposição dos pacientes:** pacientes com IC perfil B, sem dispneia grave, podem ser manejados em ambiente de enfermaria, sem leito monitorizado. Pacientes com IC perfil B com dispneia grave e pacientes com IC perfil C devem ser conduzidos em leito monitorado, em Sala de Estabilização Clínica ou Terapia Intensiva.

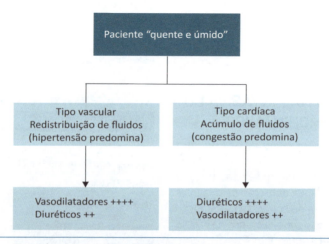

Fluxograma 3.16 – Tipos de apresentação da IC aguda.

Tabela 3.38 – Objetivos das fases do tratamento da IC aguda.

Fase inicial

Resolução da hipervolemia e da congestão – alivio de sintomas.

Garantir boa oxigenação.

Estabilidade hemodinâmica e evitar lesão de órgãos alvo.

Fase intermediária

Desmame das drogas endovenosas

Introduzir ou otimizar drogas bloqueadoras neuro-hormonais
(IECA/BRA, betabloqueador, sacubitril/valsartana, espironolactona).

Consolidar/progredir a descongestão.

Tratar etiologia e comorbidades.

Fase tardia

Resolver congestão residual.

Orientação e educação do paciente para autocuidados (abordagem multidisciplinar).

Garantir otimização do tratamento e estabilidade clínica.

Estabelecer plano de seguimento: retorno ambulatorial precoce, em até 7-15 dias.

- **Oxigênio e suporte ventilatório:** paciente com desconforto respiratório e SaO_2 < 90% devem receber O_2 suplementar e devem ser considerados para VNI (CPAP ou BIPAP), como terapia muito efetiva para alívio da dispneia, aumento do débito cardíaco, e redução de evolução para ventilação invasiva.
- **Restrição hídrica:** 1.000-1.200 mL por dia. Essa medida permite uma resolução mais rápida da descongestão com menor risco de desenvolvimento de hiponatremia.
- **Teor de sódio na dieta:** não há benefício documentado da restrição de sódio na dieta para todos os pacientes com IC aguda. Recomenda-se como rotina a prescrição de dieta hospitalar normossódica. Contudo, pacientes muitos graves, com quadros congestivos refratários podem ser considerados para regimes de maior restrição de sódio na dieta.

- **Profilaxia de eventos tromboembólicos:** pacientes internados por IC aguda devem receber anticoagulação de rotina para prevenção de TVP/TEP, independente de estarem restritos ao leito. Pode ser usada por exemplo enoxaparina 40 mg/dia por via subcutânea.
- **Manutenção dos medicamentos para IC crônica:** como regra geral, é muito importante manter o uso das medicações para tratamento da IC crônica que tem impacto na melhora da sobrevida (IECA/BRA, betabloqueador, espironolactona). Algumas situações específicas são resumidas na Tabela 3.39 a seguir.

Tabela 3.39 – Considerações quanto a medicações de uso prévio em IC aguda.

Betabloqueador

Perfil C com PAS ≥ 90 mmHg: não suspender, mas reduzir pela metade.

Perfil C com PAS < 90 mmHg: suspender.

Bradicardia < 45 bpm, BAV 2º grau Mobitz II, BAV avançado ou BAVT: suspender.

IECA/BRA/ARNI

Perfil C com PAS ≥ 70 mmHg: não suspender, aguardar resposta ao inotrópico/vasodilatador.

Perfil C com PAS < 70 mmHg: suspender.

Aumento da Cr, mas com valores até 3,0 mg/dL ou TFG > 25 mL/min, com K^+ normal: não suspender.

Aumento da Cr > 3,5 mg/dl ou TFG < 20 mL/min: considerar a suspensão (conforme PA, introduzir hidralazina e nitrato em substituição).

K^+ com valores entre 5,5-6,0 mEq/L: reduzir doses pela metade.

K^+ > 6,0 mEq/L: suspender medicamento.

Espironolactona

K^+ > 6,0 mEq/L ou Cr > 3,5 mg/dL ou TFG < 20 mL/min: suspender.

K^+ com valores entre 5,5-6,0 mEq/L: reduzir dose pela metade.

PAS: pressão arterial sistólica; **BAV:** bloqueio atrioventricular; **BAVT:** bloqueio atrioventricular total; **IECA:** inibidor da enzima conversora de angiotensina; **BRA:** bloqueador de receptor de angiotensina; **ARNI:** inibidor do receptor da neprilisina e angiotensina; **Cr:** creatinina sérica; **TFG:** taxa de filtração glomerular estimada; **K⁺:** potássio sérico.

3.14 Insuficiência Cardíaca Aguda Perfil B

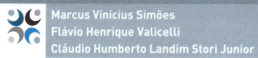

Marcus Vinicius Simões
Flávio Henrique Valicelli
Cláudio Humberto Landim Stori Junior

- O distúrbio hemodinâmico fundamental nesse perfil é a congestão.
- O sintoma predominante mais usual é a dispneia com graus variados de ortopneia.
- A meta terapêutica inicial é a redução da pressão de enchimento das câmaras cardíacas (congestão), mediante redução da sobrecarga hídrica provocada pela hiperatividade do sistema neuro-humoral, o que pode ser atingido com uso de doses adequadas de diuréticos de alça endovenosos, sendo a furosemida a principal droga.

ESCORES DE CONGESTÃO

- Pacientes internados por IC aguda devem ser avaliados diariamente mediante emprego de um escore de congestão clinicamente validado (Tabela 3.40). Cada parâmetro do escore varia sua pontuação entre 0 e 3 pontos. O escore total é a somatória dos parâmetros, sendo 0 equivalente à ausência de congestão e 18 a congestão máxima.
- Também deve ser registrado o Escore Combinado de Congestão (ECC), cujos parâmetros estão destacados através asterisco (*) na Tabela 3.40, que avalia mais especificamente o estado de volemia dos pacientes com IC aguda.

DIURÉTICOS EM IC AGUDA PERFIL B

- Diuréticos em dose adequada e iniciados precocemente (dentro da 1ª hora após identificação do caso, para garantir melhor prognóstico) são a chave da terapia da vasta maioria dos casos de IC perfil B.
- Os algoritmos de uso de diuréticos, incluindo a dose inicial e ajuste de dose conforme resposta serão apresentados em primeiro lugar neste protocolo de condutas.
- O Fluxograma 3.17 traz a escolha da dose inicial de furosemida, que deverá ser mantida em doses a cada 12 h.
- A avaliação da resposta efetiva à dose de furosemida é feita mediante a avaliação da perda de peso em 24 h. Portanto, peso diário em jejum é fundamental para o sucesso do manejo.
- O alvo é a perda de **1-2 kg/dia**. O Fluxograma 3.18 traz o algoritmo de ajuste da dose de furosemida conforme a perda de peso.
- Nos pacientes refratários, com resistência diurética, que atingem a dose teto de furosemida (400 a 600 mg/dia), a estratégia de **bloqueio sequencial do néfron** pode ser usada, usando-se hidroclorotiazida ou acetazolamida. Naqueles que continuam não responsivos, a ultrafiltração é alternativa terapêutica válida (Fluxograma 3.18).

Tabela 3.40 – Parâmetros clínicos para avaliação do escore de congestão.

Parâmetro	0	1	2	3
Dispneia	nenhuma	rara	frequente	contínua
Ortponeia*	nenhuma	rara	frequente	contínua
Fadiga	nenhuma	rara	frequente	contínua
Estase venosa jugular	< 6 cm	6-9 cm	10-15 cm	> 15 cm
Estertores	ausentes	bases	até 50%	> 50%
Edema*	traço/nenhum	leve	moderado	intenso

CAPÍTULO 3

Cardiologia 127

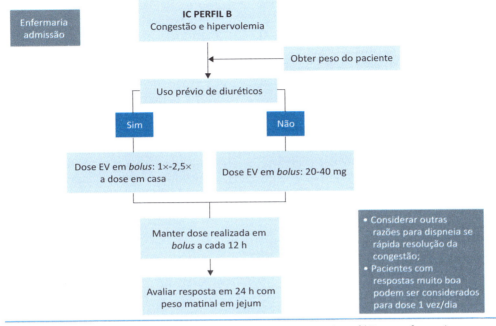

Fluxograma 3.17 – Tratamento diurético inicial do paciente com IC perfil B em enfermaria.
* A dose inicial de furosemida endovenosa deve ser administrada ≤ 1 h após a identificação do caso.

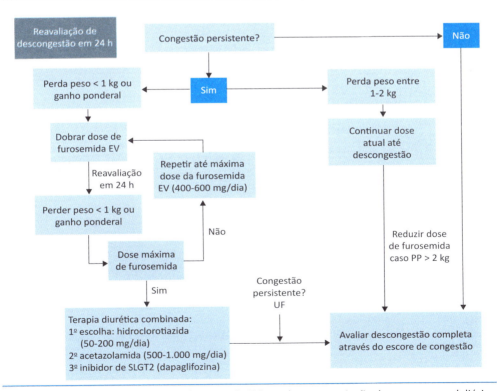

Fluxograma 3.18 – Ajuste da dose de furosemida EV com base na variação de peso corporal diário.
PP: perda de peso; UF: ultrafiltração.

- A furosemida endovenosa deve ser mantida até que o paciente se apresente euvolêmico, ou seja, sem sinais de congestão. O Fluxograma 3.19 traz o algoritmo de conduta que orienta a transição da furosemida endovenosa para as doses de furosemida oral.
- Naqueles pacientes internados em leito de terapia intensiva em que se possa monitorar a diurese horária, o ajuste da dose de furosemida pode ser feito de forma mais precisa e dentro de um período de 6 horas, para detecção mais precoce dos pacientes não respondedores ou que precisam de ajuste rápido da dose de furosemida, como mostra o Fluxograma 3.20.
- Da mesma forma, o ajuste da dose de furosemida após 24 horas de tratamento pode ser feito tomando-se por base o débito urinário (DU) e balanço hídrico (BH) de 24 horas, conforme ilustrado no Fluxograma 3.21.
- De forma semelhante ao realizado com variação de peso diário, a diurese e o balanço hídrico de 24 horas também podem ser usados para orientar a transição da furosemida EV para VO (Fluxograma 3.22).

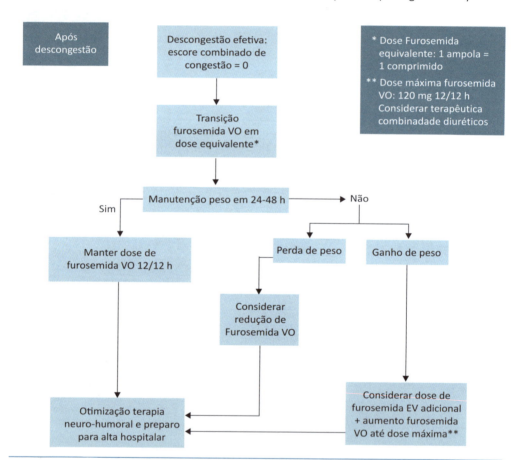

Fluxograma 3.19 — Transição da furosemida EV para VO, após descongestão efetiva.

**equivale a 240 mg de furosemida via oral por dia. Se houver ganho de peso ou persistência de congestão apesar da dose máxima de furosemida VO, considerar bloqueio sequencial do néfron:
– hidroclorotizida 50-200 mg/dia
– acetazolamida 500-100 mg/dia
– inibidor do SGLT2 (eficácia ainda para ser comprovada).

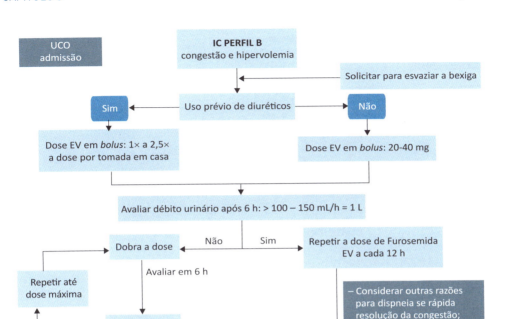

Fluxograma 3.20 – Ajuste da dose de furosemida para pacientes com IC perfil B internados em leito de terapia intensiva.

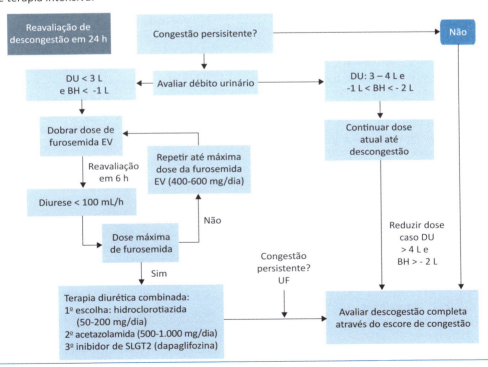

Fluxograma 3.21 – Ajuste da dose de furosemida com base na diurese de 24h.
DU: débito urinário; **BH:** balanço hídrico.

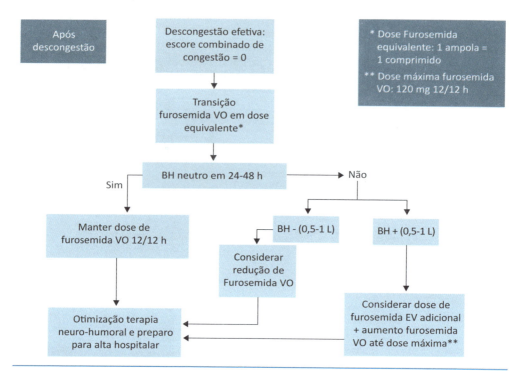

Fluxograma 3.22 – Transição da furosemida EV para VO usando-se a diurese e balanço hídrico de 24 h.
BH: balanço hídrico.

VASODILATADORES EM IC PERFIL B

O uso de vasodilatadores em associação aos diuréticos na IC perfil B, tem por objetivo a melhora mais rápida da dispneia, podendo garantir o primeiro objetivo clínico de resolução da dispneia em repouso e ortopneia nas primeiras 12 horas de tratamento. O uso de vasodilatadores deve ser também considerado no tratamento inicial da IC perfil B tipo vascular. Neste contexto, tanto os nitratos EV quanto VO podem ser empregados.

Nitroglicerina (NTG)

- A NTG age mediante liberação de moléculas de óxido nítrico e seu efeito vasodilatador em doses baixas predomina no sistema venoso sistêmico e arterial coronariano.
- O efeito hemodinâmico preponderante da NTG é a redução das pressões de enchimento do VE, efeito causado pela dilatação dos vasos venosos de capacitância e redução do retorno venoso de maneira dose-dependente.
- Já o efeito de aumento do débito cardíaco ocorre em doses mais elevadas da medicação, sendo muito mais discreto do que o alcançado com o nitroprussiato de sódio (NTPS), o que faz com que a NTG seja usada apenas nos casos de IC perfil B para controle da congestão pulmonar, mas sem indicação nos pacientes com IC perfil C que necessitam de medidas mais efetivas para aumentar o débito cardíaco.
- A NTG apresenta o fenômeno de taquifilaxia, com redução progressiva de seus efeitos hemodinâmicos na medida em que se mantém a dose de infusão da medicação ao longo do tempo. Portanto, é necessário o aumento progressivo de sua taxa de infusão para manutenção do efeito clínico/hemodinâmico desejado.
- O efeito colateral mais usual da NTG é a cefaleia, que pode ser tratada com uso de analgésicos comuns. A Tabela 3.41 traz orientações para seu uso, diluições e taxas de infusão.

CAPÍTULO 3

Tabela 3.41 – Nitroglicerina.
Diluição Padrão: 50 mg/10 mL (1 ampola) em 240 mL de SF ou SG5% = 200 mcg/mL

mcg/min	5	10	15	20	25	30	35	40	45
mL/h	1,5	3	5	6	8	9	11	12	14
mcg/min	50	55	60	65	70	75	80	85	90
mL/h	15	17	18	20	21	23	24	26	27
mcg/min	95	100	105	110	115	120	125	130	135
mL/h	29	30	32	33	35	36	38	39	41
mcg/min	140	145	150	155	160	165	170	175	180
mL/h	42	44	45	47	48	50	51	53	54
mcg/min	185	190	195	200	205	210	215	220	225
mL/h	56	57	59	60	62	63	65	66	68
mcg/min	230	235	240	245	250	255	260	265	270
mL/h	69	71	72	74	75	77	78	80	81
mcg/min	275	275	280	285	290	295	300	305	310
mL/h	83	83	84	86	87	89	90	92	93
mcg/min	315	320	325	330	335	340	345	350	355
mL/h	95	96	98	99	101	102	104	105	107
mcg/min	360	365	370	375	380	385	390	395	400
mL/h	108	110	111	113	114	116	117	119	120
mcg/min	405	410	415	420	425	430	435	440	445
mL/h	122	123	125	126	128	129	131	132	134

Sugestão de titulação em IC descompensada:
Iniciar com 10-20 mcg/min e ↑ ou ↓ em 5 em 5 mcg/min a cada 3-5 min até PAM alvo de 65-70 mmHg.
Dose máxima: 400 mcg/min (120 mL/h).
Coversão de unidade: velocidade (mcg/min) = [200 × Velocidade (mL/h)]/60.
Contraindicação: uso concomitante de inibidores da fosfodiesterase (p. ex.: sildenafil), infarto ventricular direito e hipotensão.

Desmame da NTG

- Usualmente institui-se o tratamento com NTG na fase inicial do tratamento de paciente com IC aguda perfil B com dispneia acentuada, estendo seu uso por períodos de 24 a 48 horas, até o momento em que houver maior controle dos sintomas e estabilidade clínica do paciente, que é garantido por descongestão efetiva ao longo do tempo de uso da NTG.

- Sabe-se, que apesar do eficaz incremento hemodinâmico apresentado pelos vasodilatadores EV empregados na fase inicial do tratamento, após interrupção da sua infusão, ambas as drogas (NTPS e NTG) apresentam efeito "rebote", com rápido retorno ao "status" hemodinâmico observado na condição basal pré-infusão. Esse efeito "rebote" pode ser evitado através da progressiva substituição dos agentes EV por vasodilatadores orais.

- Para o desmame da NTG pode ser usada a combinação de hidralazina e dinitrato de isossorbida, com doses crescentes iniciando-se com 25 mg e 10 mg, respectivamente, e progredindo até a dose máxima, se necessário, de 100 mg e 40 mg, a cada 8 h, reduzindo-se a dose da NTG conforme resposta clínica e controle pressórico.

Uso inicial de nitratos orais

- Para paciente com ICAD perfil B diretamente internados em leito não monitorizado, não é possível o uso dos agentes EV. Caso haja indicação, para reverter mais rapidamente quadro de dispneia mais intensa, pode-se empregar o dinitrato de isossorbida (DNIS), desde que o paciente exiba níveis de PAS mais preservados de pelo menos 110 mmHg.
- O DNIS pode ser administrado por via sublingual quando se deseja o efeito mais imediato (dispneia mais grave) em doses de 10 mg a cada 3 ou 4 horas, ou por via oral 10-20 mg a cada 6 horas.
- Naqueles casos considerados como IC vascular, particularmente na IC hipertensiva (valores iniciais de PAS > 140 mmHg), além do DNIS pode-se associar hidralazina em combinação, para melhor controle da PA.

3.15 Insuficiência Cardíaca Aguda Perfil C

Marcus Vinicius Simões
Flávio Henrique Valicelli
Cláudio Humberto Landim Stori Junior

- O perfil clínico-hemodinâmico frio e úmido (Perfil C) é caracterizado pela presença de sinais e sintomas de baixo débito (frio) associado aos sinais e sintomas de congestão (úmido). É o perfil de pior prognóstico, com maior mortalidade, sendo responsável por até 20% das hospitalizações por IC agudamente descompensada (ICAD).
- O objetivo primordial e imediato do tratamento do perfil C é a resolução do baixo débito cardíaco, mediante emprego de **nitroprussiato de sódio (NTPS) ou agentes inotrópicos**. Vale ressaltar que inotrópicos parecem associar-se a aumento da mortalidade e devem ser usados apenas quando necessários e pelo menor tempo e dose possíveis.
- A escolha inicial para o tratamento do baixo débito vai depender da resistência vascular sistêmica e, portanto, da pressão arterial sistólica (PAS) (Fluxograma 3.23):
  - **PAS ≥ 90 mmHg:** são candidatos ao uso de NTPS, um vasodilatador arterial e venoso que é capaz de reduzir a pós-carga, promovendo o aumento do débito cardíaco, da perfusão renal e do débito urinário, além de reduzir a insuficiência mitral funcional e as pressões de enchimento ventricular.
  - **PAS 70-90 mmHg:** a droga de escolha é a dobutamina, um inotrópico positivo que promove o aumento do débito cardíaco dose-dependente, sem causar hipotensão.
  - **PAS < 70 mmHg:** situação crítica, podendo predominar um quadro hemodinâmico de choque circulatório. A noradrenalina é o agente vasopressor de escolha. O objetivo é resolver a situação de choque para depois tratar o baixo débito cardíaco.

MANEJO DA ICAD PERFIL C COM PAS ≥ 90 MMHG

- Reduzir a dose do betabloqueador à metade.

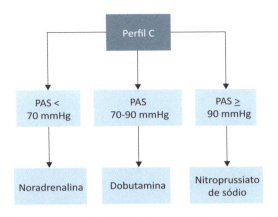

Fluxograma 3.23 – Manejo inicial segundo as manifestações comuns de baixo débito cardíaco.

- Os pacientes que se apresentam nesta situação deverão ser manejados com NTPS (Fluxograma 3.24, Tabela 3.42). A dose inicial é de 5 a 10 mcg/min (0,2 mcg/kg/min) e deve ter incrementos de 10 a 20 mcg/min a cada 10 a 20 min até a resolução das manifestações de baixo débito cardíaco. A dose máxima é de 400 mcg/min (8 mcg/kg/min). Por ser um vasodilatador arterial e venoso, há necessidade de monitorização contínua da pressão arterial em leito monitorado, por método invasivo ou, alternativamente, pelo método não invasivo oscilométrico com medidas frequentes (a cada 5 minutos).

- Imediatamente após a resolução do baixo débito, deve ser iniciado diurético EV semelhante ao protocolo para perfil B, conforme o lema do tratamento do perfil C: *"primeiro esquentar, depois enxugar"*.

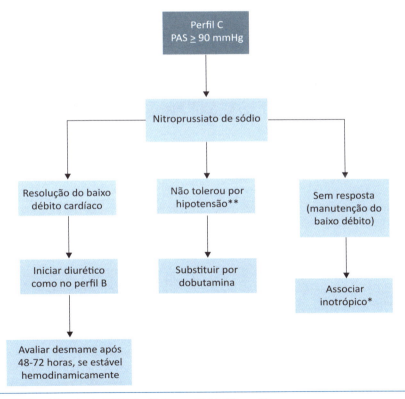

Fluxograma 3.24 – Manejo da ICAD Perfil C com PAS ≥ 90 mmHg.
** O desenvolvimento de hipotensão no curso clínico do tratamento da ICAD perfil C pode sugerir a presença de sepse associada que deve ser investigada e descartada.
* Nesse cenário, com PAS ≥ 90 mmHg, a dobutamina é a primeira escolha, mas inotrópicos vasodilatadores também podem ser usados, como o milrinone e a levosimendana.

134 Guia Prático de Emergências Clínicas

Tabela 3.42 – Nitroprussiato de sódio em IC aguda.

Padrão: 1 ampola em 250 mL de SG 5%* = 200 mcg/mL

mcg/min	5	10	17	20	30	33	40	50	60
mL/h	1,5	3	5	6	9	10	12	15	18
mcg/min	67	70	83	90	100	110	117	130	133
mL/h	20	21	25	27	30	33	35	39	40
mcg/min	140	150	160	167	170	183	190	200	210
mL/h	42	45	48	50	51	55	57	60	63
mcg/min	217	230	233	240	250	260	267	270	283
mL/h	65	69	70	72	75	78	80	81	85
mcg/min	290	300	310	317	330	333	340	350	360
mL/h	87	90	93	95	99	100	102	105	108
mcg/min	367	370	383	390	400	410	417	420	433
mL/h	110	111	115	117	120	123	125	126	130

Dobrada: 2 ampolas em 250 mL de SG 5%* = 400 mcg/mL

mcg/min	10	20	33	40	60	67	80	100	120
mL/h	1,5	3	5	6	9	10	12	15	18
mcg/min	133	140	167	180	200	220	233	260	267
mL/h	20	21	25	27	30	33	35	39	40
mcg/min	280	300	320	333	340	367	380	400	420
mL/h	42	45	48	50	51	55	57	60	63

Triplicada: 3 ampolas em 250 mL de SG 5%* = 600 mcg/mL

mcg/min	15	30	50	60	90	100	120	150	180
mL/h	1,5	3	5	6	9	10	12	15	18
mcg/min	200	210	250	270	300	330	350	390	400
mL/h	20	21	25	27	30	33	35	39	40

Sugestão de titulação em IC descompensada: iniciar com 5-10 mcg/min e ↑ ou ↓ em 3 ou 5 mL/h a cada 5 min até PAM alvo de 65-70 mmHg. Evitar dose máxima (400 mcg/min) por mais de 10 min pelo risco elevado de intoxicação por cianato.

* Apresentação de 50 mg/2mL. Melhor diluição em SG 5%, mas também estável em SF e RL. Optar pelas diluições concentradas em quadros congestivos graves, nas quais se busca balanço hídrico negativo.

- A infusão do NTPS pode se prolongar por 48 a 72 horas e conforme resposta e estabilidade clínica, procedermos o desmame com uso de doses crescentes de vasodilatadores orais. Lembrar que infusão de NTPS por períodos mais prolongados, acima de 4-5 dias, pode causar intoxicação por cianeto.
- Há situações em que o paciente não tolera o vasodilatador, evoluindo com hipotensão. Em levantamento feito no nosso HC, 20% dos pacientes se comportam dessa forma. Nesse caso, o NTPS deverá ser substituído por dobutamina (lembrar que os outros inotrópicos têm efeito vasodilatador periférico e não se encaixam nesse cenário). Neste momento deve-se também rastrear a presença de quadro infecioso subjacente, hipertensão arterial pulmonar grave (eventualmente TEP) e/ou hipovolemia não previamente identificados.

CAPÍTULO 3

Cardiologia **135**

- Quando o paciente não exibir hipotensão, mas não responder ao vasodilatador, mantendo os sinais de baixo débito apesar do ajuste adequado da dose, deve-se associar um inotrópico EV que pode ser dobutamina (seria a primeira escolha), milrinone ou levosimendana:
  - **Dobutamina** não requer ajuste de dose na presença de disfunção renal. Apesar de haver recomendação geral de preferir-se o uso de inotrópicos não beta-miméticos em pacientes em uso de betabloqueadores, a prática clínica mostra que a dobutamina pode ainda ser empregada desde que em doses maiores (iniciar com 5 mcg/kg/min).
  - **Milrinone** é um inibidor da fosfodiesterase, com efeitos inotrópicos positivos e vasodilatador periférico por aumento da ação do GMP cíclico. Pode ser usada na presença de disfunção renal com dose ajustada.
  - **Levosimendana** é um inotrópico positivo e atua aumentando a sensibilida-

de da troponina C ao cálcio, com efeito vasodilatador arteriolar periférico por ação em canais de potássio na musculatura lisa vascular. Não deve ser usado com disfunção renal e *clearance* estimado de creatinina abaixo de 30 mL/min, disfunção hepática grave, ou no paciente com hipotensão ou choque.

MANEJO DA IC PERFIL C COM PAS 70-90 MMHG

- Em pacientes que se apresentam com hipotensão, mas não crítica, os vasodilatadores EV não são opção, assim como milrinone e levosimendana por serem inodilatadores. Nessa situação, a droga de escolha é a **dobutamina** (Fluxograma 3.25, Tabela 3.43).
- Ela deve ser iniciada em **2,5 mcg/kg/min** em pacientes que não fazem uso de betabloqueador e em **5 mcg/kg/min** em pacientes que fazem uso de betabloqueador (que deve ser suspenso!). A dose deve

Tabela 3.43 – Inotrópicos em insuficiência cardíaca aguda.			
Medicação	**Sugestão de diluição**	**Dose**	**Cálculo rápido**
Dobutamina 250 mg/20 mL	1 ampola (20 mL) + 230 mL diluente (SF, SG5% ou RL) = 1000 mcg/mL	***Bolus* inicial:** não. **Manutenção:** iniciar com 2,5-5,0 mcg/kg/min, titular conforme resposta até máximo de 20 mcg/kg/min. **Correção de dose:** sem correção para função renal ou hepática.	D = (V × 16,67)/P ou V = (D×P)/16,67
Milrinone 10 mg/10 mL	2 ampolas (20 mL) + 80 mL diluente (SF, SG5% ou RL) = 200 mcg/mL	***Bolus* inicial:** 25-75 mcg/kg em 10 min. **Manutenção:** 0,375-0,75 mcg/kg/min. **Correção de dose pela função renal:** ClCr 10-50: 0,0625-0,125 mcg/kg/min. ClCr < 10: evitar. Sem correção para função hepática.	D = (V × 3,33)/P ou V = (D×P)/3,33
Levosimendana 12,5 mg/5 mL	2 ampolas (10 mL) + 500 mL de SG5% = 50 mcg/mL	***Bolus* inicial:** 12 mcg/kg em 10 min (opcional)*. **Manutenção:** 0,1 mcg/kg/min, que poderá ser reduzida para 0,05 ou elevada para 0,2 mcg/kg/min. Administrar por até 24 h. **Correção de dose:** sem correção, porém contraindicado em ClCr < 30 mL/min ou disfunção hepática grave.	D = (V × 0,83)/P ou V = (D × P)/0,83

* Evitar ataque inicial se hipotensão. **D:** dose em mcg/kg/min; **V:** velocidade de infusão em mL/h; **P:** peso em kg; **ClCr:** *clearance* de creatinina estimada em mL/min.

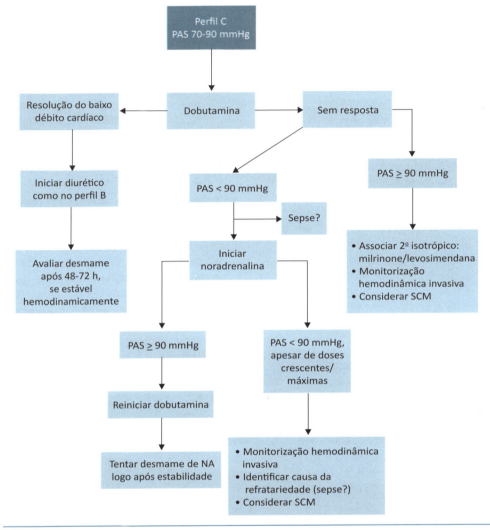

Fluxograma 3.25 – Manejo da ICAD Perfil C com PAS entre 70-90 mmHg.
SCM: suporte circulatório mecânico. **NA:** noradrenalina. **PAS:** pressão arterial sistólica.

ser ajustada a cada 10 min até a resolução do baixo débito. Somente após a resolução do baixo débito, deve ser iniciado diurético EV semelhante ao protocolo para perfil B.
- Nos **respondedores**, exibindo resolução do baixo débito, a seguir inicia-se diurético EV como no perfil B e a infusão de dobutamina deve ser mantida por **48-72 h**, garantindo que haja estabilidade clínica e boa progressão da descongestão, para se considerar neste momento a **primeira tentativa de desmame**. O embasamento desta conduta é infundir o agente inotrópico, que tem potencial de dano miocárdico e risco de aumento de mortalidade, por menor tempo possível e não prolongar a infusão da dobutamina adentrando a janela temporal da taquifilaxia (que ocorre após o 5º dia).
- Há **situações em que o paciente não responde** com uso de dobutamina, mantém sinais de baixo débito cardíaco, podendo ou não evoluir com hipotensão:
  - **Sem resposta, com hipotensão:** vale lembrar que a dobutamina não induz

normalmente hipotensão nos pacientes com ICAD. Caso ocorra hipotensão, há necessidade de investigação de alguma causa subjacente, sendo a sepse a principal causa. Frente à hipotensão, a infusão de dobutamina deve ser interrompida temporariamente e iniciado agente vasopressor (noradrenalina) objetivando uma PAS ≥ 90 mmHg. Assim que este nível pressórico for alcançado, retorna-se com a infusão de dobutamina. Pelos seus efeitos deletérios nos pacientes com IC, a noradrenalina deve ser mantida pelo mínimo tempo necessário para resolução da hipotensão e estabilização do quadro hemodinâmico, devendo progredir com seu desmame assim que possível, normalmente 4 a 6 horas após estabilização.

- Caso o paciente mantenha-se hipotenso, mesmo com doses crescentes de vasopressor, há a necessidade de monitorização hemodinâmica invasiva com cateter de artéria pulmonar para melhor definição do quadro clínico e definir as causas da refratariedade, considerar suporte circulatório mecânico em casos específicos (p. ex.: miocardite fulminante, disfunção mecânica tratável).

- *Sem resposta, mas com PAS ≥ 90 mmHg:* a refratariedade também pode ser causada por sepse, grave *mismatch* direita-esquerda com hipertensão pulmonar e falência de VD, como o causado por um TEP, por exemplo, sendo necessário a associação de um segundo inotrópico, cabendo a milrinone ou o levosimendana, e avaliação hemodinâmica invasiva. Em casos graves, sem resposta adequada, considerar o suporte circulatório mecânico.

MANEJO DA IC PERFIL C COM PAS < 70 MMHG

- Pacientes que se apresentam com ICAD perfil C com grave hipotensão, PAS < 70 mmHg, podem configurar um quadro de choque circulatório. Trata-se de quadro extremamente grave, com risco iminente de morte.

- A droga de escolha é a noradrenalina com objetivo de garantir a perfusão adequada dos órgãos-chave e elevação da PA para níveis ≥ 90 mmHg (Fluxograma 3.26). Neste momento, não deve ser iniciado inotrópico ou diurético EV.

- A dose inicial de noradrenalina é de 0,1 a 0,2 mcg/kg/min e deve ser ajustada a cada 15 min com objetivo de PAS de 90 mmHg. A dose máxima a ser utilizada é 1 mcg/kg/min. Após atingir níveis pressóricos adequados, iniciar dobutamina e progredir a dose até resolução dos sinais de baixo débito cardíaco.

- A noradrenalina deve ser mantida pelo menor tempo necessário, uma vez que é agente vasoconstrictor periférico e contribui para piora da disfunção da bomba cardíaca e, assim que possível, garantindo a estabilidade hemodinâmica, ela deve ser retirada.

- Após resolução dos sinais de baixo débito e desmame da noradrenalina, iniciar diurético EV conforme protocolo para perfil B. Manter o inotrópico por 48-72 horas e avaliar o desmame.

- Se não houver elevação da pressão arterial com a noradrenalina, trata-se de um quadro de choque circulatório e o manejo específico deve ser iniciado.

- Faz parte da avaliação inicial deste paciente a investigação de choque séptico e hipovolemia, com início imediato do tratamento.

DESMAME DA DOBUTAMINA E NTPS

Quando iniciar o desmame?

Obrigatório o preenchimento de todos os critérios:

- Estabilidade clínica por 12 a 24 horas.
- Sem sinais de baixo débito.
- Hipervolemia em resolução.
- Sem hipervolemia grave.

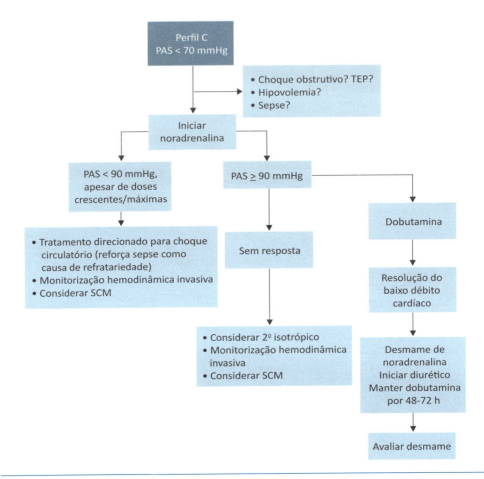

Fluxograma 3.26 – Manejo da ICAD Perfil C com PAS < 70 mmHg.
TEP: tromboembolismo pulmonar; **SCM:** suporte circulatório mecânico.

- Na maioria dos casos limitar o tempo de infusão em até 48 a 72 horas.

Como realizar?

- Substituir progressivamente as drogas EV por doses crescentes de vasodilatadores orais, conforme o protocolo da Tabela 3.44, usualmente no prazo de 24 horas.
- Diminuir a infusão gradualmente conforme a tolerância.
- Manter PAM entre 65 e 70 mmHg ou PAS ≥ 90 mmHg, enquanto inicia/progride vasodilatador via oral.

Como identificar a falha do desmame?

Falha de desmame **não** deve ser definida apenas com base na diminuição da diurese. A redução da diurese é comum após retirada de dobutamina e deve ser manejada inicialmente com ajuste da dose de furosemida EV.

A falha de desmame dever ser definida pela situação em que o paciente retorna a apresentar sinais de baixo débito. Ainda que a falha de desmame identifique um paciente com IC mais grave e pior prognóstico, deve-se buscar eventuais causas tratáveis para falha de desmame, sendo as mais comuns:

- Infecção.
- Hipervolemia grave (o desmame foi precoce e não deveria ter sido feito!).
- Não introdução/progressão de vasodilatadores.

Tabela 3.44 – Protocolo adaptado da Cleveland Clinic para desmame de dobutamina e do NTPS.

Captopril*

Iniciar com 6,25 mg VO
Após 2 h, se tolerado, aumentar para 12,5 mg VO
Após 2 h, se tolerado, aumentar para 25 mg VO
Após 6 h, se tolerado, aumentar para 50 mg VO e manter de 8/8 h

Combinação de hidralazina + dinitrato de isossorbida

Hidralazina	Dinitrato de isossorbida
Iniciar com 25 mg VO (ou 12,5 mg se PAS limítrofe)	Iniciar com 10 mg VO
Após 2 h, se tolerado, aumentar para 50 mg VO	Após 2 h, se tolerado, aumentar para 20 mg VO
Após 6 h, se tolerado, aumentar para 75 mg VO	Após 6 h, se tolerado, aumentar para 30 mg VO
Após 6 h, se tolerado, aumentar para 100 mg VO e, se bem tolerado, manter de 8/8 h	Após 6 h, se tolerado, aumentar para 40 mg VO e, se bem tolerado, manter de 8/8 h

* Realizar o desmame com captopril somente se ClCr > 60 mL/min e K⁺ < 5 mEq/L.

- Taquifilaxia ao uso de dobutamina, que surge, normalmente, após 4 a 5 dias de uso continuado de dobutamina, requerendo aumento da dose para manter efeito clínico.

Como manejar o paciente com falha de desmame?

- A conduta na falha de desmame depende do cenário clínico e da janela temporal em que ocorre a falha.
- No caso de falha que ocorre antes de 4 a 5 dias de infusão contínua de dobutamina (em que a taquifilaxia ainda não aconteceu), a falha de desmame pode ser manejada com retorno da dose anterior e eficaz de dobutamina e otimização do tratamento vasodilatador, melhor controle da volemia e tratamento de infecção. Nova tentativa de desmame pode ser feita 24 a 48 horas após a instituição dessas medidas (Fluxograma 3.27).
- Nas falhas de desmame que ocorrem após muitos dias de infusão contínua de dobutamina (> 4 a 5 dias), a taquifilaxia à dobutamina deve ser considerada como elemento-chave como causa da falha. Neste caso, além da otimização do tratamento, a dobutamina deve ser substituída por agente inotrópico não beta-adrenérgico, milrinone ou levosimendana, conforme o Fluxograma 3.28.

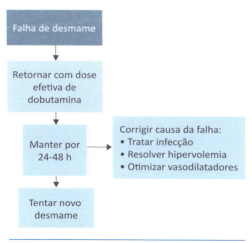

Fluxograma 3.27 – Falha de desmame da dobutamina em até 72 h de infusão.

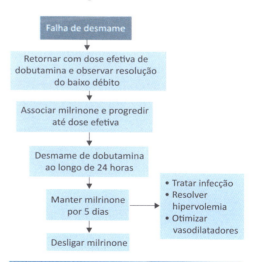

Fluxograma 3.28 – Falha de desmame da dobutamina após 4 a 5 dias de infusão.

3.16 Insuficiência Cardíaca Perfil "Morno e Congesto"

Marcus Vinicius Simões
Flávio Henrique Valicelli
Cláudio Humberto Landim Stori Junior

- Pacientes com débito cardíaco baixo ou limítrofe podem não ter perfusão adequada para manter a função renal, apesar de se apresentarem na avaliação inicial sem outros sinais de baixo débito cardíaco. Essa situação é algumas vezes referida como um perfil intermediário *"morno e congesto"*.
- Na prática, o paciente se apresenta ao exame físico como perfil B (quente e congesto), mas apesar das doses adequadas de diurético EV, não há descongestão efetiva e nem perda de peso adequada, ocorrendo piora progressiva da função renal com paciente ainda congesto. Isto caracteriza o perfil morno.
- Tratamento (Fluxograma 3.29): manter diuréticos em doses efetivas e iniciar agente inotrópico endovenoso, ou seja, tratar como perfil C. Normalmente, a dobutamina é o inotrópico de escolha. Pode ser iniciada em doses baixas (2,5 mcg/kg/min no paciente sem uso de betabloqueador e 5,0 mcg/kg/min nos pacientes em uso de betabloqueador) e continuada na enfermaria, desde que o paciente responda em doses de dobutamina até 7,5 mcg/kg/min. Manter infusão até que o paciente apresente descongestão efetiva e exiba melhora da função renal.

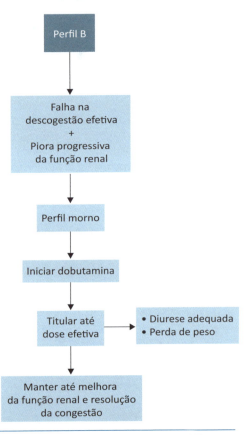

Fluxograma 3.29 – Manejo da ICAD perfil "morno e congesto".

3.17 Insuficiência Cardíaca Perfil L

Marcus Vinicius Simões
Flávio Henrique Valicelli
Cláudio Humberto Landim Stori Junior

- O perfil clínico-hemodinâmico frio e seco (Perfil L) é caracterizado por sinais de baixo débito cardíaco (frio), porém sem sinais de congestão (seco). É o perfil menos comum na sala de emergência, responsável por cerca de 5% dos episódios de insuficiência cardíaca agudamente descompensada (ICAD).

- Estes pacientes estão com pressões de enchimento ventriculares reduzidas caracterizada em hipovolemia com consequente redução do débito cardíaco.
- Excesso de diurético, restrição hídrica inadequada, quadros infecciosos com vômitos e/ou diarreia e sangramentos são as principais causas de hipovolemia nesta apresentação.
- O principal objetivo é reestabelecer o volume intravascular através de prova volêmica, com infusão cuidadosa de alíquotas de 250 mL de soro fisiológico em 15 a 30 min (Fluxograma 3.30) e reavaliações subsequentes do perfil hemodinâmico. O volume total de infusão será de 1 a 2 L ou até que surjam sinais de congestão. Com esta medida, espera-se que o paciente evolua para perfil A. Entretanto, tal observação não é comum na prática clínica, e, geralmente, o paciente evolui com aparecimento de congestão, como Perfil B ou Perfil C, devendo então iniciar infusão de dobutamina.
- Nas situações em que o paciente não responde à expansão volêmica, mantendo sinais de baixo débito cardíaco e sem congestão clínica, deve-se investigar quadros infecciosos graves, choque hipovolêmico e considerar monitorização hemodinâmica invasiva e início de dobutamina e/ou noradrenalina.

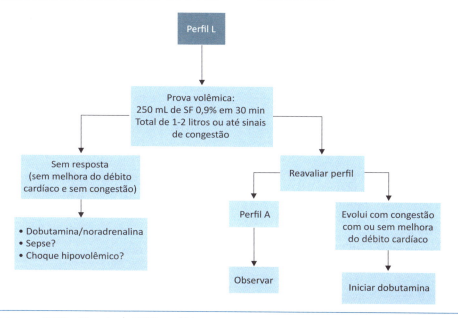

Fluxograma 3.30 – Manejo da ICAD perfil L.

3.18 Insuficiência Cardíaca Aguda – Transição para Alta

Marcus Vinicius Simões
Flávio Henrique Valicelli
Cláudio Humberto Landim Stori Junior

FASE INTERMEDIÁRIA

- Esta fase da internação por IC aguda tem por objetivo primordial fazer a transição do manejo terapêutico voltado para correção dos distúrbios hemodinâmicos, que foi o alvo da fase inicial, para o manejo voltado para otimização do tratamento com drogas que melhoram o prognóstico (introdução e titulação dos bloqueadores neurohormonais) e resolução completa da congestão (com transição da furosemida EV para VO quando o paciente estiver euvolêmico).

- Nessa fase também incluímos investigação diagnóstica mais detalhada da etiologia da IC e das comorbidades, que devem ser tratadas de forma específica para melhorar o prognóstico.

FASE TARDIA E PREPARAÇÃO PARA A ALTA

Nesta fase, a ênfase é dada para as medidas que possam melhorar o prognóstico do paciente com IC e mantê-lo fora do hospital. Neste sentido, é fundamental entender que o risco elevado de morte na IC aguda não se limita à fase intra-hospitalar, mas se estende pelos 90 dias após a alta, chamada de fase vulnerável. São medidas clínicas efetivas para melhorar os desfechos na fase vulnerável:

- Eliminar a congestão, além do mero controle dos sintomas. Lembro aqui que os sintomas de IC desaparecem muito antes que o paciente esteja realmente livre de congestão. Ou seja, garantir que o paciente não tenha congestão residual, tanto na avaliação clínica (exame físico e sintomas) como laboratorial, podendo incluir a ausência de linhas B na ultrassonografia pulmonar.
- Garantir doses máximas toleradas, ou ao menos doses intermediárias, das drogas utilizadas no tratamento da IC crônica que se associam à redução da mortalidade: betabloqueadores, IECA ou BRA nos intolerantes, espironolactona.
- Considerar otimização adicional do tratamento medicamentoso com substituição do IECA/BRA por sacubitril/valsartana, adição de hidralazina+nitrato, associação de iSGLT2. Lembrar que essas opções não são excludentes.
- Associar medicamentos que podem promover maior estabilidade clínica, com melhora dos sintomas e redução de hospitalizações, como a digoxina e a ivabradina, ainda que tenham impacto neutro na sobrevida geral.
- Proporcionar educação do paciente para autocuidados, mediante abordagem multidisciplinar, incluindo: abstenção de álcool e tabaco, vacinação anti-influenza e anti-pneumocócica, uso correto de medicamentos, controle da ingestão de sal e água, atividade física leve a moderada regular, controle do peso diário e identificação de sinais de alerta de descompensação (ganho rápido de peso, edema, piora da dispneia). Essas orientações devem ser feitas, idealmente, por um(a) enfermeiro(a) de IC. Mas na ausência dele(a), pelo médico responsável, com entrega de material escrito.
- Estabelecer plano de seguimento adequado, incluindo retorno clínico precoce, idealmente até 7 dias após a alta. Se disponível, uma enfermeira de IC deve fazer um contato telefônico 3 dias após a alta, novas orientações e aumento da dose de furosemida quando necessário.
- Realizar um relatório detalhado da internação para a equipe de seguimento ambulatorial, com foco na continuidade dos cuidados, estratégia futura de manejo, otimização do tratamento, efeitos colaterais e intolerâncias apresentados pelo paciente.

CRITÉRIOS DE ALTA HOSPITALAR

- Paciente euvolêmico (escore de congestão zerado!).
- Função renal estável.
- Sem uso de drogas endovenosas, incluindo inotrópicos e diuréticos, há pelo menos 48 h.
- Peso estável com dose ajustada de diuréticos orais.
- Tratamento medicamentoso otimizado, doses máximas toleradas dos medicamentos que prolongam a sobrevida (Tabela 3.45), ou, pelo menos, doses intermediárias.

CAPÍTULO 3

Cardiologia **143**

- Plano de seguimento clínico já estabelecido: contato telefônico em 3 dias (se disponível) e retorno ambulatorial precoce, idealmente em até 7 dias.

- Após paciente receber orientações e educação sobre a doença e medidas de autocuidados.

Tabela 3.45 – Doses dos principais medicamentos empregados para o tratamento da ICFER*.

Medicamento	Dose inicial	Dose alvo
Inibidores da enzima conversora de angiotensina (IECA)		
Captopril	6,25 mg 3 vezes/dia	50 mg 3 vezes/dia
Enalapril	2,5 mg 2 vezes/dia	10-20 mg 2 vezes/dia
Ramipril	1,25-2,5 mg 1 vez/dia	10 mg 1 vez/dia
Lisinopril	2,5-5,0 mg 1 vez/dia	20-40 mg 1 vez/dia
Perindopril	2 mg 1 vez/dia	8-16 mg 1 vez/dia
Bloqueadores do receptores de angiotensina (BRA)		
Candesartana	4-8 mg 1 vez/dia	32 mg 1 vez/dia
Losartana	25-50 mg 1 vez/dia	150 mg 1 vez/dia
Valsartana	40-80 mg 1 vez/dia	320 mg 1 vez/dia
Antagonistas do receptor mineralocorticoide		
Espironolactona	25 mg 1 vez/dia	25-50 mg 1 vez/dia
Betabloqueadores		
Bisoprolol	1,25 mg 1 vez/dia	10 mg 1 vez/dia
Carvedilol	3,125 mg 2 vezes/dia	25-50 mg 2 vezes/dia
Succinato de metoprolol	25 mg 1 vez/dia	200 mg 1 vez/dia
Vasodilatadores associados		
Hidralazina + Dinitrato de Isossorbida	25mg HDLZ/10mg DNIS 3 vezes/dia	100 mg HDLZ/40mg DNIS 3 vezes/dia
Inibidor da neprilisina e do receptor da angiotensina		
Sacubitril/Valsartana	24/26 mg 2 vezes/dia	97/103 mg 2 vezes/dia
Inibidores do cotransportador sódio-glicose 2 (iSGLT2)		
Dapagliflozina	–	10 mg 1 vez/dia

* Medicações com impacto comprovado em redução de mortalidade na insuficiência cardíaca com fração de ejeção reduzida.
HDLZ: hidralazina; **DNIS:** dinitrato de isossorbida.

3.19 Hipertensão Grave na Sala de Urgência

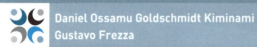

Daniel Ossamu Goldschmidt Kiminami
Gustavo Frezza

- Considera-se hipertensão grave ou crise hipertensiva, a elevação crítica da pressão arterial (PA) com risco de lesão de órgão alvo (LOA) ou com LOA estabelecida.
- Embora classicamente valores de PAS ≥ 180 ou PAD ≥ 120 mmHg terem sido arbitrariamente adotados para a definição, na grande maioria dos casos, tais valores não trarão repercussões deletérias a curto prazo, especialmente nos hipertensos crônicos. Por outro lado a LOA poderá ocorrer com níveis pressóricos inferiores a esses valores caso a elevação seja abrupta.

CLASSIFICAÇÃO DA HIPERTENSÃO GRAVE

A hipertensão grave subdivide-se em:

- **Pseudocrise hipertensiva:** elevação da PA secundária a dor, estresse psicológico agudo ou síndrome do pânico. Melhoram com repouso, analgésicos ou tranquilizantes.
- **Urgência ou hipertensão grave assintomática (UH):** elevação crítica da PA com LOA mínima ou ausente. Geralmente são assintomáticos, porém podem apresentar sintomas como cefaleia, dor torácica atípica, dispneia, tontura e epistaxe.
- **Emergência hipertensiva (EH):** LOA evidente, a qual exige internação em CTI, e tratamento intensivo.

CAUSAS DE HIPERTENSÃO GRAVE

- Má aderência ao tratamento para HAS.
- Descontinuação abrupta de clonidina ou betabloqueador.
- Ingestão abusiva de sódio.
- Uso de AINE ou corticosteroides em doses elevadas.
- Drogas ilícitas como cocaína, anfetamina e agentes simpatomiméticos.
- Crise de ansiedade ou pânico.
- Crise de feocromocitoma.
- Acidente vascular cerebral (AVC).
- Insuficiência cardíaca (IC).
- Glomerulonefrite aguda.
- Pré-eclâmpsia/eclâmpsia.
- Dor.

AVALIAÇÃO INICIAL

Avaliar sinais de instabilidade, mensurar PA em ambos os braços em ambiente calmo, e buscar por meio de anamnese, exame físico e exames complementares, possível causa(s) da elevação da PA e identificação de LOA. Atenção às EH citadas na Tabela 3.46. Ver Fluxograma 3.31 para visão geral da avaliação inicial e manejo detalhado em texto a seguir.

EXAMES COMPLEMENTARES

Não há consenso quanto os exames indicados na ausência de LOA à avaliação inicial. No entanto, se disponível a fundoscopia é encorajada para todos os casos por ser um bom reflexo da microvasculatura, e caso haja sinais de retinopatia hipertensiva grave (grau 3 e 4), faz-se necessária avaliação com exames laboratoriais (ver retinopatia hipertensiva à frente). Caso a fundoscopia não seja possível, e não haja redução da PA em ambiente calmo ou após manejo de possível pseudocrise, é sugerida a realização de **exames complementares básicos** como HMG, função renal, eletrólitos, urina rotina, ECG e, para pacientes com elevado risco de IAM, tro-

CAPÍTULO 3

Cardiologia **145**

Tabela 3.46 – Emergências hipertensivas.	
Órgão acometido	**Condição e achados sugestivos**
Cérebro	• Hemorragia subaracnóidea (HSA): cefaleia intensa e súbita (em "trovoada"). • AVC: déficits neurológicos focais. • Hipertensão intracraniana: histórico de TCE. • Encefalopatia hipertensiva: agitação, confusão, estupor, convulsões, alterações visuais.
Grandes vasos	• Dissecção aguda de aorta: dor intensa aguda torácica com irradiação para dorso e assimetria de pulso.
Coração	• Síndrome coronariana aguda: dor torácica, IC descompensada. • IC: dispneia, ortopneia, dispneia paroxística noturna, congestão.
Rins	• Nefroesclerose hipertensiva aguda: hematúria (microscópica em geral), proteinúria, elevação de creatinina, anúria ou oligoanúria.
Microvasculatura	• Anemia hemolítica microangiopática: plaquetopenia, associada a elevação de LDH (> 220 U/L) ou presença de esquizócitos em sangue periférico. • Retinopatia hipertensiva moderada a grave: sinais em fundoscopia de injúria microvascular em retina (hemorragias, exsudatos ou papiledema).

ponina. Para pacientes com indícios de LOA, solicitar exames de acordo com a EH suspeita.

█ URGÊNCIA HIPERTENSIVA

Após avaliação inicial, na ausência de indícios de LOA, sugere-se:

- Descansar paciente em local calmo por cerca de 30 min.
- Caso haja queixa álgica, administrar analgésico. Caso haja crise de ansiedade ou ataque de pânico, considerar benzodiazepínico (p. ex: lorazepam 2 mg ou diaze-

pam 5 mg via oral). Reavaliar após tais medidas. Caso haja resolução da hipertensão, ou redução para níveis seguros (PAS < 160 mmHg), trata-se de pseudocrise, liberar paciente quando possível.

- Caso não haja diminuição da PA após passos acima, solicitar exames complementares básicos se possível e, caso haja indícios de LOA manejar como EH. Caso se comprove ausência de LOA, fazer anti-hipertensivos via oral (com exceção de nifedipino), especialmente se houver sintomas associados como cefaleia, dor torácica atípica e epistaxe. Considerar:

> **Clonidina:** 0,1-0,2 mg. Repetir 0,1 mg por hora se necessário até dose acumulada de 0,7 mg
> **ou**
> **Captopril:** 25 mg. Repetir a cada 30 minutos se necessário.

- Liberar paciente com seguimento ambulatorial precoce (em até 7 dias) assim que sintomas controlados e PA em níveis mais seguros: PAS < 180 mmHg e PAD < 110 mmHg.
- Atenção às orientações gerais para alta segura: caso paciente já faça uso de anti-hipertensivos, orientar aderência, considerar ajustes de doses, e orientar baixa ingestão de sódio. Caso paciente não saiba ser hipertenso, orientar curva pressórica e considerar início de anti-hipertensivo em dose baixa.

█ EMERGÊNCIA HIPERTENSIVA

O tratamento da EH tem como objetivo redução rápida da PA com medicações EV a fim de impedir a progressão da LOA e manejo adequado da condição aguda grave. Deverá ser feita em UTI, em leito monitorizado e de preferência por meio de pressão arterial invasiva. Há condições específicas que exigem manejo particular da PA com medicações seletas conforme Tabelas 3.47 e 3.48. Salvo essas condições, de modo geral, sugere-se os seguintes passos para redução da PA, com

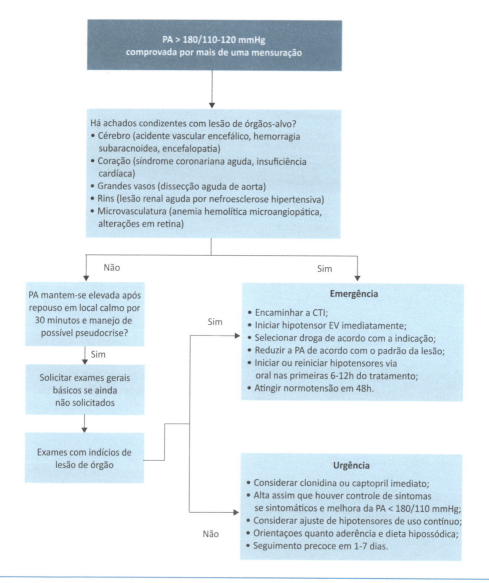

Fluxograma 3.31 — Avaliação e manejo de hipertenção grave aguda.
Fonte: adaptada de Peixoto (2019).

atenção a hipoperfusão tissular (cerebral, cardíaca, renal):

- Reduzir gradualmente a PA média em 10% (não passar de 20%) na 1ª hora.
- Nas 23 horas seguintes, reduzir ainda mais a PA média gradualmente em 5 a 15%.
- Caso haja redução além desses valores, parar hipotensor EV e considerar infusão de salina ou uso temporário de vasocons-

trictor caso haja queda de PA excessiva (PAS < 120 mmHg).

- Depois de 6 a 12 h do início do hipotensor EV, associar anti-hipertensivo(s) VO para transição.
- Reduzir gradualmente até suspensão do hipotensor EV e elevar a(s) VO.
- Objetivar alvos pressóricos normais em 24 a 72 h.

Tabela 3.47 – Alvos pressóricos em condições especiais.

Condição	Orientações
AVC isquêmico	Candidato a trombolítico: • **Pré- trombólise:** manter PAS ≤ 185 mmHg e PAD ≤ 110 mmHg. • **Pós-trombólise:** PAS ≤ 180 mmHg e PAD ≤ 105 mmHg por 24 horas. Não candidato a trombolítico: • Não controlar pressão arterial. Considerar controle apenas se hipertensão extrema (PAS > 220 mmHg ou PAD > 120 mmHg) ou se houver outra lesão de órgão alvo que exija controle (ex: IAM, IC). Nesses casos, diminuir 15% da PAM em 24 h com avaliações periódicas pelo risco de piorar a isquemia cerebral.
AVC hemorrágico	Alvos pressóricos dependem do volume da hemorragia intraparenquimatosa (maior ou menor a 30 mL) e/ou presença de sinais clínicos ou radiográficos de hipertensão intracraniana. Ver subcapítulo de Acidente Vascular Hemorrágico para mais detalhes.
Hemorragia subaracnóidea	Alvo pressórico para diminuir risco de ressangramentos não estabelecido. Recomenda-se redução da PAS para < 160 mmHg ou PAM < 110 mmHg. Parar a redução caso haja indícios de isquemia cerebral, como rebaixamento do nível de consciência.
Hipertensão intracraniana	Objetivar pressão intracraniana (PIC) < 20 mmHg e pressão de perfusão cerebral (PAM — PIC) em torno de 60-80 mmHg.
Síndrome coronariana aguda	Reduzir PAS < 140 mmHg em 1 h e manter PAD > 60 mmHg.
Insuficiência cardíaca	Reduzir PAS < 140 mmHg em 1 h.
Dissecção aguda de aorta	Reduzir PAS < 120 mmHg e FC < 60 bpm em 20 min.
Pré-eclâmpsia/eclâmpsia	Reduzir PAS para 130-150 mmHg e PAD para 80-100 mmHg rapidamente.

AVC: acidente vascular cerebral; **PAS:** pressão arterial sistólica; **PAD:** pressão arterial diastólica; **PAM:** pressão arterial média; **IAM:** infarto agudo do miocárdio; **IC:** insuficiência cardíaca; **FC:** frequência cardíaca.

Tabela 3.48 – Medicações EV disponíveis no Brasil para EH.

Medicamentos	Ação	Indicações	Considerações
Nitroprussiato de sódio (NPS)	Vasodilatador direto com efeito arterial predominante	Maioria das emergências hipertensivas	Evitar em SCA. Risco de hipertensão intracraniana, intoxicação por cianeto, especialmente em insuficiência renal ou hepática, hipotensão grave, náuseas e vômitos. Proteger da luz
Nitroglicerina	Vasodilatador com efeito venoso predominante, doador de óxido nítrico	SCA, insuficiência cardíaca com EAP	Contraindicado em pacientes com infarto de ventrículo direito. Pode causar cefaleia, taquicardia reflexa, taquifilaxia, *flushing*, meta-hemoglobinemia
Metoprolol	BB seletivo	SCA, DAA (em combinação com NPS)	Contraindicado em pacientes com IC, bradicardia ou bloqueios atrioventriculares avançados, asma ou *overdose* de cocaína
Esmolol	BB seletivo de ação ultrarrápida	DAA (em combinação com NPS), hipertensão pós-operatória grave	Contraindicado em pacientes com IC, bradicardia ou bloqueios atrioventriculares avançados, asma ou *overdose* de cocaína
Hidralazina	Vasodilatador de ação direta	Pré-eclâmpsia, eclâmpsia	Taquicardia, cefaleia, vômitos. Piora da angina e do infarto. Cuidado com pressão intracraniana elevada
Furosemida	Diurético de alça	Insuficiência cardíaca com EAP, situações de hipervolemia	Hipocalemia

BB: betabloqueador; **EAP:** edema agudo de pulmão; **SCA:** síndrome coronariana aguda; **DAA:** dissecção aguda de aorta.

EDEMA AGUDO DE PULMÃO

- O edema agudo de pulmão (EAP) é classicamente subdividido, a depender de sua fisiopatologia, em cardiogênico e não cardiogênico.
- O EAP cardiogênico é caracterizado pela dispneia secundária a rápido acúmulo de fluídos nos espaços intersticial e alveolar pulmonar pela elevação aguda das pressões de enchimento cardíaco.
- A hipertensão grave destaca-se como um dos precipitantes comuns de EAP cardiogênico, e ocorre pelo aumento excessivo da pós carga.
- Embora possa ocorrer mesmo em pacientes sem cardiopatias de base, mais comumente, ocorre em pacientes já com algum grau de disfunção ventricular ou valvopatia, podendo resultar em insuficiência cardíaca agudamente descompensada (ver seção de insuficiência cardíaca para demais detalhes).
- A síndrome coronariana aguda (SCA) sempre deverá ser considerada e investigada como etiologia possível do quadro de EAP, sendo mandatório a realização de ECG e de marcadores de necrose miocárdica principalmente em pacientes de risco (ver seção de síndrome coronariana aguda para demais detalhes).
- Como manejo inicial imediato, além de estabilização, monitorização e obtenção de acesso periférico, nos casos de EAP hipertensivo, pode-se adotar as medidas compreendidas no acrônimo **LMNOP** de fácil memorização:
  - Furosemida (**L**asix): 20-40 mg EV (ou se paciente em uso crônico fazer 1x a 2,5 x a dose habitual). A dose poderá ser repetida em 2-4 horas se necessário.
  - **M**orfina: diluir 1 ampola (10 mg/1 mL) em 9 mL de SF 0,9% e fazer 2-5 mL (2-5 mg) EV, em *bolus*, a cada 5 a 30 min. Cuidado com náuseas e depressão respiratória. Seu uso nesse contexto é controverso.
  - **N**itrato: nitroglicerina, quando não se pode excluir SCA. Caso SCA seja afastada escolher o nitroprussiato de sódio.
  - **O**xigênio: objetivar SaO_2 > 90%, de preferência por meio de CPAP ou Bi-PAP. Ver subcapítulo de ventilação não invasiva.
  - **P**osição: elevar cabeceira, mantendo o paciente sentado.

RETINOPATIA HIPERTENSIVA MODERADA A GRAVE

- Síndrome clínica, antigamente conhecida como hipertensão acelerada maligna, caracterizada por elevação da PA, resultando em retinopatia graus 3 (exsudatos algodonosos, hemorragias) ou 4 (edema de papila).
- Ocorre por lesão endotelial difusa, com necrose fibrinoide das arteríolas e áreas de intensa vasoconstrição, e outras de vasodilatação, elevando o risco de nefroesclerose hipertensiva e anemia microangiopática.
- O diagnóstico é puramente clínico, baseado em achados de fundoscopia em vigência de hipertensão.
- O manejo dependerá de acometimento em outros órgãos: renal, cardíaco e neurológico. Tratar como EH se houver lesão de outros órgãos. Caso não haja lesão de outros órgãos, sugere-se manejar como UH, mesmo na presença de papiledema (Fluxograma 3.32).

ENCEFALOPATIA HIPERTENSIVA

- Síndrome caracterizada por sinais de edema cerebral, secundária à quebra da regulação vascular e hiperperfusão devido à elevação súbita e intensa da PA.
- São achados comuns a cefaleia de início insidioso, náuseas, vômitos, seguidos de sintomas neurológicos não focais como inquietação, confusão e, se não tratada, convulsões e coma.
- Diagnóstico: de exclusão, confirmado após melhora dos sintomas neurológicos e diminuição da PA (Fluxograma 3.33).

CAPÍTULO 3

Cardiologia

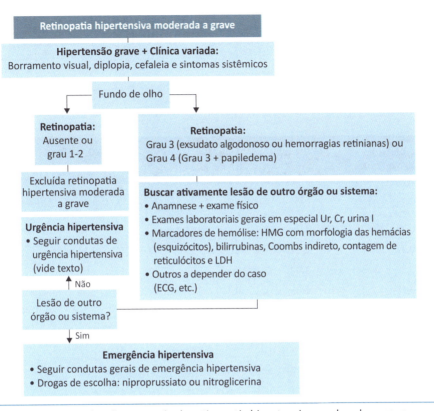

Fluxograma 3.32 – Investigação e manejo de retinopatia hipertensiva moderada a grave.
Ur: Ureia; **Cr:** Creatinina; **HMG:** Hemograma completo

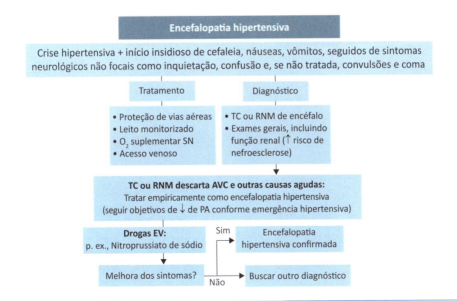

Fluxograma 3.33 – Investigação e manejo de encefalopatia hipertensiva.

3.20 Nitroprussiato em Emergência Hipertensiva

Daniel Ossamu Goldschmidt Kiminami

Tabela 3.49 – Nitroprussiato em emergência hipertensiva.

Emergência hipertensiva — V = (Dose × P)/3,34

mL/h kg	3	5	10	15	20	25	30	35	40	45	50	55	60
40	0,25	0,42	0,84	1,25	1,67	2,09	2,51	2,92	3,34	3,76	4,18	4,59	5,01
45	0,22	0,37	0,74	1,11	1,48	1,86	2,23	2,60	2,97	3,34	3,71	4,08	4,45
50	0,20	0,33	0,67	1,00	1,34	1,67	2,00	2,34	2,67	3,01	3,34	3,67	4,01
55	0,18	0,30	0,61	0,91	1,21	1,52	1,82	2,13	2,43	2,73	3,04	3,34	3,64
60	0,17	0,28	0,56	0,84	1,11	1,39	1,67	1,95	2,23	2,51	2,78	3,06	3,34
65	0,15	0,26	0,51	0,77	1,03	1,28	1,54	1,80	2,06	2,31	2,57	2,83	3,08
70	0,14	0,24	0,48	0,72	0,95	1,19	1,43	1,67	1,91	2,15	2,39	2,62	2,86
75	0,13	0,22	0,45	0,67	0,89	1,11	1,34	1,56	1,78	2,00	2,23	2,45	2,67
80	0,13	0,21	0,42	0,63	0,84	1,04	1,25	1,46	1,67	1,88	2,09	2,30	2,51
85	0,12	0,20	0,39	0,59	0,79	0,98	1,18	1,38	1,57	1,77	1,96	2,16	2,36
90	0,11	0,19	0,37	0,56	0,74	0,93	1,11	1,30	1,48	1,67	1,86	2,04	2,23
95	0,11	0,18	0,35	0,53	0,70	0,88	1,05	1,23	1,41	1,58	1,76	1,93	2,11
100	0,10	0,17	0,33	0,50	0,67	0,84	1,00	1,17	1,34	1,50	1,67	1,84	2,00

mL/h kg	65	70	75	80	85	90	95	100	105	110	115	120	125
40	5,43	5,85	6,26	6,68	7,10	7,52	7,93	8,35	8,77	9,19	9,60	10,02	10,44
45	4,82	5,20	5,57	5,94	6,31	6,68	7,05	7,42	7,79	8,16	8,54	8,91	9,28
50	4,34	4,68	5,01	5,34	5,68	6,01	6,35	6,68	7,01	7,35	7,68	8,02	8,35
55	3,95	4,25	4,55	4,86	5,16	5,47	5,77	6,07	6,38	6,68	6,98	7,29	7,59
60	3,62	3,90	4,18	4,45	4,73	5,01	5,29	5,57	5,85	6,12	6,40	6,68	6,96
65	3,34	3,60	3,85	4,11	4,37	4,62	4,88	5,14	5,40	5,65	5,91	6,17	6,42
70	3,10	3,34	3,58	3,82	4,06	4,29	4,53	4,77	5,01	5,25	5,49	5,73	5,96
75	2,89	3,12	3,34	3,56	3,79	4,01	4,23	4,45	4,68	4,90	5,12	5,34	5,57
80	2,71	2,92	3,13	3,34	3,55	3,76	3,97	4,18	4,38	4,59	4,80	5,01	5,22

CONTINUA ▶

Tabela 3.49 – (Continuação) Nitroprussiato em emergência hipertensiva.

mL/h \ kg	65	70	75	80	85	90	95	100	105	110	115	120	125
85	2,55	2,75	2,95	3,14	3,34	3,54	3,73	3,93	4,13	4,32	4,52	4,72	4,91
90	2,41	2,60	2,78	2,97	3,15	3,34	3,53	3,71	3,90	4,08	4,27	4,45	4,64
95	2,29	2,46	2,64	2,81	2,99	3,16	3,34	3,52	3,69	3,87	4,04	4,22	4,39
100	2,17	2,34	2,51	2,67	2,84	3,01	3,17	3,34	3,51	3,67	3,84	4,01	4,18

Emergência hipertensiva — $V = (Dose \times P)/3,34$

Tabela: dose calculada em mcg/kg/min a partir do peso (kg) e velocidade de infusão (mL/h), com a seguinte diluição de nitroprussiato de sódio [1 ampola (50 mg/2 mL) em 250 mL de SG 5% = 200 mcg/mL].

Ação: vasodilatador arterial e venoso.
Contraindicações: uso concomitante com inibidores da fosfodiesterase 5. Uso com cautela em insuficiência renal ou hepática (maior risco de intoxicação), gravidez, síndrome coronariana aguda e hipertensão intracraniana.
Dose para emergência hipertensiva: iniciar a 0,3 mcg/kg/min e titular em 0,5 mcg/kg/min a cada 3 min até efeito desejado. Para evitar toxicidade, evitar passar de 2 mcg/kg/min.
Dose máxima: 10 mcg/kg/min. Evitar por tempo > 10 min pelo risco de intoxicação por cianeto.
Reações adversas graves: hipotensão excessiva, necrólise epidérmica tóxica, acidose metabólica, metemoglinemia, aumento de pressão intracraniana, intoxicação por cianeto.

3.21 Anti-Hipertensivos Via Oral

Daniel Ossamu Goldschmidt Kiminami

Tabela 3.50 – Anti-Hipertensivos via oral.

Classe	Droga	Dose inicial	Dose usual	Dose máxima	Intervalo para elevação de dose (semanas)
Inibidor da enzima de conversão da angiotensina	Captopril	12,5-25 mg 12/12 a 8/8 h	25-50 mg 8/8 h	150 mg 8/8 h	1-2
	Enalapril	5 mg 1 vez/dia	10 mg 12/12 h	20 mg 12/12 h	1-2
	Fosinopril	10 mg 1 vez/dia	20-40 mg 1 vez/dia	80 mg 1 vez/dia	1
	Lisinopril	5-10 mg 1 vez/dia	20-40 mg 1 vez/dia	80 mg 1 vez/dia	4-6
	Ramipril	2,5 mg 1 vez/dia	16 mg 1 vez/dia ou dividida em 2 doses	20 mg 1 vez/dia ou dividida em 2 doses	1-2
Bloqueadores de receptores da angiotensina II	Candersatana	4-8 mg 1 vez/dia	16 mg 1 vez/dia	32 mg 1 vez/dia ou dividida em 2 doses	4-6
	Irbesartana	150 mg 1 vez/dia	150-300 mg 1 vez/dia	300 mg 1 vez/dia	4-6
	Losartana	25 mg 12/12 h	25-50 mg 12/12 h ou 50-100 mg 1 vez/dia	100 mg 1 vez/dia ou dividida em 2 doses	3-6
	Telmisartana	20-40 mg 1 vez/dia	20-40 mg 1 vez/dia	80 mg 1 vez/dia	4-8
	Valsartana	40-80 mg 12/12 h	160 mg 12/12 h	320 mg 1 vez/dia	2-4
Betabloqueador (beta-1 seletivo)	Atenolol	25-50 mg 1 vez/dia	50 mg 1 vez/dia	100 mg 1 vez/dia	1-2
	Metoprolol (succinato)	25-100 mg 1 vez/dia	50-200 mg 1 vez/dia	400 mg 1 vez/dia	1-2
	Metoprolol (tartarato)	50 mg 12/12 h	50-100 mg 12/12 h	200 mg 12/12 h	1-2
	Nebivolol	5 mg 1 vez/dia	5-10 mg 1 vez/dia	40 mg 1 vez/dia	2

CONTINUA ▶

Tabela 3.50 – (Continuação) Anti-Hipertensivos via oral.

Classe	Droga	Dose inicial	Dose usual	Dose máxima	Intervalo para elevação de dose (semanas)
Betabloqueador (não seletivo)	Carvedilol	6,25 mg 12/12 h	12,5 mg 12/12 h	25 mg 12/12 h	1-2
	Propranolol	40 mg 12/12 h	40-80 mg 8/8 h ou 40-160 mg 12/12 h	640 mg/dia	1
Bloqueador de canal de calcio	Nifedipina LP	30-60 mg 1 vez/dia	30-90 mg 1 vez/dia	120 mg 1 vez/dia	1-2
	Diltiazem	30 mg 6/6 h	60 mg 8/8-6/6 h	120 mg 6/6 h	2 dias
	Diltiazem LP* (2x ao dia)	90-120 mg 12/12 h	120-180 12/12 h	180 mg 12/12 h	2
	Diltiazem LP* (1 vez/dia)	180 mg 1 vez/dia	360 mg 1 vez/dia	360 mg 1 vez/dia	1-2
	Anlodipina	2,5-5 mg 1 vez/dia	10 mg 1 vez/dia ou 5 mg 12/12 h	10 mg 1 vez/dia ou 5 mg 12/12 h	1-2
Agonista α2 adrenérgico	Clonidina	0,1-0,2 mg 1 vez/dia (noite)	0,1-0,2 mg 12/12 h	0,9 mg 8/8 h	2-4
	Metildopa	250 mg 12/12-8/8 h	250-500 mg 12/12 h	1000 mg 8/8 h	2 dias
Diurético tiazídico	Clortalidona	12,5-25 mg 1 vez/dia	12,5-50 mg 1 vez/dia	100 mg 1 vez/dia	3-4
	Hidroclorotiazida	12,5-25 mg 1 vez/dia	25 mg 1 vez/dia	50 mg 1 vez/dia ou 25 mg 12/12 h	1
	Indapamida	1,25 mg 1 vez/dia	1,25-2,5 mg 1 vez/dia	5 mg 1 vez/dia	4

LP: Liberação prolongada; * Atenção que para diltiazem há fomulações de liberação prolongada para uso 1 vez ao dia e para 2 vezes ao dia.

3.22 Miocardite Aguda

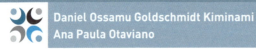

Daniel Ossamu Goldschmidt Kiminami
Ana Paula Otaviano

- Inflamação do miocárdio secundária a várias etiologias possíveis.
- Incidência estimada: 8 a 10 casos por 100 mil habitantes.
- Maior prevalência em adulto jovem do sexo masculino.

PATOGÊNESE

- Lesão cardíaca direta.

- Resposta imunológica inata e adquirida, leve e transitória, até extensa e fulminante.
- Cicatrização e remodelamento cardíaco.

QUADRO CLÍNICO: VARIÁVEL E INESPECÍFICO

- **Miocardite aguda:** fadiga, mialgia, dispneia aos esforços, arritmias (supra ou ventriculares), palpitações e dor torácica (geralmente atípica). Pródromo viral precede o quadro em dias a semanas, de 10 a 80% dos casos.

- **Miocardite fulminante:** tríade de comprometimento hemodinâmico, rápida progressão dos sintomas (geralmente menos de 3 dias) e febre. Apresentação inicial com choque cardiogênico e necessidade de vasopressores e suporte mecânico. Observa-se ventrículo pouco dilatado, com disfunção grave, biópsia com inflamação extensa e áreas de necrose. Alta taxa de recuperação após fase aguda.
- **Miocardite por hipersensibilidade:** sintomas constitucionais acompanhados de febre, rash cutâneo, eosinofilia e taquiarritmia sinusal após uso de medicação. Geralmente não cursa com colapso hemodinâmico ou com a forma fulminante. O achado anatomopatológico pode demonstrar infiltrado eosinofílico ou linfocítico na fase aguda.

Etiologia

- **Viral:** adenovírus, enterovírus/*coxsakie*, CMV, parvovírus B19, influenza, coronavirus (etiologia a ser considerada, estudos em andamento), vírus da hepatite C, HIV, herpes, Epstein-Barr, dengue, febre amarela, varicela e rubéola.
- **Bacteriana:** *Mycobacterium tuberculosis, Chlamydia trachomatis, Haemophilus influenzae, Legionella pneumophila, Brucella sp., Clostridium sp., Francisella tularensis, Neisseria meningitidis, Salmonella sp., Staphylococcus sp., Streptoccocus A, Streptoccocus pneumoniae, Treponema pallidum, Vibrio cholerae.*
- **Fungos:** *Aspergillus sp., Candida sp., Coccidioides sp., Cryptococcus sp., Histoplasma sp., Nocardia sp.*
- **Protozoários:** *Trypanosoma cruzi, Toxoplasma gondii, Leishmania sp., Entamoeba histolytica.*
- **Parasitas:** *Ascaris lumbricoides, Schistosoma sp., Echinococcus sp., Trichinella spiralis*, larva *migrans*.

- **Fármacos e toxinas:** aminofilina, ciclofosfamida, cloranfenicol, doxorrubicina, 5-fluoracil, fenitoína, trastuzumabe, zidovudina, antraciclinas, cocaína, catecolaminas em altas doses, álcool, metais pesados.
- **Hipersensibilidade:** sulfonamidas, cefalosporinas, penicilina, diuréticos, tricíclicos, clozapina, lítio, picada de inseto, mordida de cobra, vacina para varíola.
- **Desordens autoimunes/vasculites:** miocardite de células gigantes, cardite reumática, lúpus eritematoso sistêmico, angeíte granulomatosa alérgica (Churg-Strauss), síndrome de Sjögren, arterite de Takayasu, granulomatose com poliangeíte (Wegener), sarcoidose, doença inflamatória intestinal, doença celíaca, doença de Whipple, tireotoxicose.
- **Outros:** hipotermia, rejeição de transplante, radiação.

▌ EXAMES COMPLEMENTARES

- **Biópsia miocárdica** é o padrão-ouro, mas de baixa sensibilidade. Requer infiltrado inflamatório e necrose celular. Também pode ser realizada avaliação molecular em busca de genoma viral. A biópsia miocárdica deverá ser considerada em:
  - IC de início recente (< 2 semanas), sem causa definida, não responsiva ao tratamento usual e com deterioração hemodinâmica.
  - IC (2 semanas a 3 meses), sem causa definida, associada a arritmias ventriculares ou BAV de 2º e 3º graus.
  - IC (3 a 12 meses), sem causa definida e sem resposta à terapia-padrão otimizada.
  - Outros cenários nos quais outras formas de avaliação são inconclusivas e cujo diagnóstico de miocardite poderá ter impacto em tratamento e prognóstico.
- VHS, PCR e leucometria são exames inespecíficos que podem estar elevados.
- Sorologias virais: pouco específicas; podem ser úteis quando flagram a sorocon-

versão ou aumento de 4× o valor na dosagem de anticorpos.

- CK-MB (baixa sensibilidade) e troponina podem estar elevadas, dependendo da fase evolutiva e da extensão da agressão inflamatória (diferentemente da síndrome coronariana aguda, mantêm-se em platô).
- ECG é inespecífico (taquicardia sinusal, inversão de onda T, alterações do segmento ST, bloqueios AV, distúrbios de condução intraventriculares e bloqueio de ramo). As alterações são geralmente transitórias.
- ECO apresenta disfunção contrátil na maioria dos casos (70% podem apresentar disfunção segmentar), dilatação de câmaras e disfunção de VD.
- Cintilografia com gálio pode ser utilizada, principalmente nos três primeiros meses do quadro (sensibilidade de 50%).
- Angiotomografia pode ser utilizada para exclusão de coronariopatia na investigação, assim como a cineangiocoronariografia.
- RNM é bastante útil para o diagnóstico, diferenciando áreas de inflamação (boa acurácia) e pode ser utilizada também para acompanhamento (4 a 12 semanas) após episódio agudo. No contexto de suspeita clínica de miocardite, são achados consistentes com inflamação miocárdica a presença de pelo menos dois dos seguintes critérios:

1. Hipersinal em T2.
2. Aumento do realce global precoce (relação entre miocárdio e músculo esquelético acima de 4).
3. Lesão focal (com distribuição regional não isquêmica) no realce tardio.

DIAGNÓSTICO

Realizado por meio da suspeita clínica, somada aos métodos diagnósticos descritos nos "exames complementares" e confirmada pela biópsia miocárdica, quando indicada. Nos casos em que a biópsia não é realizada (maioria dos casos) ou quando seu resultado for negativo para miocardite, considerar os outros critérios diagnósticos segundo a Tabela 3.51. Ver também Fluxograma 3.34 para raciocínio diagnóstico e manejo.

Tabela 3.51 – Suspeita clínica de miocardite.*

Apresentação clínica de miocardite*

- Dor torácica aguda, pericardítica ou pseudoisquêmica
- Início recente (de dias até 3 meses) ou subagudo/crônico (> 3 meses) ou piora de: dispneia em repouso ou exercício, e/ou fadiga, na presença ou ausência de sinais de insuficiência cardíaca direita e/ou esquerda
- Palpitação, e/ou sintomas de arritmia não explicada e/ou síncope, e/ou morte súbita abortada
- Choque cardiogênico de etiologia não esclarecida

Critérios diagnósticos

I. ECG/Holter/teste de estresse: pelo menos uma alteração nova dentre as seguintes: BAV de 1º a 3º grau; bloqueio de ramo; alterações em intervalo ST ou onda T (supra ST, inversão de onda T); taquicardia ventricular, ou fibrilação ou assistolia; FA; diminuição da altura da onda R; atraso de condução intraventricular (alargamento do complexo QRS); ondas Q patológicas; baixa voltagem; extrassístoles frequentes; taquicardia ventricular

II. Marcadores de necrose miocárdica: elevação de troponina

III. Anormalidades funcionais e estruturais vistas em imagem (ECO/RNM) novas, de etiologia não esclarecida, em VE e/ou VD: anormalidade funcional sistólica ou diastólica global ou regional em mobilidade segmentar, com ou sem dilatação ventricular, com ou sem espessamento de parede, com ou sem efusão pericárdica,com ou sem trombo intracavitário

IV. Achados compatíveis com inflamação miocárdica na RNM

Descartar a. e b. para o diagnóstico

a. Doença coronariana detectável à angiografia (estenose coronária ≥ 50%)
b. Doença cardiovascular preexistente conhecida ou condição extracardíaca que poderia explicar a síndrome (ex.: doença valvar, doença cardíaca congênita, hipertireoidismo, etc.)

Suspeita clínica: ao menos 1 apresentação clínica de miocardite + ao menos 1 critério diagnóstico (a suspeita aumenta quanto mais critérios diagnósticos presentes)

* Na ausência de sintomas, ≥ 2 critérios diagnósticos deverão estar presentes. **FA:** fibrilação atrial; **VD:** ventrículo direito. **VE:** ventrículo esquerdo.
Fonte: Caforio *et al.* (2013).

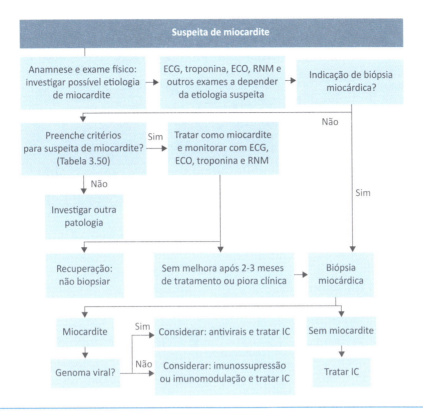

Fluxograma 3.34 – Raciocínio diagnóstico e manejo de miocardite.
RNM: ressonância nuclear magnética cardíaca; IC: insuficiência cardíaca.
Fonte: adaptada de Kindermann et al. (2012).

TRATAMENTO

- Repouso (evitar exercícios intensos por até 6 meses da fase aguda).
- Cessação do tabagismo e consumo excessivo de álcool.
- Restrição hídrica (1.000 a 1.500 mL) na fase sintomática.
- Tratamento habitual para IC: ver seção de IC agudamente descompensada.
- Recomenda-se manter uso dos betabloqueadores e IECA mesmo nos casos de normalização da função ventricular por pelo menos 1 ano (avaliação e retirada gradativa).
- Tratamento antimicrobiano nos casos em que o agente infeccioso é identificado.
- Imunossupressão: nos casos de miocardite de células gigantes ou outra forma autoimune.
- Betainterferona: benefício se evidência de genoma viral.
- Imunoglobulina EV: casos selecionados na população pediátrica ou em casos refratários.
- Suporte hemodinâmico e com dispositivos de assistência ventricular podem ser considerados para os casos de miocardite fulminante, além do transplante cardíaco.

Prognóstico

- Pacientes com disfunção leve na fase aguda, geralmente têm recuperação total do quadro. Em casos biopsiados, estudos mostraram 26% de recuperação da função, 27% permaneceram com função normal, 34% apresentaram melhora da função e 13% evoluíram com piora.

- Pacientes com disfunção importante podem ter evolução variada (1/3 tem recuperação completa, 1/3 persiste com disfunção e 1/3 evolui para morte ou transplante).
- Preditores de pior evolução: síncope, classe III-IV (NYHA), bloqueio de ramo no ECG, fração de ejeção de ventrículo esquerdo < 40%, hipertensão pulmonar e persistência do genoma viral na biópsia.

3.23 Pericardite Aguda

Daniel Ossamu Goldschmidt Kiminami
Ana Paula Otaviano

- Inflamação do saco pericárdico.
- Diagnóstico diferencial de síndrome coronariana aguda.
- Mais comum em homens entre 20 e 50 anos de idade.
- Tem como uma das complicações mais graves o tamponamento cardíaco.
- Febre e mialgia geralmente antecedem o quadro.

CRITÉRIOS DIAGNÓSTICOS

Presença de pelo menos **dois dos quatro** achados a seguir, sendo que a dor deve ser típica e a efusão nova ou com piora aguda.

- Dor torácica (> 95% dos casos):
  - Em pontada e pleurítica.
  - Piora com posição supina, tosse e inspiração.
  - Pode irradiar para pescoço, mandíbula, membros superiores ou ombros.
  - Melhora com a posição sentada e com o tronco inclinado para a frente.
  - Não melhora com nitrato.
  - Duração de horas a dias, sem relação com esforço.
- Atrito pericárdico (85% dos casos):
  - Alta especificidade para pericardite.
  - Pode não existir se houver derrame pericárdico presente.
  - Não se altera com a respiração.
- ECG (90% dos casos):
  - Tipicamente dividida em quatro fases.
  - Achado ausente em pericardite urêmica.
- Efusão pericárdica:
  - Visualizada por método de imagem, geralmente ecocardiograma (ECO).

ETIOLOGIA

A investigação etiológica parte da anamnese e exame físico voltados para as principais causas de pericardite aguda (Tabelas 3.52 e 3.53). Concomitantemente se prossegue com exames complementares descritos a seguir.

EXAMES COMPLEMENTARES

- **Radiografia de tórax:** em geral não apresenta alterações. Aumento da área cardíaca poderá ser visualizado em derrames superiores a 200 mL. Auxilia em diagnósticos diferenciais e avalia acometimento pulmonar e mediastinal.
- **ECG:** critério diagnóstico (ver adiante).
- **ECO:** indicado para todos na suspeita. Avalia efusões, tamponamento cardíaco e disfunção miocárdica.
- **Hemograma:** pode indicar etiologia infecciosa.
- **VHS e PCR:** são exames inespecíficos que podem estar alterados.
- **Troponina e curva de CKMB:** podem estar alterados, indicando miopericardite aguda.
- **Hemocultura:** se febre > 38 °C ou sinais de sepse.

- **Outros conforme suspeita clínica:**
  - Fator antinuclear (FAN) se suspeita de lúpus eritematoso sistêmico.
  - ELISA anti-HIV se suspeita de HIV.
  - Baciloscopia e cultura de escarro se clínica de tuberculose (TB).
  - TC de tórax com contraste: se presença de lesões pulmonares suspeitas ou linfonodomegalias à radiografia.
  - Em geral, estudo virológico não altera a conduta, sendo assim, dispensável.

PERICARDIOCENTESE

- **Terapêutica:** tamponamento cardíaco (ver próxima seção).
- **Diagnóstica:** indicada na suspeita de etiologia bacteriana (incluindo TB) ou neoplásica, ou se paciente com efusão de etiologia desconhecida refratária após 3 semanas de manejo clínico adequado com medicações anti-inflamatórias. Nesses casos, solicitar os seguintes exames do líquido pericárdico: celularidade global e diferenciais, proteína, glicose, citologia oncótica, culturas para bactérias, coloração de Gram e, na suspeita de TB, adenosina deaminase e teste rápido molecular para TB.

BIÓPSIA PERICÁRDICA

Normalmente é realizada como parte de procedimento terapêutico (drenagem cirúrgica) em pacientes com efusões de repetição ou tamponamento, e também como método complementar diagnóstico nos casos de efusão refratária sem diagnóstico.

Tabela 3.52 – Visão geral das principais etiologias de pericardite aguda.

	Vírus	Tuberculose	Bactéria não TB	Autoimunidade
Suspeita	Pericardite clássica na ausência de sinais ou sintomas que possam remeter a uma etiologia bacteriana ou autoimune, descritas nesta tabela	Paciente com quadro de pericardite, não autolimitado; com epidemiologia para tuberculose; com tuberculose diagnosticada em outro sítio	Geralmente é afecção aguda, com febre alta, taquicardia, tosse e dor torácica. S. aureus é o agente mais comum	Associado a outros achados de doenças inflamatórias sistêmicas (LES, AR, vasculites, etc.); muitas vezes há derrame pericárdico assintomático
Macroscopia*	Serosa	Serosanguinolenta	Purulenta	Serosa
Celularidade*	> 5.000/mL (predomínio de linfócitos e macrófagos)	> 8.000/mL (predomínio de linfócitos e polimorfonucleares)	> 10.000/mL (predomínio de polimorfonuclear)	< 5.000/mL (predomínio de linfócitos)
Outras informações e achados*	O diagnóstico é geralmente presuntivo	Proteína alta; micobactéria poderá estar presente em cultura; PCR poderá fazer o diagnóstico; ADA > 30 uni/L é sugestivo	Proteína alta e glicose < 35 mg/dL. Cultura poderá identificar o agente etiológico	O diagnóstico é geralmente presuntivo
Risco de tamponamento	Raro	Frequente	Frequente	Raro
Tratamento	Tratamento anti-inflamatório (ver parte de tratamento desta seção)	Esquema de tratamento de tuberculose igual a forma pulmonar + prednisona	Antibioticoterapia + drenagem pericárdica	Tratamento da doença de base. AINE se sintomas de pericardite aguda

* Do líquido pericárdico.
LES: lúpus eritematoso sistêmico; **AR:** artrite reumatoide; **TB:** tuberculose; **PCR:** reação em cadeia da polimerase; **ADA:** adenosina deaminase; **AINE:** anti-inflamatório não esteroide.

158 Guia Prático de Emergências Clínicas

Tabela 3.53– Causas mais comuns de doenças do pericárdio.	
Idiopática	**Grande maioria dos casos:** supõe-se que seja de etiologia viral ou autoimune
Infecciosa	**Viral:** HIV, adenovírus, *coxsackie* vírus A e B, *echovirus*, hepatite B, *influenza*, caxumba, citomegalovírus, varicela, rubéola, parvovírus B19 **Bacteriano:** *Haemophilus, Legionella, Neisseria*, meningococo, pneumococo, salmonela, sífilis, estafilococos, estreptococos, tuberculose, pneumococo, doença de Whipple, clamídia **Fúngica:** aspergilose, blastomicose, Pb micose, cândida, nocardia, histoplasmose **Parasitário:** amebíase, toxoplasmose
Neoplásica	**Primários:** rabdomiossarcoma, fibroma, sarcoma, lipoma, leiomioma, teratoma **Metastáticos:** mama e pulmões, doença de Hodgkin, melanoma, leucemias **Paraneoplásico**
Cardíaca	Miocardite, dissecção aguda de aorta, pericardite de infarto agudo do miocárdio, síndrome de Dressler
Traumática	**Contuso ou penetrante iatrogênico:** perfuração por cateterismo ou marca-passo, cirurgia cardíaca, massagem em ressuscitação cardiopulmonar
Autoimune	Lúpus eritematoso sistêmico, artrite reumatoide, vasculite, escleroderma, doenças mistas do tecido conjuntivo, febre reumática, granulomatose com poliangeíte (Wegener), poliarterite nodosa (PAN), sarcoidose, doença inflamatória intestinal, Whipple, doença de Behçet, arterite de células gigantes
Drogas	Procainamida, isoniazida ou hidralazina como parte de lúpus induzida por droga Outros: dantrolene, minoxidil, anticoagulantes, penicilinas, trombolíticos, doxorrubicina, fenitoína, fenilbutazona
Metabólica	Hipotireoidismo, uremia, síndrome da hiperestimulação ovariana
Radiação	Radioterapia (p. ex.: linfoma de Hodgkin, câncer de pulmão, mama), acidente em reatores, etc.

Estágios eletrocardiográficos de pericardite aguda

Estágio 1: horas a dias†

- Elevação de ST difusa com concavidade para cima, com infra de ST em aVR e V_1
- Infra de PR (alta especificidade), principalmente em V_5 e V_6, com supra de PR em aVR
- Intervalos PR e ST mudam de forma oposta
- Razão ST/T* > 0,25 em V_6

Estágio 2: primeira semana

- Normalização de ST e PR

Estágio 3: após normalização de ST

- Inversão de onda T difusa e simétrica (nem sempre presente)

Estágio 4: achados persistentes após

- Normalização do ECG ou inversão difusa da onda T

---

† Utilizar intervalo TP como linha de base.

* Altura vertical do segmento ST do final de PR até ponto J, dividido pela amplitude da onda T. Na repolarização precoce (mais comum nas derivações precordiais), a razão ST/T < 0,25; lembrar que no IAM: concavidade para baixo; pode haver ondas Q; ST tem relação com artéria acometida, não há infra-PR; pode haver bloqueios AV e arritmias ventriculares.

Preditores de gravidade em pericardite aguda

A. Maiores

- Febre > 38 °C
- Início subagudo
- Sinais sugestivos de tamponamento cardíaco
- Efusão pericárdica volumosa (> 20 mm pelo ECO)
- Refratariedade a 7 dias de anti-inflamatório não esteroide (AINE)

B. Menores

- Imunossupressão
- Anticoagulação
- Trauma agudo
- Elevação de troponina (miopericardite)

TRATAMENTO

- Considerar tratamento internado, na presença de preditores de gravidade conforme quadro acima, especialmente se maiores.
- Tratar causa base da pericardite, se identificável.
- No caso de pericardite urêmica: intensificar a diálise ou mudar do método dialítico (geralmente menor ocorrência em diálise peritoneal).
- Na grande maioria dos casos, o tratamento, visando às causas mais comuns (virais ou idiopáticas), consistirá em curso de AINE associado à colchicina. Ver Tabela 3.54 e Fluxograma 3.35.

AINE

- **Ibuprofeno:** boa escolha dado baixo risco de efeitos colaterais e elevado espectro posológico.
- **AAS:** indicado no lugar do ibuprofeno em pacientes com pericardite, dias após IAM. Boa escolha naqueles com indicação de tratamento antiplaquetário por outra razão.
- **Indometacina e naproxeno:** outras opções válidas.

Prednisona

Substitui AINE em pacientes com sintomas refratários ao tratamento padrão; pericardite aguda por doença do tecido conjuntivo e pericardite urêmica. Para doses, ver Tabela 3.55. A seguir, esquema sugestivo para o seu desmame:

Sugestão de desmame de prednisona

Diminuir dose apenas se paciente assintomático:

- > 50 mg/dia: ↓ 10 mg a cada 1-2 semanas.
- 25-50 mg/dia: ↓ 5-10 mg a cada 1-2 semanas.
- 15-25 mg/dia: ↓ 2,5 mg a cada 2-4 semanas.
- < 15 mg/dia: ↓ 1,25-2,5 mg a cada 2-6 semanas.

OBSERVAÇÃO

Considerar introdução de AAS ou AINE na fase final de desmame ou no caso de recidivas, em vez de elevar a dose de corticosteroide.

160 Guia Prático de Emergências Clínicas

Tabela 3.54 – Principais drogas para tratamento de pericardite aguda.

Droga*	Dose inicial	Tempo de tratamento	Desmame
AAS	500-1.000 mg a cada 8 h (dose máxima 4 g/dia)	PRIMEIRO episódio não complicado: 1-2 semanas RECORRÊNCIA: 2-4 semanas a meses. O tempo ideal de tratamento é controverso, e a dosagem de PCR deverá ser considerada como marcador de doença em atividade para guiar manejo e tempo de tratamento. Recomenda-se desmame gradual (a cada 1-2 semanas, e apenas se paciente assintomático e com normalização de PCR)	Reduzir dose total diária em 250-500 mg a cada 1-2 semanas
Ibuprofeno	600-800 mg a cada 8 h (dose máxima 2.400 mg)	Ver descritivo de tempo de tratamento de AAS	Reduzir dose total diária em 200-400 mg a cada 1-2 semanas
Indometacina	25-50 mg 8/8 h (iniciar com menor dose possível e elevar dose lentamente para se evitar cefaleia ou tontura)	Ver descritivo de tempo de tratamento de AAS	Reduzir dose total diária em 25 mg a cada 1-2 semanas
Naproxeno	500-1.000 mg a cada 12 h; caso necessário e tolerada, poderá ser elevada para 1.500 mg a cada 12 h (dose expressa em base de naproxeno; 200 mg de base de naproxeno equivale a 220 mg de naproxeno sódico)	Ver descritivo de tempo de tratamento de AAS	Reduzir dose total diária em 125-250 mg a cada 1-2 semanas
Prednisona	0,2-0,5 mg/kg/dia	Ver descritivo de tempo de tratamento de AAS	Desmame gradual em meses (ver texto)

Considerações para uso de AINE:
Dose geriátrica: usar menor dose recomendada pelo menor tempo possível.
Dose em insuficiência renal: evitar AINE em Clcr < 30 mL/min (para AAS: evitar se Clcr < 10 mL/min).
Dose em insuficiência hepática: usar com cautela; considerar ajuste de doses.

* Associar colchicina ao AINE ou prednisona sempre que possível, e avaliar necessidade de bloqueador de bomba de prótons.
AINE: anti-inflamatório não esteroidal; **PCR:** proteína C-reativa; **Clcr:** *clearance* de creatinina; **AAS:** ácido acetilsalicílico.
Fonte: adaptada de Adler *et al.* (2015).

Tabela 3.55 – Principais drogas para tratamento de pericardite aguda.

Droga*	Indicação	Dose	Tempo de tratamento	Desmame	Outras informações
Colchicina	Sempre que possível, associado a AINE ou corticosteroide, pois diminui sintomas, risco de recorrência e de síndrome pós-pericardiotomia secundária à cirurgia cardíaca	0,5-0,6 mg 12/12 h	PRIMEIRO episódio não complicado: 3 meses RECORRENTE: 6 meses ou mais	Sem desmame gradual	**Efeitos adversos:** gastrointestinais (até 10% dos casos), como náuseas, vômitos, diarreia, dor abdominal. Menos comuns: alopecia reversível, elevação de transaminases, miotoxicidade e supressão medular **Correção de dose:** ▪ Reduzir dose se efeitos adversos ▪ Peso < 70 kg: 0,5 mg 1 vez/dia ▪ Idade > 70 anos: reduzir dose em 50% e considerar Clcr

Tabela 3.55 – (Continuação) Principais drogas para tratamento de pericardite aguda.

Droga*	Indicação	Dose	Tempo de tratamento	Desmame	Outras informações
					Correção para função renal: • Clcr 35-49 mL/min: 0,5-0,6 mg 1 vez/dia • Clcr 10-34 mL/min: 0,5-0,6 a cada 2-3 dias • Clcr < 10 mL/min: evitar uso **Função hepática:** evitar se disfunção hepatobiliar grave ou doença hepática
Omeprazol	Considerar em pacientes de risco de toxicidade gastrointestinal enquanto em uso de AINE	20-40 mg/dia	Durante o tratamento	Sem desmame gradual	Considerar como pacientes de risco: • Histórico de úlcera péptica • Idade ≥ 65 anos • Uso concomitante de AAS, corticosteroide ou anticoagulante

* Associar colchicina ao AINE ou prednisona sempre que possível, e avaliar necessidade de bloqueador de bomba de prótons.
Clcr: *clearance* de creatinina.
Fonte: adaptada de Adler *et al.* (2015).

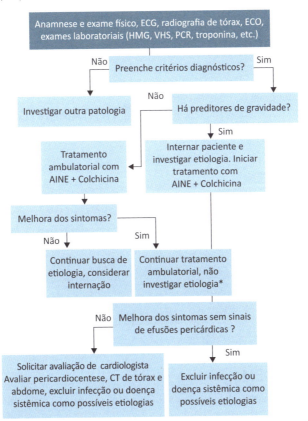

Fluxograma 3.35 – Diagnóstico e tratamento de pericardite aguda.
* Considerar idiopática; **AINE:** Anti-inflamatório não esteroidal (no caso ibuprofeno ou aspirina).
Fonte: adaptada de Snyder *et al.* (2014).

3.24 Tamponamento Cardíaco

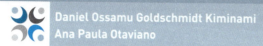
Daniel Ossamu Goldschmidt Kiminami
Ana Paula Otaviano

- Ocorre pelo acúmulo de fluido (p. ex.: pus, sangue, gás) no saco pericárdico, em volume além da capacidade de distensão de seu tecido fibroelástico.
- O aumento de pressão intrapericárdica resulta em redução do volume de enchimento cardíaco e maior interdependência ventricular.
- Sua etiologia compreende as causas de pericardite, hemorrágicas e iatrogênicas.
- Pode ser aguda como ocorre em rotura de parede cardíaca (tende a ser mais grave), ou subaguda, evoluindo em dias a semanas.

SUSPEITA CLÍNICA

Suspeitar em todo paciente com os sinais de exame físico a seguir descritos associados ou não a dor torácica, taquipneia, dispneia grave, tontura, pré-síncope ou síncope. Outros achados sugestivos são o aumento da área cardíaca ao raio X de tórax e taquicardia sinusal, diminuição de amplitude do QRS (< 5 mm) e alteração de amplitude dos complexos QRS ao ECG.

ACHADOS DO EXAME FÍSICO SUGESTIVOS

- **Tríade de Beck:** abafamento de bulhas, turgência jugular e hipotensão arterial.
- **Sinal de Kussmaul:** aumento da pressão venosa jugular com a inspiração.
- **Pulso paradoxal:** diminuição de, no mínimo, 10 mmHg na PAS à inspiração profunda.

EXAME DE IMAGEM

O ecocardiograma transtorácico é o exame de escolha na suspeita de tamponamento cardíaco, e deve ser realizado prontamente. São achados ecocardiográficos compatíveis com tamponamento cardíaco:

- Dilatação das cavas com pouca variação respiratória.
- Colapso do átrio direito (boa sensibilidade).
- Colapso do ventrículo direito com duração maior que 1/3 da diástole (boa especificidade).
- Ao fluxo Doppler: aumento do fluxo tricúspide e redução do fluxo mitral na inspiração. Aumento no fluxo mitral de até 25% e redução do tricúspide na expiração.

DIAGNÓSTICO

Embora as alterações ecocardiográficas descritas sejam altamente sugestivas de tamponamento cardíaco, seu diagnóstico só poderá ser confirmado após melhora clínica e hemodinâmica após drenagem de líquido pericárdico.

TRATAMENTO

- Caso o derrame seja secundário a pericardite aguda, seguir com o tratamento com anti-inflamatórios descrito na seção de pericardite aguda.
- Tratar a patologia de base caso identificada (p. ex.: tuberculose).
- Considerar expansão volêmica com cristaloide no caso de má perfusão tissular.
- Embora haja falta de evidência, a dobutamina poderá ser considerada nos casos de hipotensão como ponte para drenagem pericárdica.
- Evitar ventilação não invasiva (VNI).
- Avaliar drenagem do líquido pericárdico. Uma abordagem conservadora poderá ser considerada apenas nos casos de tamponamento inicial com repercussão hemodinâmica mínima ou ausente, com monitoração hemodinâmica contínua e ecocardiografias repetidas a cada 2 a 3 dias, evitando-se hipovolemia e tratando-se a patologia de base. Caso haja piora

clínica ou ecocardiográfica a drenagem estará indicada. Para todos os outros casos, a drenagem precoce estará indicada visando a diminuição da pressão intrapericárdica e melhora hemodinâmica.

- Uma vez indicada a drenagem pericárdica, definir a forma. A drenagem poderá ser realizada por meio de uma punção percutânea e colocação de um cateter de drenagem ou através drenagem cirúrgica aberta com ou sem pericardiotomia (janela pericárdica), ou ainda através de pericardioscopia assistida do vídeo. No caso da drenagem por cateter, o mesmo é deixado no espaço pericárdico até que o débito seja < 25 mL/dia, podendo ficar por tempo maior nos casos de derrames neoplásicos.

Dar preferência para a via cirúrgica nos seguintes casos:

- Hemopericárdio: dissecção aguda de aorta, a trauma torácico ou rompimento de parede miocárdica pós-IAM.
- Pericardite purulenta: infecção por bactéria piogênica.
- Efusões loculadas que não podem ser abordadas por via percutânea.
- Casos recidivados após drenagem via cateter.

3.25 Síndrome Aórtica Aguda

Daniel Ossamu Goldschmidt Kiminami
Carlos Henrique Miranda

- A síndrome aórtica aguda compreende três entidades distintas. É classificada como aguda até o 14º dia do início da dor. Também pode ser classificada de acordo com sua localização (Tabela 3.56). A Tabela 3.57 a frente busca detalhar os principais achados das três etiologias, resumidas a seguir:
  - **Dissecção aguda de aorta (DAA):** a mais comum (62-88%). Ocorre laceração da camada íntima da parede da aorta, com formação de falso lúmen. Será o foco deste subcapítulo.
  - **Hematoma intramural (HI):** segundo mais comum (10-30%). Há lesão iniciada por rotura de vasovasorum ou hemorragia em placa ateromatosa. Fatores de risco e sinais e sintomas semelhantes à DAA. Pode evoluir com: reabsorção e resolução completa, persistência sem piora do hematoma, dissecção aguda de aorta ou formação de aneurisma.
  - **Úlcera penetrante de aorta (UP):** menos comum (2-8%). Há rotura de placa ateromatosa através da lâmina elástica interna, que pode resultar em DAA, formação de pseudoaneurisma ou rotura livre. Mais associado a calcificação intensa e aterosclerose.

Tabela 3.56 – Classificação de acordo com a localização da lesão aórtica.

Stanford Tipo A, De Bakey Tipo II	Aorta ascendente
Stanford Tipo A, De Bakey Tipo I	Aorta ascendente e descendente
Stanford Tipo B, De Bakey Tipo III	Aorta descendente

Aorta ascendente refere-se a parte da aorta proximal à artéria braquicefálica, e a descendente refere-se à parte distal à artéria subclávia esquerda; classificação de Stanford pode ser usada para DAA, HI, classificação de De Bakey só para DAA.

FATORES DE RISCO PARA DISSECÇÃO AGUDA DE AORTA

- Os fatores de risco mais importantes são HAS (72%), aterosclerose (31%) e histórico de cirurgia cardíaca (18%).
- Outros fatores de risco conhecidos estão descritos na Tabela 3.58.

164 Guia Prático de Emergências Clínicas

Tabela 3.57 – Comparação das três formas principais da síndrome aórtica aguda.

	Dissecção Aguda de Aorta		Hematoma Intramural	Úlcera Penetrante de Aorta
	Stanford Tipo A	Stanford Tipo B		
Prevalência	Forma mais comum de SAA (62-88%) 2/3 é do tipo A, e o restante do tipo B		Segunda forma mais comum (10-30%)	Forma menos comum (2-8%)
Fatores de risco	HAS, aterosclerose, doença do tecido conjuntivo (especialmente em pacientes mais jovens)		HAS	HAS, sexo masculino, aterosclerose
Achados clínicos mais importantes	Dor de início súbito Hipertensão Insuficiência aórtica Tamponamento Isquemia miocárdica AVC Ruptura aórtica	Dor de início súbito Hipertensão Isquemia renal, visceral ou de membros inferiores Paraplegia Ruptura aórtica	Dor de início súbito Hipertensão Insuficiência aórtica Derrame pericárdico Derrame pleural	Dor de início súbito Hipertensão Tipicamente acomete a aorta descendente (raramente a ascendente)
Método de imagem preferido	TC (agudo) ECO (agudo) RNM (seguimento)	TC (agudo) RNM (seguimento)	TC RNM (seguimento)	TC RNM (seguimento)
Estratégia de tratamento	Cirurgia torácica aberta	Tratamento medicamentoso com intervenção endovascular se sinais de complicações	Cirurgia torácica aberta se Stanford A* e tratamento medicamentoso isolado se B	Cirurgia torácica aberta se Stanford A sintomático, e cirurgia endovascular se B sintomático. Para os demais casos, tratamento medicamentoso isolado

* Controverso: na tabela consta recomendação de grupos americanos e europeus; já o grupo asiático recomenda tratamento medicamentoso isolado para Stanford tipos A e B.

Fonte: adaptada de Clough *et al.* (2015).

SAA: síndrome aórtica aguda; **HAS:** hipertensão arterial sistêmica; **AVC:** acidente vascular cerebral; **TC:** tomografia computadorizada; **ECO:** ecocardiografia; **RNM:** ressonância nuclear magnética.

Tabela 3.58 – Fatores de risco para dissecção aguda de aorta.

1. Degeneração da parede aórtica: idade avançada, HAS crônica, aterosclerose.

2. Desordens do tecido conjuntivo: síndrome de Marfan, Loeys-Dietz, Ehlers-Danlos e dissecção de aorta familiar.

3. Desordens inflamatórias: arterite de células gigantes e de Takayasu.

4. Lesão iatrogênica: cateterismo, cirurgias cardíacas ou aórtica, balão intra-aórtico.

5. Desordens congênitas: valva aórtica bicúspide, coarctação de aorta e síndrome de Noonan e Turner

6. Gravidez.

7. Uso de cocaína.

Fonte: Nienaber *et al.* (2012).

▌ SINAIS E SINTOMAS EM DISSECÇÃO AGUDA DE AORTA

- Dor: precordial (73%); dorsal (53%).
- Pressão arterial (PA) assimétrica entre membros (50%).
- Níveis pressóricos elevados (35-77%).
- Sopro de insuficiência aórtica (31%).
- Síncope, sinais e sintomas de insuficiência cardíaca (IC) descompensada (4-7%).
- Síndrome coronariana aguda (3%).
- Hipotensão e choque (3%).
- Síndrome de má perfusão (isquemia de membro, déficit neurológico focal, paraplegia, isquemia mesentérica e lesão renal aguda).

SUSPEITA CLÍNICA DE SÍNDROME AÓRTICA AGUDA

A dor torácica costuma ser de início súbito (84% em DAA), forte desde o início (90% em DAA), lancinante, que "corta" ou "rasga" e, em 70% dos casos irradia para o dorso seguindo o trajeto da aorta. Suspeitar quando a dor apresentar estas características ou estiver associada a:

- Assimetria de PA entre membros.
- Assimetria de pulsos.
- Dor seguindo trajeto da aorta.
- Dor migrante para dorso.
- Dor abdominal associada (isquemia mesentérica).
- Sopro de insuficiência aórtica.
- IC por insuficiência aórtica aguda.
- Síndrome de má perfusão.
- Radiografia de tórax com alargamento de mediastino (presente em 1/3 dos casos de DAA), sinal do cálcio (separação da calcificação da íntima de mais de 1 cm da borda do arco aótico) associado ou não a derrame pleural, em geral à esquerda.
- Déficit neurológico focal.

COMPLICAÇÕES

DAA pode cursar com: IAM por acometimento do óstio coronariano; efusão pericárdica e tamponamento; insuficiência aórtica; AVC; lesão de outros órgãos por acometimento de vaso responsável por sua irrigação (síndrome de má perfusão); rotura aórtica; choque; e óbito.

PROGNÓSTICO EM DAA

- **Tipo A** sem tratamento: mortalidade de 24% no 1º dia, chegando a 50% em duas semanas, e 90% em um ano.
- **Tipo B** não complicado, sem tratamento cirúrgico: sobrevida de 89% em um mês e 80% em cinco anos.

EXAMES COMPLEMENTARES

Não há marcadores bioquímicos específicos para o diagnóstico de DAA. Solicitar exames gerais, em especial coagulograma, função renal, eletrólitos, lactato, gasometria arterial, marcadores de necrose miorcárdica (p. ex.: troponina), e realizar ECG.

- **ECG:** achados não específicos ou normais em 3/4 dos casos. Em 25% dos casos há hipertrofia de VE. Pode demonstrar elevação do segmento ST, geralmente na parede inferior, por acometimento do óstio da coronária direita.

EXAMES DE IMAGEM E DIAGNÓSTICO

- **Angiotomografia de tórax:** sensibilidade (S) = 94% e especificidade (E) = 87%. Inconveniente do risco de piorar função renal dado uso de contraste.
- **RNM:** S e E = 95-100%. Por se tratar de exame demorado (20 a 30 minutos), não é o método de escolha para o diagnóstico em âmbito de urgência. Poderá ser usado para seguimento ou na impossibilidade de angiotomografia.
- **ECO-TE (transesofágico):** S = 97-100% e E = 77-100%, mas não demonstra lesões abdominais e há limitações em visualização da aorta ascendente distal e do arco proximal. Pode ser feito em pacientes instáveis, com impossibilidade de transporte para realização de angiotomografia ou RNM. Bom para avaliar concomitantemente insuficiência valvar e sinais de efusão pericárdica.
- **ECO transtorácico:** S = 78-100% e 31-55% para tipos A e B, respectivamente. Também visualiza insuficiência valvar e possível efusão pericárdica.
- **Radiografia de tórax:** normal ou sinais descritos na suspeita clínica. Não substitui exames mais específicos.

TRATAMENTO

- Trata-se de emergência clínica até que se prove o contrário.
- Leito monitorizado, acesso venoso e oxigenoterapia se necessário.
- Seguir Fluxograma 3.36.

- Solicitar exames gerais incluindo exames pré- operatórios e marcadores de necrose miocárdica.
- Tratar intensamente a dor com morfina EV.
- Diminuir a progressão da lesão aórtica por meio do controle cronotrópico e pressórico com medicações endovenosas de modo intensivo (ver Tabelas 3.1 a 3.3). **SEMPRE** controlar a frequência cardíaca antes de buscar controle pressórico.
- Definir necessidade de abordagem cirúrgica de emergência (ver Tabela 3.57 e Fluxograma 3.36).

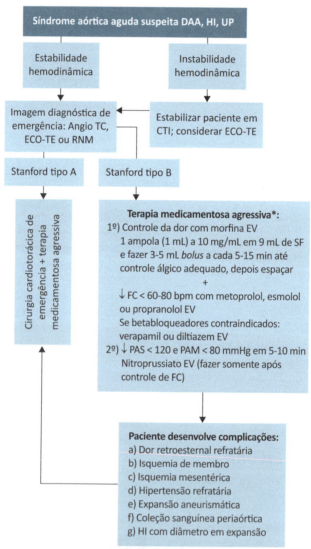

* De preferência em CTI, objetiva limitação da FC, PA, pressão de pulso e da variação máxima de pressão de VE na sístole; **DAA:** dissecção aguda de aorta; **HI:** hematoma intramural; **UP:** úlcera penetrante de aorta; **Angio-TC:** angiotomografia; **ECO-TE:** ecocardiografia transesofágica; **RNM:** ressonância nuclear magnética.
Fonte: adaptada de Sheikh *et al.* (2013).

Fluxograma 3.36 – Manejo de síndrome aórtica aguda.

3.26 QT Longo Adquirido

Daniel Ossamu Goldschmidt Kiminami
Carlos Henrique Miranda

FATORES DE RISCO

- Distúrbios eletrolíticos:
  - Hipocalemia (K$^+$↓).
  - Hipomagnesemia (Mg^{2+}↓).
  - Hipocalcemia (Ca^{2+}↓).
- Bradicardia.
- Hipertrofia de ventrículo esquerdo.
- Insuficiência cardíaca congestiva.
- Cardiomiopatias.
- Isquemia miocárdica.
- Hipertensão arterial.
- Genética favorável.
- Sexo feminino.
- Idade avançada.

INTERVALO QT

- É medido do início do QRS até o final da onda T.
- De forma rápida, o intervalo QT é inferior à metade do intervalo RR em indivíduos normais (Figura 3.3).

CÁLCULO DO INTERVALO QT

Lembrar que:

1 mm = 1 "quadradinho" = 0,04s = 40 ms
5 mm = 1 "quadradão" = 0,2s = 200 ms

- Utilizar de preferência D$_2$, mas poderá ser medido na derivação com término da onda T mais visível.
- Calcular a média do intervalo QT mensurado de 3 a 5 batimentos consecutivos.
- Em fibrilação atrial, calcular QTc utilizando o intervalo QT que segue o RR mais longo e o mais curto. Após, fazer uma média dos dois valores.
- Corrigir para frequência cardíaca (FC) com as seguintes fórmulas, sendo QT e o intervalo RR medidos em **segundos** (s):
  - Bazzet: caso FC entre 50-90 bpm

$$QTc = \frac{QT}{\sqrt{RR}}$$

  - Friderícia: para as demais FC

$$QTc = \frac{QT}{\sqrt[3]{RR}}$$

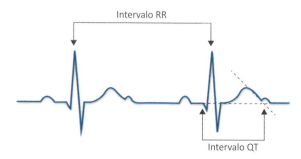

Figura 3.3 – Exemplo de como deverá ser realizada as medidas para o cálculo do intervalo QT corrigido pela frequência cardíaca.

VALORES COMPATÍVEIS COM QT CORRIGIDO (QTc) LONGO

- Crianças e adolescentes > 440 ms.
- Homens > 470 ms.
- Mulheres > 480 ms.
- Ambos os sexos em caso de QRS alargado, considerar QTc longo se > 500 ms.

INTERNAÇÃO

Indica-se internação e monitorização nos casos de QT longo com pelo menos um dos seguintes critérios:

- Medida de QTc > 500 ms.
- Elevação > 60 ms do QTc basal.
- Histórico de síncopes.
- Sinais em ECG de instabilidade (alternância de onda T, alargamento de QRS, bloqueios AV ou ectopias ventriculares).

CONDUTAS EM QT LONGO ADQUIRIDO

- Suspender e evitar drogas que prolongam QT (Tabela 3.59).
- Corrigir distúrbios eletrolíticos:
  - **Hipocalemia:** manter K^+ entre 4,5 e 5,0 mEq/L.
  - **Hipomagnesemia:** manter Mg^{2+} entre 2 e 4 mEq/L.
  - **Hipocalcemia:** manter Ca^{2+} dentro da normalidade.
- Corrigir: bradicardia, acidemia, hipóxia e hipotensão.
- Se intoxicação por bloqueador do canal de Na^+, repor bicarbonato com pH alvo entre 7,50 e 7,55 (ver seção de intoxicação por tricíclicos no capítulo de toxicologia)
- Tratar *torsades de pointes* conforme seção de taquiarritmias:
  - **Se instabilidade:** desfibrilação elétrica.
  - **Se estável:** sulfato de magnésio 2 g EV em 10 a 60 minutos (20 mL de sulfato de magnésio a 0,8 mEq/L), a velocidade de infusão deverá ser ajustada de acordo com a densidade da arritmia; pode-se repetir se necessário.
  - Se refratário a sulfato de magnésio considerar **marca-passo** transvenoso temporário, com frequência cardíaca de estimulação em torno de 90-100 bpm nos casos com bradicardia associada (FC < 60 bpm).
- Não utilizar amiodarona nestes pacientes com arritmia ventricular e QT prolongado. Se refratário as medidas iniciais descritas avaliar a utilização de lidocaína intravenosa.

Tabela 3.59 – Drogas de risco para alargamento do intervalo QT e *torsades de pointes*.		
Classe	**Drogas**	
Antiarrítmico	Amiodarona	**Procainamida**
	Disopiramida	**Quinidina**
	Propafenona	Sotalol
Antineoplásico	Vandetanib	
	Trióxido de Arsênio	
Antidepressivos	Citalopram*	Escitalopram*
	Fluoxetina*	Tricíclicos[†]
Antiemético	Ondansetrona	Domperidona
Antimalárico	Cloroquina	Halofantrina
Antipsicóticos	**Haloperidol**	**Tioridazina**
	Mesoridazina	**Sulpirida**
	Primozida	
Antipsicótico/ Antiemético	Clorpromazina	Droperidol
Antibióticos	Azitromicina	Levofloxacino
	Claritromicina	Moxifloxacino
	Eritromicina	Pentamidina
	Ciprofloxacino	Fluconazol
	Grepafloxacino	Voriconazol
Anti-histamínico	Astemizol	Terfenadina
	Loratadina	
Opióide	Levometadil	metadona
Outros	**Cocaína**, anagrelida, cilostazol, cisaprida, probucol, propofol, sevoflurano, lítio	

Negrito: bloqueadores do canal de Na^+.
* Inibidores seletivos de recaptação de serotonina;
[†] Alargamento de QRS. Tabela não inclui medicamentos de risco possível, mas não comprovado. Para lista completa ver crediblemeds.org.

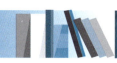

BIBLIOGRAFIA

1. Adler Y, Charron P, et al. 2015 ESC Guidelines for the diagnosis and management of pericardial diseases; the task force for the diagnosis and management of pericardial diseases of the european society of cardiology (ESC). European Heart Journal(2015)36,2921–2964.
2. Amsterdam EA, Wenger NK, et al. 2014 AHA/ACC guideline for the management of patients with non–ST-elevation acute coronary syndromes: executive summary: a report of the American college of cardiology/American heart association task force on practice guidelines. Circulation. 2014;130:2354–2394.
3. Anderson JL, et al. ACC/AHA 2007 Guidelines for the Management of patients with unstable angina/non-st-elevation myocardial infarction. J Am Col Cardiol. 2007 Aug 14;50(7):e1-e157.
4. Berul CI, Seslar SP, et al. Acquired long QT syndrome. Uptodate online, acesso 2015.
5. Braunwald's heart disease: a textbook of cardiovascular medicine. 9th ed. Philadelphia, PA: Elsevier Saunders; 2008: 1595-1611. ISBN: 9780323297875.
6. Caforio AL, Pankuweit S, et al. Current state of knowledge on etiology, diagnosis, management, and therapy of myocarditis: a position statement of the European Society of Cardiology Working Group on Myocardial and Pericardial Diseases. European Heart Journal(2013) 34, 2636–2648.
7. Clough RE, Nienaber C, et al. Management of acute aortic syndrome. Cardiol. 12, 103–114 (2015); published online 16 December 2014.
8. Connolly ES Jr, Rabinstein AA, et al. Guidelines for the management of aneurysmal subarachnoid hemorrhage: a guideline for healthcare professionals from the AHA/ASA. Stroke. 2012;43:1711–173.
9. Cooper LT. Myocarditis. N Engl J Med 2009;360:1526-38.
10. Cutlip D, Lincoff AM, et al. Anticoagulant therapy in acute ST-elevation myocardial infarction. Uptodate online, acesso maio de 2020.
11. Cutlip D, Lincoff AM, et al. Anticoagulant therapy in non-ST elevation acute coronary syndromes. Uptodate online, acesso maio de 2020.
12. Elliot WJ, Varon J, et al. Evaluation and treatment of hypertensive emergencies in adults. Uptodate online, acesso junho 2020.
13. Elliott WJ, et al. Evaluation and treatment of hypertensive emergencies in adults. Uptodate online, acesso junho 2020.
14. Ganz LI, et al. Control of ventricular rate in atrial fibrillation: pharmacologic therapy. Uptodate online, acesso junho 2020.
15. Hamm CW, Bassand JP, et al. ESC Guidelines for the management of acute coronary syndromes in patients presenting without persistente ST-segment elevation. Eur Heart Journal (2011) 32, 2999-3054.
16. Hemphill JC 3rd, Greenberg SM, et al. Guidelines for the management of spontaneous intracerebral hemorrhage: a guideline for healthcare professionals from the AHA/ASA. Stroke.2015;46:2032–2060.
17. Hollander J, Chase M, et al. Evaluation of the adult with chest pain in the emergency department. Uptodate online, acesso maio 2020.
18. Ibanez B, James S, et al. 2017 ESC Guidelines for the management of acute myocardial infarction in patients presenting with ST-segment elevation. European Heart Journal (2018) 39, 119–177.
19. January CT, Wann LS, et al. 2019 AHA/ACC/HRS Focused Update of the 2014 AHA/ACC/HRS guideline for the management of patients with atrial fibrillation: a report of the American college of cardiology/American heart association task force on clinical practice guidelines and the heart rhythm society in collaboration with the society of thoracic surgeons. Circulation. 2019;140:e125–e151.

170 Guia Prático de Emergências Clínicas

20. Jauch EC, Saver JL, et al. Guidelines for the early management of patients with acute ischemic stroke: a guideline for healthcare professionals from the AHA/ASA. Stroke. 2013;44:870–947.

21. Jones C, Pollit V, et al. The management of atrial fibrillation: summary of updated NICE guidance, practice guidelines. On behalf of the guideline development group. BMJ 2014;348:g3655.

22. Kan AA, de Lange DW, et al. Management of prolonged QT interval and torsades de pointes in the intoxicated patient, Review. Neth J Med. 2014 Apr;72(3):119-26.

23. Kindermann I, Barth C, et al. Update on myocarditis. J Am Coll Cardiol 2012;59:779–92.

24. Knowles PR, Press C. Anaesthesia for cardioversion. BJA Education, 17 (5): 166–171 (2017).

25. Kusumoto FM, Schoenfeld MH, Barrett C. 2018 ACC/AHA/HRS Guideline on the evaluation and management of patients with bradycardia and cardiac conduction delay: a report of the American college of cardiology/American heart association task force on clinical practice guidelines and the heart rhythm society. Circulation. 2019;140:e382–e482.

26. Lane D, YH Gregory, et al. Use of the CHA2DS2-VASc and HAS-BLED scores to aid decision making for thromboprophylaxis in nonvalvular atrial fibrillation. Circulation. 2012;126:860-865.

27. Lange RA, Hillis D. Acute pericarditis. Lancet 2004;363:717-727.

28. LeWinter MM, et al. Acute pericarditis. N Engl J Med 2014;371:2410-6.

29. Link MS. Clinical practice. Evaluation and initial treatment of supraventricular tachycardia. N Engl J Med 2012;367:1438.

30. Lorga Filho A M, Azmus AD, et al. Diretrizes brasileiras de antiagregantes plaquetários e anticoagulantes em cardiologia. Arq. Bras. Cardiol. [Internet]. 2013 Sep [cited 2020 May 16] ; 101(3 Suppl 3): 01-95.

31. Magalhães LP, Figueiredo MJO, et al. II Diretrizes brasileiras de fibrilação atrial. Arquivos Brasileiros de Cardiologia, Volume 106, Nº 4, Supl. 2, Abril 2016.

32. Maisch B, Seferovic PM, et al. Guidelines on the diagnosis and management of pericardial disease executive summary: the Task Force on the Diagnosis and Management of Pericardial Diseases on the European Society Of Cardiology. Eur Heart J 2004; 25: 587-610.

33. Maisch B, Seferovic PM, et al. The task force on the diagnosis and management of pericardial diseases of the european society of cardiology. Eur Heart J. 2004 Apr;25(7):587-610.

34. Malachias MVB, Souza WKSB, Plavnik FL, Rodrigues CIS, Brandão AA, Neves MFT, et al. 7a Diretriz Brasileira de Hipertensão Arterial. Arq Bras Cardiol 2016; 107(3Supl.3):1-83.

35. Marantz PR, Tobin JN, et al. The relationship between left ventricular systolic function and congestive heart failure diagnosed by clinical criteria. Circulation 1988;77:607–12.

36. Marik PE, Rivera R. Hypertensive emergencies: an update. Curr Opin Crit Care. 2011 Dec;17(6):569-80.

37. Mebazaa A, et al. recommendations on pre-hospital & early hospital management of acute heart failure: a consensus paper from the heart failure association of the european society of cardiology, the european society of emergency medicine and the society of academic emergency medicine. Eur J Heart Fail. (2015); 17(6):544-58.

38. Meyer TE, Colucci WS, et al. Approach to diagnosis and evaluation of acute decompensated heart failure in adults. Uptodate online, acesso maio 2020.

39. Miller C, Granger C, et al. Evaluation of patients with chest pain at low or intermediate risk for acute coronary syndrome. Uptodate online, acesso maio 2020.

40. Montera MW, Mesquita ET, et al. Sociedade Brasileira de cardiologia. I Diretriz Brasileira de miocardites e pericardites. Arq Bras Cardiol 2013; 100(4 supl. 1): 1-36.

41. Montera MW, Pereira SB, et al. Sumário de atualização da II diretriz brasileira de insuficiência Cardíaca Aguda 2009/2011. Sociedade brasileira de cardiologia.

42. Neumar RW, Otto CW, et al. Part 8: adult advanced cardiovascular life support: 2010 American heart association guidelines for cardiopulmonary resuscitation and emergency cardiovascular care. Circulation. 2010;122(18 Suppl 3):S729.

43. Nienaber CA, et al. Management of caute aortic syndromes. European Heart Journal (2012) 33,26-35.

CAPÍTULO 3

44. Page RL, et al. 2015 ACC/AHA/HRS guideline for the management of adult patients with supraventricular tachycardia; a report of the American college of cardiology/American heart association task force on clinical practice guidelines and the heart rhythm society. J Am Coll Cardiol. 2016;67(13):e27-e115.

45. Peixoto AJ. Acute Severe Hypertension. N Engl J Med 2019;381:1843-52.

46. Piegas LS, Timerman A, et al. V Diretriz da sociedade brasileira de cardiologia sobre tratamento do infarto agudo do miocárdio com supradesnível do segmento ST. Arq Bras Cardiol. 2015;105(2):1-105.

47. Pollak P, Brady W. electrocardiographic patterns mimicking ST segment elevation myocardial infarction. Cardiol Clin 30(2012) 601–615.

48. Ponikowski P, Voors AA, et al. 2016 ESC Guidelines for the diagnosis and treatment of acute and chronic heart failure: The Task Force for the diagnosis and treatment of acute and chronic heart failure of the European Society of Cardiology (ESC). Developed with the special contribution of the Heart Failure Association (HFA) of the ESC. Eur J Heart Fail. 2016 Aug;18(8):891-975.

49. Pozner CN, et al. Advanced cardiac life support (ACLS) in adults. Uptodate online. Acesso maio 2020.

50. Purutkin JM, et al. Overview of the acute management of tachyarrhythmias. Uptodate online, acesso maio 2020.

51. Reeder GS, Kennedy HL, et al. Overview of the acute management of ST elevation myocardial infarction. Uptodate online, acesso maio 2020.

52. Ristic AD, Imazio M, Adler Y. Triage strategy for urgent management of cardiac tamponade: a position statement of the European Society of Cardiology Working Group on Myocardial and Pericardial Diseases. European Heart Journal (2014)35,2279–2284.

53. Rodriguez MA, Kumar SK, et al. Hypertensive crisis. Cardiol Rev. 2010 Mar-Apr;18(2):102-7.

54. Sheikh AS, Ali K, et al. Acute aortic syndrome. Circulation. 2013 Sep 3;128(10):1122-7.

55. Snyder MJ, Bepko J, et al. Acute pericarditis: diagnosis and management. Am Fam Physician.2014;89(7):553-560.

56. Spodick, DH. Acute cardiac tamponade. N Engl J Med 2003; 349:684-690.

57. Steffel J, Verhamme P, et al. The 2018 European heart rhythm association practical guide on the use of non-vitamin k antagonist oral anticoagulants in patients with atrial fibrillation. Eur Heart J. 2018 Apr 21;39(16):1330-1393.

58. Tschöpe C, Cooper LT, et al. Management of myocarditis-related cardiomyopathy in adults. Circ Res. 2019 May 24;124(11):1568-1583.

59. Vereckei A, Duray G, et al. Application of a new algorithm in the differential diagnosis of wide QRS complex tachycardia. Eur Heart J. 2007; 28:589–600.

60. Wafae BG, da Silva RM, et al. Propofol for sedation for direct current cardioversion. Ann Card Anaesth 2019;22:113-21.

61. Wung SF. Bradyarrhythmias. Clinical presentation, diagnosis, and management. Crit Care Nurs Clin N Am 28 (2016) 297–308.

62. www.crediblemeds.org

63. Yancy CW, Jessup M, et al. 2013 ACCF/AHA guideline for the management of heart failure: a report of the American college of cardiology foundation/American heart association task force on practice guidelines. Circulation. 2013;128:e240–e327.

64. Yancy WC, Jessup M, et al. 2017 ACC/AHA/HFSA Focused update of the 2013 ACCF/AHA guideline for the management of heart failure: a report of the American college of cardiology/American heart association task force on clinical practice guidelines and the heart failure society of America. J Am Coll Cardiol.2017;70:776–803.

CAPÍTULO

4

Infectologia

4.1 Antibióticos: Diluições Mínimas

Daniel Ossamu Goldschmidt Kiminami
Gilberto Gambero Gaspar

Tabela 4.1 – Antibióticos: diluições mínimas para administração endovenosa.

Antibiótico	Apresentação	Reconstituição	Diluente	Diluição	Infusão
Amicacina	500 mg/ 2 mL amp	-	SF, SG, RL	100 mL por amp	30-60 min
Amoxicilina + clavulanato	1 g/0,2 g fr-amp	20 mL AD	- SF, SG, AD	- 50 mL [1]	3-5 min 30 min
Ampicilina	1 g fr-amp	3-5 mL AD	SF SF, SG, RL	10 mL [1] 50 mL por amp	10 min 15-30 min
Ampicilina + sulbactam	2 g/1 g fr-amp 1 g /0,5 g fr-amp	6,4 mL AD 3,2 mL AD	- SF	- 100 mL [1]	10-15 min 15-30 min
Azitromicina	500 mg fr-amp	4,8 mL AD	SF, SG, RL	250 a 500 mL [1]	1 h (2 mg/mL) ou 3 h (1mg/mL)
Benzilpenicilina potássica	5.000.000 UI fr-amp	10 mL AD	SF, SG	100 mL	30-60 min
Cefalotina	1 g fr-amp	10 mL AD	- SF, SG	- 100 mL por amp	3-5 min 30 min
Cefazolina	1 g fr-amp	10 mL AD	- SF, SG	- 50 mL por amp	5 min 30 min
Cefepime	1 g fr-amp	10 mL AD, SF, SG	- SF, SG, RL	- 100 mL [1]	3-5 min 30 min ou 3 h [2]
Cefotaxima	1 g fr-amp	10 mL AD	- SF, SG	- 50 mL por amp	3-5 min 60 min
Ceftazidima	1 g fr-amp	10 mL AD, SF, SG	- SF, SG, RL	- 50 mL [1]	3-5 min 30 min
Ceftriaxona	1 g fr-amp	10 mL AD	- SF, SG	- 50 mL [1]	3-5 min > 30 min
Cefuroxima	750 mg fr-amp	6 mL AD	- SF, SG, RL	- 50 mL [1]	3-5 min 15-30 min
Ciprofloxacino	200 mg/100 mL bolsa	-	-	-	60 min
Claritromicina	500 mg fr-amp	10 mL AD	SF, SG, RL	250 mL por fr-amp	60 min
Clindamicina	600 mg/4 mL amp	-	SF, SG	300-600 mg: 50 mL 900 mg: 50-100 mL 1200 mg: 100 mL	60 min

CONTINUA ▶

CAPÍTULO 4

Infectologia **175**

Tabela 4.1 – (Continuação) Antibióticos: diluições mínimas para administração endovenosa.					
Antibiótico	Apresentação	Reconstituição	Diluente	Diluição	Infusão
Cloranfenicol	1 g fr-amp	10 mL AD	SF, SG, RL	50 mL por fr-amp	60 min
Ertapenem	1 g fr-amp	10 mL AD	SF	50 mL por fr-amp	60 min
Gentamicina	80 mg/2 mL amp	-	SF, SG	50 mL por amp	30-60 min
Imipenem + cilastatina	500 mg fr-amp	10 mL SF, SG	SF, SG	100 mL por fr-amp	≤ 500 mg: 20-30 min > 500 mg: 40-60 min
Levofloxacino	500 mg/100 mL bolsa	-	-	-	500 mg – 60 min 750 mg – 90 min
Linezolida	600 mg/300 mL bolsa	-	-	-	60 min
Meropenem	500 mg fr-amp	10 mL AD	SF, SG	50 mL por fr-amp	60 min
Metronidazol	500 mg/100 mL bolsa	-	-	-	60 min
Moxifloxacino	400 mg/250 mL bolsa	-	-	-	60 min
Oxacilina	500 mg fr-amp	5 mL AD, SF	SF, SG, RL	200 mL [1]	60 min
Piperacilina + tazobactam	4 g/0,5 g fr-amp	20 mL AD	SF, SG	100 mL por fr-amp	30-60 min ou 4 h [2]
Polimixina B	500.000 UI fr-amp	10 mL AD	SG	300 mL [1]	60-90 min
Polimixina E (colistina)	1.000.000 UI fr-amp	2 mL AD	SF, SG, RL	50 mL [1]	30 min
Sulfametoxazol + trimetoprima	400 mg + 80 mg amp de 5mL	-	SF, SG	1 amp – 125 mL 2 amp – 250 mL 3 amp – 500 mL Restrição hídrica: 75 mL por ampola	60-90 min
Teicoplamina	400 mg fr-amp	3 mL AD	SF, SG, RL	10 mL [1] 50 mL [1]	3-5 min 60 min
Tigeciclina	50 mg fr-amp	5,3 mL SF	SF, SG, RL	100 mL [1]	30-60 min
Tobramicina	75 mg/1,5 mL amp	-	SF, SG	50 mL por amp	30 min
Vancomicina	500 mg fr-amp	10 mL AD	SF, SG	200 mL (100 mL acesso central) [3]	60 min para cada 500 mg (máx: 10 mg/min)

[1] Diluição independe do número de ampolas. [2] Infusão estendida para infecções graves por *pseudomonas*. [3] Concentração final máxima após diluição: 5 mg/mL em acesso periférico e 10 mg/mL em acesso central.

amp: ampola; **fr-amp:** frasco-ampola; **AD:** água destilada; **SF:** solução fisiológica 0,9%; **SG:** solução glicosada 5%.; **RL:** ringer lactato.

4.2 Antibióticos: Correção para Função Renal

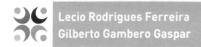

Lecio Rodrigues Ferreira
Gilberto Gambero Gaspar

Tabela 4.2 – Antibióticos: correção de dose segundo função renal.[1]

Antibiótico	Dose usual[2]	50-80	10-50	< 10	Dose após hemodiálise[3]
Amicacina	7,5 mg/kg – 12/12h 15 mg/kg – 24/24 h	NC	7,5 mg/kg – 24/24h	7,5 mg/kg – 48/48 h	± 3,7 mg/kg
Amoxicilina + clavulanato EV	1 g – 8/8 h	NC	1 g – 12/12 h	1 g – 24/24 h	1 g
Amoxicilina + clavulanato VO	500/125 mg – 8/8 h	NC	250-500 mg – 12/12h	250-500 mg – 24/24 h	250-500 mg
Ampicilina EV	2 g – 6/6 h	NC	1-2 g – 6/6 h a 12/12 h	1 g – 12/12 h	1 g
Ampicilina + sulbactam	2 g/1 g – 6/6 h	NC	2 g/1 g – 8/8 h ou 12/12 h	2 g/1 g – 24/24 h	2 g/1 g
Azitromicina[4]	500 mg – 24/24 h	NC	NC	NC	-
Benzilpenicilina potássica	12-24 milhões UI/dia – divididas em 4/4 h a 6/6 h	NC	75% da dose normal	20-50% da dose normal	100% da dose normal
Cefalexina	500 mg – 6/6 h	NC	500 mg – 12/12 h	250 mg – 12/12h	250 mg
Cefalotina	1-2 g – 6/6 h	NC	1 g – 6/6 h	500 mg – 6/6 h	500mg
Cefazolina	1-2 g – 8/8 h	NC	2 g – 12/12h	2 g – 24/24 h	1 g
Cefepime	2 g – 8/8 h ou 12/12h	NC	2 g – 12/12 h ou 24/24 h	1 g – 24/24 h	1 g
Cefotaxima	2 g – 8/8h	NC	2 g – 12/12 h ou 24/24 h	2 g – 24/24 h ou 48/48 h	1 g
Ceftazidima	2 g – 8/8h	NC	2 g – 12/12 h ou 24/24 h	2 g – 24/24 h ou 48/48 h	1 g
Ceftriaxona	1-2 g – 12/12h	NC	NC	NC	–
Cefuroxima EV	750 mg – 8/8h	NC	750 mg – 8/8 a 12/12 h	750 mg – 24/24 h	750 mg
Cefuroxima VO	250-500 mg – 12/12h	NC	250 mg – 12/12 h	250 mg – 24/24 h	250 mg
Ciprofloxacino EV	400-600 mg – 12/12h	NC	200 mg – 12/12 h	200 mg – 24/24 h	200 mg
Ciprofloxacino VO	250-500 mg – 12/12h	NC	250 mg – 12/12 h	250 mg – 24/24 h	–
Claritromicina	500 mg – 12/12 h	NC	500 mg – 12/12 h a 24/24 h	500 mg – 24/24 h	500 mg
Clindamicina EV	600-900 mg – 8/8 h	NC	NC	NC	-
Clindamicina VO	300-600 mg – 6/6 h ou 8/8 h	NC	NC	NC	-
Daptomicina	4-6 mg/kg – 24/24 h	NC	Clcr < 30: 4-6 mg/kg – 48/48 h		-

CONTINUA ▶

CAPÍTULO 4

Infectologia **177**

Tabela 4.2 – (Continuação) Antibióticos: correção de dose segundo função renal.[1]

Antibiótico	Dose usual [2]	*Clearance* de creatinina em mL/min			Dose após hemodiálise [3]
		50-80	10-50	< 10	
Doxicilina	100 mg – 12/12 h	NC	NC	NC	-
Ertapenem	1 g – 24/24 h	NC	Clcr < 30: 0,5 g – 24/24 h		500 mg[3]
Fosfomicina	3 g – dose única	NC	NC	Evitar uso	Evitar uso
Gentamicina	3-5 mg/kg/dia – dividida em 8/8 h	NC	1,5-2 mg/kg/dose – 24/24 h	1,5-2 mg/kg/dose – 48/48 h	1,5- 2 mg/kg
Imipenem + cilastatina	500 mg – 6/6 h a 1 g – 8/8 h	NC	500 mg – 12/12 h	250 mg – 12/12 h	250 mg
Levofloxacino[4]	500 mg –24/24 h	NC	Clcr 20-49: 250 mg – 24/24 h Clcr < 20: 250 mg – 48/48 h		-
Levofloxacino[4]	750 mg – 24/24 h	NC	Clcr 20-49: 500 mg – 24/24 h Clcr < 20: 500 mg – 48/48 h		-
Linezolida	600 mg – 12/12h	NC	NC	NC	-
Meropenem	1-2 g – 8/8 h	NC	1 a 2 g – 12/12 h	0,5-1 g – 24/24 h	500 mg
Metronidazol[4]	500 mg – 8/8 h	NC	NC	250 mg – 8/8 h	-
Moxifloxacino[4]	400 mg – 24/24 h	NC	NC	NC	-
Nitrofurantoína	100 mg – 6/6 h	NC	Evitar uso	Evitar uso	-
Oxacilina	1-2 g – 4/4 h ou 6/6 h	NC	NC	NC	-
Piperacilina + tazobactam	4/0,5 g – 8/8 h ou 6/6 h	NC	Clcr 20-39: 4/0,5 g – 8/8 h ou 2/0,25 g – 6/6 h Clcr < 20: 2/0,25 g – 6/6 ou 8/8 h		-
Polimixina B	25-30 mil UI/kg/dia – dividida em 8/8 h ou 12/12 h	NC	NC	NC	-
Sulfametoxazol + trimetoprima (SMX-TMP)	2,5-5 mg/kg de TMP – 12/12h a 6/6h	2,5-5 mg/ kg (TMP) – 8/8 h a 12/12 h	2,5-5 mg/kg (TMP) – 12/12 h a 24/24 h	2,5-5 mg/kg (TMP) – 24/24 h	2,5-5 mg/kg (TMP)
Teicoplamina	6-10 mg/kg/dose – 24/24 h	NC	6 mg/kg – 48/48 h	6 mg/kg – 72/72h	-
Tigeciclina	100 mg seguido de 50 mg – 12/12 h	NC	NC	NC	-
Vancomicina[5]	15-20 mg/kg/dose – 12/12 h	NC	10-15 mg/kg/dose 24 h até a cada 4 dias	10-15 mg/kg/dose a cada 4 a 7 dias	-

[1] Correções adotadas em nossa instituição, considerar protocolo local se disponível; [2] As doses usuais são passíveis de outros ajustes, como para gravidade do quadro, sítio infeccioso e presença de disfunção hepática; [3] Considerando hemodiálise intermitente; [4] Mesma correção de dose para via oral e via endovenosa; [5] Fazer se última dose < 6 h antes da diálise; [6] Ajustar dose segundo vancocinemia; **Clcr:** *clearance* de creatinina em mL/min. **NC:** sem correção de dose (não corrige).

4.3 Antifúngicos e Antivirais: Diluições Mínimas

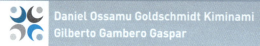

Daniel Ossamu Goldschmidt Kiminami
Gilberto Gambero Gaspar

Tabela 4.3 – Antifúngicos e antivirais: diluições mínimas para administração endovenosa.

Fármaco	Apresentação	Reconstituição	Diluente	Diluição	Infusão
Anfotericina B Desoxicolato (convencional)	50 mg fr-amp	10 mL AD	SG	500 mL por fr-amp (Máx: 0,1 mg/mL)	4 a 6 horas
Anfotericina B Complexo-lipídico	100 mg/20 mL (5 mg/mL) fr-amp	-	SG	80 mL por fr-amp para concentração final sugerida de 1 mg/mL (Máx: 2 mg/mL)	2 a 4 horas (até 2,5 mg/kg/h)
Anfotericina B Lipossomal	50 mg fr-amp	12 mL AD	SG	25-50 mL por fr-amp para concentração final de 1 a 2 mg/mL	2 a 4 horas
Micafungina	50 mg fr-amp 100 mg fr-amp	5 mL SF ou SG	SF	50 mg – 100 mL 100 mg – 100 mL	1 hora
Anidulafungina	100 mg fr-amp	30 mL AD	SF, SG	100 mL por fr-amp	90 min (até 1,1 mg/min)
Caspofungina	50 mg fr-amp 70 mg fr-amp	10,5 mL AD	SF, RL	50 mg – 100 mL 70 mg – 200 mL	1 hora
Fluconazol	200 mg/100 mL bolsa	-	-	-	1 hora (até 10 mL/min)
Voriconazol	200 mg fr-amp	19 mL AD	SF	Sugerida: 100 mL por fr-amp Mínima: 40 mL por fr-amp (Máx: 5 mg/mL)	1 a 2 horas
Aciclovir	250 mg fr-amp	10 mL AD ou SF	SF, RL	Sugerida: 100 mL por fr-amp Mínima: 50 mL por fr-amp (Máx: 5 mg/mL)	1 hora
Ganciclovir	500 mg fr-amp	10 mL AD	SF, RL	Sugerida: 100 mL por fr-amp Mínima: 50 mL por fr-amp (Máx: 10 mg/mL)	1 hora
Ganciclovir	100 mg/100 mL bolsa 250 mg/250 mL bolsa 500 mg/500 mL bolsa	-	-	-	1 hora

ATENÇÃO: há três formulações distintas de anfotericina B, cada uma com dose, diluição e velocidade de infusão diferentes. Verificar a formulação administrada para não ocorrerem erros que poderão resultar em eventos adversos catastróficos; **fr-amp:** frasco-ampola; **AD:** água destilada; **SF:** solução fisiológica 0,9%; **SG:** solução glicosada 5%; **RL:** ringer lactato; **Máx:** concentração máxima após diluição.

4.4 Antifúngicos e Antivirais: Correção para Função Renal

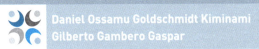

Daniel Ossamu Goldschmidt Kiminami
Gilberto Gambero Gaspar

Tabela 4.4 – Antifúngicos e antivirais: correção de dose segundo função renal.

Fármaco	*Dose usual EV	Clearance de creatinina (Clcr) em mL/min			Dose após hemodiálise (HD)
		50-80	10-50	< 10	
Anfotericina B Desoxicolato (convencional)	0,25 a 1 mg/kg/dia (máx 50 mg/dia)	NC	NC	NC	-
Anfotericina B Complexo-lipídico	3 a 5 mg/kg/dia	NC	NC	NC	-
Anfotericina B Lipossomal	3 a 5 mg/kg/dia	NC	NC	NC	-
Micafungina	50 a 150 mg/dia	NC	NC	NC	-
Anidulafungina	200 mg no 1º dia; 100 mg/dia após	NC	NC	NC	-
Caspofungina	70 mg no 1º dia; 50 mg/dia após	NC	NC	NC	-
Fluconazol	800 mg (12 mg/kg) no 1º dia; 400 mg (6 mg/kg) após	NC	Clcr ≤ 50 mL/min: 50% da dose usual		Nos dias de HD: 100% da dose após sessão; Nos dias sem HD: 50% da dose
Voriconazol	6 mg/kg/dose a cada 12 h no 1º dia; 4 mg/kg/dose a cada 12 h após	NC	Clcr < 50 mL/min: preferir formulação VO para prevenir acúmulo do veículo EV		-
Aciclovir	5 ou 10 mg/kg/dose a cada 8 h	NC	Clcr 25-50: espaçar dose para cada 12 h Clcr 10-24: espaçar dose para cada 24 h	Fazer metade da dose usual 1x por dia	Metade da dose usual adicional após cada sessão de HD
Ganciclovir	5 mg/kg/dose a cada 12 h	Clcr ≥ 70: dose usual Clcr 50-69: 2,5 mg/kg/dose 12/12 h Clcr 25-49: 2,5 mg/kg/dose 24/24 h Clcr 10-24: 1,25 mg/kg/dose 24/24 h Clcr < 10: 1,25 mg/kg/dose 3× por semana após hemodiálise			

ATENÇÃO: há três formulações distintas de anfotericina B, cada uma com dose, diluição e velocidade de infusão diferentes. Verificar a formulação administrada para não ocorrerem erros que poderão resultar em eventos adversos catastróficos. * As doses são passíveis de outros ajustes, como para gravidade do quadro, sítio infeccioso e presença de disfunção hepática. **NC:** sem correção (não corrige).

4.5 Meningites Agudas em Adultos

Daniel Ossamu Goldschmidt Kiminami
Fernando Crivelenti Vilar

- Emergência clínica de elevada morbimortalidade que deve ser prontamente identificada e tratada.
- Este subcapítulo foca na meningite bacteriana (MB).

DEFINIÇÃO

Evidência clínica e laboratorial (p. ex.: análise de liquor) de inflamação meníngea. Caso haja identificação bacteriana por meio de exames de rotina (p. ex.: culturas), é denominada meningite bacteriana (Tabela 4.5), de maior morbimortalidade. Na ausência de tal identificação, é classificada como meningite asséptica, forma mais comum de meningite (Tabela 4.6).

CONSIDERAÇÕES DA MENINGITE ASSÉPTICA

- MB tratada parcialmente com antibioticoterapia (ATB) pode simular laboratorialmente meningite asséptica.

- Pode ter a mesma apresentação clínica da MB (p. ex.: febre, cefaleia, alteração de estado mental, rigidez nucal). No entanto, em contraste com a meningite bacteriana, a asséptica (viral em sua maioria) geralmente tem curso autolimitado, com resolução espontânea, sem tratamento específico.

APRESENTAÇÃO CLÍNICA DA MENINGITE BACTERIANA

- Geralmente com evolução sintomatológica rápida, com paciente procurando ser-

Tabela 4.5 – Agentes etiológicos comuns de meningite bacteriana.

Gram	Bactéria(s)
Diplococo Gram-positivo	Streptococcus pneumoniae
Diplococo Gram-negativo	Neisseria meningitidis
Cocobacilo Gram-negativo	Haemophilus influenzae
Bacilo Gram-positivo (intracelular)	Listeria monocytogenes
Bacilo Gram-negativo (aeróbicos)	Salmonella sp Escherichia coli Serratia marcescens Klebsiella pneumoniae Pseudomonas aeruginosa
Cocos Gram-positivo	Staphylococcus aureus

Tabela 4.6 – Causas comuns de meningite asséptica.

Causa	Exemplos
Viral (mais comum)	Enterovírus (p. ex.: Echovírus, Coxsackie e Poliovírus) Herpes simples tipo 2 Vírus da imunodeficiência humana Arbovírus (dengue e zika) Paramixovírus (caxumba)
Bacteriana	Infecção bacteriana parameníngea (abscesso epidural ou subdural) Endocardite bacteriana Tuberculose Leptospirose
Outras infecções	Treponema pallidum (sífilis) Borrelia burgdorferi (doença de Lyme) Cryptococcus neoformans
Drogas	Ibuprofeno Sulfametoxazol + trimetoprima Azatioprina
Malignidade	Linfoma ou leucemia Carcinoma ou adenocarcinoma metastático

viços de saúde rapidamente, em geral em menos de 24 h do início dos sintomas.
- Os três achados clássicos ou cardinais são: febre (alguns podem apresentar hipotermia), cefaleia (de forte intensidade e generalizada) e alteração do estado mental (em geral, confusão ou letargia; mas em alguns casos, arresponsividade a qualquer estímulo).
- Pelo menos um dos achados cardinais estará presente em todos os pacientes (sensibilidade de 99-100%).
- Ausência de todos os achados cardinais exclui o diagnóstico de MB.
- Considerar meningite em todos os pacientes com pelo menos dois dos seguintes achados: febre, rigidez nucal, alteração do estado mental e cefaleia (sensibilidade de 95%).
- Em idosos, pode cursar com quadro mais insidioso de letargia, e alteração do estado mental, na ausência de febre, cefaleia ou rigidez nucal, com hemiparesia e convulsões de etiologia não esclarecida.
- Cerca de 63% dos pacientes com meningite menigocócica cursam com *rash*, mais comumente petequial, que também pode estar presente, embora menos comum, em meningite por *Haemophilus influenzae* e *Streptococcus pneumoniae*.
- A meningite por pneumococo é a mais comum e de maior risco de convulsões, déficits neurológicos focais e alteração do estado mental (Glasgow < 14).
- Ver Tabela 4.7 para outros achados clínicos e laboratoriais.

EXAME FÍSICO INICIAL
- Avaliar estabilidade, sinais de sepse e desidratação.
- Avaliar rigidez nucal (baixa especificidade) e sinais de meningismo por meio de manobras adequadas, como Brudzinski e Kernig (especificidade de 95%).
- Avaliar presença de déficits neurológicos focais, nível de consciência e presença de papiledema.

Tabela 4.7 – Achados clínicos e laboratoriais em adultos com meningite bacteriana (MB).

Achado	Sensibilidade (%)
Dois dos seguintes: febre, rigidez nucal, alteração do estado mental e cefaleia	95
Contagem de glóbulos brancos do liquor ≥ 100/mcL (0,10 × 10⁹/L)	93
Cefaleia	87
Rigidez nucal	83
Febre ≥ 38 °C	77
Náusea	74
Alteração de estado mental (Glasgow < 14)	69
Crescimento de organismo em hemocultura	66
Tríade: febre, rigidez nucal e alteração de estado mental	44
Déficit neurológico focal	33
Convulsão	5
Sinais de Brudzinski e Kernig*	5
Papiledema	3

* Sinais com especificidade de 95% para MB.

- Avaliar a presença de lesões cutâneas, como petéquias.

DIAGNÓSTICO DE MENINGITE AGUDA
- Deve correr em paralelo ao manejo inicial.
- O diagnóstico se fundamenta na apresentação clínica e é confirmado nos achados de líquido cefalorraquidiano (LCR).
- A punção liquórica é mandatória em todos os pacientes com suspeita de meningite bacteriana.
- Ver Tabela 4.8 referente à análise a ser feita do liquor e os achados condizentes com o diagnóstico de meningite bacteriana (MB) e de alguns diagnósticos diferenciais.
- A punção liquórica deve ser realizada o mais rápido possível. Avaliar, no entanto, necessidade de tomografia computadori-

182 Guia Prático de Emergências Clínicas

Tabela 4.8 – Características típicas de liquor em pacientes imunocompetentes com meningite.

Patógeno	Leucócitos (céls./mm³)	Neutrófilos (%)	Glicose (mg/dL)	Proteína (mg/dL)	Chance de se identificar patógeno
Referência	< 5	—	Glicose liquórica/ Glicose sérica > 0,6	< 50	—
Piogênico (não *Listeria*)	> 500	> 80	Baixo	> 100	Aprox. 70%
Listeria monocytogenes	> 100	Aprox. 50	Normal	> 50	Aprox. 30%
Piogênico tratado parcialmente	> 100	Aprox. 50	Normal	> 70	Aprox. 60%
Asséptico (mais comum viral)	50-1.000	Precoce: > 50 Tardio: < 20	Normal	< 200	—
Tuberculose	50-500	< 30	Baixo	100-500	Rara
Meningite criptocócica	20-200	20-50	Baixo	> 45	Aprox. 90%

LCR: líquido cefalorraquidiano (liquor).

zada (TC) de crânio previamente à punção para se excluir condições que contraindiquem a sua realização (p. ex.: lesão com efeito de massa ou hipertensão intracraniana) dado o risco de herniação cerebral.

- A administração prévia de antibióticos à punção não altera de forma significativa a citologia ou bioquímica do liquor, mas pode impossibilitar o identificação bacteriana pelo Gram e por culturas, em geral se punção for realizada após 7 horas da primeira dose de ATB.

■ INDICAÇÕES DE TC PREVIAMENTE À PUNÇÃO LIQUÓRICA

- Estado de imunossupressão.
- Histórico de doença no sistema nervoso central (SNC) (p. ex.: AVC, massa lesional cerebral, infecção focal).
- Convulsões de início agudo (dentro de uma semana da apresentação).
- Papiledema.
- Déficit neurológico focal.
- Alteração de estado mental.

■ MANEJO INICIAL NA SUSPEITA DE MENINGITE BACTERIANA

Ver Fluxograma 4.1 para visão geral do manejo, detalhado a seguir:

- Instituir precauções de transmissão por gotículas e mantê-las por pelo menos 24 horas após início de ATB.
- Iniciar estabilização hemodinâmica.
- Hidratar com parcimônia (risco de piora de hipertensão intracraniana) se desidratado e tratar sintomas.
- Solicitar exames gerais, incluindo hemoculturas, função renal, eletrólitos, coagulograma, hemograma, glicemia, lactato, entre outros, a depender do caso.
- Puncionar liquor prontamente. Avaliar pressão de abertura e solicitar os exames do liquor destacadas na Tabela 4.9.
- Caso liquor seja compatível com MB, iniciar tratamento com antibióticos direcionados, sempre que for possível, para bactéria responsável (Tabelas 4.10 e 4.11).
- Caso não seja possível a punção liquórica no local do atendimento, encaminhar pa-

CAPÍTULO 4

Infectologia 183

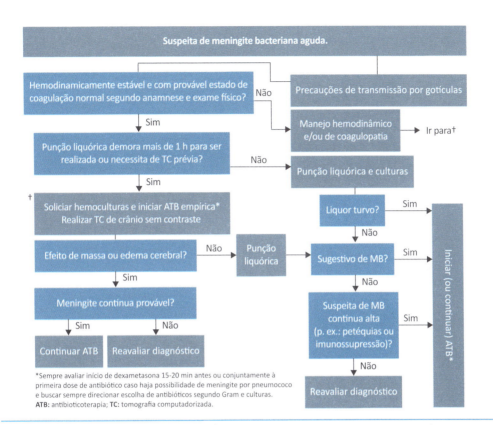

Fluxograma 4.1 – Sugestão de condução diagnóstica e terapêutica na suspeita de meningite bacteriana (MB).

ciente a serviço com recursos. Caso estimativa de tempo de transporte seja maior que 1 hora, coletar, se possível, hemoculturas e iniciar ATB empírica (Tabelas 4.11 e 4.12)* prontamente, antes do encaminhamento.

- Caso necessite de TC previamente à punção liquórica, coletar hemoculturas e demais exames laboratoriais e iniciar ATB empírico* antes da TC.
- Notificar o caso à vigilância epidemiológica.
- Avaliar junto à vigilância epidemiológica a indicação de quimioprofilaxia com rifampicina a todos os contactantes do paciente, incluindo familiares e profissionais da saúde que tiveram exposição de risco (Tabela 4.13).

Tabela 4.9 – Exames do líquido cefalorraquidiano na suspeita de MB.

Celularidade global e diferencial
Concentração de glicose
Concentração de proteína
Coloração de Gram
Cultura para bactérias
Cultura para fungos*
Cultura para *Mycobacterium**
Teste rápido molecular para tuberculose*
PCR para bactérias se disponível
Tinta da China
Teste do látex para bactérias
Pesquisa de antígeno de criptococo*

* Particularmente importante para pacientes imunodeprimidos, solicitar se exame disponível.
MB: meningite bacteriana; **PCR:** reação em cadeia da polimerase.

---

* Ao considerar início antibioticoterapia, sempre avaliar indicação de dexametasona endovenosa conforme texto a frente.

184 Guia Prático de Emergências Clínicas

Tabela 4.10 – Sugestão de antibioticoterapia em meningite bacteriana com bactéria identificada.

Bactéria	Primeira linha	Alternativa	Tempo em dias
Streptococcus pneumoniae • Penicilina sensível[1] • Penicilina resistente, ceftriaxona sensível[2] • Penicilina e ceftriaxona resistente	Penicilina G ou ampicilina Ceftriaxona Ceftriaxona + vancomicina	Ceftriaxona Cefepime ou meropenem Moxifloxacino	10-14
Neisseria meningitidis • Penicilina sensível[3] • Penicilina resistente	Penicilina G ou ampicilina Ceftriaxona	Ceftriaxona Fluoroquinolona ou meropenem	5-7
Haemophilus influenzae	Ceftriaxona	Ampicilina, fluoroquinolona	7-10
Listeria monocytogenes	Ampicilina[4] ou penicilina G[4]	SMX-TMP	21
Enterobacteriaceae (p. ex. *Escherichia coli*)	Ceftriaxona	Ampicilina, ciprofloxacino, meropenem ou SMX-TMP	14-21
Streptococcus agalactiae (*Streptococcus* grupo B)	Ampicilina[4] ou penicilina G[4]	Ceftriaxona	14-21
Staphylococcus aureus • Meticilina sensível • Meticilina resistente	Oxacilina Vancomicina	Vancomicina, meropenem, linezolida, daptomicina SMX-TMP, linezolida, daptomicina	10-14*
Enterococcus sp. • Ampicilina sensível • Ampicilina resistente • Ampicilina e vancomicina resistente	Ampicilina + gentamicina Vancomicina + gentamicina Linezolida	– – –	10-14
Pseudomonas aeruginosa	Ceftazidima[4] ou cefepime[4]	Meropenem[4], ciprofloxacino	21
Acinetobacter baumannii	Meropenem	Colistina[5] ou polimixina B[5]	21

[1] MIC (concentração inibitória mínima) penicilina < 0,1 mcg/mL.
[2] MIC ceftriaxona ≤ 1 mcg/mL.
[3] MIC < 0,1 mcg/mL.
[4] Associado ou não a aminoglicosídeo, administrado conjuntamente nos primeiros 7 a 10 dias.
[5] Administração endovenosa + intratecal ou intraventricular.
SMX-TMP: sulfametoxazol + trimetoprima.
* Fazer por 14 dias se tratamento com vancomicina.
Fonte: adaptada de Tunkel et al. (2004; 2017).

Tabela 4.11 – Doses endovenosas dos principais antibióticos em meningite bacteriana.*

Antibiótico	Dose	Antibiótico	Dose
Amicacina	5 mg/kg de 8/8 h	Moxifloxacino	400 mg 1 vez/dia
Ampicilina	2 g de 4/4 h	Oxacilina	2 g de 4/4 h
Cefepime	2 g de 8/8 h	Penicilina G potássica (cristalina)	4.000.000 de unidades de 4/4 h
Ceftazidima	2 g de 8/8 h		
Ceftriaxona	2 g de 12/12 h	Sulfametoxazol + trimetoprima	5 mg/kg (em relação ao componente trimetoprima) de 8/8 h
Ciprofloxacino	400 mg a cada 8 ou 12 h		
Gentamicina	1,7 mg/kg de 8/8 h	Vancomicina	15 a 20 mg/kg (máximo de 2 g) a cada 8 ou 12h
Meropenem	2 g de 8/8 h		

* Considerando função renal e hepática normais.
Fonte: adaptada de Tunkel *et al.* (2004).

CAPÍTULO 4

Infectologia 185

Tabela 4.12 – Antibioticoterapia empírica na suspeita de meningite bacteriana.

Condição	Bactérias prováveis	Terapia sugerida
Idade de 2-50 anos	N. meningitidis, S. pneumoniae	Ceftriaxona
Idade > 50 anos	S. pneumoniae, N. meningitidis, L. monocytogenes, bacilos Gram-negativos aeróbicos	Ceftriaxona + ampicilina
Fratura de base de crânio ou implante coclear	S. pneumoniae, H. influenzae, estreptococo beta-hemolítico do grupo A	Ceftriaxona + vancomicina
Traumatismo craniano penetrante	Staphylococcus aureus, estafilococos coagulase-negativa, bacilos Gram-negativos aeróbicos (incluindo Pseudomonas aeruginosa)	Cefepime ou ceftazidima ou meropenem. Associado a vancomicina
Pós-operatório de neurocirurgia	Bacilos Gram-negativos aeróbicos (incluindo Pseudomonas aeruginosa), S. aureus, estafilococos coagulase-negativa (especialmente S. epidermidis)	Igual a traumatismo craniano penetrante
Presença de shunt liquórico	Estafilococos coagulase-negativa, S. aureus, bacilos Gram-negativos aeróbicos (incluindo Pseudomonas aeruginosa), Propionibacterium acnes	Cefepime + vancomicina

Tabela 4.13 – Quimioprofilaxia em meningites bacterianas.[1]

Agente	Droga e via	Faixa etária	Dose	Intervalo	Duração (dias)
Neisseria meningitidis [2]	Rifampicina (via oral)	< 1 mês	5 mg/kg/dose	12/12 h	2
		≥ 1 mês e adultos	10 mg/kg/dose (máximo de 600 mg)	12/12 h	2
	Ceftriaxona (intramuscular)	< 12 anos	125 mg		Dose única
		≥ 12 anos	250 mg		Dose única
	Ciprofloxacino (via oral)	> 18 anos	500 mg		Dose única
Haemophilus influenzae [3]	Rifampicina (via oral)	Adultos	600 mg/dose	24/24 h	4
		> 1 mês até 10 anos	20 mg/kg/dose (máximo de 600 mg)	24/24 h	4
		< 1 mês	10 mg/kg/dose (máximo de 600 mg)	24/24 h	4

[1] Indicação a cargo do vigilância epidemiológica. Não há indicação de quimioprofilaxia para meningite para outros agentes além dos apresentados na tabela.
[2] O antibiótico de escolha é a rifampicina (na tabela segue também alternativas) e deve ser administrado a todos os contatos próximos, independentemente do estado vacinal, preferencialmente até 48 h da exposição ao paciente, considerando o tempo de transmissibilidade e período de incubação da doença. Observar cartão vacinal. Crianças e adolescentes que não são vacinados, além da quimioprofilaxia devem atualizar o cartão vacinal conforme calendário do ministério da saúde. A quimioprofilaxia também estará indicada para o paciente no momento da alta ou na internação no mesmo esquema preconizado para os contato próximos, exceto se o tratamento da doença foi realizado com ceftriaxona. Não há recomendação para os profissionais da saúde que atenderam o caso, exceto se realizaram procedimentos de risco (intubação, passagem de sonda nasogástrica) sem equipamento de proteção individual adequado.
[3] O antibiótico de escolha é a rifampicina e deve ser administrado a todos os contatos próximos preferencialmente até 48 h da exposição ao paciente, considerando o tempo de transmissibilidade e período de incubação da doença.
Fonte: Brasil, Ministério da Saúde (2017).

CORTICOTERAPIA EM MENINGITE BACTERIANA EM ADULTOS

Tema ainda controverso. Associado à diminuição de complicações neurológicas, incluindo perdas auditivas causadas por *Streptococcus pneumoniae* (e também por *Haemophilus influenzae* em crianças). A corticoterapia é indicada empiricamente para todos os pacientes **adultos** com suspeita de MB por pneumococo. Dose:

> Dexametasona 0,15 mg/kg EV 6/6 h por 4 dias iniciado 15-20 min antes ou conjuntamente à 1ª dose de ATB

- Não iniciar após a 1ª dose de ATB, mesmo se documentada infecção por pneumococo.
- Suspender antes dos quatro dias caso se documente infecção por outro agente que não o pneumococo.

4.6 Encefalite Viral em Imunocompetente

Daniel Ossamu Goldschmidt Kiminami
Fernando Crivelenti Vilar

- Emergência clínica com prognóstico dependente do patógeno envolvido, da imunidade do hospedeiro e do tempo de início de tratamento adequado.

DEFINIÇÃO DE ENCEFALITE

- Processo inflamatório em parênquima cerebral, com evidência clínica de disfunção cerebral.
- Suspeitar na presença dos achados clínicos destacados na Tabela 4.14.
- Pode ser de causa infecciosa ou não.
- Entre as causas infecciosas destacam-se as infecções de etiologia viral (Tabela 4.15).
- Caso haja acometimento conjunto de meninge, passa a ser denominado meningoencefalite.
- Deve ser diferenciado de encefalopatia, no qual há disfunção cerebral não secundária a lesão estrutural direta ou processo inflamatório. A encefalopatia é mediada por via metabólica por intoxicações, drogas, disfunção orgânica (p. ex.: hepática) ou infecção sistêmica que poupa o cérebro.

DIAGNÓSTICO

- Presença de achados clínicos compatíveis (Tabela 4.14) e exame que confirme a infecção viral. O diagnóstico na maioria das vezes será presuntivo dado dificuldade em identificação viral.

Tabela 4.14 – Achados clínicos.

Febre + cefaleia + nível de consciência alterado + sinais e sintomas de disfunção cerebral aguda:

1	**Disfunção cognitiva:** memória, discurso, orientação.
2	**Distúrbios de comportamento:** sintomas psicóticos, agitação, obnubilação ou mudanças de personalidade.
3	**Déficits neurológicos focais:** hemiparesia, paralisia de nervos cranianos ou reflexos patológicos etc.
4	**Convulsões.**

Tabela 4.15 – Principais agentes virais em imunocompetente.

Herpes vírus simplex 1 (HVS-1)	Enterovírus
Vírus varicela-zóster (VZV)	Paramixovírus (caxumba e rubéola)
Epstein-Barr vírus (EBV)	Arbovírus (dengue e zika)

INVESTIGAÇÃO

- Solicitar exames gerais: hemograma (HMG), proteína C reativa, velocidade de hemossedimentação (VHS), urina I, radiografia de tórax, culturas, função renal e eletrólitos.
- Exames virais: citomegalovírus (CMV), EBV, NS1 para dengue até 3º dia de doença ou IgG e IgM após o 7º dia, Elisa para HIV (esta deverá ser repetida em seis semanas se negativa), e outras, a depender da suspeita clínica.
- Eletroencefalografia (EEG) não é realizada de rotina. Se realizada pode demonstrar envolvimento cerebral nas fases iniciais da doença, antes mesmo de neuroimagem. Quase sempre anormal. Acometimento focal em lobo temporal é sugestivo de encefalite por HVS-1.
- Exame de imagem é mandatório. Pode não demonstrar alterações. Preferência para ressonância magnética (RNM) dada a maior sensibilidade e especificidade que TC. Achados de RNM podem sugerir etiologias virais específicas (p. ex.: acometimento de lobo temporal, em geral unilateral em encefalite herpética).
- Punção liquórica: mandatória se houver suspeita de encefalite viral. Além dos exames gerais de liquor (celularidade, bioquímica, culturas), solicitar reação em cadeia da polimerase (PCR) para HSV-1 e 2, dengue, zika, enterovírus, EBV, VZV, CMV ou outros vírus se houver suspeita clínica. Sorologia para dengue (NS1 e IgM) do liquor também poderá ser solicitada independentemente do tempo de doença. Achados bioquímicos são compatíveis com meningite asséptica (ver subcapítulo 4.5). Com relação à PCR, há maior chance de positividade na primeira semana do início dos sintomas. PCR para HSV-1 e 2: sensibilidade de 96% e especificidade de 99% quando realizada nas primeiras 48 horas de sintomas, com queda da positividade com o tempo e com o tratamento específico.
- Repetir PCR de liquor em três a sete dias em casos graves sem diagnóstico.

TRATAMENTO

- Para encefalopatia herpética (EH), iniciar tratamento empírico precoce com aciclovir EV em dose corrigida para função renal (Tabela 4.16) em todos os pacientes com suspeita de encefalite ou menigoencefalite viral.
- Tratamento precoce com aciclovir na suspeita de encefalite diminui a mortalidade em até 20-30%.
- Corticoterapia é controversa.

Tabela 4.16 – Doses de aciclovir EV e função renal.

Clcr (mL/min)	Dose de aciclovir EV
> 50	10 mg/kg 8/8 h Total de 30 mg/kg/dia
25-50	10 mg/kg 12/12 h Total de 20 mg/kg/dia
10-25	10 mg/kg 1 vez/dia Total de 10 mg/kg/dia
< 10	5 mg/kg/dia

Administração: diluir em 200 mL de SG5% ou SF0,9% e correr em no mínimo 60 min para evitar lesão renal.

Tempo de tratamento para encefalopatia herpética

- Tratar por total e 14 dias se imunocompetente e estender tratamento para 21 dias em imunodeprimido.
- Interromper tratamento empírico com aciclovir apenas se preenchimento de todos os seguintes critérios:
  - Exame de imagem incompatível com EH;
  - PCR de liquor negativo para EH;
  - Diagnóstico confirmado de outra etiologia.

OBSERVAÇÃO

Caso não haja diagnóstico de EH, nem outro diagnóstico confirmado, manter tratamento empírico por no mínimo 10 dias. Se houver confirmação de varicela-zóster (VZV), tratar com aciclovir por 21 dias. Se CMV identificado, trocar tratamento para ganciclovir.

4.7 Tratamento para Tuberculose

Daniel Ossamu Goldschmidt Kiminami
Cinara Silva Feliciano

ESQUEMA BÁSICO

- O tratamento para tuberculose (TB) com esquema básico em adultos e adolescentes > 10 anos, conforme Tabela 4.17, estará indicada nos seguintes casos:
  - TB pulmonar e extrapulmonar (com exceção da forma meningoencefálica e osteoarticular) independentemente da sorologia para HIV;
  - Retratamento por recidiva (independentemente do tempo decorrido do primeiro episódio) ou retorno após abandono com doença ativa.

OBSERVAÇÕES

- Administrar os medicamentos em tomada única em jejum (1 hora antes ou 2 horas após o café da manhã). Administrar juntamente a uma refeição apenas em casos de intolerância digestiva ao medicamento.
- Administrar juntamente **vitamina B$_6$** (piridoxina) 40 mg/dia como profilaxia de neuropatia periférica associada à **isoniazida**.
- Evitar o uso de RIPE (rifampicina, isoniazida, pirazinamida, etambutol) concomitante a bloqueadores de bomba de prótons (p. ex.: omeprazol).
- Para os casos de TB pulmonar, o paciente poderá sair do isolamento respiratório para aerossóis (deixa de ser bacilífero) após 15 dias de RIPE e 1 teste rápido molecular para tuberculose (TB-TRM) negativo ou 2 baciloscopias negativas.
- No caso de tuberculose (TB) em pessoas vivendo com HIV, atentar para interação medicamentosa entre medicações anti-TB e antirretrovirais. O momento ideal para se iniciar terapia antirretroviral é apresentado na Tabela 4.18.

ESQUEMA PARA TB MENINGOENCEFÁLICA E OSTEOARTICULAR

- Para os casos de TB meningoencefálica e osteoarticular em adultos e adolescentes com idade > 10, casos novos ou retratamento, seguir o esquema da Tabela 4.19.
- Esse esquema consiste em tempo mais prolongado da fase de manutenção em relação ao esquema básico.
- Além das recomendações gerais já descritas para o esquema básico, para a forma meningoencefálica, indica-se início de fisioterapia o mais cedo possível, visando redução de sequelas, e corticoterapia:

> Prednisona (1-2 mg/kg /dia) VO por 4 semanas ou dexametasona (0,3 a 0,4 mg/kg/dia) EV nos casos graves, por 4-8 semanas, com redução gradual da dose nas 4 semanas subsequentes.

- No caso de TB meningoencefálica em pessoas convivendo com HIV, a terapia antirretroviral deve ser inciada 2 meses após o início do tratamento da TB, dado o risco de hipertensão intracraniana e o aumento de mortalidade.
- Para a forma osteoarticular de baixa complexidade, com boa evolução pode-se consiserar redução do tempo de tratamento para 6 meses, como no esquema básico.

Tabela 4.17 – Esquema básico de tratamento de tuberculose em adultos e adolescentes.

Regime	Fármacos	Peso (kg)	Dose	Meses
2 RIPE Fase intensiva	RIPE 150/75/400/275 mg dose combinada	20-35	2 cp	2
		36-50	3 cp	
		51-70	4 cp	
		> 70	5 cp	
4 RI Fase de manutenção	RI 150/75 mg	20-35	2 cp	4
		36-50	3 cp	
		51-70	4 cp	
		> 70	5 cp	

cp: comprimido; RIPE: rifampicina, isoniazida, pirazinamida, etambutol.

Tabela 4.18 – Momento de início de TARV após diagnóstico de TB.

Condição clínica e/ou laboratorial	Recomendações
Sinais de imunodeficiência avançada*, ou LT-CD4+ < 50 céls/mm^3	Iniciar TARV em até 2 semanas após o início do tratamento de TB
Ausência de sinais de imunodeficiência, ou LT-CD4+ ≥ 50 céls/mm^3	Iniciar TARV na 8ª semana após início do tratamento de TB (final da fase intensiva e início da fase de manutenção)

* Perda ponderal > 10% do peso habitual, candidíase, prurigo, diarreia crônica e contagem de linfócitos totais < 1.000 ao hemograma. TARV= terapia antirretroviral. **Fonte:** Brasil, Ministério da Saúde (2019).

Tabela 4.19 – Tratamento da tuberculose meningoencefálica* e osteoarticular (> 10 anos).

Regime	Fármacos	Peso (kg)	Dose	Meses
2 RIPE Fase intensiva	RIPE 150/75/400/275 mg Dose combinada	20-35	2 cp	2
		36-50	3 cp	
		51-70	4 cp	
		> 70	5 cp	
10 RI Fase de manutenção	RI 150/75 mg	20-35	2 cp	10
		36-50	3 cp	
		51-70	4 cp	
		> 70	5 cp	

cp: comprimido; RIPE: rifampicina, isoniazida, pirazinamida, etambutol.
* Fazer corticoterapia.

OBSERVAÇÕES

- Nos casos de concomitância entre TB meningoencefálica e qualquer outra localização, usar o esquema para a forma meningoencefálica.

MODIFICAÇÕES DO ESQUEMA BÁSICO

Sempre avaliar presença de critérios de modificação de terapêutica antes de iniciar qualquer tratamento padrão para TB. Solicitar avaliação de infectologista sempre

190 Guia Prático de Emergências Clínicas

que possível. São critérios de modificação de esquema de tratamento básico para TB:

- Presença de hepatopatia aguda ou crônica (Tabela 4.20).
- Presença de insuficiência renal (Tabela 4.21).
- Reação adversa a uma ou mais drogas do esquema (Tabelas 4.22 e 4.23).

- Interação medicamentosa com outras drogas que o paciente faz uso e que não podem ser suspensas.
- TB resistente e multidroga resistente (não contemplado neste guia).

Ver nas tabelas seguintes sugestões de modificações do esquema padrão. Não serão abordados esquemas para bactérias resis-

Tabela 4.20 – Hepatopatia e modificações do esquema básico para tuberculose (TB).

Doença hepática prévia • Hepatite viral aguda • Hepatopatia crônica • Hepatopatia alcoólica	Sem cirrose		TGO ou TGP > 5× LSN	9 R e Lfx ou 5 cm$_3$ e Lfx/7 e Lfx*
			TGO ou TGP < 5× LSN	Esquema básico
	Com cirrose			5 cm$_3$ e Lfx/7 e Lfx*
Sem doença hepática prévia: porém com hepatotoxicidade ao esquema básico	TGO ou TGP ≥ 5× LSN (sem sintomas)		Interromper o tratamento Monitorar função hepática (cada 3-7 dias) até normalização	Reintrodução (RE -> RE + I -> REIP) com intervalo de 3-7 dias entre elas ou início de esquema especial (discutir com equipe de infectologia)
	TGO ou TGP ≥ 3× LSN com sintomas (p. ex.: dispepsia ou icterícia)			
	Iniciar esquema alternativo ao lado se: • Casos graves de TB para os quais não se pode suspender tratamento ou • Permanência de TGO ou TGP ≥ 3× LSN após 4 semanas da suspensão do tratamento			5 cm$_3$ e Lfx/7 e Lfx*

R: rifampicina; E: etambutol; Lfx: Levofloxacino; Cm: Capreomicina; I: Isoniazida; P: Pirazinamina; LSN: limite superior da normalidade.

* O primeiro número indica o tempo de tratamento (em meses), o segundo número indica a quantidade de dias durante a semana. Quando não há descrição, consideram-se sete dias na semana. Substituir capreomicina por estreptomicina quando sensível no teste de sensibilidade e sem histórico de utilização prévia da estreptomicina.

Fonte: Brasil, Ministério da Saúde (2019).

Tabela 4.21 – Nefropatia e modificações do esquema básico para tuberculose (TB).

- Para pacientes nefropatas (*clearance* < 30 mL/min) que usarão somente medicamentos do Esquema Básico, o esquema preconizado será RIPE segundas, quartas e sextas-feiras e RI (terças e quintas-feiras, sábados e domingos) durante 2 meses na fase intensiva, seguidos de RI diariamente durante 4 meses na fase de manutenção (o número de comprimidos segue o peso)
- A seguir são apresentados detalhes quanto ao ajuste de medicações anti-TB em relação à função renal
- Para pacientes em hemodiálise, os medicamentos deverão ser tomados após a sessão no mesmo dia

Medicamento	*Clearance* de creatinina < 30 mL/min
Amicacina	12-15 mg/kg/dose, 2-3 vezes/semana
Capreomicina (cm)	12-15 mg/kg/dose, 2-3 vezes/semana
Estreptomicina (S)	12-15 mg/kg/dose, 2-3 vezes/semana
Etambutol (E)	15-25 mg/kg/dose, 3 vezes/semana
Isoniazida (I)	Nenhum ajuste necessário
Levofloxacino (Lfx)	750-1.000 mg/dose, 3 vezes/semana
Moxifloxacino	Nenhum ajuste necessário
Pirazinamida (P)	25-35 mg/kg/dose, 3 vezes/semana
Rifampicina (R)	Nenhum ajuste necessário

Fonte: Brasil, Ministério da Saúde (2019).

CAPÍTULO 4   Infectologia **191**

Tabela 4.22 – Condutas em reações adversas menores ao tratamento de tuberculose (TB).

Efeito adverso	Fármaco	Conduta
Náusea, vômito, epigastralgia	RIPE	Reformular posologia (2 h após ou junto com o café da manhã), considerar medicação sintomática e avaliar a função hepática
Suor/urina de cor vermelha	R	Orientar ser secundário ao medicamento
Prurido ou exantema leve	RI	Medicar com anti-histamínico
Dor articular	IP	Medicar com analgésicos ou anti-inflamatório não esteroide (AINE)
Neuropatia periférica	I (comum) E (incomum)	Medicar com piridoxina (vitamina B_6) na dosagem de 50 mg/dia e avaliar evolução
Hiperuricemia sem sintomas	P	Dieta hipopurínica
Hiperuricemia com artralgias	PE	Dieta hipopurínica e medicar com alopurinol ou colchicina, se necessário
Cefaleia, ansiedade, euforia, insônia	I	Orientar
Febre	RI	Orientar e medicar com antitérmico

R: rifampicina; **I:** isoniazida; **P:** pirazinamida; **E:** etambutol.
Fonte: Brasil, Ministério da Saúde (2019).

Tabela 4.23 – Condutas em reações adversas maiores ao tratamento de tuberculose (TB).

Efeito adverso	Fármaco	Conduta
Exantema ou hipersensibilidade moderada a grave	RIE	Suspender o tratamento; reintroduzir 1 a 1 após a resolução do quadro; substituir o esquema nos casos reincidentes ou graves, por esquemas especiais sem a medicação causadora do efeito
Trombocitopenia, leucopenia, eosinofilia, anemia hemolítica, agranulocitose, vasculite	R	Suspender a "R" e reiniciar esquema especial sem a referida medicação
Psicose, convulsão, encefalopatia tóxica ou coma	I	Suspender a "I" e reiniciar esquema especial sem a referida medicação
Neurite óptica	E	Suspender "E" e reiniciar esquema sem a referida medicação; raramente desenvolve durante os 2 primeiros meses
Nefrite intersticial	R	Suspender a "R" e reiniciar esquema especial sem a referida medicação
Hepatotoxicidade	RIP	Suspender o tratamento; aguardar a melhora dos sintomas e das enzimas hepáticas; reintroduzir droga a droga após avaliação da função hepática (ver Tabela 4.20)
Hipoacusia, vertigem, nistagmo	S	Suspender "S" e reiniciar esquema especial sem a referida medicação
Rabdomiólise e insuficiência renal	P	Suspender "P" e reiniciar esquema especial sem a referida medicação

R: rifampicina. **I:** isoniazida; **P:** pirazinamida; **E:** etambutol; **S:** estreptomicina.
Fonte: Brasil, Ministério da Saúde (2019).

192 Guia Prático de Emergências Clínicas

tentes (solicitar avaliação de equipe da infectologia se suspeita de resistência). Para tais esquemas modificados, ver doses nas Tabelas 4.24 e 4.25.

Esquema Especial para Tuberculose

Quando há presença de reação adversa grave e o esquema básico não puder ser reintro-duzido após a avaliação da evolução do quadro clínico e/ou laboratorial, iniciar um esquema especial (Tabela 4.26).

Discutir o caso com a equipe da infectologia sempre que possível.

Tabela 4.24 – Posologia de medicações para tuberculose em adultos e adolescentes (≥ 10 anos).

Medicação*	Dose	Dose (mg/dia) por faixa de peso				
		30-35 kg	36-45 kg	46-55 kg	56-70 kg	> 70 kg
Etambutol (E)	15-25 mg/kg/dia	600	800	1.000	1.200	1.200
Isoniazida (I) (dose habitual)	4-6 mg/kg/dia	150	200	300	300	300
Isoniazida (I) (altas doses)	15-20 mg/kg/dia	300	400	400	600	600
Levofloxacino (Lfx)	10-15 mg/kg/dia	750	750	1.000	1.000	1.000
Moxifloxacino	400 mg/dia	400	400	400	400	400
Pirazinamida (P)	20-30 mg/kg/dia	800	1.000	1.200	1.600	2.000
Rifampicina (R)	8-12 kg/mg/dia	300	450	450	600	600

* Não contempla certas medicações indicadas para TB-MDR.
Fonte: Brasil, Ministério da Saúde (2019).

Tabela 4.25 – Posologia de aminoglicosídeos e polipeptídios para adultos e adolescentes (≥ 10 anos).

Medicação	Dose	Dose (mg/dia) por faixa de peso (kg)				
		30-33	34-40	41-45	46-50	51-70	> 70
Estreptomicina[1]	12-18 mg/kg/dia	500	500	500-750	750	750-1.000	1.000
Amicacina	15-20 kg/mg/dia	500	500-750	750	750-1000	1.000	1.000
Capreomicina	15-20 mg/kg/dia	500	500-750	750	750-1000	1.000	1.000

[1] Pacientes acima de 59 anos: 10 mg/kg/dia, máximo de 750 mg/dia.
Fonte: Brasil, Ministério da Saúde (2019).

Tabela 4.26 – Esquemas especiais anti-TB por intolerância, alergia ou toxicidade.

Medicamento que deve ser substituído	Esquemas indicados *
Rifampicina (R)	2 I P E Lfx/10 I E Lfx
Isoniazida (I)	2 R P E Lfx/4 R E Lfx
Pirazinamida (P)	2 R I E/7 R I
Etambutol (E)	2 R I P/4 R I

Lfx= Levofloxacino.
* Quando a fluoroquinolona não puder ser utilizada, o esquema deverá ser ajustado utilizando um medicamento injetável (aminoglicosídeo, estreptomicina ou amicacina ou polipeptídio – capreomicina) na sua composição. Utilizar estreptomicina em pessoas que nunca a utilizaram e que apresentem o teste de sensibilidade evidenciando sensibilidade.
Fonte: Brasil, Ministério da Saúde (2019).

4.8 Pneumocistose Pulmonar em HIV

Daniel Ossamu Goldschmidt Kiminami
Fernando Crivelenti Vilar

Pneumocistose pulmonar (PCP), causada pelo fungo *Pneumocystis jirovecii*, é a doença pulmonar oportunista mais comum em imunodeprimidos pelo HIV.

FATORES DE RISCO

LT-CD4+ < 200 céls./mm³	PCP prévia
LT-CD4+ < 14%	Candidíase oral
Pneumonia bacteriana recorrente	Perda ponderal

QUADRO CLÍNICO

Os sintomas são de início insidioso, progredindo por dias a semanas (em média três semanas):

Febre 80-100%	Tosse seca (95%)
Dispneia (95%)	Assintomáticos 5-10%
Fadiga a atividades diárias (subir escadas, etc.)	Outros: calafrios, dor torácica, perda ponderal

OBSERVAÇÃO

Expectoração purulenta é rara: suspeitar de infecção bacteriana.

EXAME FÍSICO

- Taquicardia, taquipneia (60%), febre (> 38 °C), com ausculta pulmonar normal (50%) ou com estertores finos ao final da expiração.
- Candidíase oral é uma coinfecção comum.

ACHADOS RADIOLÓGICOS

- Infiltrado intersticial peri-hilar e simétrico.
- Pneumatoceles.
- Pneumotórax espontâneo (raro, ocorre principalmente em casos com doença pulmonar cística).
- Radiografia normal em ¼ dos casos. TC de tórax mais sensível que radiografia pode revelar atenuação pulmonar em vidro fosco e alterações ainda não vistas na radiografia.

DIAGNÓSTICO DE PCP EM HIV

Não há achados clínicos ou radiológicos específicos de PCP. O diagnóstico será presuntivo. São achados que sugerem PCP:

- LT-CD4+ < 200 céls./mm³ ou sinais clínicos de imunossupressão grave (p. ex.: candidíase oral).
- Dispneia progressiva aos esforços.
- Febre, taquipneia e/ou taquicardia ao exame.
- Radiografia: normal ou infiltrado pulmonar, difuso, peri-hilar e simétrico.
- Desidrogenase lática (LDH sérica > 1.000 U/L).
- Hipoxemia em repouso ou após esforço.
- Ausência ou uso irregular de profilaxia para PCP.

O diagnóstico definitivo (raramente é feito por dificuldades técnicas) se dá com a identificação do agente, com técnicas de coloração ou imunofluorescência de amostras obtidas por broncoscopia, lavado broncoalveolar, escarro induzido ou biópsia pulmonar transbrônquica. A PCR direta vem ganhando espaço, mas ainda não é utilizada na prática.

MEDIDAS GERAIS EM PCP POSSÍVEL

- Estabilizar paciente.
- Expansão volêmica com parcimônia dado o elevado risco de congestão pulmonar em PCP.

- Coletar exames gerais, incluindo LDH, gasometria arterial e hemoculturas.
- Realizar radiografia de tórax.
- Avaliar gravidade pelo grau de hipoxemia.
- Iniciar corticoterapia se PaO_2 < 70 mmHg.
- Se falência respiratória, priorizar ventilação não invasiva (VNI), se possível.
- Isolamento de outros pacientes imunossupressos.

TRATAMENTO

PCP leve a moderada ($PaO_2 \geq 70$ mmHg)

Sulfametoxazol + trimetoprima (SMX-TMP)* VO: 15-20 mg/kg/dia de componente TMP, dose dividida para cada 6/6 a 8/8h por 21 dias

Alternativa caso haja intolerância a sulfa:

- Clindamicina 300-450 mg VO 6/6h + Primaquina 15-30 mg VO 1 vez/dia por 21 dias.
- Trimetoprim 5 mg/kg 8/8h + Dapsona 100 mg/dia por 21 dias.

---

* Segundo a apresentação mais encontrada de SMX-TMP, cada ampola ou comprimido contém 80 mg de trimetoprima (confirmar com farmácia). Passar para VO o número de comprimidos igual ao número de ampolas por dia assim que o paciente tolerar.

PCP moderada a grave (PaO_2 < 70 mmHg)

SMX-TMP* EV: 15-20 mg/kg/dia de componente TMP, dose dividida para cada 6/6 h por 21 dias

Alternativa caso haja intolerância a sulfa:

- Clindamicina 600 mg EV 8/8h + Primaquina 30 mg VO 1 vez/dia por 21 dias.

Indicações de corticoterapia

PaO_2 < 70 mmHg em ar ambiente ou Gradiente alveolocapilar > 35 mmHg (utilizar softwares para o cálculo do gradiente)

- Prednisona 40 mg 12/12 h por 5 dias seguida de
- Prednisona 40 mg 1 vez/dia por 5 dias seguida de
- Prednisona 20 mg 1 vez/dia por 5 dias seguida de
- Prednisona 10 mg 1 vez/dia por 5 dias.

OBSERVAÇÃO

Metilprednisolona EV poderá substituir a prednisona (fazer 75% da dose de prednisona).

4.9 Manifestações Neurológicas em HIV

Daniel Ossamu Goldschmidt Kiminami
Fernando Crivelenti Vilar

- Cerca de 50% dos pacientes com HIV apresentarão complicações neurológicas durante a infecção.
- Na síndrome retroviral aguda (*mono-like*), que ocorre em cerca de 70% dos pacientes, 10% podem ter sintomas relacionados ao sistema nervoso: meningite asséptica, encefalite, mielite transversa, polimiosite, síndrome da cauda equina ou síndrome de Guillain-Barré.
- Durante a fase assintomática (latência), não há evidência clínica de acometimento do sistema nervoso central pelo HIV.

COMPLICAÇÕES NEUROLÓGICAS COMUNS EM HIV

Relacionadas ao próprio HIV
- Neuropatia sensorial distal
- Encefalopaita pelo HIV (complexo demência-AIDS)
- Mielopatia vacuolar
- Guillain- Barré

Infecções oportunistas
- Toxoplasmose
- Meningite criptocócica
- Tuberculose: meningite, abscesso, tuberculoma
- Citomegalovírus: encefalite, retinite, polirradiculopatia, neuropatia periférica
- Leucoencefalopatia multifocal progressiva (LEMP)
- Chagas de SNC
- Histoplasmose e paracoccidioidomicose centrais
- Neurossífilis

Tumores
- Linfoma primário do SNC (atenção para vírus Epstein-Barr)
- Linfoma sistêmico metastático

Complicações relacionadas a drogas
- Neuropatia periférica causada pela isoniazida ou por drogas que estão caindo em desuso, como didanosina, zalcitabina e estavudina

4.10 Neurotoxoplasmose em HIV

Daniel Ossamu Goldschmidt Kiminami
Fernando Crivelenti Vilar

- Infecção causada pelo protozoário intracelular, *Toxoplasma gondii*.
- Causa mais comum de lesão com efeito de massa no sistema nervoso central (SNC) em pacientes com HIV e LT-CD4+ < 200 céls./mm^3, cerca de 85% dos casos.
- Usualmente por reativação de infecção latente.
- Suspeitar de neurotoxoplasmose em todos os pacientes HIV positivo na presença de sinais e sintomas compatíveis (Tabela 4.27).

CONDUTAS GERAIS

Se quadro clínico compatível em paciente com HIV:

- Realizar exame de imagem: ou tomografia contrastada (TC) de crânio ou ressonância magnética (RM) de encéfalo.
- Realizar punção de líquido cefalorraquidiano (LCR) sempre que exame de imagem permitir.
- Dosar IgG para toxoplasma, contraimunoeletroforese (CIE) para fungos e sorologia para Chagas no sangue.
- Iniciar tratamento empírico se diagnóstico presuntivo.

Tabela 4.27 – Prevalência (%) dos sinais e sintomas mais comuns.

1. Déficit neurológico focal (69%):
   - Hemiparesia
   - Paralisia de nervos cranianos
   - Diplopia
   - Tremores cerebelares, etc.
2. Cefaleia (55%)
3. Confusão mental (52%)
4. Febre (47%)
5. Convulsões (20%)

Obs.: geralmente o histórico clínico mostra evolução de duas semanas ou mais. Cefaleia, déficit neurológico focal e diminuição do nível de consciência presentes em até 80% dos casos. A febre não é um sintoma confiável para diagnóstico.

Fonte: adaptada de Porter e Sande (1992).

- Avaliar necessidade de corticosteroide.
- Repetir imagem após o 14º dia de tratamento.

EXAMES DE IMAGEM CEREBRAL

- A RM é mais sensível que a TC, no entanto dada a facilidade, a TC com contraste é mais realizada em nosso meio.
- A RM é indicada quando a TC não demonstrar lesões ou quando demonstrar lesão única.
- São achados de neurotoxoplasmose:
  - lesões iso ou hipodensas, únicas ou múltiplas, geralmente expansivas, com realce anelar localizadas usualmente em núcleos da base (75-90% dos casos), tálamos e junção corticomedular;
  - a lesão pode apresenta-se com outra lesão anelar com realce em seu interior (sinal do alvo excêntrico), de alta especificidade para toxoplasmose (Figura 4.1).

ANÁLISE DO LIQUOR

- Avalia outras possíveis infecções oportunistas concomitantes (ex.: criptococose).
- Normal em 30-50% dos casos.
- Não possui um padrão uniforme.
- Geralmente apresenta meningite linfocitária, com celularidade baixa (por volta de 40 células, com predomínio de linfócitos) e proteína variando até 150 mg/dL (podendo ser maior ou normal).

DIAGNÓSTICO

- O diagnóstico de certeza é dado pela Bx da lesão, feita por estereotaxia, com positividade em 90% dos casos. Dada a elevada morbimortalidade desse procedimento, o tratamento empírico é iniciado a partir do diagnóstico presuntivo.
- PCR para toxoplasmose do LCR pode auxiliar no diagnóstico. Apresenta sensibilidade de 86% se obtido até sete dias de tratamento.

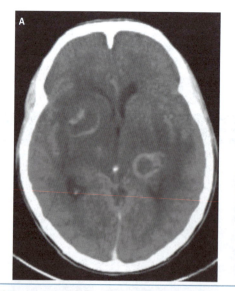 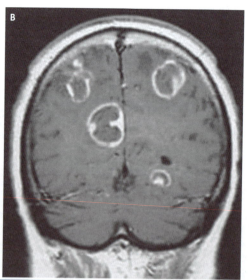

Figura 4.1 A. TC de crânio axial contrastada com lesões expansivas nucleocapsulares à direita e talâmica à esquerda, hipodensas com realce anelar irregular pelo meio de contraste, circundados por edema. A lesão talâmica esquerda apresenta "sinal do alvo excêntrico"; **B.** RM do encéfalo com múltiplas lesões expansivas de tamanhos variados, nos lobos parietais e temporal à esquerda, hipointensas na ponderação T1, com impregnação anelar irregular pelo meio de contraste, circundados por edema. Uma das lesões parietais à direita apresenta "sinal do alvo excêntrico". (Imagens originais).

Diagnóstico presuntivo

O diagnóstico é realizado na presença de todos os itens a seguir, com probabilidade de acerto de 90%.

- Síndrome clínica compatível.
- Imagem cerebral demonstrando múltiplas lesões, com reforço anelar pós-contraste.
- IgG para toxoplasma positiva.

OBSERVAÇÃO

Para o tratamento empírico são necessários os dois primeiros critérios. IgG negativo não exclui (pode ser negativa em imunossupressão ou infecções agudas), mas alerta para diagnósticos diferenciais, como linfoma primário de SNC, neurotuberculose, chagas em SNC e neuroparacaccidioidomicose.

TRATAMENTO

- **Padrão:** sulfadiazina + pirimetamina + ácido folínico (Tabela 4.28).
- Após 4-6 semanas reduzir doses de sulfadiazina e pirimetamina pela metade até LT-CD4+ > 200 céls./mm³, por pelo menos 3-6 meses.
- Caso a sulfa seja contraindicada, manter pirimetamina e ácido folínico e substituir a sulfadiazina por clindamicina 600 mg VO ou EV de 6/6 h (8/8 h após 4-6 semanas).

Tabela 4.28 – Tratamento padrão de neurotoxoplasmose.

Sulfadiazina: 500 mg/comprimido	
Peso ≤ 60 kg	1.000 mg de 6/6 h
Peso > 60 kg	1.500 mg de 6/6 h
Pirimetamina: 25 mg/comprimido	
Ataque*	200 mg no 1° dia
Peso ≤ 60 kg	50 mg/dia a partir do 2° dia
Peso > 60 kg	75 mg/dia a partir do 2° dia
Ácido folínico: 15 mg/comprimido	
15 mg/dia	Previne toxicidade pela pirimetamina

* Considerar não realizar ataque. Minimiza efeitos colaterais hematológicos e renais.

Indicações de corticosteroide

- Edema perilesional grave com desvio da linha média e risco iminente de herniação na imagem cerebral; ou
- Rebaixamento do nível de consciência; ou
- Piora clínica nas primeiras 48 horas de tratamento.

Dexametasona 4 mg EV 6/6 h por 5 a 7 dias.

Evolução

- Melhora em 90% dos casos, em 14 dias de tratamento.
- Repetir imagem após 14º dia.
- Caso não haja melhora radiológica, a biópsia estereotáxica é indicada.

4.11 Candidíase Orofaríngea em HIV

Daniel Ossamu Goldschmidt Kiminami
Fernando Criveleti Vilar

- Infecção oportunista mais comum em pacientes soropositivos.
- Em geral, se dá em imunossupressão significativa (LT-CD4+ < 200 céls./mm³).

SINAIS E SINTOMAS

- Placas esbranquiçadas **removíveis** em mucosa.
- Pápulas eritematosas em mucosa.
- Queilite angular.

DIAGNÓSTICO

Clínico, sendo a cultura útil somente em casos refratários ou falha no tratamento com fluconazol, haja vista que 90% dos casos são decorrentes de *Candida albicans* isoladamente.

TRATAMENTO

- Em casos de poucas placas e sem queixas clínicas relevantes, pode-se tentar tratamento tópico:

> Nistatina 100.000 UI/mL suspensão oral, 4-6 mL, bochechar e engolir, 4-5 vezes/dia

- Episódios recorrentes, moderados a graves:

> Fluconazol VO
> 100-200 mg/dia por 7-14 dias

4.12 Candidíase Esofágica em HIV

Daniel Ossamu Goldschmidt Kiminami
Fernando Crivelenti Vilar

Em geral se dá em imunossupressão mais grave (LT-CD4+ < 100 céls./mm^3).

SINAIS E SINTOMAS

- Candidíase oral (sua ausência **não** exclui a forma esofágica).
- Dor retroesternal difusa.
- Disfagia e/ou odinofagia.
- Em geral, sem febre.

DIAGNÓSTICO

Clínico, sendo a cultura útil somente em casos refratários ou falha no tratamento com fluconazol, pois 90% dos casos são decorrentes de *Candida albicans* isoladamente.

OBSERVAÇÃO

Endoscopia digestiva alta (EDA) indicada se não houver melhora dos sintomas em 72 horas do início do tratamento.

TRATAMENTO

- Tratamento empírico está indicado na vigência dos sintomas descritos e/ou achados de endoscopia digestiva alta (EDA) compatíveis. Iniciar com:

> Fluconazol VO ou EV, 200-400 mg/dia, por 14-21 dias

Se candidíase esofágica confirmada e resistente após sete dias de fluconazol, buscar agente por meio de cultura e utilizar um dos seguintes esquemas por 7-14 dias:

- **Itraconazol (VO):** 200 mg/dia.
- **Equinocandina (EV):**
  - micafungina 150 mg/dia ou anidulafungina 200 mg de ataque no primeiro dia, seguido de 100 mg/dia.
- **Anfotericina B (EV):** 0,5 mg/kg/dia.

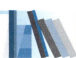

BIBLIOGRAFIA

1. Anselmo LMP, et al. Usefulness and limitations of polymerase chain reaction in the etiologic diagnosis of neurotoxoplasmosis in immunocompromised patients. J Neurol Sci. 2014 Nov 15;346(1-2):231-4.
2. Bamberger DM, et al. Diagnosis, initial management and prevention of meningitis. Am Fam Physician. 2010;82(12):1491-1498.
3. Brasil. Ministério da Saúde. Secretaria de Vigilância em Saúde. Departamento de Vigilância das Doenças Transmissíveis. Manual de Recomendações para o Controle da Tuberculose no Brasil. Brasília: Ministério da Saúde, 2019.
4. Brasil. Ministério da Saúde. Secretaria de Vigilância em Saúde. Coordenação-Geral de Desenvolvimento da Epidemiologia em Serviços. Guia de Vigilância em Saúde : volume 1 / Ministério da Saúde, Secretaria de Vigilância em Saúde, Coordenação-Geral de Desenvolvimento da Epidemiologia e Serviços. – 1. ed. atual. – Brasília : Ministério da Saúde, 2017. ISBN 978-85-334-2235-3
5. Brasil. Ministério da Saúde. Secretaria de Vigilância em Saúde. Departamento de Vigilância, Prevenção e Controle das Infecções Sexualmente Transmissíveis, do HIV/Aids e das Hepatites Virais. Protocolo Clínico e Diretrizes Terapêuticas para Manejo da Infecção pelo HIV em Adultos. Brasília: Ministério da Saúde, 2018.
6. Ewald H, Raatz H, Boscacci R, et al. Adjunctive corticosteroids for Pneumocystis jiroveci pneumonia in patients with HIV infection. Cochrane Database Syst Rev 2015; :CD006150.
7. Ferreira MLB, Cavalcanti CG, et al. Manifestações neurológicas de dengue. Arq Neuropsiquiatr 2005;63(2-B):488-493.
8. Gahart BL, Nazareno AR, Ortega MQ, et al. Gahart`s 2019 intravenous medications. ISBN: 978-0-323-61272-2.
9. Gandhi RT, et al. Toxoplasmosis in HIV-infected patients. Uptodate online. Acesso abril 2020.
10. Gilbert DN, et al. The Sanford guide to antimicrobial therapy 2018, 48th ed. ISBN-10: 1944272062.
11. Gluckman SJ, et al. Viral encephalitis in adults. Uptodate online. Acesso abril 2020.
12. Hamza OJ, Matee MI, et al. Single-dose fluconazole versus standard 2-week therapy for oropharyngeal candidiasis in HIV infected patients: a randomized, double-blind, double-dummy trial. Clin Infect Dis. 2008 Nov 15;47(10):1270-6.
13. Hasbun R, et al. Treatment of bacterial meningitis caused by specific pathogens in adults. Uptodate online, acesso abril 2020.
14. Horsburgh CR Jr, Barry CE 3rd, et al. Treatment of tuberculosis. N Engl J Med 2015;373:2149-60.
15. Kasamon YL, et al. AIDS-related primary central nervous system lymphoma. Hematol Oncol Clin N Am 19 (2005) 665–687.
16. Kauffman CA, et al. Treatment of oropharyngeal and esophageal candidiasis. Uptodate online. Acesso abril 2020.
17. Lexicomp, acesso via uptodate online. Acesso abril 2020.
18. Panel on opportunistic infections in HIV-infected adults and adolescents. guidelines for the prevention and treatment of opportunistic infections in HIV-infected adults and adolescents: recommendations from the centers for disease control and prevention, the national institutes of health, and the HIV medicine association of the infectious diseases society of America. http://aidsinfo.nih.gov/contentfiles/lvguidelines/adult_oi.pdf. Acesso abril 2020.
19. Pappas PG, Kauffman CA, Andes DR, et al. Clinical practice guideline for the management of candidiasis: 2016 update by the infectious diseases society of America. Clin Infect Dis 2016; 62:e1.
20. Porter SB, Sande MA. Toxoplasmosis of the central nervous system in the acquired immunodeficiency syndrome. N Engl J Med 1992;327:1643-8.

21. Recomendações da coordenação do PE-DST/AIDS-SES-SP para tratamento e profilaxia de pneumocistose (drogas disponíveis no Brasil) secretaria de estado da saúde coordenadoria de Controle de Doenças Centro de Referência e Treinamento DST/Aids, São Paulo, 07 de Dezembro de 2009.
22. Sax PE, et al. Treatment and prevention of pneumocystis infection in patients with HIV. Uptodate online. Acesso abril 2020.
23. Schwartzmann PV, Vilar FC, et al. Zika virus meningoencephalitis in an immunocompromised patient. Mayo Clin Proc. 2017;92(3):460-466.
24. Sips GJ, Wilschut J, et al. Neuroinvasive flavivirus infections. Rev. Med. Virol. 2012; 22: 69–87.
25. Steiner I, Budka H, et al. Viral meningoencephalitis: a review of diagnostic methods and guidelines for management. Eur J Neurol. 2010 Aug;17(8):999-e57.
26. Thomas CF, Limper AH. Pneumocystis pneumonia. N Engl J Med 2004;350:2487-98.
27. Tunkel AR, et al. Aseptic meningitis in adults. Uptodate online, acesso abril 2020.
28. Tunkel AR, Glaser CA. The management of encephalitis: clinical practice guidelines by the infectious diseases society of America. Clin Infect Dis. 2008 Aug 1;47(3):303-27.
29. Tunkel AR, Hartman BJ, et al. Practice guidelines for the management of bacterial meningitis. Clinical Infectious Diseases 2004; 39:1267–84.
30. Tunkel AR, Hasbun R, et al. 2017 Infectious diseases society of America's clinical practice guidelines for healthcare-associated ventriculitis and meningitis. Clin Infect Dis. 2017 Mar 15;64(6):e34-e65.
31. van de Beek D, de Gans J, et al. Clinical features and prognostic factors in adults with bacterial meningitis. N Engl J Med 2004;351:1849-59.
32. van de Beek D, de Gans J, et al. Community-acquired bacterial meningitis in adults. N Engl J Med 2006;354:44-53.

CAPÍTULO

5

Gastroenterologia

5.1 Classificação de Child-Pugh

Daniel Ossamu Goldschmidt Kiminami
Andreza Correa Teixeira

- Cirrose representa a fase tardia de um processo progressivo de fibrose hepática.
- Pacientes com cirrose são suscetíveis a uma variedade de complicações detalhadas nos próximos subcapítulos.
- O prognóstico em pacientes com cirrose é dependente de uma série de variáveis, incluindo: etiologia, gravidade, presença de complicações e comorbidades.
- A classificação de Child-Pugh é um dos modelos mais utilizados na avaliação prognóstica da cirrose, juntamente com o escore MELD (Model for End-Stage Liver Disease).
- A classificação de Child-Pugh (Tabela 5.1) pode ser utilizada para avaliar riscos cirúrgico e de complicações relacionadas à cirrose, além de avaliar sobrevida geral.
  - **A (5-6 pontos):** sobrevida de aproximadamente 100% em 1 ano. Cirrose compensada.
  - **B (7-9 pontos):** sobrevida de aproximadamente 80% em 1 ano. Comprometimento funcional significativo.
  - **C (10-15 pontos):** sobrevida de aproximadamente 45% em 1 ano. Cirrose descompensada. Maior risco de complicações (p. ex.: hemorragia digestiva por varizes gastroesofágicas).

Tabela 5.1 – Classificação de Child-Pugh para cirrose hepática.

	1 ponto	2 pontos	3 pontos
Bilirrubinas (mg/dL)	< 2 < 4*	2-3 4-10*	> 3 > 10*
Albumina (g/dL)	> 3,5	2,8-3,5	< 2,8
INR ou tempo de protombina (TP)†	< 1,7 < 4	1,7-2,3 4-6	> 2,3 > 6
Encefalopatia‡	Ausente	1-2	3-4
Ascite	Ausente	Discreta (ou controlada com diuréticos)	Ao menos moderada, apesar do uso de diuréticos

Resultados (soma): **A:** 5-6 pontos; **B:** 7-9 pontos; **C:** 10-15 pontos.
* Para os casos de doenças colestáticas como colangite biliar primária. † Em segundos além do controle. ‡ Grau segundo West Haven (ver subcapítulo 5.2).

5.2 Encefalopatia Hepática Evidente

Daniel Ossamu Goldschmidt Kiminami
Andreza Correa Teixeira

- Estado possivelmente reversível de déficit cognitivo ou de alteração de nível de consciência em pacientes com doença hepática aguda ou crônica ou *shunt* portossistêmico.
- Síndrome clínica com amplo espectro de apresentação, desde a denominada encefalopatia hepática (EH) não evidente (covert), a EH evidente (overt) por alterações psíquicas e neuromusculares leves a graves, podendo chegar a estado comatoso.
- Este subcapítulo tem como tema a EH evidente (*overt*), comum na sala de urgência.

CAPÍTULO 5

Gastroenterologia **203**

CLASSIFICAÇÃO

A EH deve ser classificada de acordo com quatro fatores:

1. Condição clínica associada à EH:
   - Tipo A: Falência hepática aguda.
   - Tipo B: *Shunt* ou bypass portossistêmico na ausência de lesão hepática.
   - Tipo C: Cirrose hepática.
2. De acordo com o curso ao longo do tempo:
   - EH episódica.
   - EH recorrente: recorrência em ≤ 6 meses.
   - EH persistente: sintomas comportamentais persistentes com episódios de piora aguda.
   - EH não evidente (*covert*): diagnóstico através de exames cognitivos finos.
3. Intensidade dos sintomas (Tabela 5.2).
4. De acordo com fatores precipitantes, se presentes ou ausentes.

QUADRO CLÍNICO

Combinação de perda cognitiva com disfunção neuromuscular, que se estabelece em período de horas a dias.

DIAGNÓSTICO

- Clínico, baseado na busca, por meio da anamnese e exame físico, das alterações cognitivas e neuromusculares compatíveis com EH em paciente com cirrose hepática, *shunts* portossistêmicos (espontâneos ou cirúrgicos) ou insuficiência hepática aguda grave.
- Caso haja alterações não compatíveis, como déficits focais, convulsões ou evolução rápida para coma (em poucas horas), deve-se excluir outras etiologias possíveis (tomografia computadorizada [TC] de crânio e/ou punção liquórica) antes de se supor EH.
- O diagnóstico da EH é embasado no histórico clínico, no exame físico e em alguns exames laboratoriais que permitem a exclusão de doenças com manifestações neurológicas semelhantes às da EH.
- Quando há dúvida diagnóstica, principalmente quando não há resolução do quadro de EH com medidas habituais, realizar (Fluxograma 5.1):

  - **Eletroencefalograma (EEG):** padrão habitual em EH caracterizado na Tabela 5.2.
  - **TC de crânio:** edema localizado ou generalizado em EH.

Tabela 5.2 – Critérios de West Haven para alterações de estado mental em encefalopatia hepática (EH).			
Grau	Consciência	Intelecto e comportamento	Achados neurológicos	EEG
0	Normal	Normal	Normal ou testes psicomotores alterados (EH não evidente)	Normal
1	Déficit leve de atenção	Concentração prejudicada, confusão leve	Apraxia, asterixis leve ou tremor	Normal ou com achados iguais aos do grau 2
2	Letargia	Desorientação, comportamento inadequado	Asterixis evidente; discurso lento e distorcido	Ondas trifásicas com atividade de onda lentificada (5 ciclos/s)
3	Sonolento, mas responsivo	Desorientação grave, agressividade	Asterixis positivo Rigidez muscular Clonias Hiperreflexia Babinski positivo	Ondas trifásicas com atividade de onda lentificada (5 ciclos/s)
4	Coma	Coma	Postura de descerebração, asterixis ausente, rigidez	Atividade delta, padrão de onda muito lentificada (2-3 ciclos/s)

Fonte: adaptada de Ginès *et al.* (2012).

TRATAMENTO

Uma vez estabelecido o diagnóstico de EH evidente, deve-se investigar o fator ou os fatores que precipitaram tal descompensação aguda (Tabela 5.3). Além do tratamento para os fatores precipitantes identificados, a Tabela 5.4 e o Fluxograma 5.1 apresentam outros detalhes do manejo comum a todos os casos de EH evidente.

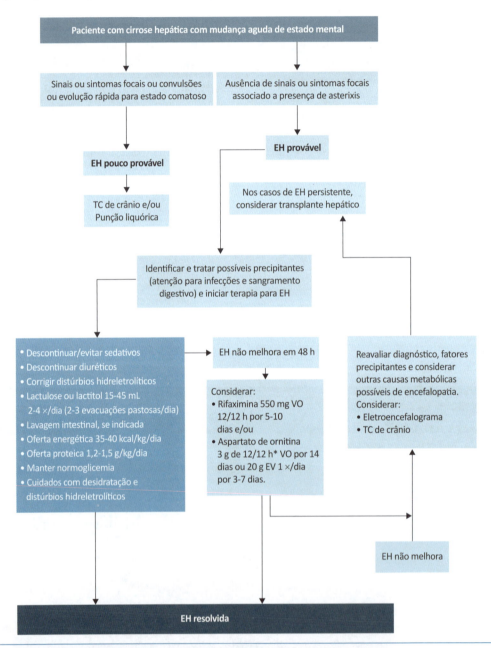

Fluxograma 5.1 – Sugestão de manejo de encefalopatia hepática (EH) evidente.
* Contraindicado se creatinina > 3 mg/dL.
TC: tomografia computadorizada; **VO:** via oral.

CAPÍTULO 5   Gastroenterologia **205**

Tabela 5.3 – Principais fatores precipitadores de encefalopatia hepática (EH).		
Principais fatores precipitantes		**Exames complementares**
Drogas	Benzodiazepínicos Narcóticos Álcool	Rastreamento toxicológico, se suspeita
Elevada produção, absorção ou entrada cerebral de amônia	Infecção* Sangramento gastrointestinal Constipação intestinal Lesão renal aguda Ingestão abusiva de proteínas Alcalose metabólica Distúrbios hidreletrolíticos	**Investigação infecciosa:** hemograma (HMG), urina I, hemoculturas (HMC), urocultura (URC), radiografia de tórax, análise de líquido ascítico (para avaliação de peritonite bacteriana espontânea e suas variáveis) **Outros:** ureia, creatinina, eletrólitos, gasometria venosa, albumina, tempo de protrombina (TP), bilirrubinas, glicemia
Desidratação	Diuréticos Hemorragia Vômitos Diarreia	
Paracentese	Quando de grande volume	
Shunts portossistêmicos	*Shunts* espontâneos ou cirúrgicos TIPS	Ultrassonografia (US) abdominal com doppler e dosagem de alfafetoproteína: quando o fator precipitante não for encontrado, na busca dos fatores possíveis à esquerda
Oclusão vascular	Trombose de veia porta ou hepática	
Carcinoma hepatocelular		

*Risco de infecção em paciente portador de cirrose hepática hospitalizado é 5 vezes maior que o não cirrótico hospitalizado.
TIPS: *shunt* portossistêmico transjugular intra-hepático.

Tabela 5.4 – Condutas gerais em encefalopatia hepática (EH).

Tratar fator precipitante	Corrigir desidratação, se presente Suspender diurético, sedativo, hipnótico Corrigir distúrbios hidreletrolíticos (especialmente hipocalemia) Tratar infecção, se presente Tratar hemorragia digestiva, peritonite bacteriana ou síndrome hepatorrenal, se presentes
Geral	Manter normoglicemia Precauções de queda em pacientes desorientados Balanço hídrico
Suporte nutricional	EH graus 1 ou 2: dieta assistida e com cabeceira elevada EH graus 3 ou 4: dieta enteral lenta Oferta energética: 35-40 kcal/kg/dia* Oferta proteica: 1,2-1,5 g/kg/dia*
Constipação intestinal	**Objetivo:** 2-3 evacuações formadas a pastosas por dia. Evitar diarreia Via oral (VO): lactulose ou lactitol 15-45 mL 2-4 ×/dia Via retal** (1-3 ×/dia): • 200 mL de lactulose + 800 mL de SF ou • 100 mL de glicerina + 900 mL de SF
Outras medidas	Se intolerante a lactulose ou quando não há resposta satisfatória em 48 h, pode-se associar: • Rifaximina 550 mg VO de 12/12 h por 5-10 dias e/ou • Aspartato de ornitina 3 g via oral de 12/12 h*** por 14 dias ou 20 g EV 1 ×/dia por 3-7 dias Para prescrição de aspartato de ornitina EV, considerar: • Concentração máxima: 5 g por 85 mL de diluente • Infusão EV máxima: 5 g/h • Sugestão: 4 ampolas de 5 g/10 mL (20 g) em 500 mL de SF em no mínimo 4 h

* Utilizar peso seco.
** Indicado se lactulose não for efetiva, se via oral contraindicada ou em pacientes comatosos.
*** Contraindicado se creatinina > 3 mg/dL.

5.3 Hemorragia Aguda por Varizes Gastroesofágicas

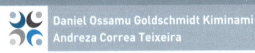

Daniel Ossamu Goldschmidt Kiminami
Andreza Correa Teixeira

- A hemorragia aguda por varizes gastroesfágicas é responsável por cerca de 1/3 das mortes relacionadas à cirrose hepática.
- Corresponde a cerca de 50-90% das causas de hemorragia digestiva alta (HDA) nos pacientes com cirrose.

FISIOPATOLOGIA

A formação de varizes esofágicas é consequência da hipertensão portal. Trata de processo complexo, com abertura, dilatação e hipertrofia de canais vasculares preexistentes. Na cirrose hepática, estas colaterais se desenvolvem quando a pressão portal ultrapassa 10 mmHg.

EXAMES COMPLEMENTARES

Hemograma (HMG), tempo de protrombina (TP), TTPa, albumina, bilirrubinas, ureia, creatinina, sódio, potássio, tipo sanguíneo e contraprova, hemoculturas, urocultura e exames do líquido ascítico se ascite presente.

VISÃO GERAL DO TRATAMENTO

O tratamento (Fluxograma 5.2) baseia-se na busca simultânea da ressuscitação hemodinâmica, prevenção, busca e tratamento de possíveis complicações (p. ex.: peritonite bacteriana espontânea – PBE) e do sangramento por via farmacológica (p. ex.: terlipressina) associado à via endoscópica, e, nos casos graves e refratários, por meio de procedimentos invasivos para diminuição da pressão portal (p. ex.: *shunt* portossistêmico transjugular intra-hepático – TIPS):

- **Ressuscitação volêmica e transfusões**
  - Puncionar dois acessos venosos calibrosos (16-18G); na dificuldade de acesso, puncionar acesso central.
  - Expansão volêmica com parcimônia, iniciar com 500 mL de cristaloide e objetivar estabilização. Cuidado com hipervolemia.
  - Iniciar drogas vasoativas (p. ex.: noradrenalina) se instabilidade (pressão arterial média [PAM] < 65 mmHg ou pressão arterial sistólica [PAS] < 90 mmHg) refratária a volume.
  - Transfusões de hemácias visando Hb alvo 7 a 9 g/dL.

> **OBSERVAÇÃO**
>
> Grandes volumes transfusionais podem levar a hipocalcemia (ligação do citrato a cálcio ionizado) e trombocitopenia, que deverão ser corrigidas.

- **Manutenção da oxigenação**
  - Oxigênio suplementar, se necessário.
  - Considerar intubação orotraqueal (IOT) na vigência de:
    - Hematêmeses volumosas.
    - EH grau ≥ 2 (ver subcapítulo 5.2).
- **Antibioticoterapia**
  - Em pacientes com ascite, realizar punção diagnóstica e tratar de acordo com o resultado se PBE ou suas variantes infecciosas (ver subcapítulo 5.6).
  - Em pacientes sem ou com ascite, sem critérios para PBE ou suas variantes infecciosas, em vigência de sangramento gastrointestinal, a antibioticoterapia (ATB) estará indicada por 7 dias. São opções válidas:
    - Norfloxacino 400 mg VO 12/12 h.
    - Ciprofloxacino 400 mg EV 12/12 h.
    - Ceftriaxone 1 g EV 1 ×/dia (escolha em casos de cirrose avançada ou se uso prévio de quinolona).
- ***Shunt* portossistêmico transjugular intra-hepático (TIPS) precoce**
  - Trata-se de estratégia antecipatória nos casos em que há alto risco de fa-

CAPÍTULO 5

Gastroenterologia 207

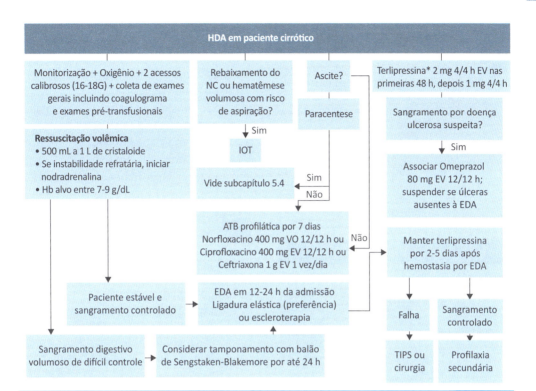

Fluxograma 5.2 – Sugestão de manejo de hemorragia digestiva alta (HDA) em paciente com cirrose hepática.

* Não fazer se em uso de noradrenalina; dose de 2 mg de 4/4 h nas primeiras 48 h, mesmo que tenha realizado hemostasia endoscópica. **NC:** nível de consciência; **PBE:** peritonite bacteriana espontânea e suas variantes; **EDA:** endoscopia digestiva alta; **TIPS:** Shunt portossistêmico transjugular intra-hepático.

lência ao tratamento usual por meio da realização de TIPS preemptivo (precoce) em pacientes Child-Pugh C ou B com sangramento ativo à endoscopia a despeito de tratamento farmacológico vasoconstritivo.

– Nesses casos, se não houverem contraindicações, a realização de TIPS preemptivo (precoce) dentro de 72 h da ligadura elástica poderá ser considerada.

– Estudos recentes associaram TIPS precoce à redução absoluta do risco em mortalidade de 25% sem elevação nas taxas de encefalopatia hepática.

– O TIPS precoce necessita no entanto ser melhor investigado para que possa ser amplamente incorporado na rotina.

– São contraindicações absolutas à realização de TIPS: insuficiência cardíaca (IC), regurgitação tricúspide grave, septicemia não controlada, e hipertensão pulmonar grave.

Controle do sangramento

- **Farmacoterapia**
  – Iniciar prontamente vasoconstritores esplâncnicos na suspeita de sangramento por varizes gastroesofágicas, antes da realização de endoscopia digestiva alta (EDA).
  – Dentre as opções, a terlipressina é a droga de primeira linha (demonstrou diminuição de mortalidade). Octreotide como segunda opção (Tabela 5.5).
  – Manter por 2-5 dias após hemostasia endoscópica.
  – Não usar tais drogas se o paciente estiver em uso de noradrenalina.

OBSERVAÇÃO

Omeprazol está indicado somente na vigência ou na suspeita de HDA de etiologia péptica. Descontinuar se EDA não confirmar tal etiologia para o sangramento.

Dose: omeprazol 80 mg EV de 12/12 horas ou 80 mg EV *bolus* seguido de 8 mg/h por 72 h (5 ampolas de omeprazol 40 mg/10 mL em 50 mL de SF a 4 mL/h em bomba de infusão contínua).

Tabela 5.5 – Vasoconstritores esplâncnicos.

Terlipressina 1 mg
- Dose: 2 mg EV de 4/4h nas primeiras 48 h (mesmo que já tenha realizado hemostasia endoscópica), depois diminuir para 1 mg de 4/4 h se hemorragia controlada.
- Atenção: risco de hiponatremia (dosar natremia diária) e de lesões isquêmicas, como infarto do miocárdio, necrose de pele e isquemia mesentérica.

Octreotide 100 mcg/mL
- Dose: *bolus* inicial de 50 mcg EV em 10 min, seguido de 50 mcg/h (diluição: 300 mcg em 300 mL de SG 5% a 50 mL/h).

- **Endoscopia digestiva alta (EDA)**
  - Realizar o mais breve possível, após estabilização clínica, nas primeiras 12 a 24 horas da admissão, associada ao tratamento farmacológico.
  - Pode ser feito com paciente intubado.
  - A ligadura elástica é o método de escolha, seguido pela escleroterapia, com soluções esclerosantes em varizes gastroesofágicas, ambas com taxas de sucesso em torno de 70-90%.
  - Tanto as varizes esofágicas quanto as varizes gastroesofágicas tipo I (acometendo a pequena curvatura gástrica) e tipo II (acometendo a grande curvatura gástrica) podem ser tratadas com a ligadura elástica ou com a escleroterapia.
  - Se houver ressangramento agudo, nova EDA poderá ser realizada.
  - Varizes gástricas isoladas podem ser tecnicamente difíceis de tratar, dadas as altas taxas de ressangramento após ligadura e escleroterapia. Outras opções de tratamento seriam a infusão de cianoacrilato biológico (cola), TIPS ou abordagem cirúrgica.
  - São sinais endoscópicos de sangramento agudo por varizes:
    - hemorragia em jato;
    - hemorragia em babação;
    - coágulo de fibrina ("white nipple").

OBSERVAÇÃO

"Red spots" são locais de risco de sangramento e não de sangramento atual ou recente.

- **Tamponamento por balão**
  - Dispositivos como o balão de Sengstaken-Blakemore é efetivo no controle do sangramento em até 90% dos pacientes. Dadas as altas taxas de complicações como ulceração esofágica e pneumonia aspirativa, indica-se nos casos de hemorragia massiva de difícil controle, como ponte para tratamentos definitivos, ligadura elástica, escleroterapia, TIPS ou cirurgia.
- **Balão de Sengstaken-Blakemore:**
  - Intubar paciente antes de passar o balão.
  - Tempo de uso máximo: 24 horas.
  - Introduzir 50 cm do balão por boca ou narina.
  - Insuflar o balão intragástrico com 250-500 mL de ar e clampar na entrada de ar.
  - Puxar até que seja sentida resistência.
  - Insuflar o balão intraesofágico caso mantenha sangramento, a despeito do balão gástrico.
  - Insuflar balão esfofágico até 30-45 mmHg (usar manômetro). Checar pressão de hora em hora.
  - Reduzir a pressão do balão esofágico em 5 mmHg/h se controle do sangramento, até alvo de 25 mmHg.
  - Se voltar sangramento, elevar pressão em 5 mmHg.

- Se utilizado como ponte para EDA, manter por 24 horas, depois desinsuflar e prosseguir com a endoscopia.

Falha do tratamento para controle de sangramento

Na presença de ressangramentos, a despeito do tratamento farmacológico associado ao tratamento endoscópico ou, ainda, se o ressangramento for grave, avaliar TIPS ou cirurgia. Tamponamento por balão poderá ser utilizado como ponte para tais tratamentos mais duradouros.

- *Shunt* portossistêmico transjugular intra-hepático (TIPS)
  - É uma terapêutica temporária, com taxas de sucesso para controle do sangramento em torno de 90-100%. Indicada se houver falha na terapêutica proposta nos itens anteriores. São contraindicações absolutas: IC, regurgitação tricúspide grave, septicemia não controlada, e hipertensão pulmonar grave.

PROFILAXIA SECUNDÁRIA DA HEMORRAGIA DIGESTIVA

- Iniciar logo após o término dos vasoconstritores esplâncnicos. Registrar data de início.
- Consiste na associação de betabloqueador não seletivo à ligadura elástica ou esclerose de varizes:
  - Betabloqueadores não seletivos: propranolol ou nadolol (Tabela 5.6).

OBSERVAÇÃO

Suspender betabloqueadores na presença de ascite refratária associado a pelo menos um dos seguintes parâmetros: PAS < 90 mmHg, hiponatremia (< 130 mEq/L) ou lesão renal aguda (LRA), na ausência de outras causas reversíveis possíveis (p. ex.: anti-inflamatórios não esteroides [AINE], infecção). Se desencadeador identificado, reiniciar betabloqueadores após normalização dos parâmetros descritos anteriormente.

- Ligadura elástica:
  - Repetir a cada 2-4 semanas até erradicar as varizes.
  - Após erradicação, repetir EDA em 1, 3 e 6 meses. Confirmada a erradicação, EDA anual.
- Na falha da profilaxia secundária, considerar TIPS.

Tabela 5.6 – Opções de betabloqueadores para profilaxia secundária.

Terapia	Dose recomendada	Alvo terapêutico

Propranolol	- Inicial: 20-40 mg 12/12 h
	- Ajustar a cada 2-3 dias até que alvo terapêutico seja atingido
	- Dose máxima diária (poderá ser dividida até de 6/6 h):
	  - 320 mg em pacientes sem ascite
	  - 160 mg em pacientes com ascite
		- FC em repouso de 55-60 bpm
		- PAS não deve diminuir < 90 mmHg

Nadolol	- Inicial: 20-40 mg 1 ×/dia
	- Ajustar a cada 2-3 dias até que alvo terapêutico seja atingido
	- Dose máxima diária:
	  - 160 mg 1 ×/dia em pacientes sem ascite
	  - 80 mg 1 ×/dia em pacientes com ascite
		- FC em repouso de 55-60 bpm
		- PAS não deve diminuir < 90 mmHg

PAS: pressão arterial sistólica; **FC:** frequência cardíaca.
Fonte: adaptada de Garcia-Tsao *et al.* (2017).

5.4 Paracentese

Daniel Ossamu Goldschmidt Kiminami
Andreza Correa Teixeira

INDICAÇÕES
- Avaliação de ascite de início recente.
- Avaliação em paciente com ascite prévia, admitido à internação hospitalar, não importando o motivo da internação.
- Ascite com sinais de deteriorização clínica:

Febre	Leucocitose plasmática
Dor abdominal	EH
Acidose	Piora da função renal

CONTRAINDICAÇÕES

Importante ressaltar que a trombocitopenia e o INR aumentado não contraindicam o procedimento. Consideram-se contraindicações relativas ao procedimento:

- Coagulação intravascular disseminada franca com elevado risco de sangramentos.
- Estados de hiperfibrinólise (suspeitar em pacientes com hematomas extensos)
- Paciente com distensão intestinal importante. Guiar o exame por meio de imagem (p. ex.: ultrassonografia).
- Não puncionar sobre cicatrizes cirúrgicas. Guiar por imagem local de punção a centímetros de distância de cicatrizes.

MÉTODO

Há vários métodos descritos. A técnica deve ser asséptica, usando material estéril. A seguir um breve resumo de técnica sugestiva:

- Caso ascite de moderado a baixo volume, considerar exame guiado por ultrassom.
- Explicar ao paciente o procedimento e documentar consentimento pela assinatura de termo adequado.
- Não é necessário jejum.
- Separar material para o procedimento e tubos para exames.
- Escolher ponto para punção abdominal em quadrante inferior esquerdo, evitando a artéria epigástrica inferior (Figura 5.1).
- Realizar assepsia local adequada.
- Anestesiar ponto de punção utilizando a técnica "em Z" por meio da tração, com mão não dominante, da pele adjacente ao ponto da inserção da agulha. Manter a tração da pele até que a agulha entre no fluido.
- Inserir agulha da paracentese também utilizando a técnica "em Z". Utilizar a agulha de menor calibre possível (p. ex.: abocatch 18-20G para paracentese diagnóstica e 16 gauge para de alívio).
- Realizar curativo pós-procedimento.
- Avaliar necessidade de reposição de albumina parenteral nos casos de paracentese de grande volume.

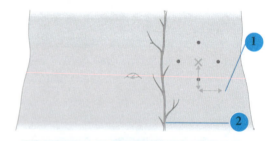

3 cm medial e 3 cm cefálico a espinha ilíaca anterossuperior em quadrante inferior esquerdo

Figura 5.1 – Local de inserção da agulha. 1: Espinha ilíaca anterossuperior. 2: Artéria epigástrica inferior.

EXAMES DO LÍQUIDO ASCÍTICO

- Para todos solicitar:
  - Celularidade global e diferencial
  - Albumina
  - Cultura para bactérias
- Outros exames a depender do contexto clínico: triglicerídeos (ascite quilosa); pesquisa e cultura para bacilo álcool-ácido resistente (tuberculose); citologia oncótica (carcinomatose peritoneal); glicose e LDH (peritonite bacteriana secundária); amilase (ascite pancreática); BNP (ascite de origem cardíaca).

PARACENTESE DE GRANDE VOLUME

Nas paracenteses de grande volume (> 5 litros), logo após o seu término, proceder com reposição de albumina EV, 6 a 8 g para cada litro drenado (volume total), com o objetivo de evitar disfunção circulatória.

GRADIENTE DE ALBUMINA SORO-ASCITE

- O gradiente de albumina soro-ascite (GASA) é realizado quando há dúvidas quanto a etiologia da ascite.
- GASA ≥ 1,1 indica envolvimento da hipertensão portal na formação da ascite, com acurácia de 97% (Tabela 5.7).
- O GASA é calculado da seguinte forma:

GASA = albumina (soro) − albumina (ascite)

Tabela 5.7 – Possíveis causas de ascite, de acordo com GASA.

GASA ≥ 1,1	GASA < 1,1
Cirrose hepática	Carcinomatose peritoneal
Hepatite alcoólica aguda	
Insuficiência cardíaca aguda	Tuberculose peritoneal
Metástases hepáticas	Pancreatite
Síndrome de Budd-Chiari	Serosite
Trombose de veia porta	Síndrome nefrótica

5.5 Manejo de Ascite em Cirrose Hepática

Daniel Ossamu Goldschmidt Kiminami
Andreza Correa Teixeira

CLASSIFICAÇÃO DE ASCITE

Ascite (acúmulo de líquido na cavidade peritoneal) pode ser classificada em: ascite não complicada ou ascite refratária.

OBJETIVOS DO TRATAMENTO

- Reduzir o volume de ascite e edema periférico (evitando depleção de volume intravascular).
- Aliviar desconforto abdominal e dispneia.
- Possível diminuição de risco de peritonite bacteriana espontânea.
- Diminuir risco de celulite e hérnia abdominal ou ruptura diafragmática.

QUANDO INICIAR O TRATAMENTO

- Ascite clinicamente detectável.

TRATAMENTO

O tratamento consiste em dieta hipossódica e uso de diuréticos ou paracenteses de alívio periódicas e, nos casos refratários, transplante hepático (ver Fluxograma 5.3).

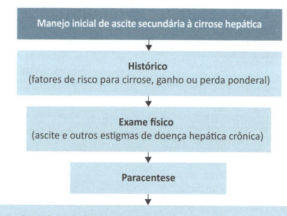

- Avaliar celularidade global e diferencial;
- Coletar cultura, albumina e proteína total do líquido ascítico;
- Excluir peritonite bacteriana espontânea;
- Calcular GASA (cirrose ≥ 1,1) e proteína total em geral < 2,5 mg/dL.

a) Antes do início de diuréticos checar função renal e eletrólitos
b) Iniciar com espironolactona 100 mg em monoterapia ou em associação com furosemida 40 mg
c) Titular dose conforme resposta a cada 3-5 dias
d) Dose máxima diária: 400 mg de espironolactona e 160 mg de furosemida.
e) Perda de peso recomendada de até 500 g/dia para indivíduos sem edema periférico e 1 kg/dia para aqueles com edema periférico
f) Monitorar função renal, eletrólitos e outros efeitos colaterais, como encefalopatia e cãibras
g) Os diuréticos devem ser descontinuados na presença de hiponatremia grave (< 125 mEq/L). Furosemida suspensa se hipocalemia (< 3 mEq/L). Já a espironolactona se hipercalemia (> 6 mEq/L)
h) Nos casos de intolerância ou contraindicações ao uso de diuréticos, fazer paracenteses de alívio periódicas
i) Considerar transplante hepático nos casos de ascite refratária (não responsiva aos diuréticos + dieta, ou se contraindicação ou intolerância aos diuréticos)

Fluxograma 5.3 – Sugestão de manejo de ascite secundária a hipertensão portal.
Fonte: adaptado de Runyon *et al.* (2009).
GASA: gradiente de albumina soro-ascite.

5.6 Peritonite Bacteriana Espontânea

Daniel Ossamu Goldschmidt Kiminami
Andreza Correa Teixeira

- Peritonite bacteriana espontânea (PBE) é a infecção do líquido ascítico na ausência de causa intra-abdominal passível de tratamento cirúrgico.
- Ocorre geralmente em pacientes com cirrose e ascite.

SUSPEITA CLÍNICA

- Suspeitar em todo paciente com sinais de peritonite, resposta inflamatória sistêmica, encefalopatia, lesão renal aguda, piora da função hepática ou hemorragia digestiva.
- Uma vez que pode ocorrer mesmo em paciente assintomático, a avaliação de PBE por meio da paracentese diagnóstica é indicada em todo paciente com ascite internado por qualquer razão.

PARACENTESE DIAGNÓSTICA

- Deve ser feita o mais rápido possível.
- Preferencialmente antes de se iniciar antibioticoterapia.
- Solicitar os seguintes exames do líquido ascítico:
  - Celularidade global e diferencial.
  - Cultura.
  - Albumina.
  - Proteína total.
- Se suspeita de peritonite bacteriana secundária (PBS), acrescentar glicose e LDH dentre os exames do líquido ascítico, além de raio X simples de abdome em ortostase e TC de abdome.
- Solicitar também 2 amostras de hemocultura se suspeita de PBE.
- O procedimento deverá ser feito com material estéril e o líquido ascítico manipulado de forma correta (p. ex.: não utilizar a mesma agulha que passou pela pele para preencher frascos de culturas).

AVALIAÇÃO DO LÍQUIDO ASCÍTICO

- O diagnóstico de PBE será realizado na presença de contagem de neutrófilos ou polimorfonucleares (PMN) ≥ 250/mm³.
- Corrigir a contagem de PMN para hemácias quando a contagem de hemácias na ascite for > 10.000/mm³: subtrair 1 PMN na contagem absoluta de PMN para cada 250 hemácias/mm³.

PERITONITE BACTERIANA SECUNDÁRIA

- PBS é um diagnóstico diferencial que deverá ser considerado (Fluxograma 5.4).
- É definida como uma infecção do líquido ascítico na presença de causa intra-abdominal passível de tratamento cirúrgico (Tabela 5.8).
- Deverá ser especialmente considerada nos seguintes cenários:
  - Paciente que desenvolve PMN ascítico ≥ 250 cél./mm³ em vigência de antibioticoterapia por outro motivo.
  - Falha no tratamento de PBE.
  - Dor abdominal localizada.
- Nesses casos, acrescentar LDH e glicose aos exames do líquido ascítico e avaliar os critérios de Runyon:
  - Proteínas totais > 1 g/dL
  - Glicose < 50 mg/dL
  - LDH > limite superior da normalidade sérica
- Caso haja preenchimento de ao menos 2 dos 3 critérios, prosseguir com RX de abdome em orstostase e TC de abdome se ainda não realizados.

Tabela 5.8 – Diagnóstico segundo celularidade e cultura de líquido ascítico.

Nomenclatura	PMN/mm³	Cultura do líquido ascítico
Peritonite bacteriana secundária	≥ 250	Polimicrobiana
Peritonite bacteriana espontânea*	≥ 250	Geralmente 1 organismo
Ascite neutrocítica cultura negativa*	≥ 250	Negativa
Bacteriascite	< 250	1 organismo
Bacteriascite polimicrobiana	< 250	Polimicrobiana

PMN: polimorfonucleares.
* Na ausência de outros critérios para peritonite bacteriana secundária.

214 Guia Prático de Emergências Clínicas

- Os critérios de Runyon apresentam sensibilidade de 67% e especificidade de 96% para diagnóstico de PBS, no entanto, carcinomatose peritoneal ou peritonite por tuberculose podem cursar com os mesmos achados. Nesses casos, no entanto, o mais comum é haver predomínio de linfócitos no líquido ascítico e não haver febre.

ANTIBIOTICOTERAPIA PRECOCE PARA PBE

Sugere-se iniciar ATB empírica para PBE precocemente, assim que resultado de celularidade com PMN ≥ 250 células/mm³ no líquido ascítico. Não aguardar resultado de culturas.

CONDUTAS SEGUNDO A CLASSIFICAÇÃO DIAGNÓSTICA

- PBS:
  - Solicitar radiografia de abdômen em ortostase e em decúbito dorsal, e TC de abdômen para avaliar evidência de causa de peritonite tratável cirurgicamente (p. ex.: perfurações ou abscessos).
  - Tratamento cirúrgico quando indicado.
  - Iniciar ATB EV. Considerar perfil de resistência do local e resultado de culturas. Sugestões válidas:
    - ▸ Cefotaxima + metronidazol.
    - ▸ Ceftriaxone + metronidazol.
    - ▸ Meropenem (casos graves).
- PBE:
  - Ver "Manejo", mais adiante.
- Ascite neutrocítica cultura negativa (ANCN):
  - Manejar como PBE.
  - Avaliar diagnósticos diferenciais descritos na Tabela 5.9, principalmente se não responder a tratamento para PBE.
- Bacteriascite monomicrobiana:
  - Não tratar, dado elevado índice de resolução espontânea.
  - Nova paracentese em 48 horas para reclassificação.
  - Tratar como PBE somente se sintomas de infecção (p. ex.: febre), sem outro foco definido.

Tabela 5.9 – Etiologia da peritonite bacteriana espontânea (PBE) e de seus diagnósticos diferenciais.

Diagnóstico	Etiologia
PBE	Translocação bacteriana intestinal para líquido ascítico, geralmente em paciente com cirrose hepática. Agentes mais comuns (porcentagem de isolados) são: *Escherichia coli* (43%); *Klebsiella pneumoniae* (11%); *Streptococcus pneumoniae* (9%) Outras espécies de *Streptococcus* (19%); *Enterobacteriaceae* (4%); *Staphylococcus* (3%); *Pseudomonas* (1%); Outros (10%)
Ascite neutrocítica cultura negativa (ANCN)	Em muitos casos, trata-se de PBE com falso-negativo quanto crescimento bacteriano em cultura. Por isso, é manejado de forma semelhante à PBE. No entanto, também pode estar presente nas seguintes situações: • Peritonite por tuberculose • Ascite relacionada a malignidade • Qualquer processo que leva à morte celular (p. ex.: síndrome de lise tumoral) pode ativar o complemento ou citocinas que podem atrair PMN à cavidade abdominal
Bacteriascite monomicrobiana	Pode representar a fase de colonização de infecção do líquido ascítico, podendo evoluir para PBE em questão de horas ou resolver-se de forma espontânea, o que ocorre em 62-86% dos casos. Os agentes etiológicos são os mesmos da PBE
Peritonite bacteriana secundária (PBS)	Infecção do líquido ascítico secundário a causa intra-abdominal de tratamento cirúrgico. Há duas variantes: • Secundária a peritonite perfurativa (p. ex.: úlcera péptica perfurada) • Secundária a peritonite não perfurativa (p. ex.: abscesso perifrênico)

Fonte: adaptada de McHutchison et al. (1995).

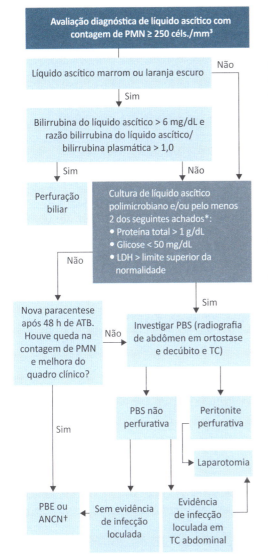

Fluxograma 5.4 – Sugestão de avaliação diagnóstica em líquido ascítico com elevação em contagem de neutrófilos.
*Do líquido ascítico. † Depende se há crescimento bacteriano em cultura do líquido ascítico. **PBS:** peritonite bacteriana secundária; **PBE:** peritonite bacteriana espontânea; **ANCN:** ascite neutrocítica cultura negativa; **ATB:** antibiótico.

- Bacteriascite polimicrobiana:
  - Tratar com ATB de largo espectro como PBS.
  - Associada a paracentese traumática.
  - Associada a baixa morbidade.

- Raramente necessita de abordagem cirúrgica.
- Avaliar caso a caso.

MANEJO

- Antibioticoterapia empírica: considerar perfil de resistência do local e seguir antibiograma quando disponível. São indicadas cefalosporinas de 3ª geração ou, nos casos de alergia a penicilina, quinolonas. Evitar quinolona se uso prévio em doses profiláticas. Sugestões EV válidas:
  - Ceftriaxona 1g 12/12 h
  - Cefotaxima 2g 8/8 h
- Expansão volêmica com albumina: Veja à frente.
- Reavaliação: Nova paracentese após 48 horas do início da ATB empírica, pela qual se avalia a contagem de PMN:
  - Queda na contagem de PMN ≥ 25%: sinal de boa resposta. Manter ATB por cinco dias.
  - Queda na contagem de PMN < 25%: manter ATB se o paciente apresentar melhora clínica, então repetir paracentese em 48 horas. Se queda de PMN e melhora, avaliar suspensão da ATB após cinco dias de tratamento. Se manutenção ou elevação de PMN ou piora clínica (p. ex.: febre, dor abdominal, instabilidade), investigar outros diagnósticos como PBS e ampliar espectro de antibiótico (p. ex.: carbapenêmicos).
  - Elevação na contagem de PMN: buscar ativamente fonte de PBS (p. ex.: TC de abdômen) e ampliar espectro antibiótico (p. ex.: carbapenêmicos).
- Após o tratamento adequado e término do tempo do antibiótico iniciar a profilaxia secundária para PBE, a qual estará indicada para todos os pacientes cirróticos com ao menos 1 episódio prévio de PBE por tempo indeterminado ou até resolução da ascite. São opções farmacológicas:
  - Norfloxacino 400 mg/dia via oral; ou
  - Sulfametoxazol-trimetoprima 400/80 mg 2 comprimidos por dia via oral.

Albumina na PBE

> 1,5 g/kg dentro das primeiras 6 h do diagnóstico de PBE ou ANCN
> +
> 1,0 g/kg no 3º dia de tratamento (48 h após a primeira infusão)

A administração de albumina objetiva a redução do risco de síndrome hepatorrenal (presente em até 40% nos pacientes com PBE) e mortalidade. A profilaxia com albumina conforme destacada no quadro acima estará indicada em todos os pacientes com PBE ou ANCN com ao menos 1 dos seguintes critérios:

- Creatinina sérica > 1 mg/dL.
- Ureia > 60 mg/dL.
- Bilirrubina total > 4 mg/dL.

Albumina: prescrição

- Utilizar frasco-ampolas de 50 mL de albumina humana a 20% (10 g de albumina por frasco).
- Utilizar peso seco para o cálculo da dose.
- Dose máxima: 100 g (10 frascos) por dia.
- Não agitar frasco uma vez aberto.
- O frasco depois de aberto deve ser administrado em até 4 h.
- A infusão normalmente é feita sem diluição.
- Se elevado risco congestivo, considerar além da infusão lenta, fracionar a dose total de albumina a cada 6 ou 8 horas, mesmo que exceda o tempo sugerido de 6 h no primeiro dia.
- Infundir pequenos volumes de solução fisiológica 0,9% após a infusão do último frasco para garantir que a albumina do equipo seja infundida.
- Cessar infusão em caso de sinais e sintomas de congestão pulmonar.

5.7 Síndrome Hepatorrenal

Daniel Ossamu Goldschmidt Kiminami
Gustavo Frezza

- Síndrome hepatorrenal (SHR) é uma das mais graves complicações da cirrose descompensada.
- Tem alta mortalidade na ausência de transplante hepático, seu único tratamento curativo.
- Caracteriza-se por disfunção renal secundária à redução de fluxo sanguíneo renal em cenário de cirrose hepática e hipertensão portal.
- Sua incidência é de cerca de 18% em 1 ano e 39% em 5 anos em pacientes com cirrose e ascite.

PATOGÊNESE

A doença hepática leva à vasodilatação arterial esplâncnica, a qual leva à queda da resistência vascular sistêmica, compensada inicialmente por aumento do débito cardíaco e ativação dos sistemas vasoconstritores (sistema simpático, renina-angiotensina-aldosterona e arginina vasopressina). Esses sistemas mantêm a pressão arterial (PA) em níveis adequados, porém, a nível renal, resultam em vasoconstrição, retenção de sódio (edema e ascite), excreção de água livre, hiponatremia e redução da taxa de filtração glomerular (TFG).

Na cirrose avançada, a perfusão renal deixa de ser compensada pelo aumento do débito cardíaco, com redução acentuada da TFG, resultando finalmente na SHR. Novas teorias estudam o papel contribuinte de mediadores inflamatórios na gênese da SHR.

CLASSIFICAÇÃO

- **SHR Tipo 1:** lesão renal aguda (LRA) de progressão rápida (< 2 semanas), mais grave, com sobrevida média de 1 mês se não tratada. Será o foco deste subcapítulo.
- **SHR Tipo 2:** doença renal crônica de progressão lenta, com sobrevida média de 6 meses. Tem como principal característica a presença de ascite refratária a diuréticos.

PRECIPITANTES

Embora possa ocorrer de forma insidiosa pela progressão da doença hepática, a SHR pode ser secundária a insulto renal agudo, sendo os mais comuns: infecção, incluindo PBE, e sangramento gastrointestinal.

DIAGNÓSTICO DE LRA EM PACIENTES COM CIRROSE

Tal diagnóstico sofreu mudanças nos últimos anos. Utilizam-se as recomendações diagnósticas e de tratamento propostas pela Sociedade Europeia de Gastroenterologia.

> **Atenção:** a SHR é mais uma das possíveis causas de LRA em pacientes com cirrose, e seu diagnóstico segue critérios que buscam excluir outras etiologias (ver Tabela 5.10).

- O primeiro passo é a definição de creatinina (Cr) basal:
  - Valor de Cr nos últimos 3 meses.
  - Considerar valor mais próximo da admissão.
  - Se paciente sem valor prévio, considerar Cr da admissão.
- O segundo passo é preencher os critérios diagnósticos de LRA segundo o *International Club of Ascites* (ICA), que segue os mesmos critérios do *Kidney Disease Improving Global Outcomes* (KDIGO), com exclusão dos critérios de débito urinário:
  - ↑ da Cr ≥ 0,3 mg/dL em até 48 horas ou
  - ↑ da Cr ≥ 50% do basal presumido ou conhecido nos últimos 7 dias.
- O terceiro passo é a definição de estágio de gravidade da LRA:
  - Estágio 1: ↑ de Cr ≥ 0,3 mg/dL ou ≥ 1,5 a 2× o basal.
  - Estágio 2: ↑ de Cr > 2 a 3× o basal.
  - Estágio 3: ↑ de Cr > 3× do basal ou ≥ 4,0 mg/dL com aumento mínimo ≥ 0,3 mg/dL ou início de diálise.

Quanto maior o estágio, maior a mortalidade global. Ver Fluxograma 5.5 para visão geral do manejo frente os diferentes estágios.

OUTRAS DEFINIÇÕES

Evolução da LRA:
- **Regressão (melhora):** regressão para estágio inferior de LRA.
- **Estável:** mantém-se no mesmo estágio.
- **Progressão (piora):** progressão para estágio pior da LRA ou necessidade de terapia dialítica.

Tipo de resposta ao tratamento:
- **Sem resposta:** sem regressão do estágio de LRA.
- **Parcial:** regressão do estágio de LRA com redução da Cr, porém ainda > 0,3 mg/dL acima do basal.
- **Completa:** retorno da Cr até 0,3 mg/dL do basal.

CONDUTAS EM CIRRÓTICOS EM LRA ESTÁGIO 1

- **Reavaliar medicações:** reduzir ou suspender diuréticos, suspender todas as drogas nefrotóxicas, vasodilatadores e AINE.
- **Expansão volêmica em pacientes com suspeita de hipovolemia:** cristaloide, albumina ou concentrado de hemácias em pacientes com LRA por hemorragia gastrointestinal, segundo julgamento clínico.
- Rápido reconhecimento e tratamento de fatores precipitantes, por exemplo, infecções (avaliar PBE em pacientes com ascite).

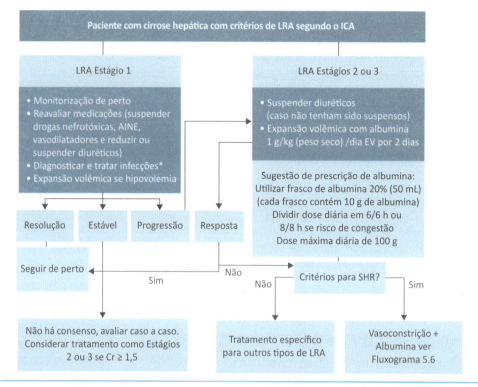

Fluxograma 5.5 — Manejo inicial de lesão renal aguda (LRA) em cirrose hepática segundo o estágio de gravidade.
* Se diagnóstico de PBE, seguir protocolo próprio de infusão de albumina. **ICA:** International Club of Ascites; **SHR:** Síndrome Hepatorrenal; **Cr:** creatinina; **Ur:** ureia.
Fonte: adaptado de Angeli *et al.* (2015)

REAVALIAÇÃO APÓS MEDIDAS PARA ESTÁGIO 1

Reavaliar paciente e classificar a resposta:

- Resposta completa: dosar Cr a cada 2-4 dias enquanto internado e a cada 2-4 semanas por 6 meses após alta.
- Progressão: iniciar medidas dos Estágios 2 e 3.
- Resposta parcial ou estável: não há consenso, avaliar caso a caso. Considerar medidas dos Estágios 2 e 3 se Cr ≥ 1,5 mg/dL.

CONDUTAS EM CIRRÓTICOS EM LRA ESTÁGIOS 2 E 3

- Mesmas medidas implementadas no Estágio 1.
- Suspender diuréticos, se ainda não tiverem sido suspensos.
- Expansão volêmica com albumina EV a 1 g/kg/dia (máximo de 100 g/dia), por dois dias seguidos, com o intuito de tratar possível LRA pré-renal e permitir o diagnóstico de SHR (Tabela 5.10).
- Exames complementares: ultrassonografia de rins e vias urinárias e exames de sangue (Ur, Cr, Na^+, K^+, Ca^{2+}, bilirrubinas, albumina e TP/INR), urina (urina tipo I, urocultura) e de líquido ascítico (albumina, celularidade e cultura).

Tabela 5.10 – Critérios diagnósticos para lesão renal aguda (LRA) do tipo síndrome hepatorrenal (SHR) em cirrose hepática.

- Diagnóstico de cirrose com ascite
- Diagnóstico de LRA segundo os critérios do ICA
- Sem resposta após 2 dias consecutivos de descontinuação de diuréticos e expansão volêmica com albumina 1 g/kg/dia (máximo de 100 g/dia)
- Ausência de choque de qualquer natureza
- Ausência de uso atual ou recente de drogas nefrotóxicas (AINE, aminoglicosídeos, contraste iodado, etc.)
- Ausência de sinais macroscópicos de doença estrutural renal, definidos como:
  - Ausência de proteinúria (> 500 mg/dia)
  - Ausência de hematúria microscópica (> 50 céls./campo)
  - Ultrassonografia de rins e vias sem anormalidade sugestivas para outras causas

ICA: International Club of Ascites.

TRATAMENTO PARA LRA POR SHR

Uma vez feito o diagnóstico de SHR conforme Tabela 5.10, iniciar prontamente o tratamento (Fluxograma 5.6).

- A primeira linha de tratamento é a associação de agente vasoconstritor à albumina.
- A terlipressina é o agente de escolha, superior aos demais agentes vasoconstritores.
- Sempre considerar transplante hepático, tendo em vista ser o único tratamento curativo com aumento mais significativo de sobrevida.
- **Albumina EV:**
  - Dose: 20-40 g/dia;
  - 2-4 frascos de albumina 50 mL a 20%;
  - Fazer sem diluição;
  - Fazer mais lentamente se risco congestivo;
  - Interromper infusão se houver sinais ou sintomas de congestão pulmonar.
- **Agentes vasoconstritores:**
  - Terlipressina:
    ▸ Primeira linha terapêutica.
    ▸ Dose: 1-2 mg de 4/4 h a 6/6 h.
    ▸ Contraindicações: síndrome coronariana aguda, isquemia mesentérica.
  - Noradrenalina:
    ▸ Segunda linha. Alternativa para pacientes críticos em CTI.
    ▸ Dose: 0,5-3 mg/h.
    ▸ Objetivo: elevação da pressão arterial média (PAM) em 10 mmHg.
    ▸ Manter tratamento por, no máximo, 14 dias. Em geral, há resposta nos primeiros 7 a 10 dias, e está associada a elevação da PA, aumento da diurese e melhora da hiponatremia.
- **Demais cuidados:** restrição hídrica, restrição de sódio, suporte clínico, manter suspensos diuréticos e corrigir drogas nefrotóxicas para função renal.

MEDIDAS PARA LRA POR SHR REFRATÁRIA

- Considerar shunt intra-hepático portossistêmico transjugular (TIPS) em pacientes selecionados como último recurso. Existem poucos estudos que comprovem a eficácia dessa medida, mas pode ocorrer aumento discreto de sobrevida às custas de elevado risco de encefalopatia hepática e outras complicações pós-procedimento.
- A terapia renal substitutiva (TRS) neste contexto é controverso. Classicamente, deve ser considerada como ponte para transplante hepático. No entanto, também pode ser considerada nos casos de urgência dialítica.
- A diálise com albumina, conhecida como MARS, do inglês *Molecular Adsorbent Recirculating System*, associa-se a algum benefício em estudos pequenos. Carece de evidências mais robustas para justificar o custo de implementação na rotina. Não dispomos em nosso serviço.

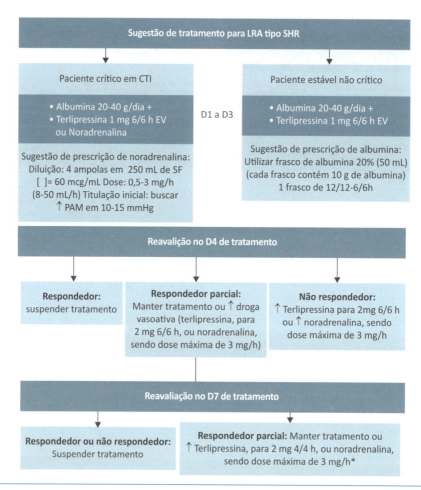

Fluxograma 5.6 – Sugestão de protocolo para manejo de lesão renal aguda (LRA) tipo síndrome hepatorrenal (SHR).
Fonte: adaptado de Mindikoglu e Pappas (2018).
* Tratamento máximo de 14 dias. D(número) = dia de tratamento; [ ]= concentração; PAM: pressão arterial média.

5.8 Hepatite Alcoólica

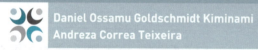
Daniel Ossamu Goldschmidt Kiminami
Andreza Correa Teixeira

A hepatite alcoólica (HA) é uma síndrome clínica, com início recente de icterícia e/ou ascite em pacientes com uso abusivo de álcool crônico e ativo. Icterícia progressiva representa a principal característica da síndrome.

ASPECTOS CLÍNICOS

Pode variar desde assintomático, apresentando apenas alterações de exames laboratoriais, como elevação de AST (2-6 vezes o limite superior da normalidade), razão AST/

ALT ≥ 1,5, neutrofilia e hiperbilirrubinemia, até sinais e sintomas de insuficiência hepática, com icterícia progressiva, encefalopatia hepática, distúrbio de coagulação, ascite e insuficiência renal (Tabela 5.11).

Tabela 5.11 – Sinais e sintomas de hepatite alcoólica.

Náuseas e vômitos
Dor abdominal (comum em hipocôndrio e epigástrio)
Fadiga e fraqueza
Anorexia
Icterícia
Febre
Aumento da circunferência abdominal por ascite
Encefalopatia hepática
Hemorragia digestiva por varizes
Hepatomegalia dolorosa
Sopro arterial hepático
Estigmas periféricos de hepatopatia crônica: telangiectasias, eritema palmar, ginecomastia, etc.

Fonte: adaptada de Dugum *et al.* (2016).

ACHADOS LABORATORIAIS SUGESTIVOS

- AST elevado 2 a 6× limite superior de normalidade, com relação AST/ALT ≥ 1,5 (diferente das hepatites virais).
- Hiperbilirrubinemia.
- Leucocitose à custa de neutrófilos, chegando até 40.000/mm³ e, em raros casos, podendo ultrapassar 130.000/mm³ devido à reação leucemoide (pior prognóstico).
- Formas mais graves podem apresentar hipoalbuminemia, elevação do INR, risco maior para infecções bacterianas e SHR tipo 1.
- Podem estar presentes alterações inespecíficas secundárias à ingestão alcoólica como anemia megaloblástica e elevação de gama GT.

OBSERVAÇÃO

Na prática, as alterações mais sugestivas de etiologia alcoólica são: AST/ALT ≥ 1,5, macrocitose e elevação de gama GT, com sensibilidade de 35-73% e especificidade de 75-86%.

DIAGNÓSTICO

A biópsia hepática continua sendo o padrão-ouro, mas dados os riscos e as dificuldades, tal exame raramente é realizado. O diagnóstico presuntivo é feito nos casos com clínica sugestiva, associada a alterações laboratoriais compatíveis, devendo-se, no entanto, descartar outras causas de hepatite aguda, como:

- **Hepatite A:** anti-hepatite A IgM.
- **Hepatite B:** HBSAg, anti-HBcAg IgM.
- **Hepatite C:** RNA HCV quantitativo.
- **Obstrução biliar ou síndrome de Budd-Chiari:** ultrassom com Doppler abdominal.

Nessas condições, o diagnóstico clínico-laboratorial presuntivo de HA poderá ser feito. Para facilitar, em pacientes com histórico de ingestão abusiva de álcool, a presença dos seguintes achados laboratorias permitem a realização do diagnóstico presuntivo de HA:

- Elevação moderada de aminotransferases (tipicamente < 300 UI/mL e raramente > 500 UI/mL).
- AST/ALT ≥ 1,5.
- Aumento de bilirrubinas totais (≥ 3 mg/dL).

Febre e leucocitose fortalecem o diagnóstico. Quando há dúvidas diagnósticas ou quando se suspeita de mais de uma causa de lesão hepática, a biópsia hepática deve ser considerada.

TRATAMENTO

- Suspensão da ingestão alcoólica.
- Alerta para infecção concomitante, síndrome de abstinência alcoólica, encefalopatia hepática, SHR tipo I e sangramento gastrointestinal.
- Terapia nutricional e reposição vitamínica.
- Correção de hiperglicemia.

- Função discriminante de Maddrey para avaliar indicação de corticoide.

TRIAGEM INFECCIOSA

Febre e leucocitose podem ser decorrentes da HA em si. No entanto, é imprescindível descartar qualquer possibilidade de infecção coexistente. Exames mínimos recomendados:

- HMG, urina I, HMC e URC.
- Radiografia de tórax.
- Paracentese diagnóstica quando ascite presente.

FUNÇÃO DISCRIMINANTE DE MADDREY (FDM)

- Avalia mortalidade a curto prazo e discrimina os pacientes que podem se beneficiar de corticoterapia.
- É calculada da seguinte forma:

> FDM = [4,6 × (TP em segundos – TP controle em segundos) + bilirrubina sérica em mg/dL]

- Condutas segundo FDM:
  - Maddrey < 32: monitoração, abstinência e suporte.
  - Maddrey ≥ 32: prednisolona ou prednisona 40 mg/dia por 28 dias, além das medidas gerais de suporte. Antes de iniciar, considerar contraindicações e solicitar exames para escore de Lille.
- Sugestão de desmame de corticoide: após os 28 dias, reduzir em 10 mg a cada 4 dias até dose de 10 mg/dia, quando se reduz de 5 em 5 mg a cada 3 dias.

OBSERVAÇÕES

Prednisolona é o corticosteroide de escolha por não necessitar de passagem hepática para sua ativação. São contraindicações ao uso do corticoide:

- Infecção ativa/pancreatite aguda.
- Sangramento gastrointestinal ativo.

ESCORE DE LILLE

Quando o corticosteroide for iniciado, é necessário verificar se está ou não sendo benéfico, utilizando o escore on-line de Lille (www.lillemodel.com), aplicado no dia 7 de corticoterapia. Para esse escore serão necessários: bilirrubina total, creatinina, albumina e tempo de protrombina em segundos no dia 0 (antes do início da corticoterapia) e bilirrubina total no 7º dia de corticoterapia. Interpretar o resultado da seguinte forma:

- **Escore ≤ 0,45:** prediz boa resposta ao uso do corticosteroide e este deve ser mantido pelos próximos 28 dias.
- **Escore > 0,45 e ≤ 0,56:** prediz pobre resposta. Recomenda-se a interrupção do corticosteroide (pesar riscos e benefícios).
- **Escore > 0,56:** prediz resposta nula e o corticosteroide deve ser interrompido.

SUPORTE NUTRICIONAL NA HEPATITE ALCOÓLICA

- Nutrição oral quando possível ou por sonda enteral.
- Oferta calórica de aproximadamente 1,2 a 1,4 × o gasto energético basal.
- Oferta proteica de 1,5 g/kg/dia.
- Pacientes geralmente em risco para síndrome de realimentação. Dosar e corrigir eletrólitos, incluindo magnésio e fósforo. Podem apresentar hipocalemia grave, dados os altos níveis de aldosterona e a baixa ingestão alimentar. Pode levar dias para reposição completa de potássio.
- Suplementação com complexo B, principalmente tiamina (p. ex.: 100-200 mg/dia VO, enteral ou intramuscular), dado o risco de encefalopatia de Wernicke. Recomenda-se suplementação empírica também de ácido fólico enquanto se aguarda dosagem de ácido fólico plasmático e dosagem e correção de vitaminas lipossolúveis ADEK.

CONSIDERAÇÕES FINAIS

- Oferecer ao paciente tratamento multidisciplinar do etilismo. Fazer uso de medicações como baclofeno, se necessário: começar 5 mg 8/8 h e aumentar lentamente a cada 7-10 dias para máximo de 15 mg de 8/8 h.
- Segundo legislação vigente o uso de álcool < 6 meses é contraindicação para o transplante hepático, o que torna inviável tal modalidade de tratamento nos pacientes refratários ao tratamento clínico.

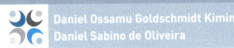

5.9 Encefalopatia de Wernicke

Daniel Ossamu Goldschmidt Kiminami
Daniel Sabino de Oliveira

Encefalopatia de Wernicke (EW) é uma síndrome neuropsiquiátrica aguda, de elevada morbimortalidade, subdiagnosticada, causada pela deficiência de tiamina, que pode resultar em sequelas irreversíveis como a síndrome de Korsakoff ou mesmo coma e morte.

TIAMINA

A tiamina (vitamina B_1) é um cofator de várias enzimas importantes do metabolismo energético. É de absorção principalmente duodenal, e seus estoques corporais duram cerca de duas a três semanas.

PATOLOGIA

Lesões agudas em EW são caracterizadas por congestão vascular, proliferação microglial e hemorragias petequiais de distribuição simétrica em estruturas diencefálicas envolvendo o terceiro ventrículo, corpos mamilares, tálamos mediais, substância cinzenta periaquedutal e tegmento da ponte.

PRINCIPAIS FATORES DE RISCO

- Etilismo e má nutrição.
- Cirurgias gastrointestinais: balão gástrico, *bypass* gástrico, cirurgia bariátrica, colectomia parcial ou total, gastrectomia ou gastrojejunostomia.
- Vômitos recorrentes e diarreia crônica.
- Hipomagnesemia.
- Câncer, quimioterápicos e transplante de medula óssea (TMO).
- Doenças sistêmicas como AIDS, tireotoxicose e doenças renais (principalmente dialíticos).
- Uso de drogas como nitroglicerina em altas doses.
- Nutrição desbalanceada (p. ex.: anorexia, depressão).

SINAIS E SINTOMAS

Em pacientes de risco, sempre considerar o diagnóstico de EW na presença dos sinais e sintomas descritos na Tabela 5.12.

DIAGNÓSTICO DE EW

A EW é de difícil confirmação, dada a baixa sensibilidade e especificidade de achados clínicos e exames complementares. O diagnóstico continua sendo puramente clínico e a confirmação muitas vezes deriva de melhora clínica secundária à reposição empírica de tiamina EV/IM nos casos suspeitos. Dada a dificuldade diagnóstica, recomenda-se uso de instrumento proposto por Caine, com sensibilidade de 85%, mas baixa especificidade, pelo qual se assume o diagnóstico de EW na presença de pelo menos dois dos quatro critérios a seguir:

Tabela 5.12 – Sinais e sintomas de encefalopatia de Wernicke (EW).

1.	**Alterações de estado mental (82% dos casos)**
	Apatia
	Estado confusional agudo
	Incapacidade de concentração
	Incapacidade de percepção de fatos imediatos
	Lentificação de pensamento
2.	**Anormalidades oculares (29% dos casos)**
	Alteração visual bilateral com edema de disco óptico, algumas vezes com hemorragia retiniana
	Anisocoria
	Nistagmo
	Paralisia do olhar conjugado
	Paralisia simétrica ou assimétrica de ambos os músculos retos laterais ou outros músculos oculomotores
3.	**Distúrbios cerebelares (23% dos casos)**
	Ataxia de membro
	Ataxia de tronco (p. ex.: incapacidade de sentar)
	Disartria
	Perda do equilíbrio com incoordenação de marcha
4.	**Outros sinais e sintomas**
	Menos comuns: alucinações, estupor, convulsões, hipotensão, taquicardia, hipotermia e perda auditiva
	Estágios avançados: hipertermia, paralisia espática, aumento de tônus muscular, discinesia coreica e, caso não tratada, coma e morte
	Tríade clássica da EW: alteração de estado mental, anormalidades oculares e disfunção cerebelar. Está presente em apenas cerca de 16% dos casos, o que contribui para a subdiagnostificação da EW.

- Alteração do estado mental ou déficit de memória de grau leve.
- Anormalidades oculomotoras.
- Disfunções cerebelares.
- Deficiência dietética.

Exames complementares

- **Exames de imagem:** não são necessários para todos os pacientes. Podem auxiliar em casos de dúvida e para afastar diag-

nósticos diferenciais. Ressonância magnética (RNM), mais sensível que TC, poderá confirmar o diagnóstico com sensibilidade de 53% e especificidade de 93%, com achados clássicos em 58% dos casos: aumento de sinal em T2, bilateral e simétrico nas regiões que envolvem o terceiro ventrículo, nas regiões mediais paraventriculares dos tálamos, corpos mamilares, na região periaquedutal e assoalho do quarto ventrículo.

- **Liquor:** coletar apenas no contexto de febre ou na suspeita de outro diagnóstico que dele necessite. Na EW pode estar normal ou apresentar leve elevação da proteinorraquia, mas em geral < 100 mg/dL.
- **Exames laboratoriais:** dosagem de tiamina não tem papel na sala de emergência, tendo em vista que demoram para sair e valores normais não excluem o diagnóstico. Recomenda-se exames gerais, especialmente dosagem de magnésio.

TRATAMENTO

A EW é uma emergência médica que, se não tratada, pode levar a coma e morte. O tratamento deve ser iniciado, mesmo em pacientes não etilistas, na simples suspeita clínica, especialmente se na presença de critérios diagnósticos de Caine. Lembrar que os exames complementares não podem atrasar o tratamento, que consiste em:

- Administração imediata de tiamina EV.
- Medidas de suporte clínico-hemodinâmico, com atenção para risco de síndrome de abstinência alcoólica nos pacientes etilistas.
- Correção de distúrbios hidreletrolíticos, especialmente hipomagnesemia e outras hipovitaminoses, como a niacina (B_3).
- Suporte nutricional com atenção para síndrome de realimentação.

Reposição de tiamina EV

Tiamina 500 mg em 100 mL de SF em 30 minutos de 8/8h por 2 dias

Se sinais de melhora, manter reposição com tiamina 250 mg EV ou IM/dia por 5 dias ou até melhora clínica máxima. Espera-se melhora clínica em horas a dias. Depois, manter tiamina 100 mg/dia VO por alguns meses até o paciente não ser mais considerado de risco (avaliar suspensão se fator causal corrigido).

Contextos específicos

Indica-se, também, o tratamento empírico para EW nos seguintes contextos:

- Paciente que se apresente em coma, estado torporoso, hipo ou hipertermia de natureza desconhecida ou taquicardia e hipotensão intratável de natureza desconhecida.
- Todos os pacientes etilistas crônicos e desnutridos, mesmo enquanto embriagados. Continuar por tempo adequado se sinais de EW quando sóbrios.

Evolução esperada com o tratamento

Espera-se melhora dos sinais oculares em horas a dias, das alterações em estado mental em dias a semanas, e dos sinais vestibulares e ataxia em semanas. Avaliar diagnósticos diferenciais se não houver melhora em tempo esperado.

Tiamina e glicose

Sempre administrar tiamina EV ou IM antes ou concomitante à administração de glicose nos casos de intoxicação alcoólica aguda, mesmo quando não há sinais clínicos nítidos de EW.

SEQUELAS IRREVERSÍVEIS DOS SOBREVIVENTES

Cerca de 80% dos etilistas que sobreviverem à EW desenvolverão em algum grau a síndrome de Korsakoff, que é definida pelo comprometimento da memória, desproporcional a outros déficits da função cognitiva. Trata-se de um comprometimento grave, com amnésia retrógrada e anterógrada. Uma vez que o paciente não tem consciência do déficit de memória, tende a confabular, dando respostas irreais a perguntas em vez de responder que não se recorda.

BIBLIOGRAFIA

1. Addolorato G, et al. Understanding and treating patients with alcoholic cirrhosis: an update. Alcohol Clin Exp Res, Vol 33, No 7, 2009: pp 1136-1144.
2. Albers I, et al. Superiority of the Child-Pugh classification to quantitative liver function tests for assessing prognosis of liver cirrhosis. J Gastroenterol. 1989;24(3):269.
3. Alexandre Louvet, et al. The Lille model: a new tool for therapeutic strategy in patients with severe alcoholic hepatitis treated with steroids. Hepatology 2007;45:1348-1354.
4. Amini M, et al. Alcoholic hepatitis 2010: A clinician's guide to diagnosis and therapy. World J Gastroenterol 2010 October 21; 16(39): 4905-4912.
5. Angeli P, et al. Diagnosis and management of acute kidney injury in patients with cirrhosis: Revised consensus recommendations of the International Club of Ascites. Journal of hepatology 2015;62:968-974.
6. Bajaj JS, et al. Methods to achieve hemostasis in patients with acute variceal hemorrhage. Uptodate online, acesso janeiro 2020.
7. Bruce AR, et al. Spontaneous bacterial peritonitis in adults: Treatment and prophylaxis, Uptodate online, acesso fevereiro 2020.
8. Bula de medicação: Hepa-Merz®: aspartato de ornitina.
9. de Franchis R, et al. Why do varices bleed? Gastroenterol Clin North Am. 1992;21(1):85.

226 Guia Prático de Emergências Clínicas

10. Dugum MF, et al. Acute alcoholic hepatitis, the clinical aspects. Clin Liver Dis. 2016 Aug;20(3):499-508.

11. EASL clinical practical guidelines: management of alcoholic liver disease, European association for the study of the liver, clinical practical guidelines. Journal of Hepatology 2012 vol. 57, 399-420.

12. Franchis R, et al. Stratifying risk and individualizing care for portal hypertension. Journal of Hepatology 2015vol.63,743-752.

13. Francoz C, Durand F, et al. Hepatorenal Syndrome. Clin J Am Soc Nephrol 14: 774–781, 2019.

14. Garcia-Tsao G, et al. Management of varices and variceal hemorrhage in cirrhosis. N Engl J Med 2010;362:823-32.

15. Garcia-Tsao G, et al. Portal hypertensive bleeding in cirrhosis: risk stratification, diagnosis and management. 2016 practice guidance by the American association for the study of liver diseases. Hepatology.2017Jan;65(1):310-335.

16. Ginès P, et al. EASL clinical practice guidelines on the management of ascites, spontaneous bacterial peritonitis, and hepatorenal syndrome in cirrhosis. Journal of Hepatology 2010 vol.53,397-417.

17. Ginès P, et al. Management of cirrhosis and ascites. N Engl J Med 350;16, april 15, 2004.

18. Ginès P, et al. Management of critically-ill cirrhotic patients. J Hepatol. 2012;56 Suppl 1:S13-24.

19. Goh ET, et al. L-ornithine L-aspartate for prevention and treatment of hepatic encephalopathy in people with cirrhosis. Cochrane Database Syst Rev. 2018 May 15;5:CD012410.

20. Infante-Rivard C, et al. Clinical and statistical validity of conventional prognostic factors in predicting short-term survival among cirrhotics. Hepatology. 1987;7(4):660.

21. Kornerup LS, et al. Update on the therapeutic management of hepatic encephalopathy. Current Gastroenterology Reports (2018)20:21.

22. Lexicomp® (www.uptodate.com). Acesso em 2020.

23. McHutchison JG, Runyon BA. Spontaneous Bacterial Peritoniti. In: Surawicz CM, Owen RL, editors. Gastrointestinal and Hepatic Infections. Philadelphia: WB Saunders; 1995. p. 455.

24. Mindikoglu AL, Pappas SC. New developments in hepatorenal syndrome. Clin Gastroenterol Hepatol 2018;16:162-177.

25. Ming-Ming Loo N. et, al. Non-hemorrhagic acute complications associated with cirrhosis and portal hypertension. Best Practice & Research Clinical Gastroenterol 27(2013)665-678.

26. Phillips PK, et al. Acute alcoholic hepatitis: Therapy. Clin Liver Dis. 2016 Aug;20(3):509-19.

27. Pugh RNH, et al. Transection of the esophagus for bleeding esophageal varices. Br J Surg 1973;60:646-9.

28. Runyon BA, et al. Ascites in adults with cirrhosis: Initial therapy. Uptodate online. Acesso fevereiro 2020.

29. Runyon BA, et al. Diagnostic and therapeutic abdominal paracentesis. Uptodate online. Acesso janeiro 2020.

30. Runyon BA, et al. Evaluation of adults with ascites. Uptodate online, acesso fevereiro 2020.

31. Runyon BA, et al. Management of adult patients with ascites due to cirrhosis: an update. Hepatology. 2009;49(6):2087-107.

32. Ruyon BA, et al. Management of adult patients with ascites due to cirrhosis: update 2012. American Association for the Study of Liver Diseases (AASLD) (October 2014).

33. Sechi G, et al. Wernicke's encephalopathy: new clinical settings and recent advances in diagnosis and management, review. Lancet Neurol 2007; 6:442-55.

34. So YT, et al. Wernicke encephalopathy. Uptodate online, acesso fevereiro 2020.

35. Thomson AD, et al. The evolution and treatment of Korsakoff 's syndrome, out of sight, out of mind? Neuropsychol Rev (2012)22:81-92.

36. Tripathi D, et al. UK guidelines on the management of variceal haemorrhage in cirrhotic patients. Gut 2015;0:1-25.

37. Wijdicks EFM, et al. Hepatic encephalopathy. N Engl J Med 375(17),1660-1670.

CAPÍTULO

6

Endocrinologia

6.1 Crises Hiperglicêmicas

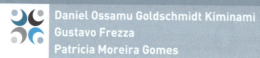

Daniel Ossamu Goldschmidt Kiminami
Gustavo Frezza
Patrícia Moreira Gomes

- A cetoacidose diabética (CAD) e o estado hiperglicêmico hiperosmolar (EHH) são duas emergências clínicas graves associadas ao diabetes *mellitus* (DM).
- Suspeitar de CAD ou EHH na presença dos achados clínicos descritos na Tabela 6.1.
- Na suspeita de CAD ou EHH, solicitar exames complementares para diagnóstico (Tabela 6.2).
- Por meio de anamnese e exame físico, buscar fator(es) precipitante(s) (Tabelas 6.3 e 6.4).
- O diagnóstico de CAD ou EHH é realizado por meio dos critérios das Tabelas 6.5 e 6.6.
- No caso da CAD, classifica-se também a gravidade conforme os achados laboratoriais encontrados (Tabela 6.5).

Tabela 6.2 – Exames complementares para diagnóstico de cetoacidose diabética (CAD) e do estado hiperglicêmico hiperosmolar (EHH).

Glicemia
Gasometria venosa ou arterial
Albumina (para correção de *anion-gap*)
Sódio, potássio, cálcio iônico, cloro
Osmolaridade sérica
Cetonúria e/ou cetonemia

Tabela 6.1 – Achados clínicos da cetoacidose diabética (CAD) e do estado hiperglicêmico hiperosmolar (EHH).

	CAD	EHH
Faixa etária	Em geral mais jovem: 20-29 anos	Em geral > 40 anos
Instalação	Rápida em 24 horas	Insidiosa, vários dias
Sinais em comum	Sinais de desidratação: redução de turgor, taquicardia, mucosas secas e hipotensão	
Sinais específicos	Hálito cetônico, taquipneia (Kussmaul)	Desidratação mais comum
Sintomas em comum	Poliúria, polidipsia e perda de peso	
Sintomas específicos	Náuseas, vômitos e dor abdominal; em geral alerta (pode haver rebaixamento do nível de consciência)	Sintomas neurológicos são mais comuns; sempre há rebaixamento do nível de consciência em algum grau
Pontos-chave	Náuseas, vômitos e dor abdominal	Dificuldade de acesso à água

Tabela 6.3 – Fatores precipitantes comuns de cetoacidose diabética (CAD) e estado hiperglicêmico hiperosmolar (EHH).*

CAD	EHH
Tratamento inadequado do DM	Tratamento inadequado do DM
Afecção aguda: Infecções, AVC, IAM, pancreatite aguda	**Afecção aguda:** Infecções, AVC, IAM, TEP pancreatite aguda, isquemia mesentérica, obstrução intestinal, diálise peritoneal, lesão renal aguda, queimaduras graves, hematoma subdural
Primodescompensação	**Endocrinológicas:** acromegalia, tireotoxicose, síndrome de Cushing
Drogas: inibidores do SGLT2, glicocorticoides, clozapina, olanzapina, cocaína, lítio, terbutalina.	**Drogas:** β-betabloqueadores, bloqueadores de canal de cálcio, clorpromazina, clortalidona, imunossupressores, olanzapina, fenitoína, tiazídicos, nutrição parenteral total, esteroides

* Tratamento insulínico inadequado, e as infecções são os fatores mais comuns.
DM: diabetes *mellitus*; **AVC:** Acidente Vascular Cerebral; **IAM:** Infarto Agudo do Miocárdio; **TEP:** Tromboembolismo Pulmonar; **SGLT2:** cotransportador Sódio-Glicose tipo 2.
Fonte: adaptada de Kitabchi *et al.* (2001).

Tabela 6.4 – Para buscar fator precipitante.

Hemograma. Cuidado: leucocitose de até 20.000/mm³ com desvio poderá ser decorrente da própria descompensação do diabetes, sem significar necessariamente infecção

Radiografia de tórax, Urina I e demais exames visando encontrar foco infeccioso possível

Eletrocardiograma (ECG): pode demonstrar sinais de isquemia e sinais de distúrbios do potássio

Outros, a depender do diagnóstico suspeito: amilase, lipase, troponina, ultrassonografia abdominal, etc.

Tabela 6.5 – Critérios diagnósticos* e gravidade da cetoacidose diabética (CAD).

Parâmetros	Leve	Moderada	Grave
Glicemia (mg/dL)	> 250#	> 250#	> 250#
pH arterial	7,25-7,30	7,0-7,24	< 7,0
Bicarbonato (mEq/L)	15-18	10-14,9	< 10
Cetonúria	+	+	+
Cetonemia	+	+	+
Osmolaridade efetiva†	Variável	Variável	Variável
Anion-gap	> 10	> 12	> 12
Nível de consciência	Alerta	Alerta ou sonolência	Estupor ou coma

* Para o diagnóstico de CAD, a tríade deverá constar: hiperglicemia, acidose metabólica com elevação de *anion-gap* e cetonemia ou cetonúria.
† Osmolaridade efetiva (mOsm/kg) = 2× (Na⁺ medido) + glicemia (mg/dL)/18.
# < 200 mg/dL, se gestantes com diabetes, abuso de álcool, uso de inibidores de SGLT2 (cetoacidose diabética euglicêmica).

Tabela 6.6 – Critérios diagnósticos do estado hiperglicêmico hiperosmolar (EHH).

Parâmetro	EHH
Glicemia (mg/dL)	> 600
pH arterial	> 7,30
Bicarbonato (mEq/L)	> 15
Cetonúria/cetonemia	Fracamente + ou inexistente
Osmolaridade efetiva†	> 320
Anion-gap	Variável
Nível de consciência	Estupor ou coma

† Osmolaridade efetiva (mOsm/kg) = 2x (Na⁺ medido) + glicemia (mg/dL)/18.

Anion-gap: (Na⁺) - (Cl⁻ + HCO3⁻).
Fonte: adaptada de Kitabchi *et al.* (2006).

TRATAMENTO DA CAD E DO EHH

- Estabilizar e monitorizar paciente.
- Obter acesso venoso calibroso.
- Monitorar níveis de glicose, pH, eletrólitos e osmolaridade conforme protocolo de CAD ou EHH (Fluxogramas 6.1 e 6.2).
- Procurar e tratar os fatores precipitantes (ver Tabelas 6.3 e 6.4).
- Hidratação rigorosa (Tabela 6.7 e Fluxogramas 6.1 e 6.2).

Tabela 6.7 – Hidratação na cetoacidose diabética (CAD) e no estado hiperglicêmico hiperosmolar (EHH)

1ª Fase: expansão rápida

1-1,5 L ou 15-20 mL/kg/h de SF na 1ª hora

- Repetir enquanto paciente permanecer instável
- Objetiva controle de hipovolemia e hiperosmolaridade
- Reduz a hiperglicemia, hormônios contrarreguladores e resistência insulínica
- Iniciar a 2ª fase após correção da hipotensão

2ª Fase: manutenção da hidratação

250-500 mL/h ou 4-14 mL/kg/h de solução que varia conforme eletrólitos:

- Cálculo de sódio corrigido: adicionar 1,6 mEq ao valor de sódio sérico mensurado para cada 100 mg/dL de glicemia acima de 100 mg/dL
- Se sódio corrigido < 135 mEq/L: 1L de SF + 8-12 mL de KCl
- Se sódio corrigido > 135 mEq/L: 22 mL de NaCl 22% + 978 mL AD + 8-12 mL de KCl
- Não acrescentar KCl à solução se potássio sérico ≥ 5,3 mEq/L
- Iniciar 3ª fase quando glicemia ≤ 200 mg/dL na CAD ou ≤ 300 mg/dL no EHH

3ª Fase: evitar hipoglicemias

150-250 mL/h da solução abaixo

- 1 L de SG5% + 22 mL de NaCl 20% + 8-12 mL de KCl
- Não acrescentar KCl à solução se potássio sérico ≥ 5,3 mEq/L

SF: solução fisiológica; **SG:** solução glicosada; **NaCl:** cloreto de sódio; **KCl:** cloreto de potássio 19,1%; **AD:** água destilada ou para injeção.
Fonte: adaptada de Nyenwe e Kitabchi (2011).

- Insulinoterapia: visa à correção da cetoacidose e não somente da glicemia (Tabela 6.8 e Fluxogramas 6.1 e 6.2).
- Corrigir distúrbios hidreletrolíticos e acidose metabólica se houver indicação (Fluxogramas 6.1 e 6.2).

Tabela 6.8 – Diluições sugeridas para insulina regular em bomba de infusão.

Insulina regular	SF 0,9%	Concentração
100 UI	100 mL	1 UI/mL
50 UI	250 mL	0,2 UI/mL

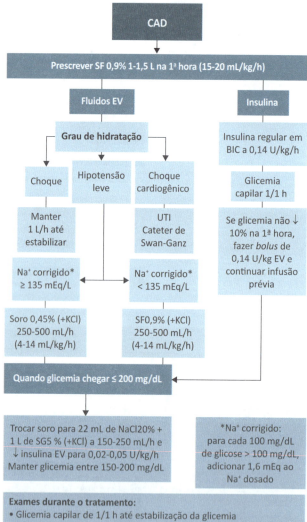

Fluxograma 6.1 Protocolo sugestivo de tratamento de cetoacidose diabética (CAD).
‡ pH venoso é 0,03 uni mais baixo que o arterial
† Osm efetiva = [2 × Na⁺ (meq/L)] + [glicose (mg/dL) ÷ 18]
BIC: bomba de infusão contínua.

CONTINUA ▶

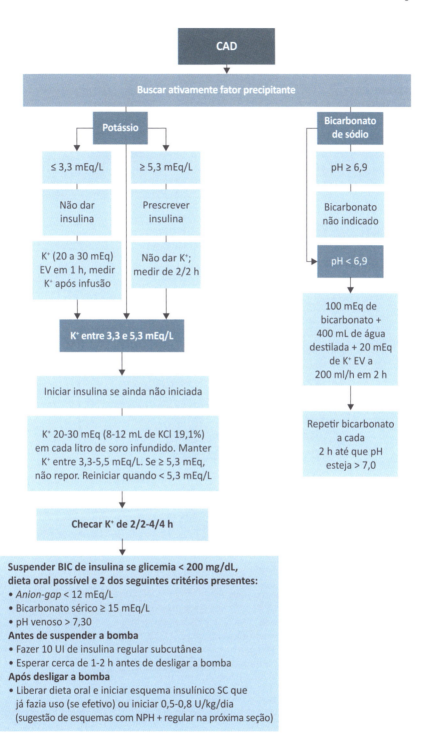

Fluxograma 6.1 (Continuação) Protocolo sugestivo de tratamento de cetoacidose diabética (CAD).
K⁺: potássio; **Na⁺**: sódio; **KCl**: cloreto de potássio a 19,1%; **BIC**: bomba de infusão contínua.

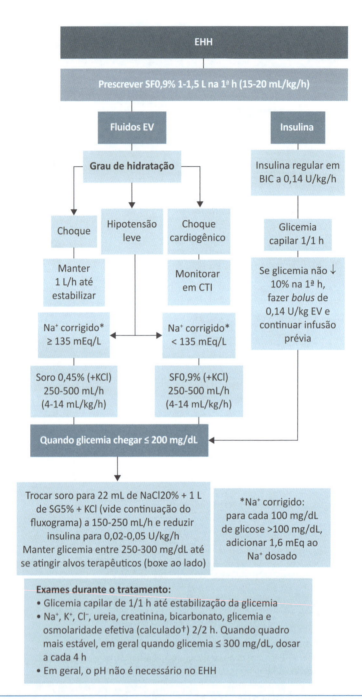

Fluxograma 6.2 Protocolo sugestivo de tratamento do estado hiperglicêmico hiperosmolar (EHH).
† Osm efetiva = [2 × Na+ (meq/L)] + [glicose (mg/dL) ÷ 18].
BIC: bomba de infusão contínua.

CONTINUA ▶

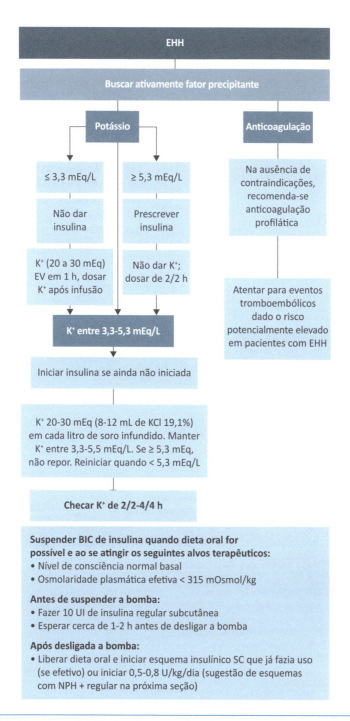

Fluxograma 6.2 (Continuação) Protocolo sugestivo de tratamento do estado hiperglicêmico hiperosmolar (EHH).
BIC: bomba de infusão contínua; **K⁺:** potássio; **Na⁺:** sódio; **Cl⁻:** cloro; **KCl:** cloreto de potássio a 19,1%; **SG5%:** solução glicosada 5%; **NaCl20%:** cloreto de sódio 20%.

6.2 Insulinoterapia para Pacientes Internados

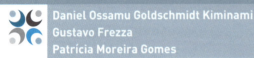

Daniel Ossamu Goldschmidt Kiminami
Gustavo Frezza
Patrícia Moreira Gomes

- Sugestão para pacientes internados não críticos.
- Drogas antidiabéticas orais não são confiáveis para controle glicêmico em pacientes internados.

Seguir protocolo institucional, se existente. A Tabela 6.9 apresenta sugestão de insulinização com insulinas regular e NPH; e as Tabelas 6.10 e 6.11, sugestão de correção com insulina regular conforme glicemia capilar (correção "em degraus").

OBJETIVOS

- Glicemia de jejum alvo de 100-140 mg/dL, mas tolerando-se **< 180 mg/dL** para evitar hipoglicemias.
- Limite tolerável maior de 200 mg/dL se houver risco de hipoglicemias de repetição, pacientes terminais ou pacientes assintomáticos para hipoglicemias.

Tabela 6.9 – Protocolo de insulinização subcutânea com insulinas NPH e regular.

Cálculo inicial de insulina/dia*
0,2 U/kg/dia se GS < 200 mg/dL
0,3 U/kg/dia se GS 200-300 mg/dL
0,4 U/kg/dia se GS > 300 mg/dL
0,5-0,6 U/kg/dia se diabetes *mellitus* tipo 1
Insulinas NPH e regular na proporção: 50%/50% ou 60%/40%, sendo que a NPH na distribuição (2/4 - 1/4 - 1/4 BT) ou (1/3 - 1/3 - 1/3 BT) associada à regular na distribuição (1/3 - 1/3- 1/3 antes do jantar). Acrescentar também a correção em degraus.
Solicitar glicemia capilar às 7, 11, 17 e 23 h[†]
Jejum de manhã alto: elevar NPH da noite
Antes do almoço alto: elevar insulina regular ou NPH da manhã
Antes do jantar alto: elevar NPH da manhã ou NPH do almoço
Antes de dormir (BT) alto: elevar insulina regular do jantar
Se glicemia entre 140-180 mg/dL, elevar a insulina total do dia em 10%
Se glicemia > 180 mg, elevar a insulina total do dia em até 20%
Se glicemia < 60 mg/dL, diminuir a insulina total do dia em 20%

* Reduzir em 50% a dose inicial sugerida caso: idade > 70 anos, doença hepática terminal ou disfunção renal (Clcr < 50 mL/min).
[†] Solicitar glicemia capilar às 03h00, caso elevado risco de hipoglicemias de madrugada.
GS: glicemia média das duas medidas glicêmicas iniciais.
Fonte: adaptada de Mikhail (2013).

Tabela 6.10 – Correção de hiperglicemia em degraus.

A correção deve ser individualizada, a depender da sensibilidade do paciente à insulina

Insulinossensíveis

Baixo índice de massa corporal	Falência renal ou hepática
Idosos	Baixa ingestão alimentar
Variações bruscas de hiper- e hipoglicemias	Hipoglicemias assintomáticas

Insulinorresistentes

Obesos	Uso de corticosteroide	Paciente infectado

Tabela 6.11 – Insulina suplementar para correção de hiperglicemia.

Insulinossensíveis		Insulinorresistentes*	
GC (mg/dL)	IR (UI)	GC (mg/dL)	IR (UI)
150-200	0	150-200	4
201-250	2	201-250	6
251-300	4	251-300	8
301-350	6	301-350	10
351-400	8	351-400	12
>400	10	>400	14

Ministrar 50% do valor acima para doses feitas antes de dormir ou se há receio quanto à hipoglicemia. Se jejum, reduzir dose em 50% ou suspender a correção

Se glicemia < 70 mg/dL (< 100, se lesão neurológica): 15 g de carboidrato VO (1 colher de sopa de mel ou 1 copo de suco de laranja) ou GH50% 20-40 mL EV *bolus*; repetir GC a cada 15 min e repetir SG50% até que GC ≥ 100 mg/dL

* Pode-se acrescentar +2UI de IR em cada faixa de correção se preciso. **GC:** glicemia capilar; **IR:** insulina regular subcutânea; **GH50%:** solução hipertônica de glicose a 50%.
Fonte: adaptada de Mikhail (2013) e SDB (2011).

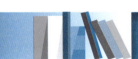

BIBLIOGRAFIA

1. Diretrizes da Sociedade Brasileira de Diabetes 2019-2020. São Paulo: Editora Clannad, 2020.
2. Gomes PM, Foss MC, et al. Controle da hiperglicemia intra-hospitalar em pacientes críticos e não críticos. Medicina (RP) 2014;47(2):194-200.
3. Hirsch IB, et al. Diabetic ketoacidosis and hyperosmolar hyperglycemic state in adults: Treatment. Uptodate online, acesso abril 2020.
4. Kitabchi AE, et al. Hyperglycemic crises in adult patients with diabetes, consensus statement. Diabetes Care, volume 32, number 7, july 2009.

5. Kitabchi AE, et al. Hyperglycemic crises in adult patients with diabetes. Diabetes Care. 2006;29(12):2739-48.
6. Kitabchi AE, et al. Management of hyperglycemic crises in patients with diabetes. Diabetes Care. 2001;24(1):131-53.
7. Mikhail N, et al. Management of hyperglycemia in hospitalized noncritical patients. Med J. 2013 Mar;106(3):238-46.
8. Mikhail N. Management of hyperglycemia in hospitalized noncritical patients. Soith Med J. 2013;106(3):238-46.
9. Nyenwe EA, Kitabchi AE. Evidence-based management of hyperglycemic emergencies in diabetes mellitus. Diabetes Research and Clinical Practice 94(2011) 340-351.
10. Nyenwe EA, Kitabchi AE. Evidence-based management of hyperglycemic emergencies in diabetes mellitus. Diabetes Res Clin Pract. 2011;94(3):340-51.
11. Sociedade Brasileira de Diabetes (SBD). Controle da hiperglicemia intra-hospitalar em pacientes críticos e não críticos. n. 2. São Paulo: SBD, 2011.
12. Umpierrez GE, et al. Randomized study of basal-bolus insulin therapy in the inpatient management of patients with type 2 diabetes (RABBIT 2 Trial).Diabetes Care, volume 30, number 9, September 2007.

CAPÍTULO

7

Toxicologia

7.1 Intoxicações Exógenas

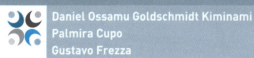

Daniel Ossamu Goldschmidt Kiminami
Palmira Cupo
Gustavo Frezza

AVALIAÇÃO INICIAL

- Leito monitorizado + acesso periférico + abordagem ABCDE + medida de glicemia capilar.
- Classificar paciente dentro das síndromes toxicológicas, também conhecidas como "toxidromes" (Tabelas 7.1 e 7.2) por meio dos seguintes sinais ao exame físico:
    - sinais vitais;
    - nível de consciência;
    - abertura pupilar;
    - umidade de mucosas e pele;
    - temperatura corporal.
- Avaliar sinais de trauma. A depender da natureza do trauma, considerar colar cervical e imagens para exclusão de fratura de coluna cervical. No caso de trauma cranioencefálico (TCE), considerar tomografia (TC) de crânio.
- Avaliar sinais de convulsões, como liberação esfincteriana e laceração de lateral de língua.

Tabela 7.1 – Síndromes toxicológicas mais comuns.

Toxidrome	T°C	PA	FC	FR	NC	Pupilas	Mucosa/pele	RHA	Refl	Outros
Anticolinérgico (antimuscarínico)	↑	–↑	↑↑	↕	Confusão	↑	Secas	↓	–	Discurso incoerente, delírio, alucinações e desorientação
Colinérgico	–	↕	↕	–↑	Variável	–↓	Úmidas	↑↑	–	SLUDE/BBB miose/paralisia
Opioide	–↓	–↓	–↓	↓↓	Depressão	↓	–	↓	–↓	Alguns opioides podem não levar a miose (meperidina)
Sedativo-hipnótico	–↓	–↓	–↓	–↓	Depressão	–↓	–	–↓	–↓	–
Descontinuação de sedativo-hipnótico	↑	↑	↑↑	↑	Agitação	↑	Úmidas	–↑	↑	Agitação é comum
Seratoninérgica	–↑	↑	↑	–↑	Variável	↑	Úmidas	–↑	↑	Clonia e rigidez mais intensas em membros inferiores
Simpatomimética	↑	↑	↑	↑	Agitação	↑	Úmido/diaforético	–↑	↑	Agitação é comum

↑ elevado (midriáticas); ↑↑ muito elevado; –↑ sem mudanças ou elevado; –↓ sem mudanças ou diminuído (mióticas); ↓ diminuído; ↕ aumentado ou diminuído; – sem mudanças; SLUDE: salivação, lacrimejamento, urina (↑débito urinário), diarreia, emesis (vômito); BBB: broncorreia, broncospasmo, bradicardia; T: temperatura; PA: pressão arterial; FC: frequência cardíaca; FR: frequência respiratória; NC: nível de consciência; RHA: ruídos hidroaéreos (intestinais); Refl: reflexos.

CAPÍTULO 7

Toxicologia **239**

Tabela 7.2 – Drogas e toxidromes.

Toxidrome	Drogas
Anticolinérgico (antimuscarínico)	Antidepressivos tricíclicos (p. ex., amitriptilina), anti-histamínicos, carbamazepina, ciclobenzaprina, antiparkinsonianos, escopolamina, atropina, antiespasmódicos
Colinérgico	Carbamato e organofosforados, nicotina, pilocarpina, fisostigmina
Opioide	Opioides (p. ex., morfina, metadona, oxicodona, hidromorfona, heroína), difenoxilato
Sedativo-hipnótico	Benzodiazepínicos (p. ex., diazepam), barbitúricos (p. ex., fenobarbital, tiopental), álcool, zolpidem
Descontinuação de sedativo-hipnótico	Ver acima
Serotoninérgica	iMAOS isolado (p. ex., tranilcipromina, fenelzina) ou com ISRS (p. ex., sertralina), meperidina, antidepressivos tricíclicos
Simpatomimética	Cocaína, anfetaminas, catinonas, efedrina, pseudoefedrina, cafeína, teofilina

ISRS: inibidores seletivos da recaptação de serotonina; **iMAOS:** inibidores da monoamina oxidase.

- Traçar eletrocardiograma (ECG).
- Exames gerais: hemograma (HMG), função renal, eletrólitos (incluindo cloro), albumina, glicemia, lactato, gasometria arterial e triagem toxicológica conforme suspeita clínica.
- Calcular o *anion-gap* e *gap* osmolar, se possível.
- Suporte clínico, considerando indicações de:
  - intubação orotraqueal (IOT);
  - expansão volêmica e drogas vasoativas;
  - lavagem gástrica;
  - carvão ativado;
  - carvão ativado em multidoses;
  - antídotos (se existentes);
  - anticonvulsivantes;
  - alcalinização urinária;
  - hemodiálise.

Abordagem ABCDE

- **A (***airway stabilization* **– estabilização da via aérea)**
  - IOT para proteção de vias aéreas se escala de coma de Glasgow < 8 ou se presença de vômitos com risco e aspiração.
  - Nos casos de suspeita de intoxicação por **opiáceos**, nos quais haja depressão respiratória, a prova terapêutica com **naloxona** pode ser feita antes da

IOT. Para tanto, fazer naloxone (EV, IM ou SC) 0,4-2 mg a cada 2-3 minutos. Se não houver melhora do nível de consciência e do padrão respiratório após total de 10 mg, intubar e investigar outra etiologia para o quadro. Caso haja resposta satisfatória, avaliar a necessidade de doses adicionais de naloxona após 20-60 minutos.
  - Evitar uso de flumazenil na suspeita de intoxicação por benzodiazepínico pelo risco de convulsões.
  - Preferir rocurônio como bloqueador muscular na sequência rápida de intubação. Evitar uso de succinilcolina (suxametônio).
- **B (***breathing* **– respiração)**
  - O_2 suplementar por máscara de reservatório.
  - Suspeitar de intoxicação por monóxido de carbono, metemeglobina e cianeto quando pulso oxímetro com boa saturação e paciente cianótico. Nesses casos, prosseguir com IOT e ventilar com FiO_2 a 100%.
  - Pacientes intoxicados por ácido acetilsalicílico (AAS) e outras drogas que levam a acidose metabólica importante encontram-se em geral taqui e hiperpneicos (compensatório). Evitar

ventilação mecânica invasiva. Caso seja indicada, considerar:

> Bicarbonato 8,4% 50-150 mL *bolus* antes e nova dose após a IOT.
> Programar elevado volume minuto em ventilador e ajustar conforme gasometria arterial.
> Avaliar necessidade de hemodiálise.

- **C (circulação)**
  - **Se houver hipotensão**: 2 L de cristaloide. Iniciar catecolamina (p. ex., noradrenalina) se arresponsivo à expansão inicial.
- **D (*disability* – estabilização neurológica)**
  - **Crises convulsivas:** fenitoína é em geral ineficaz e pode causar toxicidade pelo solvente propilenoglicol. Dar preferência para: **diazepam** – 5 mg EV: repetir e duplicar dose a cada 5 a 10 min se necessário. Se refratário, considerar **propofol** – 1 a 2 mg/kg (*bolus*) seguido de 2-10 mg/kg/h; cuidado com doses > 5 mg/kg/h por hipotensão e síndrome da infusão do propofol.
- **E (exposição e eliminação)**
  - **Lavagem gástrica:** não há indicações formais. Considerar apenas se tempo < 60 minutos da exposição.
  - **Carvão ativado:** pode trazer complicações se mal indicado. Considerar apenas se:
    > Tempo < 60 min da exposição.
    > Substância tóxica não contraindica uso (Tabela 7.3).
    > Peristalse intestinal presente.
    > Via aérea segura: paciente alerta com tosse eficaz ou intubado.
    > **Dose do carvão ativado**: 25-100 g (usual: 50 g).
    > **Diluição**: 8 mL de água para cada 1 g de carvão.
    > **Administração**: VO ou enteral.
    > **Administrar antiemético conjuntamente.**

Tabela 7.3 – Intoxicações que contraindicam o uso de carvão ativado.
Ácido bórico;
Alcoóis: acetona, etanol, etilenoglicol, metanol, isopropanol
Corrosivos: ácidos, álcalis
Hidrocarbonos: gasolina, diesel
Íons inorgânicos: lítio, sódio, cálcio, potássio, magnésio, flúor, iodo
Metais pesados: arsênio, chumbo, mercúrio, ferro, zinco, cádmio
Óleos essenciais

- **Carvão ativado multidose:** interrompe a recirculação entero-hepática do tóxico. Considerar se via aérea segura, peristalse intestinal presente e intoxicação por: carbamazepina, dapsona, quinina, fenobarbital, teofilina:
  > **Dose**: 50 g inicialmente, seguidos por 30 g a cada 4-6 horas. Associar antieméticos se vômitos.
  > **Diluição e administração:** como descritas para o carvão ativado.
- **Alcalinização urinária:** indicada para a eliminação urinária de:
  - ácido 2,4-diclorofenoxiacético;
  - mecoprop-MCPP (herbicida);
  - clorpromazina;
  - diflunisal;
  - salicilatos;
  - metotrexato;
  - fluoreto.

> **Objetivo:** pH urinário ≥ 7,5 e pH plasmático < 7,6

  > **Dosar**: pH (urina e sangue), Ur, Cr, eletrólitos.
  > ***Bolus* inicial**: 1-2 mEq/kg bicarbonado de sódio 8,4%.
  > **Manutenção**: 150 mEq de bicarbonato 8,4% + 1 L de SG5% a 200-250 mL/h e titular segundo os pH alvo.

- ▸ Contraindicações à alcalinização urinária:
- – lesão renal aguda (LRA);
- – hipocalemia ou hipocalcemia graves;
- – edema agudo de pulmão ou cerebral.
- – **Hemodiálise ou hemofiltração:** indicadas para intoxicação por algumas substâncias em situações específicas (Tabela 7.4).

Tabela 7.4 – Substâncias removíveis por hemodiálise ou hemofiltração.

Substância	Modo	Possíveis indicações
Ácido valproico	HF, HD	[ ] > 1.300 mg/L Hipotensão refratária Edema cerebral
Aspirina	HD	[ ] > 100 mg/dL (agudo) [ ] > 60 mg/dL (crônico)
Carbamazepina	HD de AF, HF	Crise convulsiva refratária Arritmia grave
Fenobarbital	HF, HD	Choque refratário Coma persistente
Lítio	HD	[ ] > 4,0 mEq/L se disfunção renal [ ] > 5,0 mEq/L independente do quadro clínico
Metanol	HD	[ ] > 500 mg/L Coma, convulsão, alteração visual, disfunção renal pH < 7,15 ou AG > 24 mEq/L
Metformina	HD	Lactato > 20 mEq/L pH < 7,0 Choque ou rebaixamento
Teofilina	HD	[ ] > 100 mg/L (agudo) Convulsão, distúrbio de ritmo grave, choque circulatório

[ ]: concentração plasmática; **HD:** hemodiálise; **HF:** hemofiltração; **AG:** *anion-gap*; **AF:** alta filtração; em geral, modo utilizado é a hemodiálise.

7.2 Intoxicação Aguda por Paracetamol

Daniel Ossamu Goldschmidt Kiminami
Palmira Cupo
Gustavo Frezza

- Paracetamol é uma das medicações analgésicas-antipiréticas mais utilizadas no Brasil e nos Estado Unidos.
- A toxicidade pode ser consequência de *overdose* aguda ou de ingestão supraterapêutica crônica. Este subcapítulo foca na *overdose* aguda.
- O tratamento consiste em uso de N-acetilcisteína (NAC) em casos seletos e transplante hepático em casos de lesão hepática grave irreversível.

FISIOPATOLOGIA DA LESÃO HEPÁTICA PELO PARACETAMOL

- O paracetamol é rapidamente absorvido pelo trato gastrointestinal (TGI).
- Pico plasmático dentro de 90 minutos e meia-vida de 2-2,5 horas, podendo passar de 4 horas se houver lesão hepática.
- Em doses seguras, 85-90% do paracetamol é metabolizado no fígado a conjuga-

dos de sulfato e glucuronida, os quais são excretados na urina. Dos 10-15% restantes, 5% são excretados inalterados na urina e até 10% são metabolizados no fígado via citocromo P450 no composto hepatotóxico N-acetil-p-benzoquinonaimina (NAPQI). O NAPQI é conjugado com glutationa hepática, formando compostos não tóxicos de cisteína e mercaptato que também são excretados pela via urinária.

- A intoxicação ocorre quando há saturação das vias de metabolização da droga associada à depleção de glutationa, resultando em produção e acúmulo de NAPQI, desencadeando a lesão hepática.

Dose tóxica de paracetamol

- A dose máxima recomendada em adultos é de 4 g em 24 horas, no entanto, ingestão de doses inferiores a 7,5-10 g em 24 horas raramente resulta em toxicidade.
- Virtualmente, todos os pacientes com ingestão de dose única superior a 350 mg/kg, se não tratados, desenvolverão toxicidade hepática grave, definida como elevação de transaminases > 1.000 UI/L.
- Recomenda-se avaliação hospitalar de todos os pacientes adultos com ingestão aguda superior a 10 g ou 200 mg/kg (o qual for menor) dentro de 8 horas ou se desenvolver sintomas de lesão hepática.
- Em pacientes de risco, esse limiar para avaliação hospitalar diminui para doses superiores a 4 g em 24 horas ou 100 mg/kg em 24 horas (o qual for menor). Considerar pacientes de risco:
  - mulheres grávidas;
  - desnutridos ou em jejum prolongado;
  - etilistas crônicos;
  - usuários crônicos de isoniazida.

▌ EVOLUÇÃO CLÍNICA

- Náusea, vômitos, dor abdominal e fadiga são sintomas iniciais possíveis, geralmente limitados a 24 horas pós-ingestão.
- Diferentemente de outras formas de hepatite, a hepatite por paracetamol caracteriza-se

por elevação acentuada das transaminases (> 3.000 UI/L) em 12-36 horas da ingestão.

- Lesão hepática tem seu pico em 3-5 dias pós-exposição, com icterícia, coagulopatia (alargamento de INR), encefalopatia, hipoglicemia e lesão renal aguda (LRA).

▌ DIAGNÓSTICO DE INTOXICAÇÃO AGUDA POR PARACETAMOL

O diagnóstico se dá pela **concentração plasmática de paracetamol (CPP)**, associada a histórico compatível.

▌ EXAMES DE SUSPEITA DE INTOXICAÇÃO POR PARACETAMOL

- Dosar CPP 4 horas após a ingestão da última dose, quando esse momento for conhecido ou imediatamente, quando desconhecido.
- Também solicitar: função renal, eletrólitos, transaminases, bilirrubinas e TP/INR.

▌ MANEJO INICIAL DA *OVERDOSE* AGUDA

- Seguir ABCDE com detalhe para uso do carvão ativado, o qual poderá ser feito até 4 horas da ingestão (ver subcapítulo 7.1).
- Avaliar necessidade de uso de NAC por meio do nomograma de Rumack-Matthew (Figura 7.1):
  - Utilizar o nomograma para dosagens da CPP realizadas de 4 a 24 horas da ingestão da droga.
  - Se o valor estiver acima da linha 150 do nomograma, iniciar NAC (ver doses adiante).
  - Se resultado de CPP demorar mais que 8 horas do momento da ingestão ou na indisponibilidade de dosagem de CPP e há suspeita de ingestão de paracetamol > 7,5 g, iniciar NAC empírico e avaliar sua suspensão ou manutenção a depender

CAPÍTULO 7

Toxicologia

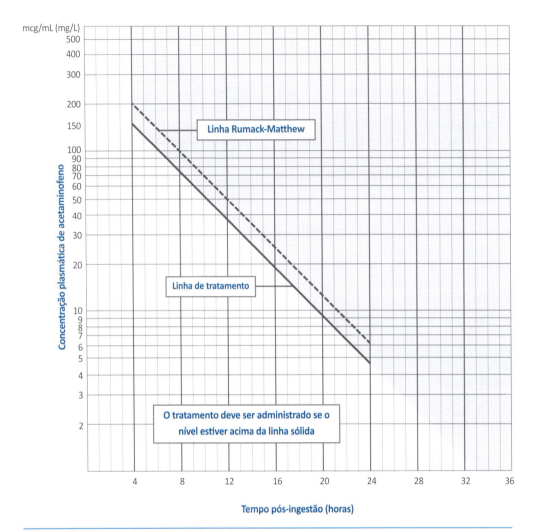

Figura 7.1 – Nomograma de Rumack-Matthew.
Nota: mg/L é a mesma concentração que mcg/mL.
Fonte: adaptada de Rumack e Matthew (1975).

do resultado da CPP ou, na sua ausência, da evolução dos exames hepáticos.
- Se houver dúvidas quanto ao momento da ingestão, considerar o pior cenário temporal possível.

N-acetilcisteína (NAC)

NAC é o antídoto para intoxicação por paracetamol pela possível reposição dos níveis de glutationa. Não há estudos de superioridade entre administração VO ou EV. Optar pela via EV nos seguintes casos:

- falência hepática;
- VO contraindicada (p. ex., íleo adinâmico);
- vômitos incoercíveis.

Sugestão de protocolos de uso da NAC

NAC via oral ou enteral*

- Dose de ataque: 140 mg/kg.

---
* Uso de sondas para administração pode reduzir a ocorrência de náuseas e vômitos.

- Dose de manutenção: 70 mg/kg de 4/4 horas.
- Total de doses (incluindo ataque): 18 doses em 72 horas.
- Repetir dose, se vomitada, dentro de 1 hora da tomada.
- Efeitos colaterais mais comuns: náuseas e vômitos.

NAC via EV (tempo total de infusão: 21 h)

- Passo 1: 150 mg/kg + 200 mL diluente em 1 hora.
- Passo 2: 50 mg/kg + 0,5 L diluente em 4 horas (12,5 mg/kg/h).
- Passo 3: 100 mg/kg + 1 L diluente em 16 horas (6,25 mg/kg/h).
- Diluentes: SG 5%, solução salina a 0,45% ou água para injeção.
- Efeito colateral importante: reação anafilática.

> **OBSERVAÇÃO**
> Se peso > 100 kg, considerar 100 kg.

Quando suspender NAC

Se NAC EV, repetir a dosagem da CPP e transaminases (AST e ALT) antes de completar as 21 horas e:

- Descontinuar NAC após as 21 horas se CPP < 10 mcg/mL e transaminases estáveis e dentro dos valores normais de referência.
- Se CPP ≥ 10 mcg/mL ou transaminases elevadas, continuar a infusão de 6,25 mg/kg/h até CPP < 10 mcg/mL e transaminases em queda.

7.3 Intoxicação por Tricíclicos

Daniel Ossamu Goldschmidt Kiminami
Palmira Cupo

- Intoxicação por antidepressivos tricíclicos (ADT) como amitriptilina, nortriptilina e imipramina é comum e potencialmente fatal.
- Pode resultar em hipotensão refratária, além de anormalidades de condução elétrica cardíaca por vezes grave como FV-TV e parada cardiorrespiratória.
- O tratamento consiste em suporte intensivo e infusão de bicarbonato de sódio se hipotensão ou sinais eletrocardiográficos de cardiotoxicidade.

SINAIS E SINTOMAS

- **Neurológicos:** convulsões, confusão mental, agitação, *delirium*, coma.
- **Cardíacos:** taquicardia, hipotensão por vezes refratária, distúrbios de condução.
- **Anticolinérgicos:** hipertermia, *flushing*, pupilas midriáticas e bradirreagentes, xerostomia, ruídos hidroaéreos abdominais ausentes ou diminuídos e retenção urinária.

CARDIOTOXICIDADE

Os ADT aumentam a contratilidade miocárdica, e elevam o risco de arritmias cardíacas, vasodilatação periférica e hipotensão por:

- Inibição dos canais rápidos de sódio do sistema His-Purkinje e miocárdio.
- Diminuição do influxo de cálcio a miócitos ventriculares.
- Bloqueio de receptores alfa-1 adrenérgicos periféricos.

Os achados eletrocardiográficos da Tabela 7.5 e da Figura 7.2 aumentam o risco de complicações como convulsões e arritmias ventriculares.

CAPÍTULO 7

Tabela 7.5 – Alterações eletrocardiográficas em intoxicação grave por antidepressivos tricíclicos (ADT).

Alargamento de QRS > 100 ms (achado principal)

Onda S profunda e distorcida em D1 e aVL

Onda R elevada em aVR

Onda R em aVR > 3 mm

Razão R/S em aVR > 0,7

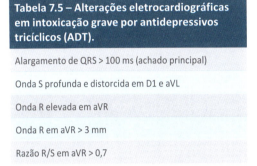

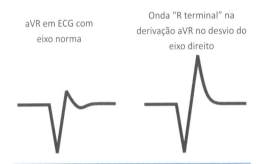

Figura 7.2 – Deflexão positiva maior que 3 mm da porção terminal da derivação aVR (R`), conhecido como R terminal, é um preditor significativo de convulsões e arritmias em intoxicação por antidepressivos tricíclicos (ADT).

AVALIAÇÃO DIAGNÓSTICA

Além de anamnese e exame físico:

- Traçar ECG imediatamente buscando as anormalidades da Tabela 7.5.
- Realizar glicemia capilar.
- Solicitar exames gerais, incluindo HMG, função renal, eletrólitos (incluindo cloro), gasometria arterial, albumina, TP e bilirrubinas.
- Dosagem sérica de ADT e outros tóxicos se houver suspeita.
- Considerar teste de gravidez em mulheres em idade fértil.

VALORES SÉRICOS TÓXICOS DE ADT

Em nosso serviço, a metodologia dosa no soro a classe dos tricíclicos, não especificando exatamente qual medicação está envolvida. Tal dosagem não pode ser usada para monitorização terapêutica. Seguem os valores de referência:

- **≤ 300 ng/mL:** não causa sintomas de intoxicação, considerar outro diagnóstico.
- **301-1.000 ng/mL:** intoxicação leve a moderada.
- **> 1.000 ng/mL:** intoxicação grave.

TRATAMENTO

Independe do valor sérico de tricíclico dosado. Consiste em:

- Estabilização segundo ABCDE (ver subcapítulo 7.1), com atenção para via respiratória. Não é incomum a necessidade de intubação dado o rebaixamento de nível de consciência.
- Expansão rápida com soro fisiológico (SF) e início de bicarbonato de sódio (Tabela 7.6) se hipotensão. Se hipotensão refratária, inclusive a bicarbonato de sódio, iniciar noradrenalina.
- Se ausência de achados em ECG conforme Tabela 7.5, seriar ECG de no mínimo 1/1 hora. Se anormalidades presentes especialmente do alargamento do QRS, iniciar infusão de bicarbonato, conforme Tabela 7.6, se não iniciado.
- Considerar diazepam 5 mg EV ou lorazepam 2 mg VO se agitação psicomotora grave, com atenção para risco de rebaixamento pós administração.
- Fazer diazepam 5 mg EV se crises convulsivas. **NÃO** fazer fenitoína.
- Considerar carvão ativado se feito até 2 horas da exposição e vias aéreas seguras (paciente desperto ou intubado). Fazer 1 g/kg (máximo de 50 g).

TRATAMENTO PARA CASOS REFRATÁRIOS

- Caso haja hipotensão refratária à expansão volêmica, uso de bicarbonato com pH em alvo e vasoconstritor em dose elevada, pode-se considerar infusão de salina 3%

100 mL EV *bolus*. Repetir mais 2 vezes com intervalo de 10 minutos caso não haja resposta. Monitorar sódio plasmático.
- Caso haja arritmias refratárias à infusão de bicarbonato, considerar infusão de sulfato de magnésio a 1-2 g EV em 15 minutos. Se sulfato de magnésio a 10%, fazer 10-20 mL em 100 mL de SG5% ou SF em 15 minutos.

Tabela 7.6 – Bicarbonato de sódio em intoxicação por antidepressivos tricíclicos (ADT).

Ação
- Elevação do pH favorece a forma neutra não ionizada do ADT
- Elevação do sódio extracelular eleva o gradiente elétrico na membrana das células miocárdicas, atenuando o bloqueio dos canais rápidos de sódio

Indicação
- Hipotensão arterial
- Anormalidades em eletrocardiograma (ECG) sugestivas de cardiotoxicidade

Dose de bicarbonato de sódio 8,4% (1 mEq/mL)
- *Bolus* inicial: 1-2 mEq/kg (sem diluição em infusão rápida em veia calibrosa)
- Traçar ECG durante a infusão avaliando resolução das alterações, se presentes
- Repetir *bolus* inicial após 5 minutos caso não haja resposta adequada
- Após *bolus* inicial, e mesmo nos casos de resposta inadequada após 2º *bolus*, seguir com infusão contínua de bicarbonato: diluir 150 mEq (150 mL de bicarbonato de sódio a 8,4%) em 850 mL de SG5% e iniciar a 250 mL/h
- Objetivar: pH arterial alvo de 7,50-7,55.

Cuidados durante a infusão
- Atenção a hipervolemia, hipocalemia, hipernatremia e alcalose metabólica
- Dosar pH arterial de 1/1 h até pH em alvo e estável para então espaçar para cada 4 a 6 h. Caso pH saia do alvo, retornar dosagem de horário
- Dosar e corrigir o potássio sérico juntamente com o pH
- Para facilitar a coleta múltipla de gasometria arterial, obter linha arterial invasiva se possível

Desmame
- Apenas quando houver reversão dos achados eletrocardiográficos e resolução da hipotensão (horas a dias):
  – Reduzir a infusão em 25% por hora em 4 h e seriar ECG pós-suspensão
  – Reiniciar *bolus* e velocidade de infusão de bicarbonato prévia ao desmame caso haja ressurgimento de alterações em ECG

7.4 Intoxicação por Carbamazepina

Daniel Ossamu Goldschmidt Kiminami
Palmira Cupo

- Intoxicação por carbamazepina é comum e exige especial atenção quanto ao risco neurológico convulsivo e cardiotóxico.
- Possui ação anticolinérgica, sendo diagnóstico diferencial com intoxicação por tricíclicos.
- O tratamento consiste em suporte intensivo, controle de convulsões, infusão de bicarbonato de sódio se sinais eletrocardiográficos de cardiotoxicidade e, em casos refratários, hemodiálise.

Tabela 7.7 – Níveis plasmáticos de carbamazepina e sinais e sintomas.

Nível de carbamazepina*	Sinais e sintomas
4-12 mcg/mL	Nível terapêutico
> 15 mcg/mL	Nistagmo e ataxia
> 20 mcg/mL	Confusão, letargia e achados anticolinérgicos
> 40 mcg/mL	Coma, convulsões, anormalidade cardíacas

* Segundo referências do nosso laboratório.

SINAIS E SINTOMAS

- **Neurológicos:** sonolência, nistagmo, oftalmoplegia, mioclonias, ataxia, dismetria (perda de movimentos coordenados), confusão, convulsões, coma.
- **Cardíacos:** taquicardia, bloqueio AV de 1º grau e alargamento de QRS.
- **Anticolinérgicos:** hipertermia, *flushing*, pupilas midriáticas e bradirreagentes, xerostomia, ruídos hidroaéreos abdominais ausentes ou diminuídos e retenção urinária (bexigoma).

Tais sinais e sintomas tendem a ter relação com níveis plasmáticos da carbamazepina (Tabela 7.7).

TOXICOLOGIA

Importante ressaltar que a carbamazepina possui absorção errática e demorada, podendo prolongar o quadro de intoxicação. Os efeitos deletérios da *overdose* de carbamazepina resultam do:

- Bloqueio dos canais de sódio: alargamento do complexo QRS, arritmias ventriculares e hipotensão.
- Efeito antagonista em receptores de adenosina: efeito convulsivante.

AVALIAÇÃO DIAGNÓSTICA

Além de anamnese e exame físico:

- Traçar ECG imediatamente, buscando principalmente alargamento de QRS.
- Realizar glicemia capilar.
- Solicitar exames gerais incluindo HMG, função renal, eletrólitos (incluindo cloro), gasometria arterial, albumina, TP e bilirrubinas.
- Dosagem sérica de carbamazepina e de outros tóxicos, se houver suspeita.
- Considerar teste de gravidez em mulheres em idade fértil.

OBSERVAÇÃO

O uso crônico de carbamazepina está relacionado a leucopenia e, raramente, agranulocitose, que podem auxiliar o diagnóstico diferencial.

TRATAMENTO

- Estabilização segundo ABCDE (ver subcapítulo 7.1), com atenção para via respiratória. Não é incomum a necessidade de intubação dado o rebaixamento de nível de consciência.
- Expansão rápida com SF, se hipotensão. Se hipotensão refratária, iniciar noradrenalina.
- Se arritmias ventriculares ou alargamento do complexo QRS (> 100 ms), iniciar infusão de bicarbonato da mesma forma do subcapítulo 7.3.
- Fazer diazepam 5 a 10 mg EV com doses repetidas a cada 5 minutos se crise convulsiva. **NÃO** fazer fenitoína. O uso de propofol contínuo em pacientes intubados possui ação anticonvulsivante e poderá ser usado.
- Considerar carvão ativado se feito até 2 horas da exposição e vias aéreas seguras (paciente desperto ou intubado). Fazer 1 g/kg (máximo de 50 g).
- A realização de carvão ativado em múltiplas doses é controverso neste cenário. Considerar apenas em intoxicações graves, na ausência de íleo adinâmico (comum dado o efeito anticolinérgico).
- Atenção para risco de retenção urinária e bexigoma. Passar sonda vesical se necessário.

TRATAMENTO PARA CASOS REFRATÁRIOS

- Em vigência de convulsões de difícil controle, choque com necessidade de vasoconstritores em piora ou arritmias graves de difícil manejo, considerar hemodiálise, de preferência de alto fluxo como último recurso. Dados da literatura que embasam tal terapêutica continuam escassos.

7.5 Intoxicação por Lítio

Daniel Ossamu Goldschmidt Kiminami
Palmira Cupo

- O lítio é excretado pelos rins e sua eliminação pode ser acelerada por hemodiálise.
- Qualquer fator que leve à redução da excreção renal de lítio pode levar à intoxicação.
- A toxicidade ocorre pelo aumento de concentração de lítio nos tecidos como cérebro, rins e tireoide, e a concentração plasmática pode não refletir adequadamente o grau da intoxicação.
- Diabetes *insipidus* nefrogênico (DIN) é uma complicação possível que deve ser sempre avaliada.

CLASSIFICAÇÃO

- **Intoxicação aguda:** paciente não fazia uso prévio de lítio e é exposto a dose elevada, por tentativa de autoextermínio, por exemplo.
- **Intoxicação crônica:** paciente que faz uso terapêutico do lítio e passa a ter sintomas de intoxicação. Geralmente ocorre por disfunção renal aguda. A população idosa é a mais propensa, dada a redução da filtração renal glomerular.
- **Intoxicação crônica agudizada:** paciente que fazia uso terapêutico do lítio e cursa com uso pontual abusivo, geralmente por tentativa de autoextermínio.

SINAIS E SINTOMAS

Importante ressaltar que os seguintes sinais e sintomas podem aparecer tardiamente em paciente com intoxicação aguda, mesmo com dosagem sérica elevada de lítio, dada a necessidade de tempo para penetração da droga nos diferentes órgãos para ocasionar os sintomas. Em contrapartida, em pacientes com intoxicação crônica ou crônica agudizada os sintomas podem surgir precocemente, mesmo com dosagens séricas em **níveis normais altos** ou **levemente elevados**.

- **Neurológicos:** tremor, hiperreflexia em membros inferiores, clonias, agitação, rigidez, sonolência, apatia, ataxia, fasciculações e estupor.
- **Gastrointestinal:** náuseas, vômitos e diarreia.
- **Cardíacos:** alterações benignas eletrocardiográficas. Raramente leva a arritmias ou outras alterações mais graves. Achatamento da onda T e anormalidades do segmento ST são os mais conhecidos.
- **Renais:** DIN (poliúria, polidipsia, hipernatremia) em até 20% dos casos. LRA secundária não é usual, ocorrendo em até 7% dos casos. Caso presente é a causa da intoxicação, principalmente nos casos de intoxicação crônica.
- **Tireoidianos:** hipotireoidismo com incidência de 1% a 20%.
- **Musculares:** rabdomiólise (nos casos mais graves).

Tais sinais e sintomas podem ser usados para graduar a gravidade da intoxicação (Tabela 7.8).

Tabela 7.8 – Classificação de gravidade da intoxicação por lítio.

Grau	Achados
0	Assintomático
1	Qualquer um dos seguintes: Náuseas Vômitos Tremor Hiperreflexia Agitação Fraqueza muscular Ataxia Sonolência
2	Qualquer um dos seguintes: Estupor Rigidez Hipotensão
3	Qualquer um dos seguintes: Coma Convulsões Mioclonias Instabilidade cardiovascular

AVALIAÇÃO DIAGNÓSTICA

- Avaliar possíveis causas para a intoxicação, especialmente nos casos crônicos, como desidratação (náuseas, vômitos, hipertermia), disfunção renal (uso de drogas nefrotóxicas ou desidratação) ou início recente de diuréticos tiazídicos (aumentam a reabsorção renal de lítio nos túbulos proximais).
- Atenção para os sinais e sintomas neurológicos.
- Realizar glicemia capilar.
- Traçar ECG.
- Solicitar exames gerais incluindo HMG, função renal, eletrólitos (incluindo cloro), gasometria arterial, albumina, bilirrubinas e TP/INR.
- Dosar **litemia** e outros tóxicos se houver suspeita.
- Dosar TSH, T4 livre e CPK.
- Avaliar o débito urinário. Se presença de poliúria, atenção para DIN.

DOSAGEM SÉRICA DO LÍTIO

Em virtude da faixa terapêutica estreita e próxima do nível tóxico, é importante a monitorização frequente dos pacientes em uso. Os valores de referência em nossa instituição são:
- 0,6 a 1,2 mmol/L (mEq/L) – valor terapêutico.
- ≥ 1,5 mmol/L (mEq/L) – geralmente iniciam os sintomas de toxicidade.

TRATAMENTO

- Estabilização segundo ABCDE (ver subcapítulo 7.1).
- Lavagem gástrica e carvão ativado **NÃO** indicados.
- Um dos pilares do tratamento é a recuperação rápida da volemia, especialmente em pacientes com náuseas e vômitos. Expandir com SF.
- Atenção para débito urinário e DIN. Caso presença de DIN, considerar troca de SF para solução fisiológica ao meio ou SG5%, objetivando a normalização da natremia.
- O uso de diuréticos para aumentar a diurese não aumenta a excreção de lítio e **NÃO** é indicado para esse propósito.
- Suspender drogas nefrotóxicas e diuréticos tiazídicos.
- Solicitar avaliação da nefrologia e avaliar indicação de hemodiálise (Tabela 7.9).

Tabela 7.9 – Terapia dialítica em intoxicações por lítio.

Indicações
- Intoxicações graves (rebaixamento do nível de consciência, confusão, convulsões ou complicações ameaçadoras à vida) independentes da litemia
- Litemia > 5,0 mmol/L (mEq/L) para todos
- Litemia > 4,0 mmol/L (mEq/L) e disfunção renal

Tipos de diálise
- Hemodiálise intermitente é a modalidade de escolha
- Hemodiálise contínua é uma alternativa
- Diálise peritoneal não indicada

Critérios para cessar diálise
- Litemia 6 h pós-diálise permanece < 1,0 mmol/L (mEq/L)*
- Melhora clínica evidente

* Caso a litemia não esteja disponível, considerar suspensão após total de 6 horas de terapia dialítica e melhora clínica evidente.
Fonte: adaptada de Decker *et al.* (2015).

7.6 Intoxicação por Organofosforados e Carbamatos

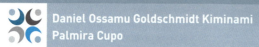

Daniel Ossamu Goldschmidt Kiminami
Palmira Cupo

- Organofosforados (OF) e carbamatos (CB) são pesticidas utilizados para o controle de insetos e outros parasitas, com finalidade agrícola, doméstica ou veterinária.
- Atualmente existem cerca de 29 princípios ativos OF e 14 CB, utilizados sozinhos, ou em formulações.
- Em razão da ampla disponibilidade, intoxicações por OF e CB por acidentes ocupacionais ou por tentativas de autoextermínio são comuns.
- Estima-se que cerca de 1/3 dos suicídios mundiais são causados por pesticidas, sendo que desses 2/3 são por OF.

ABSORÇÃO

Os OF e CB são em sua maioria lipofílicos, com grande potencial de absorção se inalados ou ingeridos, podendo, no entanto, ser absorvido também via cutânea em exposições prolongadas.

PATOFISIOLOGIA DO EFEITO TÓXICO

Os OF e CB **inibem a enzima acetilcolinesterase (AChE)** de modos distintos, porém com mesmo efeito: excesso de acetilcolina nas sinapses nervosas autonômicas (simpáticas e parassimpáticas), algumas sinapses cerebrais e terminações nervosas aferentes de nervos da musculatura esquelética, resultando na síndrome colinérgica (ver subtópico "Sinais e sintomas" mais adiante).

- Os OF fosforilam o grupo hidroxilo localizado no sítio ativo da AChE. Essa enzima fosforilada poderá se tornar inativa de modo irreversível ("envelhecida"), ou ter reativação espontânea. A taxa de "envelhecimento" ou de reativação depende do OP específico. Intoxicações podem perdurar por dias.
- Os CB inibem a AChE pela carbamilação da hidroxila do resíduo de serina no sítio ativo da enzima. A ação da AChE é restaurada após hidrólise espontânea dessa enzima carbamilada, cujo tempo varia de 2 a 240 minutos dependendo do tipo de CB. Como tal restauração é espontânea e mais rápida, intoxicações por CB tendem a ser menos severas e de resolução mais rápida, geralmente dentro de 24 horas.

SINAIS E SINTOMAS

Os sinais e sintomas iniciais variam conforme a via de exposição (Tabela 7.10). Surgem dentro de 5 minutos após ingestão massiva e geralmente dentro de 12 horas pós-exposição. Usualmente são seguidos pelos sinais e sintomas sistêmicos, conforme Tabela 7.11, resultando no "toxidrome" colinérgico ou crise colinérgica.

COMPLICAÇÕES

- Uma das complicações mais importantes é a insuficiência respiratória secundária a broncorreia, broncospasmo e fraqueza muscular. Muitas vezes demanda intubação e ventilação mecânica invasiva.

Tabela 7.10 – Achados iniciais comuns segundo via de exposição em intoxicações por organofosforados (OF) ou carbamatos (CB).

Exposição	Achados
Inalatória	Sensação de aperto no peito, rinorreia, sialorreia, broncorreia
Cutânea	Sudorese localizada e fasciculações musculares
Ocular	Miose e dor ocular
Digestiva	Dor abdominal, náuseas, vômitos, diarreia, incontinência fecal

CAPÍTULO 7

Tabela 7.11 – Achados sistêmicos de intoxicações por organofosforados (OF) ou carbamatos (CB).

Efeito	Sinais e sintomas
Muscarínico[1]	• Tosse, espirros, dispneia, broncorreia, broncospasmo, edema agudo de pulmão, cianose. • Rinite, sialorreia, rinorreia, lacrimação, diaforese, sudorese • Incontinência urinária e fecal • Náuseas, vômitos, cólicas abdominais, diarreia, tenesmo • Bradicardia, hipotensão • Miose e turvação visual
Nicotínico[2]	• Fasciculação muscular, incluindo fraqueza diafragmática • Taquicardia e palidez • Midríase • Hiperglicemia
Sistema nervoso central[3]	• Cefaleia, ansiedade, tontura, inquietação, insônia, pesadelos, sonolência, confusão, tremor, ataxia, disartria, reações distônicas • Hipotensão, depressão respiratória • Convulsões, coma

[1] Sinais e sintomas revertidos pela atropina e por oximas como pralidoxima. [2] Sinais e sintomas revertidos por oximas como pralidoxima. [3] Menos comum em intoxicações por CB dado a limitada penetração da barreira hematoencefálica.

- Pneumonia aspirativa é outra complicação comum.
- A taquicardia sinusal é o achado cardíaco comum, embora a bradicardia também possa ocorrer. Outros achados cardíacos possíveis estão descritos na Tabela 7.12, entre os quais as arritmias ventriculares são causas comum de óbito, com destaque para as taquiarritmias do tipo *torsades de pointes*.

Tabela 7.12 – Manifestações cardíacas de intoxicação por organofosforados (OF) ou carbamatos (CB).

- Taquicardia, bradicardia
- Arritmias ventriculares (destaque: *torsades de pointes*)
- Fibrilação ventricular
- Assistolia
- Mudanças em ECG: anormalidades do segmento ST, ondas T apiculadas, bloqueios atrioventriculares, alargamento do intervalo QT

DIAGNÓSTICO

- É embasado no histórico clínico, achados de exame físico e testes laboratoriais. Infelizmente, o histórico é desconhecido em até 36% dos casos e será necessária a lembrança dos achados de crise colinérgica para se suspeitar do diagnóstico.
- Em nosso serviço, a intoxicação aguda é avaliada indiretamente por meio da dosagem plasmática da pseudocolinesterase (butirilcolinesterase), que é inibida pela ingestão de OF e CB (valor de referência: 3.200-9.000 U/L), ou seja, valores abaixo de 3.200 U/L sugerem intoxicação.

EXAMES COMPLEMENTARES

- Dosagem da **colinesterase** e outros tóxicos a depender da suspeita.
- Exames gerais como HMG, função renal, sódio, potássio, cálcio, cloro, magnésio (contribui com aumento do intervalo QT, se baixo), bilirrubinas, albumina, TP, gasometria arterial, lactato, CPK.
- Traçar ECG (atenção a intervalo QT).
- Glicemia capilar.
- Radiografia de tórax (atenção para pneumonia aspirativa).
- Outros, a depender do caso.

MANEJO GERAL

- Todas as intoxicações por OF ou CM são emergências clínicas.
- Quase todos os casos necessitarão de tratamento em CTI (exceto se sintomas discretos e baixa exposição).
- Estabilizar paciente segundo ABCDE, obtendo acesso calibroso e monitorização.
- Descontaminação: toda as peças de vestimentas contaminadas devem ser removidas com cuidado e as áreas expostas da pele lavadas com sabão e água gelada ou SF0,9%.
- **NÃO** há indicação de lavagem gástrica.
- Carvão ativado é controverso. Considerar apenas dentro de 1 hora da ingestão e

- com vias aéreas seguras. Dose 1 g/kg (máximo de 50 g). Não fazer multidoses.
- **NÃO** fazer succinilcolina (suxametônio) para sequência rápida de intubação.
- Se hipotensão, expandir com cristaloide e administrar atropina, o antídoto principal para esse tipo de intoxicação (Tabela 7.13). Usar drogas vasoativas para os casos refratários.
- Diazepam 10 mg EV pode ser usado para controle de ansiedade, fasciculações, inquietação e crises convulsivas. Caso doses repetidas de diazepam não forem efetivas para controle de crises convulsivas, considerar fenitoína como droga de segunda linha.
- Sulfato de magnésio se *torsades de pointes*.

TRATAMENTO ESPECÍFICO

- Consiste na administração de atropina (Tabela 7.13), e, caso disponível, de oximas como pralidoxima (Tabela 7.14) ou obidoxima. Se fizer uso de oxima, sempre coadministrar com atropina.

Tabela 7.14 – Pralidoxima em intoxicações por organofosforados (OF) e carbamatos (CB).

Ação
- Antagoniza os efeitos nicotínicos musculares
- Não atravessam a barreira hemato-encefálica e não atuam sobre os efeitos tóxicos em sistema nervoso central

Indicação
Todos os casos de intoxicação colinérgica, especialmente nos casos graves e progressivos

Administração EV
- Ampola: pralidoxima 200 mg/frasco
- Diluente: SF0,9%
- Dose de ataque: 30 mg/kg lento em 30 min
- Fase de manutenção: após fase de ataque, fazer 8-10 mg/kg/h em infusão contínua
- Manter enquanto paciente necessitar de atropina (poderão ser dias)

Tabela 7.13 – Atropina em intoxicações por organofosforados (OF) e carbamatos (CB).

Ação
- Antagoniza os efeitos de excesso de acetilcolina nos receptores muscarínicos
- Não tem efeito sobre receptores nicotínicos

Indicação
Todos os casos de intoxicação moderada a grave, especialmente naqueles com rinorreia e broncorreia.

Objetivos para titulação da dose
- Controle de rinorreia, broncorreia e broncospasmo
- Elevação de frequência cardíaca (FC) > 80 bpm
- Restaurar pressão arterial sistólica (PAS) > 80 mmHg

Administração EV
- **Ampola:** atropina 0,25 mg/mL ou 0,5 mg/mL
- **Diluição:** administrar sem diluição
- **Fase de ataque:** 2,0 mg *bolus*. Caso necessário, administrar atropina novamente a cada 5 min, sempre dobrando a dose feita anteriormente: 2,0 mg -> 4,0 mg -> 8,0 mg, etc.
- Cessar a fase de ataque quando os objetivos para titulação forem atingidos
- A midríase não deve ser usada como alvo da titulação
- **Fase de manutenção:** após fase de ataque, fazer 10% da dose total de atropina necessária na fase de ataque em infusão contínua por hora. Exemplo: se necessários 18 mg, fazer 1,8 mg/h em infusão contínua
- O tempo de atropinização média é de 24 h, embora possa perdurar por dias. Centenas de miligramas de atropina são necessárias, com média de 25 mg
- Reduzir dose progressivamente conforme melhora clínica

Cuidados
- **Atenção para intoxicação atropínica:** febre, taquicardia, rubor de pele, agitação, *delirium*, alucinações, ataxia, midríase e coma

7.7 Intoxicação por Digitálicos

Daniel Ossamu Goldschmidt Kiminami
Gustavo Frezza
Palmira Cupo

- A intoxicação digitálica pode ser secundária à ingestão massiva em tentativas de autoextermínio ou, mais frequentemente, por toxicidade crônica em pacientes em uso terapêutico do digitálico.
- A intoxicação digitálica pode causar complicações graves ameaçadoras à vida, principalmente arritmias ventriculares de início súbito.

SINAIS E SINTOMAS

Nas intoxicações agudas (exposição única a elevadas doses) os sintomas geralmente surgem nas primeiras 6 horas da ingestão, porém podem ocorrer tardiamente dada a distribuição tecidual lenta do digitálico. Já nas intoxicações crônicas os sinais e sintomas podem demorar dias a meses para surgir, e podem passar despercebidos principalmente na população geriátrica, que pode ter seus sintomas confundidos com "sinais de envelhecimento". Todos os pacientes em uso de digoxina com sintomas não explicados (Tabela 7.15) devem ser avaliados para intoxicação.

Tabela 7.15 – Manifestações não cardíacas da intoxicação digitálica.

Sistema	Sinais e sintomas
Gastrointestinal	Anorexia, náusea, vômitos, dor abdominal e diarreia
Neurológico	Fadiga, letargia, alucinações, *delirium* e distúrbios psiquiátricos
Visual	Turvação visual, escotomas, fotopsia (clarões luminosos mesmo com olhos fechados), xantopsia (visão amarelada), fotofobia e amaurose
Outros	Isquemia mesentérica (raro)

FARMACOLOGIA DOS DIGITÁLICOS

Os digitálicos desempenham ação inotrópica positiva e cronotrópica negativa por meio da:

- Inibição reversível da bomba Na^+/k^+-ATPase nos músculos cardíacos, lisos, esqueléticos, pulmões e rins. Pela elevação das concentrações de sódio nos cardiomiócitos, há promoção da atividade dos trocadores de Na^+/Ca^{2+}, elevando a concentração intracelular de cálcio e, por consequência, a força de contratilidade miocárdica e função ventricular esquerda.
- Inibição da bomba Na^+/k^+-ATPase a nível central e ação parassimpatomimética em nódulos sinoatrial e atrioventricular (AV), resultando em aumento do tônus vagal e diminuição da atividade simpática, finalmente resultando em redução da frequência cardíaca.

ACHADOS DE ECG

Importante não confundir alterações de ECG típicas da ação digitálica em doses terapêuticas não tóxicas (Tabela 7.16) com alterações sugestivas de intoxicação (Figura 7.3).

A cardiotoxicidade pelo digitálico ocorre da combinação de distúrbios de condução e ritmo. Suspeitar de toxicidade quando houver aumento do automatismo e depressão da condução AV. São alterações possíveis e conhecidas de cardiotoxicidade por digitálicos:

- Bradicardia sinusal (achado mais comum).
- Bradiarritmias e BAV de todos os graus.
- Extrassístoles ventriculares, unifocais ou multifocais são comuns e podem ser o primeiro sinal de intoxicação.
- Taquicardia juncional e fibrilação ventricular.

Tabela 7.16 – Achados de eletrocardiograma (ECG) por digoxina não sugestivos de toxicidade.
Alterações de onda T: várias formas (achatadas, invertidas ou apiculadas)
Encurtamento do segmento QT
Segmento ST em formato de "colher de pedreiro", com onda T emergindo acima da linha de base. Quando não houver tal emersão, suspeitar de intoxicação (Figura 7.3)
Aumento da amplitude da onda U

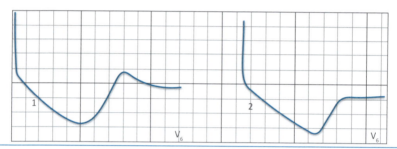

Figura 7.3 – Sinal da "colher de pedreiro" da ação digitálica em eletrocardiograma (ECG). À esquerda, achado comum do uso prolongado não tóxico da digoxina. À direita, sinal de possível intoxicação.

- Embora rara, taquicardia ventricular bidirecional com alternância de bloqueio de ramo direito e esquerdo é considerada patognomônica de intoxicação digitálica (Figura 7.4).

PRECIPITANTES

Uma série de fatores podem aumentar a sensibilidade ou a concentração plasmática do digitálico e, dado seu intervalo terapêutico estreito, causar intoxicações. Entre os fatores citados na Tabela 7.17, destacam-se a **hipocalemia, a hipomagnesemia** e a **disfunção renal**.

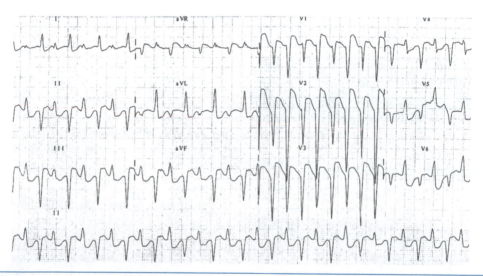

Figura 7.4 – Taquicardia ventricular bidirecional com alternância de bloqueio de ramo direito e esquerdo.

Tabela 7.17 – Principais fatores precipitantes de intoxicação digitálica.

Insuficiência renal

Distúrbios eletrolíticos: hipocalemia, hipercalemia, hipercalcemia, hipomagnesemia

Doenças pulmonares: hipoxemia, acidose ou alcalose respiratória

Interações medicamentosas com elevação da concentração plasmática do digitálico: diuréticos, quinidina, verapamil, diltiazem, amiodarona, antimaláricos, anfotericina B, macrolídios, entre outros

DIAGNÓSTICO E DIGOXINEMIA

- O diagnóstico em intoxicações agudas em geral são mais fáceis, especialmente se paciente não fazia uso prévio do digitálico, dados os achados de ECG e elevação sérica de digoxina.
- O diagnóstico tende a ser mais difícil nos casos crônicos, com achados de ECG que podem ser confundidos com a doença cardíaca de base. É feito com bases clínicas, com destaque para pacientes que passam a apresentar sinais e sintomas compatíveis na presença de precipitantes.
- Embora a digoxinemia elevada corrobore com a hipótese, não há valor de corte com capacidade de estabelecer definitivamente o diagnóstico, com casos de intoxicação com valores séricos dentro da faixa de normalidade e casos de digoxinemia elevada sem sinais ou sintomas de intoxicação.
- Em nosso serviço, a faixa terapêutica da digoxinemia varia de 0,90 a 2,0 ng/mL.

EXAMES COMPLEMENTARES

- ECG.
- Realizar glicemia capilar, especialmente se alteração em nível de consciência.
- Dosar digoxinemia.
- Exames gerais: HMG, ureia, creatinina, sódio, potássio, cloro, magnésio, cálcio, albumina, TP/INR, bilirrubinas, gasometria.

TRATAMENTO

A maioria dos casos de intoxicação é crônica e leve, com melhora após suspensão temporária da medicação ou redução da dose, sem necessidade de internação hospitalar. Para os casos mais graves, como intoxicações agudas ou naqueles com condições cardíacas graves de base, arritmias graves ou distúrbios hidreletrolíticos significativos, é possível prosseguir com as seguintes etapas:

- **Estabilização:**
  - Segundo ABCDE (ver subcapítulo 7.1).
  - Monitorização, acesso venoso calibroso e O_2 se necessário.
  - Expansão volêmica com cristaloides, se hipotensão.
- **Descontaminação:**
  - Lavagem gástrica é controversa. Se for feita, deve acontecer até 1 hora da ingestão.
  - Carvão ativado 1 g/kg (máximo 50 g) para todos se exposição < 2 horas.
  - Carvão ativado multidoses a cada 4 horas é controverso, mas pode ser feito, especialmente se antídoto não estiver disponível.
  - Terapia dialítica não está indicada.
- **Antídoto:** fragmentos de anticorpos Fab anti-digoxina têm alto custo e raramente estão disponíveis no Brasil. Contudo, é o tratamento de escolha para os casos graves, com boa resposta em até 90% dos casos. É indicado para todos os casos de intoxicação grave (Tabela 7.18).
- Outros cuidados:
  - Atropina (0,5 mg EV *bolus* a cada 3-5 minutos até dose máxima de 3 mg) se bradicardia ou distúrbios de condução AV se antídoto não puder ser rapidamente administrado.
  - Em alguns casos o marcapasso externo temporário se faz necessário.
  - Arritmias ventriculares tratadas segundo Suporte Avançado de Vida Cardiovascular (ACLS).
  - Para arritmias ventriculares, são úteis a fenitoína, a amiodarona e a lidocaína.
  - Para arritmias ventriculares refratárias, considerar sulfato de magnésio: 2 g em 1 min seguido de 2g/h por 4 h.

Tabela 7.18 – Fragmentos de anticorpos Fab antidigoxina.

Indicações em intoxicações digitálicas
- Taqui ou bradiarritmias graves
- Instabilidade hemodinâmica
- Hipercalemia (> 5 mEq/L)
- Digoxinemia > 10 ng/mL após 6 h da ingestão

Dose
- Cada ampola possui cerca de 40 mg
- Dose varia conforme a quantidade ingerida ou segundo a digoxinemia
- A seguir, seguem os cálculos do número de ampolas do antídoto que serão necessárias para intoxicações por digoxina:
  - Cálculo quando quantidade ingerida é conhecida:
  - Digoxina corporal = Digoxina ingerida em mg × 0,6
  - Número de ampolas = 2 × Digoxina corporal
  - Cálculo segundo digoxinemia quando estável:
  - Digoxina corporal = 5,61 × Digoxinemia em ng/mL × Peso em kg × 10^{-3}
  - Número de ampolas = 2 × Digoxina corporal
- Para os casos em que os cálculos acima não forem possíveis, fazer dose empírica:
  - Intoxicações agudas = 10-20 ampolas
  - Intoxicações crônicas = 3-6 ampolas

Administração
- Diluir cada ampola em 4 mL de água destilada
- Infusão EV lenta em 30 minutos

– Correção intensiva dos distúrbios eletrolíticos, com destaque para hipocalemia, hipercalemia e hipomagnesemia.
– Reversão de lesão renal, se presente.

CONSIDERAÇÕES PARA ALTA

- Pacientes com suspeita de intoxicação digitálica, mas sem manifestações significativas ou lesão renal, podem ser dispensados após 6 horas se assintomáticos e sem elevação da digoxinemia.
- Em pacientes que fazem uso crônico da digoxina, após reversão da intoxicação, considerar redução de dose, suspensão ou substituição do digitálico por fármaco de outra classe.

7.8 Acidentes Ofídicos

Daniel Ossamu Goldschmidt Kiminami
Palmira Cupo
Gustavo Frezza

ACIDENTE BOTRÓPICO ("JARARACA")

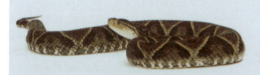

- Fosseta loreal.
- Cauda lisa.
- Presas móveis.
- Dor e alterações locais evidentes e progressivas após 1-3 h.

Ações do veneno
- **Proteolítica ou "inflamatória aguda local":** mediadores de resposta inflamatória resultam em edema, eritema, dor, calor e aparecimento de bolhas no local ou à distância da mordedura.
- **Coagulante:** consumo de fatores de coagulação resulta em quadro semelhante à coagulação intravascular disseminada (CIVD).
- **Hemorrágica:** ação das hemorraginas sobre endotélio vascular leva a sangramentos.

> **OBSERVAÇÃO**
> Como pode ocorrer com todas as serpentes, muitas vezes não há inoculação de veneno com a mordida (*dry bite*), com paciente assintomático.

Manifestações clínicas
- **Sistêmicas:** náuseas, vômitos, sudorese, hipotensão postural e até choque (raro). Além de sangramentos locais, pode haver sangramentos a distância (não ocorre no acidente crotálico), como gengivorragia, epistaxe, hematêmese, hematúria microscópica.
- **Locais:** dor e edema endurado local e/ou ascendente, precoce, progressivo. Pode haver sangramento local. Pode evoluir para bolhas e necrose.

Complicações
- **Locais:** abscessos, necrose, síndrome compartimental e amputações.
- **Sistêmicas:** choque, hemorragias, LRA.

Exames
- **TP, TTPa e fibrinogênio:** importantes para acompanhamento. Destaque para o fibrinogênio, que muitas vezes pode ser o único alterado, mesmo em pacientes com pouca sintomatologia, indicando que houve de fato envenenamento.
- **HMG:** leucocitose e neutrofilia. Plaquetopenia e anemia podem indicar sangramentos.

- **Urina I:** proteinúria e hematúria.
- **Função renal e eletrólitos:** dado o risco de lesão renal aguda (LRA).

Tratamento
- Limpeza local, hidratação adequada (para prevenir LRA), analgesia, manter elevado e estendido o membro que levou a mordedura.
- Não garrotear, cortar ou sugar local da mordedura e não romper bolhas.
- Se infecção secundária, optar por amoxicilina + clavulanato para cobrir germe da flora da boca de cobras, entre elas, *Morganella morganii*.
- Prescrever soroterapia com soro antibotrópico ou soro antibotrópico-crotálico em dose compatível com a classificação de gravidade do acidente (Tabela 7.19).

ACIDENTE CROTÁLICO ("CASCAVEL")

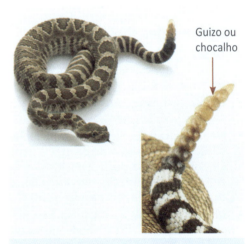

Guizo ou chocalho

- Fosseta loreal.
- Presas móveis.

Ações do veneno
- **Neurotóxica:** inibe liberação de acetilcolina pré-sináptica, resultando em bloqueio motor (fácies miastênica).
- **Miotóxica:** rabdomiólise.

Tabela 7.19 – Acidente botrópico: classificação de gravidade.

Manifestações e tratamento	Leve	Moderada	Grave*
Locais: dor, calor, edema, equimose e sangramento	Ausentes ou discretas	Evidentes	Bolhas e/ou necrose
Sistêmicas: hemorragia grave, choque e/ou anúria	Ausentes	Ausentes	Presentes
TP, TTPa e fibrinogênio	Normal ou alterado	Normal ou alterado	Normal ou alterado
SAB/SABC (número de ampolas EV)	3	6	12

*Basta um critério de gravidade para classificar o acidente como grave. **SAB:** soro antibotrópico; **SABC:** soro antibotrópico-crotálico.

- **Coagulante**: atividade tipo trombina, converte fibrinogênio em fibrina. Em geral não há plaquetopenia ou sangramento (se presente, discreto e local).

Manifestações clínicas

- **Locais**: dor discreta ou ausente. Parestesia local ou regional, leve edema e eritema em local da mordedura.
- **Gerais**: mal-estar, prostração, sudorese, náuseas, vômitos, xerostomia, sonolência.
- **Neurológicas**: ptose palpebral, fácies miastênica, alteração do diâmetro pupilar, incapacidade de movimentação do globo ocular (turvação visual/diplopia), disfagia, alterações em paladar e olfato.
- **Musculares**: mialgia e rabdomiólise (mioglobinúria como achado), podendo levar a LRA.
- **Coagulante**: alargamento de INR e TTPa e queda de fibrinogênio.

Complicações

Em geral, LRA hipercatabólica com indicação dialítica naqueles que chegam tardiamente ou que não foram devidamente tratados para rabdomiólise com hidratação eficaz.

Exames

- **TP, TTPa, fibrinogênio**: elucidação diagnóstica e acompanhamento.
- **HMG**: inespecífico, leucocitose e neutrofilia. Sem plaquetopenia.
- **Urina I**: proteinúria e heme pigmento positivo na ausência de hemácias (mioglobina).
- **Outros**: elevação nas dosagens de CPK, CK-MB, LDH, AST e ALT.

Tratamento

- Limpeza local e analgesia.
- Não garrotear, cortar ou sugar local da mordida.
- Obter acesso calibroso e iniciar hidratação, especialmente se indícios de rabdomiólise (para sugestão de hidratação, ver seção de rabdomiólise no capítulo de nefrologia).
- Prescrever soroterapia com soro anticrotálico ou soro antibotrópico-crotálico em dose compatível com a classificação de gravidade do acidente (Tabela 7.20).

Tabela 7.20 – Acidente crotálico: classificação de gravidade.

Manifestações e tratamento	Leve	Moderada	Grave
Fácies miastênica* Visão turva	Ausente ou discreta	Discreta ou evidente	Evidente
Mialgia	Ausente ou discreta	Ausente	Intensa
Urina vermelha/marrom	Ausente	Ausente ou pouco evidente	Presente
Oligúria/anúria	Ausente	Ausente	Presente ou ausente
TP, TTPa ou fibrinogênio	Normal ou alterado	Normal ou alterado	Normal ou alterado
SAC/SABC (nº de ampolas EV)	5	10	20

*Nos casos leves, pode manifestar-se tardiamente (primeiras 12-24 h). **SAC:** soro anti-crotálico; **SABC:** soro antibotrópico-crotálico. Dose do soro é igual para crianças e adultos, precedida de pré-medicação.

7.9 Acidentes por Aracnídeos

Daniel Ossamu Goldschmidt Kiminami
Palmira Cupo
Gustavo Frezza

ACIDENTE POR *PHONEUTRIA* ("ARMADEIRA")

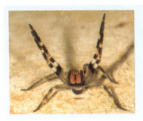

- Apoio nas pernas traseiras. Erguem as dianteiras e os palpos para ataque.
- 3-4 cm de corpo e 15 cm de envergadura.
- Veneno potente, mas raramente ocasionam acidentes graves.

Ação do veneno

Despolariza fibras musculares e terminações nervosas sensitivas, motoras e do sistema nervoso autônomo. Eleva acetilcolina e catecolaminas, como no acidente escorpiônico.

Quadro clínico e laboratório

- **Manifestações locais (predominante):**
  - Dor (imediatamente após a picada) desde leve a intensa, pode irradiar para raiz do membro acometido e vir associada a parestesia.
  - Edema, eritema, fasciculações e sudorese ao redor dos dois pontos de inoculação. Em geral, não há necrose.
- **Manifestações sistêmicas:**
  - Semelhantes ao escorpionismo, assim como exames laboratorias: leucocitose com neutrofilia, hiperglicemia e alterações de ECG.

Gravidade

- **Leve**: dor local, eritema, parestesia, sudorese, edema e dois pontos de inoculação no local da picada. Discreta taquicardia e agitação pela dor.
- **Moderada**: mesmos aspectos da gravidade leve associados a algumas manifestações sistêmicas discretas, como vômitos ocasionais, agitação, sudorese, taquipneia, taquicardia e hipertensão arterial.
- **Grave**: manifestações sistêmicas evidentes, como vômitos abundantes, sudorese, sialorreia, agitação alternada com sonolência, taquidispneia, broncorreia, arritmias cardíacas, bradi ou taquicardia, hiper ou hipotensão arterial, priapismo. Pode evoluir com insuficiência cardíaca, edema agudo de pulmão, choque e óbito.

Tratamento

Compreende o controle de sintomas, especialmente dor, soroterapia em casos selecionados (Tabela 7.21) e manejo das possíveis complicações nos casos mais graves, de preferência em unidades de terapia intensiva (UTI).

Tabela 7.21 – Tratamento para acidente por *Phoneutria*.

Gravidade	Tratamento geral	Específico
Leve	Observação clínica (4-6 h em UPA/UBS) Anastésico local e/ou analgésico*	Não indicado
Moderada	Considerar internação Anastésico local e/ou analgésico*	3 ampolas de SAAr
Grave	Cuidados de CTI Anastésico local e/ou analgésico*	6 ampolas de SAAr

* Ver subcapítulo 7.10.
SAAr: soro antiaracnídico sem diluição, gota a gota EV; fazer pré-medicação antes.

ACIDENTE POR *LOXOSCELES* ("ARANHA-MARROM")

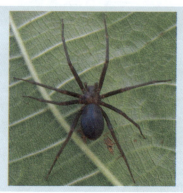

- Forma mais grave de araneísmo no Brasil.
- Picada em geral imperceptível, sem sintomatologia logo após a picada, nem mesmo sinal local.
- Lesão aparece 4-8 h após a picada e se intensifica nas primeiras 24 h.

Fonte: CANTER, H.M., KNYSAK,I., CANDIDO, D.M.

Ação do veneno

- **Esfingomielinase-D (fosfolipase D)**: atua sobre membrana celular do endotélio vascular e hemácias. Ativa as cascatas do complemento, da coagulação e das plaquetas, levando a processo inflamatório local, com obstrução de pequenos vasos, edema, hemorragia e necrose local. Pode levar a CIVD.

Formas clínicas

- **Forma cutânea**: evolução lenta e progressiva na seguinte ordem: mácula branca no local da picada dá origem a lesão eritematosa, que por sua vez progride para equimose dolorosa mesclada com palidez (placa marmórea), cercada por halo eritematoso. Eventualmente podem aparecer bolhas e/ou vesículas. Dor em queimação se intensifica em 12 a 24 horas. Pode evoluir em até 4 semanas com necrose seca e úlcera de difícil cicatrização (avaliar abordagem pela cirurgia plástica). Pode vir acompanhada de febre, náuseas e vômitos, mal-estar e exantema cutâneo.
- **Forma cutaneovisceral**: igual descrito no tópico anterior, acrescida de anemia hemolítica nas primeiras 48 a 72 horas da picada com ou sem CIVD (petéquias, equimoses) e LRA hemoglobinúrica secundária.

Exames complementares

- Função renal, eletrólitos.
- Avaliação de CIVD (TP, contagem de plaquetas, fibrinogênio e dímeros-D).
- Avaliação de anemia hemolítica (HMG, LDH, bilirrubinas, reticulócitos e teste de Coombs).

Tratamento

- **Geral**: corticoterapia, analgésicos, compressas frias, limpeza periódica da ferida com permanganato de potássio. Debridamento da área necrótica após delimitação da área desvitalizada, em geral uma semana após o acidente. Avaliar necessidade de cirurgia. Antibioticoterapia (ATB) se infecção secundária. Manejo de LRA presente. Transfusão se anemia hemolítica grave.
- **Soroterapia**: controversa na literatura. Realizar o mais rápido possível, pois há redução de sua eficácia passadas 36 horas da inoculação do veneno (Tabela 7.22).

Tabela 7.22 – Tratamento para acidente por *Loxosceles*.

Forma clínica	Tratamento geral	Específico
Cutânea	Prednisona 40 mg 1x/dia por 5-7 dias, analgésicos, cuidados locais, debridamento	5 ampolas de SAAr
Cutaneovisceral	Igual acima + cuidados com anemia hemolítica, CIVD e LRA	10 ampolas de SAAr

SAAr: soro antiaracnídico sem diluição, gota a gota EV; fazer pré-medicação antes.

7.10 Acidente Escorpiônico

Daniel Ossamu Goldschmidt Kiminami
Palmira Cupo
Gustavo Frezza

MANIFESTAÇÕES CLÍNICAS

- **Gerais**: hipotermia e, nos casos graves, sudorese profusa.
- **Digestivas**: náuseas, vômitos, sialorreia e, mais raramente, dor abdominal e diarreia.
- **Cardiovasculares**: arritmias cardíacas, hipertensão ou hipotensão arterial, insuficiência cardíaca e choque.
- **Respiratórias**: taquipneia, dispneia e edema agudo de pulmão.
- **Neurológicas**: agitação, sonolência, confusão mental, hipertonia e tremores.

CLASSIFICAÇÃO DE GRAVIDADE

- **Leve**: alterações locais, como dor, de intensidade variável, sudorese, frialdade e parestesia. A dor pode ser intensa mesmo no casos leves.
- **Moderada**: dor no local da picada e manifestações sistêmicas do tipo sudorese discreta, náuseas, vômitos ocasionais, taquicardia, taquipneia e hipertensão leves.
- **Grave**: além dos sinais e sintomas já mencionados, apresentam uma ou mais manifestações:
  - sudorese profusa;
  - vômitos incoercíveis;
  - salivação excessiva;
  - alternância de agitação com prostração;
  - taqui ou bradicardia, insuficiência cardíaca, edema pulmonar, choque, convulsões e coma.

Os óbitos estão relacionados a complicações, como edema agudo pulmonar e choque.

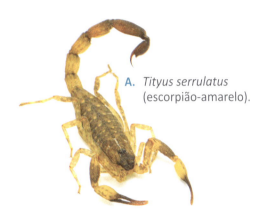

A. *Tityus serrulatus* (escorpião-amarelo).

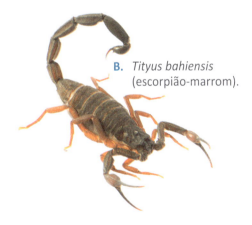

B. *Tityus bahiensis* (escorpião-marrom).

Exames complementares

- **ECG**: bom para acompanhar evolução clínica. Alterações como as listadas a seguir desaparecem em 3 dias na maioria dos casos, mas pode se estender por cerca de 7 dias em alguns casos:
  - taqui ou bradicardia sinusal;
  - extrassístoles ventriculares;
  - distúrbios da repolarização ventricular, como inversão da onda T em várias derivações;

- presença de ondas U proeminentes;
- alterações semelhantes a infarto agudo do miocárdio (IAM; onda Q e supra e infradesnivelamento de ST).
- **Radiografia de tórax**: aumento da área cardíaca e sinais de edema agudo pulmonar, eventualmente unilateral.
- **Ecocardiografia (ECO)**: hipocinesia transitória difusa ou localizada do septo interventricular e da parede posterior do ventrículo esquerdo (VE), às vezes associada à regurgitação mitral.
- **Glicemia**: elevação nas formas graves e moderadas nas primeiras horas após a picada.
- **Amilase**: elevada em metade dos casos.
- **Outros**: elevação de CK-MB, eventualmente CPK, troponina, NT-proBNP, LDH, hipocalemia e alterações da gasometria.

Tratamento

- **Soroterapia:** ver Tabela 7.23.
- **Analgesia:**
  - Infiltração com lidocaína a 2% ou bupivacaína a 0,5% sem vasoconstritor no local da picada ou em forma de bloqueio:
    - **Dose:** 1-2 mL em crianças e 3-4 mL em adultos. Repetir até 3 vezes com intervalo de 60 minutos.
  - Dipirona 10 mg/kg 6/6 horas ou ibuprofeno 10 mg/kg (máx. 800 mg) 6/6 horas.
- **Suporte**: corrigir distúrbios hidreletrolíticos, acidobásicos, ventilatórios e pressóricos. Se houver bradiarritmia instável ou bloqueio atrioventricular total (BAVT), pode-se administrar atropina EV após administração de soro (Tabela 7.23), se BAV sintomático. Administrar volume com parcimônia em caso de hipotensão e vômitos, principalmente em crianças, pelo risco de edema agudo pulmonar. Administrar bromoprida se houver vômitos.
- **Tempo de internação**: 4 a 6 horas nos casos leves, 24 a 48 horas nos casos moderados e internação com monitorização contínua nos casos graves com instabilidade hemodinâmica.

Tabela 7.23 – Tratamento específico escorpiônico.

Classificação de gravidade*	Soroterapia EV (nº de ampolas) SAEEs ou SAAr**
Leve	—
Moderada**	—
Grave	8

* A gravidade se manifesta nas primeiras 3 horas após o acidente.
** 3 ampolas em casos moderados em crianças de até 10 anos. Para > 10 anos e adultos, tratar primeiro a dor e reavaliar. Se não houver melhora da sintomatologia, prosseguir com as 3 ampolas.
SAEEs/SAAr: soro antiescorpiônico e soro antiaracnídico devem ser feitos sem diluição EV em 15-30 minutos.

7.11 Profilaxia da Raiva

Daniel Ossamu Goldschmidt Kiminami
Gustavo Frezza

- Utilizar a Tabela 7.24 para classificar a gravidade do acidente. Definir se há indicação de sorovacinação e verificar:
  - Vacinação antirrábica anterior (Tabela 7.25)?
  - Indicação de soro homólogo?
  - Indicação de reforço antitetânico?

Tabela 7.24 – Condições do animal agressor.

Tipo de exposição	Cão ou gato sem suspeita de raiva no momento da agressão	Cão ou gato clinicamente suspeito suspeito de raiva no momento da agressão	Cão ou gato raivoso, desaparecido ou morto. Animais silvestres[1] (inclusive domiciliados), animais domésticos de interesse econômico ou de produção
Contato indireto	■ Lavar com água e sabão ■ Não tratar	■ Lavar com água e sabão ■ Não tratar	■ Lavar com água e sabão ■ Não tratar
Acidentes leves ■ Ferimentos superficiais, pouco extensos, geralmente únicos, em tronco e membros (exceto mãos e polpas digitais e planta dos pés), podem acontecer em decorrência de mordeduras ou arranhaduras causadas por unha ou dente ■ Lambedura de pele com lesões superficiais	■ Lavar com água e sabão ■ Observar o animal por 10 dias após a exposição e se o animal permanecer sadio durante o período de observação, encerrar o caso ■ Se o animal morrer, desaparecer ou se tornar raivoso, administrar 4 doses de vacina (dias 0, 3, 7 e 14)	■ Lavar com água e sabão ■ Iniciar esquema profilático com 2 doses de vacina antirrábica (uma no D0 e outra no D3) ■ Observar o animal por 10 dias após a exposição ■ Se a suspeita de raiva for descartada após o 10º dia de observação, suspender esquema profilático e encerrar o caso ■ Se o animal morrer, desaparecer ou se tornar raivoso, completar esquema de vacina de 4 doses	■ Lavar com água e sabão ■ Iniciar esquema profilático com 4 doses de vacina nos dias 0, 3, 7 e 14
Acidentes graves ■ Ferimentos na cabeça, face, pescoço, mãos, polpas digitais e/ou planta do pé ■ Ferimentos profundos, múltiplos ou extensos, em qualquer região do corpo ■ Lambedura de mucosas ■ Lambedura de pele onde já existe lesão grave ■ Ferimento profundo causado por unha de animal	■ Lavar com água e sabão ■ Observar animal por 10 dias após a exposição[3] ■ Iniciar esquema profilático com 2 doses de vacina antirrábica (uma no D0 e outra no D3) ■ Se animal permanecer sadio no período de observação, encerrar o caso ■ Se o animal morrer, desaparecer ou se tornar raivoso, dar continuidade ao esquema profilático, administrando o soro[2,4] e completando o esquema de vacina com 4 doses	■ Lavar com água e sabão ■ Iniciar esquema profilático com soro[2] e 4 doses de vacina (0, 3, 7 e 14) ■ Observar o animal por 10 dias após a exposição ■ Se a suspeita de raiva for descartada após o 10º dia de observação, suspender esquema profilático e encerrar o caso	■ Lavar com água e sabão ■ Iniciar esquema profilático com soro[2] e 4 doses de vacina nos dias 0, 3, 7 e 14

[1] Com relação especificamente a acidentes com morcegos, iniciar imediatamente o esquema de soro e vacinação com 4 doses (0, 3, 7 e 14), independentemente da gravidade do acidente.

[2] Quando as lesões forem muito extensas ou múltiplas, a dose do soro a ser infiltrada pode ser diluída o menos possível em SF0,9%.

[3] Dispensar da profilaxia cão e gato de baixo risco de infecção rábica (p. ex., animais que vivem exclusivamente em casa, que não tenham contato com outros animais desconhecidos, que somente saem à rua acompanhados dos donos e que não circulam em área com presença de morcego). Se houver dúvida, iniciar a profilaxia indicada.

[4] Nos casos em que se conhece tardiamente a necessidade de uso do soro antirrábico ou quando ele não se encontra disponível, aplicar a dose de soro recomendada até o 7º dia após a primeira dose da vacina.

Tabela 7.25 – Vacinação antirrábica prévia.

Vacinação	Tempo	Esquema
Completa*	Até 90 dias	Não aplicar vacinas
	Após 90 dias	2 doses, nos dias 0 e 3
Incompleta	Até 90 dias	Completar número de doses
	Após 90 dias	Como se não vacinado

* Considerar vacinação completa: a partir do ano 2000 - vacina de cultivo celular: 4 doses; até 1999 – vacina fuenzalida & palácios: vacinação 7 + 2 doses ou vacinação 10 + 3 doses.

SORO ANTIRRÁBICO

- **Heterólogo (equinos):** ampola de 1.000 UI/5 mL
  Dose: 40 UI/kg (0,2 mL/kg)
- **Homólogo (humanos):** ampola de 300 UI/2 mL
  Dose: 20 UI/kg (0,13 mL/kg)
- **Via e local de aplicação (heterólogo ou homólogo):** os níveis de anticorpos obtidos após administração por via intramuscular (IM) não são adequados para inativar os vírus nos locais de ferimento, por isso o soro deve ser infiltrado no local da lesão. Havendo necessidade de sutura, aplicar o soro 1 hora antes do procedimento. A quantidade restante, o menor possível, deve ser aplicada por via IM, podendo ser utilizada a região glútea. NÃO aplicar em mesmo sítio da vacina e NÃO administrar soro IM diluído em SF.

 Atenção: No caso do soro heterólogo, aplicar pré-medicações EV 30 minutos antes da sua administração, com hidrocortisona 10 mg/kg (máximo de 500 mg) + ranitidina 1,5 mg/kg (máxima de 50 mg) + dexclorferinamina 0,08 mg/kg (máximo de 5 mg). Prometazina 0,5 mg/kg (máximo de 50 mg) IM poderá substituir a dexclorferinamina.

INDICAÇÕES DE SORO HOMÓLOGO

- Quadros anteriores de hipersensibilidade grave.
- Utilização anterior de outros soros específicos heterólogos ou imunoglobulina de origem equídea (antiescorpiônico, antirrábico, antiofídico, etc.).
- Histórico de contato frequente com cavalos, mulas, pôneis, etc., por trabalho ou lazer.
- Situações especiais em que o volume do soro antirrábico heterólogo ultrapassar o volume máximo permitido para administração IM. De acordo com avaliação da Vigilância Epidemiológica.

OUTRAS INFORMAÇÕES

- Preencher papel da vigilância e fazer contrarreferência para UBS para término do esquema vacinal antirrábico e para as vacinas antitetânicas.
- Não se recomenda sutura dos ferimentos. Quando houver necessidade, aproximar as bordas, mas somente 1 hora após a infiltração do soro.
- Ratazana de esgoto, rato de telhado, camundongo, cobaia ou porquinho-da-índia, *hamster* e coelho são considerados de baixo risco e a sorovacinação só será indicada em mordeduras em situações suspeitas (como ataque não provocado).
- Em agressões com morcegos, realizar sorovacinação (ou esquema de revacinação) independentemente da gravidade da lesão.
- Avaliar a indicação de profilaxia do tétano, conforme subcapítulo 7.12.

7.12 Profilaxia do Tétano

Daniel Ossamu Goldschmidt Kiminami
Gustavo Frezza

Tabela 7.26 – Profilaxia do tétano acidental.

Histórico de vacinação prévia contra tétano	Ferimento com risco mínimo de tétano[1]			Ferimento com alto risco de tétano[2]		
	Indicação de vacina**	Indicação de soro*	Outras condutas	Indicação de vacina**	Indicação de soro*	Outras condutas
Incerta ou menos de 3 doses	Sim[1]	Não	Limpeza e desinfecção, lavar com soro fisiológico e substâncias oxidantes ou antissépticas e debridar o foco de infecção	Sim[3]	Sim	Desinfecção, lavar com soro fisiológico e substâncias oxidantes ou assépticas e remover corpos estranhos e tecidos desvitalizados. Debridar ferimento e lavar com água oxigenada
3 ou mais doses, sendo a última há menos de 5 anos	Não	Não		Não	Não	
3 ou mais doses, sendo a última dose há mais de 5 anos e há menos de 10 anos	Não	Não		Sim (1 reforço)	Não[4]	
3 ou mais doses, sendo a última dose há 10 ou mais anos	Sim	Não		Sim (1 reforço)	Não[4]	

[1] Ferimentos superficiais, limpos, sem corpos estranhos ou tecidos desvitalizados.
[2] Ferimentos profundos ou superficiais sujos, com corpos estranhos ou tecidos desvitalizados, queimaduras, feridas puntiformes ou por armas brancas e de fogo, mordeduras, politraumatismos e fraturas expostas.
[3] Vacinar e aprazar as próximas doses, para completar o esquema básico. Essa vacinação visa proteger contra o risco de tétano por outros ferimentos futuros. Se há suspeita de que os cuidados com o ferimento não serão adequados, considerar o uso de vacina e soro antitetânico (SAT) ou imunoglobulina humana hiperimune antitetânica (IGHAT), concomitantemente; devem ser aplicados em locais diferentes.
[4] Para paciente imunodeprimido, desnutrido grave ou idoso, além do reforço com a vacina, estão também indicados soro antitetânico (SAT) ou imunoglobulina humana hiperimune antitetânica (IGHAT). Também considerar vacina e SAT ou IGHAT, concomitantemente, se suspeita de que os cuidados com o ferimento não serão adequados.
* Ver Tabela 7.27.
** Ver Tabela 7.28.

Tabela 7.27 – Soros antitetânicos.

Tipo de soro	Dosagem[1]	Via de administração	Observações
IGHAT	250 UI	Somente IM, por conter conservantes	Administrar em duas massas musculares diferentes
SAT (em alternativa à IGHAT)	5.000 UI	IM ou EV	Se IM, administrar em duas áreas massas musculares diferentes. Se EV, diluir em SG 5%, com gotejamento lento

[1] Dosagem para doses profiláticas. **IGHAT**: imunoglobulina humana hiperimune antitetânica; **SAT**: soro antitetânico.

Tabela 7.28 – Vacinas antitetânicas.

Tipo de vacina	Proteção	Início da vacinação	Dose/via/intervalo	Reforços
Pentavalente[1] (DTP/Hib/Hep B)	Difteria, tétano, coqueluche, *Haemophilus influenzae* tipo b[2] e hepatite B	2 meses de idade	3 doses/0,5 mL/IM 60 dias entre as doses (4º e 6º mês de vida)	Aos 15 meses (1º) e entre 4 e 6 anos (2º) Ambos devem ser feitos com vacina DTP
dT	Diferia e tétano[3]	A partir de 7 anos para pessoas que não receberam o esquema básico completo e os dois reforços	3 doses/0,5 mL/IM 60 dias entre as doses, mínimo de 30 dias	1 dose a cada 10 anos, mas se houver gravidez e ferimento grave, antecipar o reforço se a última dose foi há mais de 5 anos

[1] Esta vacina é contraindicada para pessoas com 7 anos de idade ou mais, por conta do componente pertussis ("P").
[2] Doença invasiva.
[3] Adolescente e adulto.

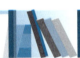

BIBLIOGRAFIA

1. Bird S, et al. Organophosphate and carbamate poisoning. Uptodate online, acesso julho 2020.
2. Brasil. Ministério da Saúde. Secretaria de vigilância em saúde. Departamento de vigilância epidemiológica. Normas técnicas de profilaxia da raiva humana. Brasília: Ministério da Saúde, 1a ed. 2011.
3. Brent J, Burkhart K, Dargan P, et al. Critical care toxicology. Diagnosis and management of the critically poisoned patient. 2º Ed. 2017. ISBN 978-3-319-17900-1.
4. Bruccoleri RE, Burns MM. A literature review of the use of sodium bicarbonate for the treatment of QRS widening. J Med Toxicol 2016;12:121.
5. Burns MJ, Friedman SL, Larson AM. Acetaminophen (paracetamol) poisoning in adults: Pathophysiology, presentation, and evaluation. Uptodate online, acesso junho 2020.
6. Canter HM, Knysak I, Candido DM. Aranhas e escorpiões e lacraias. 2008. Artigo em Hypertexto. http://www.infobibos.com/Artigos/2008_1/MD4/index.htm. Acesso em: 30/9/2020.
7. Cupo P, Azevedo-Marques MM, Hering SE. Acidentes por animais peçonhentos: escorpiões e aranhas. Revista Medicina (Ribeirão Preto).2003;36:490-7.
8. Decker BS, Goldfarb DS, Dargan PI, et al. Extracorporeal treatment for lithium poisoning: systematic review and recommendations from the EXTRIP Workgroup. Clin J Am Soc Nephrol. 2015;10:875–87.
9. French JH, Thomas RG, Siskind AP, Brodsky M, Iseri LT. Magnesium therapy in massive digoxin intoxication. Ann Emerg Med. 1984;13(7):562-566.
10. Georgina M, Elder BA, et al. Activated charcoal: To give or not to give? International Emergency Nursing (2010)18,154-157.
11. Greene S, O`Connor A, et al. Carbamazepine poisoning. Uptodate online, acesso junho 2020.
12. Guia de vigilância epidemiológica/Ministério da Saúde, Secretaria de Vigilância em Saúde, Departamento de Vigilância Epidemiológica, 7ª ed. Brasília: Ministério da Saúde, 2009.
13. Heard K, Dart R. Acetaminophen (paracetamol) poisoning in adults: Treatment. Uptodate online, acesso junho 2020.
14. Hernandez EMM, Rodrigues RMR, et al. Manual de toxicologia clínica: orientações para assistência e vigilância das intoxicações agudas. São Paulo: Secretaria Municipal da Saúde, 2017. 465 p.
15. Hodgman MJ, Garrard AR. A review of acetaminophen poisoning. PharmD, Crit Care Clin 28 (2012) 499–516.

CAPÍTULO 7

16. Levine M, et al. Toxicology in the ICU; Part 1: General overview and approach to treatment. Chest 2011;140(3):795-806.
17. Levine M, O`Connor A. Digitalis (cardiac glycoside) poisoning. Uptodate online, acesso julho 2020.
18. Ma G. Electrocardiographic manifestations: digitalis toxicity. The Journal of Emergency Medicine, Vol. 20, No. 2, pp. 145–152, 2001.
19. Manual de diagnóstico e tratamento de acidentes por animais peçonhentos, 2a ed. Brasília: Fundação Nacional de Saúde, 2001.
20. Nota informativa Nº 26-SEI/2017-CGPNI/DEVIT/SVS/MS. Informe sobre alterações no esquema de vacinação da raiva humana pós- exposição e dá outras orientações. Ministério da Saúde. Site: saúde. gov.br.
21. Perrone J, Chatterjee P, et al. Lithium poisoning. Uptodate online, acesso julho 2020.
22. Pita-Fernández S, et al. Clinical manifestations of elderly patients with digitalis intoxication in the emergency department. Archives of Gerontology and Geriatrics 53 (2011) e106–e110.
23. Rao MPR, et al. Digoxin toxicity with normal digoxin and serum potassium levels: beware of magnesium, the hidden malefactor. The Journal of Emergency Medicine, Vol. 45, No. 2,pp. e31–e34, 2013.
24. Rumack BH, Matthew H. Acetaminophen poisoning and toxicity. Pediatrics 1975;55:871.
25. Rumack BH. Acetaminophen hepatotoxicity: the first 35 years. Clinical Toxicology, 40(1),3–20 (2002).
26. Salhanick SD, et al. Tricyclic antidepressant poisoning. Uptodate online, acesso julho 2020.
27. Sivilotti MLA, et al. Initial management of the critically ill adult with an unknown overdose. Uptodate online, acesso julho 2020.
28. Tétano acidental, capítulo 63. Doenças infecciosas e parasitárias: guia de bolso / Ministério da Saúde, secretaria de vigilância em saúde, departamento de vigilância epidemiológica. – 8. ed. rev. – Brasília: Ministério da Saúde, 2010. ISBN 978-85-334-1657-4.

CAPÍTULO

8

Alergologia

8.1 Angioedema na Sala de Urgência

Daniel Ossamu Goldschmidt Kiminami
Rosângela Villela Garcia

DEFINIÇÕES

- Edema de subcutâneo ou submucosa e derme, secundário a vasodilatação e liberação de mediadores inflamatórios. Trata-se de edema profundo, não compressível, e que pode perdurar por até 7 dias a depender da causa.
- Condição potencialmente fatal quando acomete língua, laringe ou faringe.
- Pode levar à obstrução de vias aéreas, causando estridor e asfixia.
- Angioedema em outros sítios demanda observação, pois pode evoluir para os locais de risco citados anteriormente.

CLASSIFICAÇÃO

- **Mediado por histamina**: usualmente está associado a urticária e prurido cutâneo, podendo evoluir para anafilaxia. Tende a responder a anti-histamínicos (AH) e corticosteroides (CE). Geralmente é causado por reação alérgica, na qual alérgenos (antígenos) se ligam a imunoglobulina E (IgE) da membrana de mastócitos, deflagrando liberação de histamina. Em alguns casos ocorre degranulação direita de mastócitos por via independente de IgE.
- **Mediado por bradicinina (não histaminérgico)**: pode ser mais grave por não responder bem a terapia para reação alérgica (AH e CE) ou adrenalina. Tende a ser mais duradouro (2-5 dias) e pode estar relacionado a acometimento de mucosa intestinal, com edema de alça, dor abdominal e ascite.
    - Etiologia:
        ‣ Angioedema secundário a inibidor da enzima conversora de angiotensina (IECA).
        ‣ Angioedema hereditário tipos I, II e III.
        ‣ Angioedema secundário a deficiência adquirida da enzima inibidora da C1 esterase (C1-INH).
- **Idiopático**: mecanismo patogênico não é identificado.

MANEJO

- O primeiro passo é avaliar condição potencialmente fatal, como anafilaxia e tratar de acordo (ver Fluxograma 8.1 e subcapítulo 8.2).
- Em seguida, buscar identificar a fisiopatologia do angioedema (Tabela 8.1).
- Tratar de acordo com a classificação realizada (Tabelas 8.2 e 8.3).

Tabela 8.1 – Classificação das causas mais importantes de angioedema.				
Classe	**Clínica**	**Patogênese**	**Pontos importantes**
Angioedema mediado por histamina	Usualmente associado a prurido e urticária, podendo se apresentar como parte de reação alérgica e evoluir para anafilaxia	Degranulação de mastócitos mediada por IgE	Desencadeado por alérgenos: alimentos, com sintomas de início abrupto (p. ex., frutos do mar, amendoim) ou após 2-6 h (p. ex., cordeiro, porco); drogas (p. ex., anestésicos locais e hormônios); picada de insetos; látex; contato direto (p. ex., saliva de animais)
		Degranulação direta de mastócitos	Inchaços recorrentes, mas nem sempre com urticária pruriginosa. Associado a opiáceos (p. ex., tramadol, morfina), contrastes radiológicos e estímulos físicos (p. ex., pressão, calor, frio)
		Idiopático	Angioedema recorrente, mas nem sempre associado com prurido, baixo risco de mortalidade

CONTINUA ▶

Alergologia

Tabela 8.1 – (Continuação) Classificação das causas mais importantes de angioedema.

Classe	Clínica	Patogênese	Pontos importantes
Angioedema mediado por bradicinina	**Não** associado a prurido ou urticária	Induzido por IECA	Angioedema não histaminérgico mais comum. Fatores de risco: afrodescendentes, idosos, mulheres, portadores de insuficiência cardíaca, imunossuprimidos e usuários de tabaco, estatina ou ácido acetilsalicílico (AAS). Manifesta-se desde horas a anos após o início de uso da medicação e podem ocorrer episódios de angioedema até 6 meses após a suspensão da droga
	Pode apresentar-se com sintomas abdominais por edema de alças intestinais	AHE tipos I e II: baixa produção ou produção da C1-INH disfuncional	Raro. Início na adolescência (especialmente mulheres após a menarca). Pode estar associado a pródromo (p. ex., eritema marginado), histórico familiar, herança autossômica dominante. Caracteriza-se por baixos níveis de C4
		AHE tipo III: C1-INH normal (possível mutação no fator XII)	Muito raro. Angioedema recorrente, envolvendo face e língua, predominante em mulheres e autossômico dominante com baixa penetrância
		Deficiência adquirida de C1-INH	Associado a doenças em 70% dos casos, como doenças autoimunes ou neoplásicas (sistema linforreticular, como linfoma não Hodgkin)
Idiopático	Variável, com ou sem urticária	Desconhecida	Secundário a infecção; síndrome hipereosinofílica; síndrome de Gleich; vasculite urticariforme; não histaminérgico idiopático

AHE: angioedema hereditário; **IECA:** inibidores da enzima conversora de angiotensina; **C1-INH:** enzima inibidora da C1 esterase.

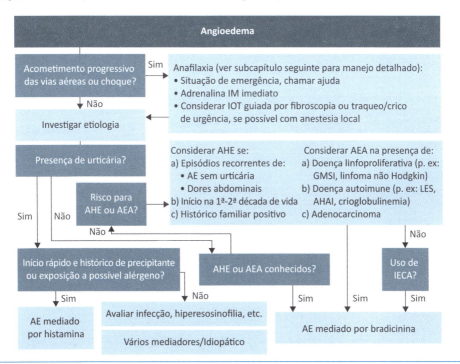

Fluxograma 8.1 – Abordagem inicial de angioedema na sala de urgência.
IOT: intubação orotraqueal; **IECA:** inibidores da enzima conversora de angiotensina; **AHE:** angioedema hereditário; **AEA:** angioedema adquirido; **AE:** angioedema; **GMSI:** gamopatia monoclonal de significado indeterminado; **AHAI:** anemia hemolítica autoimune; **LES:** lúpus eritematoso sistêmico.
Fonte: Jaiganesh *et al.* (2013).

272 Guia Prático de Emergências Clínicas

Tabela 8.2 – Tratamento da fase aguda do angioedema segundo etiologia.

Classe	Etiologia	Tratamento
Angioedema mediado por histamina	Degranulação de mastócitos mediada por IgE Degranulação direta dos mastócitos Idiopático	1. Suspender/remover fator precipitante 2. Se houver choque, sibilos ou brocoespasmo, tratar com epinefrina 3. Anti-histamínicos por 3-7 dias (drogas IM/EV se em estado potencialmente crítico) 4. Corticoterapia por 5-7 dias (EV e passar para VO assim que possível)
Angioedema mediado por bradicinina	Induzido por IECA	1. Suspender IECA 2. Considerar anti-histamínicos e corticoterapia quando não se pode excluir angioedema mediado por histamina associado 3. Considerar icatibanto 30 mg SC lento apenas na iminência de intubação orotraqueal (IOT)
	Angioedema hereditário	1. Avaliar via aérea e não postergar intubação se houver estridor ou risco de falência respiratória 2. Medicações de primeira linha: inibidor da C1 esterase humana 20 UI/kg EV ou icatibanto 30 mg SC (até 3 vezes em 24 h) 3. Medicações de segunda linha: plasma fresco congelado 2 unidades EV (repetir a cada 2-4 h até melhora clínica) ou 10-15 mL/kg se paciente estiver com risco de congestão
	Deficiência adquirida de C1-INH	1. Tratar causa-base, se possível 2. Outros tratamentos, como icatibanto, são *off-label*
Idiopático	Desconhecida	1. Tentar tratamento empírico com anti-histamínico e corticosteroide, se possível 2. Tratar doença associada se identificada (p. ex., infecção) 3. Se não houver qualquer melhora, considerar angioedema mediado por bradicinina

IECA: inibidores da enzima conversora de angiotensina; **C1-INH:** enzima inibidora da C1 esterase; **EV:** endovenosa; **IM:** intramuscular; **SC:** subcutânea; **VO:** via oral.

Tabela 8.3 – Anti-histamínicos e corticosteroides para angioedema.

Anti-histamínico	Via	Dose
Prometazina	EV ou IM	25 mg de até 2/2 h
Difenidramina	EV ou IM	25-50 mg de 4/4-6/6 h (máximo de 300 mg/dia)
Cetirizina	VO	10 mg 1 vez/dia a 10 mg 6/6 h
Levocetirizina	VO	2,5-5,0 mg 1 vez/dia
Loratadina	VO	10 mg 1 vez/dia a 10 mg 12/12 h
Desloratadina	VO	5 mg 1 vez/dia a 5 mg 12/12 h
Fexofenadina	VO	60-180 mg 1 vez/dia
Hidroxizina	VO	25 mg 3-4 vez/dia
Corticosteroide	**Via**	**Dose**
Prednisona	VO	0,5-1,0 mg/kg 1 vez/dia
Metilprednisolona	EV	60-80 mg 1 vez/dia
Hidrocortisona	EV	300-400 mg 1 vez/dia
Dexametasona*	EV	4 mg 6/6 h
Outros	**Via**	**Dose**
Adrenalina	IM	0,3-0,5 mg (máximo de 0,5 mg) usando a solução de 1 mg/mL; pode ser repetido a cada 5-15 min se ausência de melhora clínica
Icatibanto	SC	Dose única. Se após 1 h sem reposta, repetir segunda dose

*Escolha se antecedente de reação alégica a corticosteroides.

8.2 Anafilaxia na Sala de Urgência

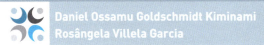
Daniel Ossamu Goldschmidt Kiminami
Rosângela Villela Garcia

DEFINIÇÕES

- Anafilaxia é uma síndrome multissistêmica de reação de hipersensibilidade aguda ocasionada pela liberação de mediadores inflamatórios por mastócitos e basófilos na corrente sanguínea.
- Distúrbio agudo potencialmente fatal.
- Apresentação variada, o que dificulta diagnóstico.
- É subdiagnosticada e subtratada.

SINAIS E SINTOMAS

- **Sistema tegumentar (90%):** eritema difuso, prurido generalizado e/ou urticária (pápulas eritematosas, elevadas, arredondadas, de dimensões variadas, podendo ser confluentes ou não ou apresentar centro claro, associadas a intenso prurido). Angioedema também pode estar presente, mais comumente em lábios, língua, pálpebras, pés, mãos e genitália.
- **Sistema respiratório (70%):** prurido nasal, congestão nasal ou rinorreia, estridor laríngeo, rouquidão, dispneia e/ou sinais e sintomas de broncospasmo, como tosse e sibilância.
- **Sistema digestório (45%):** náuseas, vômitos, diarreia e cólicas abdominais.
- **Sistema cardiovascular (45%):** tonturas, síncopes, taquicardia, hipotensão e choque circulatório.

EVOLUÇÃO

- Pode evoluir tanto para resolução espontânea dos sinais e sintomas quanto para quadros mais graves com desfechos fatais, ou por obstrução de vias aéreas ou por choque circulatório.

- Atenção para a possibilidade de evolução bifásica, caracterizada por nova exacerbação após horas a dias da resolução inicial. Nesses casos o ressurgimento dos sinais e sintomas ocorrem mais comumente de 8-10 horas após a resolução inicial, podendo se estender até 72 horas em alguns casos.

DIAGNÓSTICO

O diagnóstico de anafilaxia clínico e obtido pela identificação de pelo menos um dos seguintes três critérios (sensibilidade de 96,7% e especificidade de 82,4%):

1. Apresentação aguda (minutos a poucas horas), com envolvimento de pele e/ou mucosa (urticária, prurido, *rash* ou angioedema) e pelo menos um dos seguintes achados:
   - comprometimento respiratório (dispneia, sibilância, estridor, hipoxemia);
   - hipotensão ou sintomas de disfunção orgânica.

 OBSERVAÇÃO

Como o envolvimento cutâneo é comum (90%), esse critério é muito útil para o diagnóstico.

2. Dois ou mais achados a seguir que ocorram minutos a poucas horas após exposição a alérgeno PROVÁVEL:
   - envolvimento de pele e/ou mucosa (urticária, prurido, *rash* ou angioedema);
   - comprometimento respiratório (dispneia, sibilância, estridor, hipoxemia);
   - hipotensão ou sintomas de disfunção orgânica;
   - sintomas gastrointestinais persistentes (p. ex., cólica abdominal, vômitos).

3. Queda da pressão arterial (PAS < 90 mmHg ou queda > 30% da PAS basal) minutos a poucas horas após exposição a alérgeno CONHECIDO pelo paciente.

CAUSAS DA ANAFILAXIA

A degranulação de mastócitos e basófilos por meio da ligação de alérgenos à IgE é o mecanismo fisiopatológico clássico da anafilaxia. Porém, há outros mecanismos conhecidos, inclusive mecanismos não imunológicos que deverão também ser considerados. Com auxílio da Tabela 8.4, buscar identificar por meio da anamnese o fator desencadeante mais provável.

TRATAMENTO

O tratamento, resumido no Fluxograma 8.2, é o mesmo independentemente do gatilho ou do mecanismo envolvido em sua fisiopatologia e envolve a administração de epinefrina (adrenalina), para a qual não há contraindicações absolutas nesse contexto.

Uma vez feito o diagnóstico, de forma rápida e simultânea:

- **Avaliar vias aéreas:** intubar se evidências de obstrução de vias aéreas por angioedema (possível via aérea difícil, solicitar auxílio de profissional experiente, se possível). Cricotireoidotomia poderá ser necessária.
- **Administrar adrenalina (1 mg/mL):** 0,3 a 0,5 mg IM em terço médio de coxa anterolateral e repetir a cada 5 a 15 min, se necessário.
- **Posicionar paciente:** decúbito dorsal com elevação dos membros inferiores.
- **Oferecer oxigênio:** 8-15 L/min por máscara não reinalante.
- **Obter veia calibrosa e administrar SF0,9%:** 10 a 20 mL/kg se hipotensão (PAS < 90 mmHg).

Manejo de sintomas refratários

- **Adrenalina EV:** indicada para pacientes com resposta inadequada à administração

Tabela 8.4 – Causas de anafilaxia.

Alérgenos (mecanismo imunológico dependente de IgE)

Alimentos, especialmente amendoim, nozes, camarão, mariscos, peixes, leite, ovo
Aditivos alimentares (p. ex., temperos, goma natural, corantes)
Picada (p. ex., veneno de abelhas, vespas, formigas) e mordidas de insetos (p. ex., triatomíneos)
Medicações (p. ex., antibióticos, anti-inflamatórios não esteroides)
Materiais biológicos (p. ex., anticorpos monoclonais, agentes quimioterápicos e vacinas)
Látex (pode haver histórico de reações alérgicas a mamão e kiwi)
Líquido seminal humano (causa rara de anafilaxia em mulheres)

Gatilhos imunológicos (mecanismo independente de IgE)

Dependente de IgG (raro) (p. ex., infliximabe, dextrano de alto peso molecular)
Ativação do sistema de coagulação (p. ex., heparina contaminada com sulfato de condroitina hipersulfatado)

Anafilaxia idiopática

Considerar possibilidade de gatilho não evidente ou previamente não reconhecido
Considerar possibilidade de síndrome de ativação de mastócitos

Gatilhos não imunológicos (ativação direta de mastócitos e basófilos)

Estressores físicos (p. ex., exercícios, frio, calor)
Medicamentos (p. ex., opioides, anti-inflamatórios não esteroides)
Contrastes para exames de imagem
Álcool pode exacerbar (raramente induzir)

Obs.: alguns desencadeantes podem atuar por meio de mais de um mecanismo, como contraste, veneno de insetos e medicamentos (p. ex:, anti-inflamatórios não esteroides [AINE])

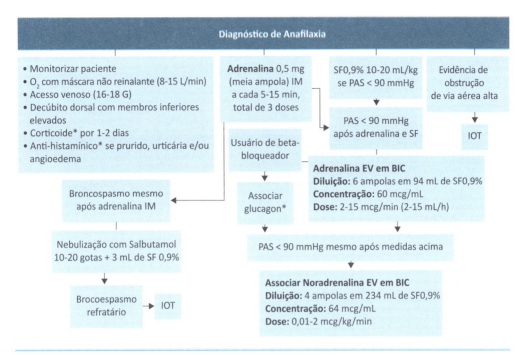

Fluxograma 8.2 – Manejo inicial de anafilaxia na sala de urgência.
* Ver texto para doses.
BIC: bomba de infusão contínua; **EV:** endovenosa; **IM:** intramuscular; **IOT:** intubação orotraqueal; **PAS:** pressão arterial sistólica.

de adrenalina IM (pelo menos 3 doses) e expansão volêmica com solução salina.
- **Dose:** 2 a 15 mcg/min em bomba de infusão contínua.
- **Sugestão de diluição:** 6 ampolas de 1 mg/mL em 94 mL de SF 0,9% = 60 mcg/mL.
- **Infusão segundo sugestão de diluição:** 2 a 15 mL/h.

- **Segundo vasopressor:** associar segundo vasopressor como noradrenalina se houver hipotensão refratária a adrenalina EV e expansão volêmica (ver Fluxograma 8.2).
- **Glucagon EV:** indicado se houver hipotensão ou bradicardia refratárias a adrenalina EV e expansão volêmica em pacientes em uso de betabloqueadores.
  - **Ataque:** 1 a 5 mg em 5 min.
  - **Manutenção:** 5 a 15 mcg/min em bomba de infusão contínua.
  - **Sugestão de diluição:** 4 mg em 50 mL de SG5% = 80 mcg/mL.
  - **Infusão segundo sugestão de diluição:** 4 a 12 mL/h.
  - **Cuidados:** proteger vias aéreas pelo risco de vômitos (p. ex., posicionar paciente em decúbito lateral).
- **Broncodilatadores:** se houver broncospasmo refratário a adrenalina IM.
  - Salbutamol 10 a 20 gotas em 3 mL de SF0,9% (exemplo).

Tratamento adjuvante

- **Corticosteroides:** diminuem o risco de reação bifásica, não substituem a epinefrina. Fazer por 1 a 2 dias, sendo opções válidas:
  - Metilprednisolona 1 a 2 mg/kg/dia EV de 6/6 horas.
  - Hidrocortisona 5 a 10 mg/kg/dia EV de 6/6 horas.
  - Prednisona 1 mg/kg/dia (máx. 50 mg) VO se anafilaxia leve.
- **Anti-histamínicos:** usados somente como sintomáticos para prurido, urticária e angioedema. Ver Tabela 8.3 para sugestão de anti-histamínicos e doses.

8.3 Corticosteroides: Equivalência

Daniel Ossamu Goldschmidt Kiminami

Tabela 8.5 – Comparação farmacológica dos corticosteroides.

Corticosteroide	Dose equivalente* (mg)	Atividade anti-inflamatória relativa	Atividade mineralocorticoide relativa	Duração de ação (horas)
Hidrocortisona (cortisol)	20	1	1	8-12
Acetato de cortisona	25	0,8	0,8	8-12
Prednisona	5	4	0,8	12-36
Prednisolona	5	4	0,8	12-36
Metilprednisolona	4	5	0,5	12-36
Triamcinolona	4	5	0	12-36
Fludrocortisona	Não usado para efeito anti-inflamatório	10	125	12-36
Betametasona	0,6	25-40	0	36-72
Dexametasona	0,75	30	0	36-72

* Doses anti-inflamatórias apresentadas valem para via oral e endovenosa. Vias intra-articular e intramuscular variam consideravelmente. Doses de corticosteroide de efeito mineralocorticoide equivalente a 0,1 mg de fludrocortisona são prednisona ou prednisolona 50 mg ou hidrocortisona 20 mg.

BIBLIOGRAFIA

1. Bezalel S, Mahlab-Guri K, et al. Angiotensin-converting Enzyme Inhibitor induced Angioedema. The American Journal of Medicine(2015)128, 120-125.
2. Cicardi M, Aberer W, et al. Classification, diagnosis, and approach to treatment for angioedema: consensus report from the Hereditary Angioedema International Working Group. Allergy 69 (2014) 602–616.
3. Estelle F, Simons R, et al. Anaphylaxis: Rapid recognition and treatment. Uptodate online, 08/02/2016.
4. Jaiganesh T, et al. Acute angioedema: recognition and management in the emergency department. Eur J Emerg Med 2013;20:10–17.
5. Lieberman PL. Recognition and first-line treatment of anaphylaxis. The American Journal of Medicine (2014) 127, S6-S11.
6. Moellman JJ, et al. A consensus parameter for the evaluation and management of angioedema in the emergency department. Acad Emerg Med. 2014 April;21(4): 469–484.
7. Sampson HA, et al. Second symposium on the definition and management of anaphylaxis: summary Report—Second National Institute of Allergy and Infectious Disease/Food Allergy and Anaphylaxis Network Symposium. Ann Emerg Med. 2006;47:373-380.
8. Zuraw B, et al. An overview of angioedema: Clinical features, diagnosis, and management. Uptodate online, 21/07/2015.

CAPÍTULO

9

Hematologia e Oncologia

9.1 Neutropenia Febril

Daniel Ossamu Goldschmidt Kiminami
Cinara Silva Feliciano
Lecio Rodrigues Ferreira

DEFINIÇÕES

- Emergência clínica potencialmente fatal que pode ocorrer em qualquer período da evolução das doenças neoplásicas, mas principalmente após o início do tratamento quimioterápico.
- Caracteriza-se por resposta imunológica deficiente a uma infecção, para qual a febre poderá ser o primeiro e único sinal.
- A neutropenia febril deve ser prontamente identificada e antibiótico de largo espectro administrado. Ver Fluxograma 9.1 para visão geral do seu manejo.
- Considerar neutropenia, nesse contexto, a contagem total de neutrófilos periféricos (PMN): < 500/mm³ ou < 1.000/mm³ com tendência a queda para < 500/mm³ nas próximas 48 horas.
- Considerar febre, nesse contexto, a aferição de temperatura axilar: > 38,3 °C em única aferição ou ≥ 38 °C mantida por pelo menos 1 horas.

DIAGNÓSTICO

- Todo o paciente com neoplasia conhecida ou suspeita com os critérios de neutropenia e febre descritos anteriormente deverão ser tratados de acordo com o diagnóstico presuntivo de neutropenia febril.
- Ausência de sinais ou sintomas infecciosos e/ou a presença de outras causas não infecciosas de febre, como a própria neoplasia, síndrome de lise tumoral, hematomas, etc. não afastam o diagnóstico de neutropenia febril.
- Pacientes com neutropenia por outra doença conhecida (p. ex., infecção por HIV, dengue) não devem ser tratados segundo os preceitos de neutropenia febril expostos neste subcapítulo.

AVALIAÇÃO INICIAL

Anamnese e exame físico devem correr em paralelo com a coleta de exames e tratamento inicial empírico:

- **Anamnese:** buscar identificar no histórico as comorbidades, os sintomas órgão-específicos, o uso de antibióticos profiláticos, as infecções prévias e a data da última quimioterapia.
- **Exame físico:** avaliar estabilidade hemodinâmica e buscar sítio de infecção por exame físico detalhado, incluindo pele, locais de inserção de cateteres, cavidade oral, pulmões, abdômen, genitália e região perineal. Sinal infeccioso pode ser frustro dado a neutropenia. Não realizar toque retal em razão do risco de infecção.
- **Exames laboratorias:** hemograma (HMG), urina I, função renal, eletrólitos, função hepática, bilirrubinas, TP, TTPa, hemoculturas (duas amostras de sangue periférico ou, se houver presença de cateter central, uma amostra de sangue periférico e outra de sangue do cateter) e urocultura (coletar antes da primeira dose de antibiótico, se possível).
- **Exames de imagem:** radiografia de tórax para todos os pacientes ou tomografia computadorizada (TC) de tórax de alta resolução sem contraste se houver sintomas respiratórios. TC de abdômen ou de outros sítios se houver clínica sugestiva de infecção nesses locais.
- **Avaliação de risco de infecção fúngica invasiva (IFI):** nos pacientes de alto risco para IFI, iniciar a dosagem de ELISA para galactomanana 3 vezes/semana e solicitar TC de alta resolução de tórax e seios da face se sinais ou sintomas sugestivos de IFI (ver subcapítulo 9.2) ou na presença de galactomanana positiva.

TRATAMENTO INICIAL EMPÍRICO

Consiste em antibioticoterapia (ATB) de largo espectro com cobertura para *Pseudomonas* de preferência em menos de 1 hora da avaliação inicial. Considerar perfil bacteriano local e corrigir doses para função renal. São opções válidas:

- Cefepime 2 g EV 8/8 horas ou
- Piperacilina-tazobactam 4,5 g EV 6/6 a 8/8 horas.

AVALIAÇÃO DE RISCO DE COMPLICAÇÕES

A avaliação de risco de complicações relacionadas à neutropenia febril é importante e pode orientar o tratamento. Entre os escores validados, a Tabela 9.1 apresenta o escore de risco *Multinational Association for Supportive Care in Cancer* (MASCC).

Leucemias agudas e pacientes submetidos a transplante de medula óssea (TMO) alogênico são condições consideradas de alto risco, independentemente do MASCC, por apresentarem:

- Expectativa de neutropenia > 7 dias.
- Neutropenia profunda (PMN < 100/mm³).

Neutropênico febril de baixo risco

- A classificação dos pacientes em alto e baixo risco pode orientar a via de ATB (VO ou EV) e a necessidade ou não de hospitalização.
- Os pacientes de baixo risco que não tenham infecção documentada podem ficar em regime de observação hospitalar por no mínimo 6 horas (geralmente 24 horas) recebendo ATB VO ou EV.
- Nesse período de observação é possível excluir a ocorrência de uma infecção fulminante, testar a aceitação do antibiótico e avaliar o suporte familiar.
- Pode ser modificado para tratamento domiciliar desde que preencha os seguintes critérios:
  - Boa tolerância ao antibiótico VO.
  - Paciente ou cuidador confiável e bem orientado.
  - Presença de ajuda disponível 24 horas por dia.
  - Disponibilidade de contato telefônico e acesso ao serviço de referência dentro de 1 hora.
- Sugestão de ATB VO:
  - Terapia combinada de amoxicilina-clavulanato 500 mg 8/8 horas com ciprofloxacina 750 mg 12/12 horas.
  - Alternativa: levofloxacina 500 mg 1 vez/dia em monoterapia.

Tabela 9.1 – Escore de risco MASCC.

Características	Pontos
1. Intensidade dos sintomas	
Assintomático a leve	+5
Moderada	+3
Grave	+0
2. Sem hipotensão (PAS > 90 mmHg)	+5
3. Sem doença pulmonar obstrutiva crônica (DPOC)	+4
4. Presença de tumor sólido ou ausência de infecção fúngica prévia	+4
5. Sem desidratação	+3
6. Não hospitalizado ao aparecimento da febre	+3
7. Idade < 60 anos	+2
Baixo risco	**Alto risco**
MASCC ≥ 21	MASCC < 21

OBSERVAÇÃO

Nos casos de alergia a penicilinas a clindamicina 600 mg 8/8 horas pode substituir a amoxicilina-clavulanato na terapia combinada.

- Reavaliar paciente em 2-3 dias.
- Caso haja recorrência ou persistência da febre ou surgimento de novos sinais de infecção, o paciente deve ser hospitalizado para ATB EV.

Neutropênico febril de alto risco

- Internar paciente.
- Avaliar prontamente a presença de sepse e tratar de acordo.
- Buscar ativamente foco infeccioso.
- Tratar com antibióticos EV.
- O uso de fatores estimuladores de colônia como filgrastima é controverso.

ACOMPANHAMENTO DO PACIENTE

- Avaliar frequentemente sinais vitais e atentar para a desidratação e possíveis distúrbios hidreletrolíticos.
- O esquema de ATB deve ser reavaliado diariamente conforme resultados de cultura e clínica do paciente.
- O tempo médio de desfervescência em pacientes com síndromes mielodisplásicas e leucemias agudas é de 4 a 5 dias, comparado com 2 a 3 dias no caso de tumores sólidos. Assim, a perpetuação da febre após 48 horas poderá não corresponder a falha de tratamento.
- Solicitar novas culturas a cada 48 horas se o paciente estiver febril.
- Após 2 a 4 dias de ATB empírica, mudanças na terapêutica dependerão de estabilidade clínica, contagem de neutrófilos, persistência da febre e se há infecção documentada ou se a febre é de origem indeterminada.

ANTIBIOTICOTERAPIA EMPÍRICA EM NEUTROPENIA FEBRIL

Além do antibiótico de largo espectro, como cefepime, avaliar diariamente a necessidade de associação de outros antibióticos, como vancomicina e metronidazol.

Indicações de vancomicina

- Suspeita de infecção relacionada a cateter (calafrios ou tremores durante infusão no cateter, presença de hiperemia ou secreção purulenta nos sítios de inserção ou saída).
- Infecção de pele ou partes moles.
- Hemocultura positiva para coco Gram-positivo ainda não identificado.
- Instabilidade hemodinâmica ou sepse grave.
- Pneumonia documentada radiologicamente na qual haja suspeita de infecção por *Staphylococcus aureus* resistente à meticilina (MRSA).
- Pacientes em uso de quinolonas profiláticas.

> **OBSERVAÇÃO**
>
> Se iniciado empiricamente, o uso de vancomicina pode ser suspenso após 48 a 72 horas caso não haja evidência de infecção por coco Gram-positivo.

Indicações de metronidazol

- Mucosite ou sinusite necrotizante.
- Celulite ou abscesso perianal.
- Infecção intrabdominal (diarreia) ou pélvica.
- Enterocolite (tiflite) neutropênica.
- Bacteremia por anaeróbios.

Outras variações da terapia inicial

- Em pacientes clinicamente instáveis com uso recente (menos de 30 dias) de cefalosporinas, considerar substituição de cefepime por carbapenêmicos (p. ex., meropenem 1 g 8/8 horas EV).
- Pacientes clinicamente instáveis com crescimento de bacilo Gram-negativo em culturas, sabidamente colonizados ou que tenham tido infecção recente por bactérias multirresistentes: discutir caso com comissão de infecção hospitalar (CCIH).

CONDUTAS FRENTE À INFECÇÃO DOCUMENTADA

- Se o agente infeccioso for isolado na hemocultura, o antibiótico deve ser ajustado, inclusive reduzindo o espectro quando indicado, assim que o paciente estiver afebril, porém não retirar a cobertura para *Pseudomonas aeruginosa* enquanto permanecer neutropênico.

OBSERVAÇÃO

Ceftazidima, cefepime, piperacilina-tazobactam e meropenem têm ação contra *Pseudomonas*. Os demais betalactâmicos não têm.

- Discutir casos particulares com equipe da CCIH.
- O tempo de tratamento é definido de acordo com o agente isolado, o sítio de infecção (Tabela 9.2) e a duração da neutropenia. Manter ATB pelo tempo indicado ou até a resolução da neutropenia, o que ocorrer por último.

CONDUTAS FRENTE À FEBRE DE ORIGEM INDETERMINADA

A persistência da febre em um paciente clinicamente estável não é indicação para troca do antibiótico. Modificações no esquema antimicrobiano devem ser orientadas pela clínica ou resultados de cultura:

- Caso a febre persista sem foco aparente de infecção após 2 a 4 dias de ATB empírica, colher novas amostras de hemocultura e culturas de outros sítios suspeitos, além de exames de imagem, quando indicados.
- Caso a febre persista após 4 a 7 dias de ATB empírica, iniciar coleta de galactomanana seriada (3 vezes/semana) e solicitar TC de tórax e seios da face de alta resolução nos pacientes de alto risco para infecção por fungo filamentoso. A coleta de galactomanana, polissacarídeo que compõe a parede celular do *Aspergillus* sp., objetiva a detecção precoce da infecção fúngica por esse agente.
- Se houver instabilidade na vigência de ATB, ampliar o espectro com vancomicina e cobertura para Gram-negativos resistentes (carbapenêmico com ou sem aminoglicosídeo). Considerar cobertura para cândida quando houver fatores de risco.

Tabela 9.2 – Sugestão de tempo de antibioticoterapia em relação ao sítio da infecção.

Sítio de infecção	Tempo
Infecção de corrente sanguínea não complicada:	
• Gram-negativo	10-14 dias
• *Staphylococcus aureus*	14 dias (mínimo)
• *Staphylococcus* coagulase negativa (não *aureus*)*	7 dias
• Outros Gram-positivos	7-14 dias
• Cândida	14 dias[†]
Pele e partes moles	10-14 dias
Sinusite	10-14 dias
Pneumonia bacteriana	10-14 dias

*Exemplos: *Staphylococcus epidermidis*, *Staphylococcus haemolyticus*, *Staphylococcus hominis*.
[†] Após última hemocultura positiva.

282 Guia Prático de Emergências Clínicas

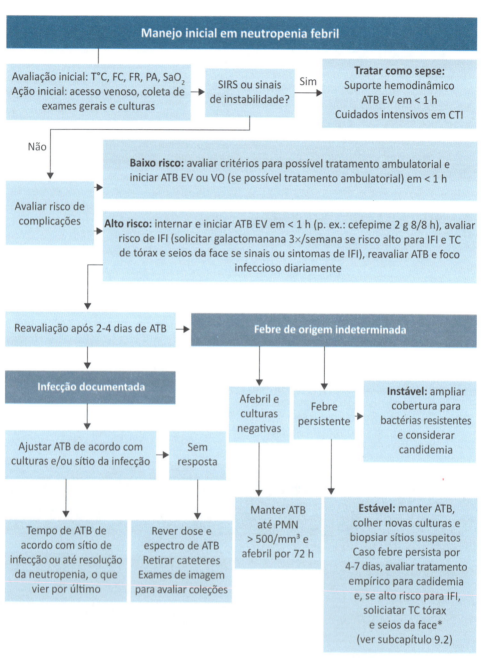

* Caso ainda não solicitados e manter dosagem de galactomanana 3 vezes/semana. **ATB:** antibioticoterapia; **FC:** frequência cardíaca; **FR:** frequência respiratória; **PA:** pressão arterial; **T°C:** temperatura;; **PMN:** polimorfonuclear; **IFI:** infecção fúngica invasiva; **SIRS:** síndrome da resposta inflamatória sistêmica.

Fluxograma 9.1 – Neutropenia febril: manejo geral.

9.2 Infecção Fúngica em Neutropenia Febril

Daniel Ossamu Goldschmidt Kiminami
Cinara Silva Feliciano
Lecio Rodrigues Ferreira

- Os pacientes neutropênicos podem apresentar infecções tanto por *Candida* sp. quanto por fungos filamentosos, especialmente *Aspergillus* sp.
- Suspeitar principalmente nos pacientes com febre de origem indeterminada e persistente a despeito da ATB empírica.

INFECÇÃO POR CÂNDIDA

A cândida é o principal agente de infecção fúngica em pacientes neutropênicos não recebendo profilaxia com fluconazol. Ocorre geralmente a partir da primeira semana de neutropenia e o principal sítio de infecção é a corrente sanguínea (candidemia), por translocação de trato gastrointestinal (TGI) ou por cateter venoso central.

O Fluxograma 9.2 apresenta a visão geral para diagnóstico das infecções fúngicas em neutropenia febril.

Fatores de risco
- Nutrição parenteral.
- Cirurgia gastrointestinal.
- Jejum prolongado.
- Cateter venoso central.
- Mucosite.
- Uso de antibiótico de largo espectro.
- Neutropenia > 7 dias.
- Uso de corticosteroides.

Tratamento empírico

A sensibilidade das hemoculturas para *Candida* sp. é baixa, por isso o tratamento empírico está indicado nos pacientes com os fatores de risco e com febre de origem indeterminada persistente com ou sem sepse após 4 a 7 dias de ATB empírica adequada. São opções terapêuticas: fluconazol EV ou equinocandinas (ex: caspofungina, micafungina). Preferir equinocandinas em pacientes instáveis ou em hospitais com alto índice de espécies de cândidas resistentes a fluconazol. Ver Tabela 9.3 para posologia e comentários sobre os principais antifúngicos citados.

INFECÇÃO POR FUNGOS FILAMENTOSOS

- Leva à infecção fúngica invasiva (IFI).
- *Aspergillus* sp. como principal agente.
- Mais tardia, após segunda semana de neutropenia.
- Acomete principalmente pulmões e seios da face.
- Via inalatória como via de aquisição principal.

Fatores de alto risco para IFI
- Neutropenia profunda (neutrófilos < 100/mm^3) e prolongada (> 10 dias), como ocorre em pacientes em tratamento de indução de leucemias agudas, leucemias recidivadas ou outras quimioterapias altamente mielossupressoras.
- TMO alogênico.
- Uso prolongado (> 3 semanas) de corticosteroides.
- Tratamento com imunossupressores de células T.
- Doença do enxerto contra hospedeiro.

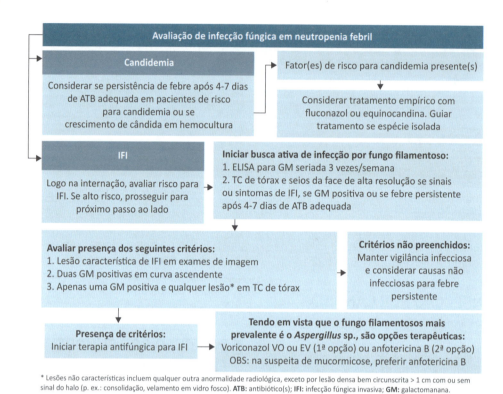

Fluxograma 9.2 – Raciocínio diagnóstico de infecções fúngicas em neutropenia febril.

* Lesões não características incluem qualquer outra anormalidade radiológica, exceto por lesão densa bem circunscrita > 1 cm com ou sem sinal do halo (p. ex.: consolidação, velamento em vidro fosco). **ATB:** antibiótico(s); **IFI:** infecção fúngica invasiva; **GM:** galactomanana.

Tabela 9.3 – Antifúngicos principais em neutropenia febril.

Fármaco	Dose	Intervalo	Diluição	Infusão	Tempo de tratamento e comentários
Voriconazol VO	> 40 kg: 400 mg 12/12 h, depois 200 mg 12/12 h < 40 kg: 200 mg 12/12 h, depois 100 mg 12/12 h				Mesmos do voriconazol EV. Preferir VO no caso de Clcr < 50 mL/min
Voriconazol EV	Ataque: 6 mg/kg/dose† por 2 doses Manutenção: 4 mg/kg/dose†	12/12 h	SF 100 mL	60 min	IFI: 6-12 sem ou até recuperação imune ou resolução clínica/radiológica Evitar se Clcr < 50 mL/min; reduzir dose de manutenção se IH leve a moderada (Child-Pugh A ou B)
Anfotericina B lipossomal*	3-5 mg/kg/dia	1 vez/dia	SG 5% 500 mL	120 min	Candidemia: 14 dias após última HMC+ IFI: 6-12 semanas ou até recuperação imune ou resolução clínica/radiológica
Anfotericina B desoxicolato*	0,5-1 mg/kg/dia (máx.: 50 mg/dia)	1 vez/dia	SG 5% 500 mL	6 h	Candidemia: 14 dias após última HMC+ IFI: 6-12 semanas ou até recuperação imune ou resolução clínica/radiológica
Caspofungina	1º dia: 70 mg após 50 mg/dia	1 vez/dia	70 mg SF 200 mL 50 mg SF 100 mL	60 min	Candidemia: 14 dias após última HMC+ Sem correção para função renal; reduzir dose de manutenção se IH moderada (Child-Pugh B)
Micafungina*	100-150 mg/dia	1 vez/dia	SF 100 mL	60 min	Candidemia: 14 dias após última HMC+
Fluconazol	6-12 mg/kg/dia	12/12 h	-	1 bolsa – 60 min	Candidemia: 14 dias após última HMC+ Sem correção para função hepática Clcr ≤ 50 mL/min: reduzir dose em 50%

†Peso real.
*Sem correção de dose para função renal ou hepática. **FR-AMP:** frasco-ampola; **AD:** água destilada; **HMC+:** hemocultura positiva; **IFI:** infecção fúngica invasiva; **IH:** insuficiência hepática.

CAPÍTULO 9

A tabela a seguir apresenta os riscos em demais condições:

Risco de IFI	Condição clínica
Alto (≥ 10%)	Leucemia mieloide aguda Leucemia aguda recidivada Transplante de medula óssea alogênico* Leucemia linfoide aguda de alto risco**
Baixo (< 5%)	Leucemia linfoide aguda Linfoma não Hodgkin Transplante de medula óssea autólogo
Casos esporádicos	Tumores sólidos Tumores cerebrais Linfoma de Hodgkin

*Até a enxertia ("pega") ou em caso de doença do enxerto contra hospedeiro com aumento da imunossupressão.
**Neutropenia profunda e prolongada em vigência de corticoterapia.

Sinais e sintomas sugestivos de IFI

- **Pulmonar:** tosse, dispneia, dor torácica, hemoptise, atrito pleural.
- **Seios da face:** rinorreia, epistaxe, ulceração ou escoriações em septo nasal ou palato duro, dor maxilar, edema periorbitário, déficit neurológico focal.
- **Outros:** lesões cutâneas sugestivas de infecção fúngica (p. ex., nodulações, ulcerações).

Na presença dos sinais e sintomas descritos, independentemente do momento da neutropenia febril, a investigação com TC de alta resolução de tórax e seios da face se torna mandatória para avaliação de achados compatíveis com IFI. Se houver imagens compatíveis com IFI, iniciar tratamento e realizar biópsia da lesão se possível.

Note portanto que em contexto de neutropenia febril, se houverem sinais ou sintomas respiratórios, independentemente da gravidade, a TC de alta resolução estará indicada. Busca-se com tal medida a detecção precoce da IFI.

São achados típicos de IFI na TC de tórax: lesão ou lesões densas, bem circunscritas, maiores que 1 cm, com ou sem sinal do halo, sinal do crescente aéreo ou cavitações.

O sinal do halo sugere fortemente o diagnóstico de IFI em sua fase precoce. Já o sinal do crescente aéreo tende a ser um achado tomográfico mais tardio.

Estratégias diagnósticas de IFI

Seguir protocolo institucional, se disponível. Nos pacientes de alto risco para IFI, iniciar a busca ativa de IFI logo na internação por meio da:

- Dosagem de ELISA para galactomanana 3 vezes/semana, uma vez que curva ascendente (pelo menos duas dosagens elevadas) pode preceder a manifestação clínica da infecção fúngica invasiva.
- Solicitação de TC de alta resolução de tórax e seios da face se sinais ou sintomas sugestivos de IFI, se galactomana positiva ou na persistência da febre após 4-7 dias de ATB adequada.

Tratamento de IFI

O tratamento deve ser considerado a depender do julgamento clínico e de fatores de risco do paciente nas seguintes situações:

- Lesão típica de IFI em exame de imagem.
- Dois exames de ELISA para galactomanana positiva em curva ascendente.
- Apenas um exame de ELISA para galactomanana positiva e outros achados em TC de tórax não típicos para IFI (p. ex., consolidações, velamentos em vidro fosco).

O antifúngico de escolha para cobertura de *Aspergillus* sp. (principal agente) é o voriconazol. Anfotericina B reservada como segunda opção, exceto nos casos suspeitos de mucormicose, para os quais a anfotericina passa a ser primeira opção (ver Fluxograma 9.2 e Tabela 9.3).

9.3 Complicações Agudas na Doença Falciforme

Daniel Ossamu Goldschmidt Kiminami
Flavia Leite Souza Santos
Fabíola Traina
Ana Cristina Silva Pinto

- O termo doença falciforme (DF) denota síndromes caracterizadas pela presença da hemoglobina S (HbS) nos eritrócitos que resulta do estado homozigoto (HbSS), conhecido como anemia falciforme (AF) ou heterozigoto composto (p. ex., HbSC, HbS/betatalassemia, HbSD, HbSE).
- A HbS decorre da substituição de um ácido glutâmico por valina na cadeia da betaglobina, o que causa a polimerização da molécula em tensões mais baixas de oxigênio e leva a alterações na membrana eritrocitária, fazendo com que ela assuma a forma de uma foice, torne-se rígida e aumente a adesão ao endotélio, o que provoca a oclusão da microvasculatura pelas hemácias falcizadas e a hemólise crônica. A hemoglobina, o heme e a arginase 1 livres no plasma provocam estresse oxidativo, inflamatório e alteram a função endotelial.
- Esses dois fenômenos, vasoclusão e hemólise, são os principais mecanismos responsáveis pelas complicações agudas e crônicas na DF.
- Neste subcapítulo, serão abordadas as quatro principais complicações agudas no adulto portador de DF.
- Pacientes com DF devem sempre ser acompanhados em conjunto com a hematologia.

CRISE VASO-OCLUSIVA OU CRISE ÁLGICA

- Evento agudo mais comum em DF decorrente da oclusão da microvasculatura por hemácias falcizadas por gatilhos variados (Tabela 9.4).
- Caracteriza-se por crise de dor de intensidade e duração variáveis, mais comum em membros, extremidades, dorso e tórax.
- Primeiro episódio pode ocorrer precocemente, ainda aos 6 meses, algumas vezes na forma de dactilite.
- A dor pode ter duração de 30 minutos ou se prolongar por dias. Queixas prolongadas (> 2 semanas) a despeito de tratamento adequado exigem a investigação de complicações como osteomielite e necrose avascular.
- A crise álgica deve ser rapidamente controlada e a queixa não deve ser subestimada, pois essa condição é fator de risco para complicações mais graves.
- A presença de sinais inflamatórios locais não é usual e indica a necessidade de buscar diagnósticos diferenciais como osteomielite, artrite séptica, etc.
- Crises de dor em locais menos comuns também exigem o afastamento de outras complicações: cefaleia (AVC), flanco (necrose papilar) e abdômen (sequestro esplênico ou hepático).

Tabela 9.4 – Desencadeantes comuns da crise de dor.

Esforço físico intenso	Infecção
Exposição ao frio	Desidratação
Febre	Acidose
Hipoxemia	Trauma

INTERNAÇÃO HOSPITALAR

Indicada na presença de dor refratária ou intensa, em que há dificuldade de tratamento álgico ambulatorial e quando houver sinais de complicações associadas (p. ex., crise aplástica, evento neurológico, acometimento pulmonar, abdominal ou ortopédico).

CAPÍTULO 9

EXAMES COMPLEMENTARES

- HMG completo com contagem de reticulócitos.
- Função renal, eletrólitos e gasometria (se $SaO_2 \leq 94\%$ em ar ambiente).
- Investigação infecciosa se houver febre ou clínica sugestiva.
- Exames específicos para avaliação de diagnósticos diferenciais: punção aspirativa, se houver acometimento articular com derrame; radiografia óssea e cintilografia, se houver possibilidade de osteomielite; urina I e urocultura, se houver dor lombar para investigar pielonefrite, etc.
- Testes pré-transfusionais.

TRATAMENTO PARA CRISE ÁLGICA

- O_2 suplementar se $SaO_2 < 95\%$.
- Controle álgico rápido e adequado com métodos farmacológicos e não farmacológicos (manter paciente aquecido em tempo frio).
- Tratar desencadeantes: ATB para infecções, repouso, expansão volêmica EV para desidratação, etc.
- Manter euvolemia com estímulo à ingestão de líquidos em pacientes ambulatoriais. Nos pacientes internados, manter hidratação EV (cuidado com congestão).
- Realizar profilaxia para síndrome torácica aguda (STA):
  - espirometria de incentivo (fisioterapia respiratória);
  - deambulação precoce.
- É aconselhável a prescrição profilática de heparina de baixo peso molecular, apesar de faltarem estudos com forte evidência para embasar a recomendação.
- Ainda que uma radiografia de tórax inicial seja normal, havendo qualquer novo sinal ou sintoma de acometimento pulmonar, solicitar uma nova para avaliar STA.
- A transfusão sanguínea não está indicada nesse contexto, exceto na vigência de outra complicação concomitante que a indique ou de crise refratária.

CONSIDERAÇÕES GERAIS DO CONTROLE ÁLGICO

- **Avaliar:** uso recente de analgésicos, eficácia de métodos utilizados previamente, histórico de efeitos colaterais e intensidade da dor atual com instrumentos adequados (p. ex., escala visual analógica para dor).
- Iniciar rapidamente analgesia adequada, de preferência nos primeiros 30 minutos do contato médico. Ver sugestões de fármacos na Tabela 9.5.

Tabela 9.5 – Farmacoterapia para o controle da dor em crise álgica.	
Intensidade da dor	**Sugestão de fármacos**
Leve ambulatorial (1-3)*	**Drogas VO** Paracetamol 750 mg 6/6 h Dipirona 500 mg - 1,0 g 4/4 h a 6/6 h Diclofenaco 50 mg 8/8 h (AINE) Ibuprofeno 600 mg 6/6 h (AINE) Naproxeno 500 mg 12/12 h (AINE)
Moderada ambulatorial (4-6)	**Drogas VO** Associar paracetamol ou dipirona a AINE ou a opioide fraco como codeína 30 mg 6/6 h
Moderada hospitalar (4-6)	**Preferência para EV** Dipirona 1 g 6/6 h ± tramadol 100 mg 6/6 a 8/8 h ou AINE (sugestõs EV): • Cetoprofeno 100 mg 6/6 h • Tenoxicam 20-40mg 1 vez/dia
Intensa hospitalar (7-10)	**Morfina EV ou SC ± AINE** Sugestão de titulação da morfina: • Fazer 2-5 mg *bolus* • Reavaliar a cada 15-30 min e repetir doses até controle da dor • Controlada a dor, passar 2-5 mg de 3/3 a 4/4 h com resgates de 2-5 mg no intervalo, se ocorrer dor • Após 24 h, contabilizar a dose total de resgate necessária e acrescentar à dose de horário, se necessário • Na presença de insuficiência renal ou hepática, considerar substituição da morfina por fentanil EV ou reduzir doses de morfina

*Graduação da dor segundo escalas analógicas visuais de dor; anti-inflamatórios não esteroides (AINE) somente se não houver contraindicações.

- Pacientes com dor leve a moderada, analgesia com anti-inflamatórios não esteroides (AINE), salvo contraindicações, associada a analgésicos comuns poderá ser tentada.
- Em pacientes com dor intensa, iniciar rapidamente controle álgico com opioides EV:
  - Se o acesso venoso estiver difícil ou ausente, administrar opioide via subcutânea (hipodermóclise).
  - Inicialmente, reavaliar dor e readministrar opioide (em especial morfina) a cada 15-30 minutos até que controle álgico seja alcançado.
  - Reavaliar a cada dose os efeitos colaterais e o controle álgico.
  - Não privar o paciente de morfina pela suspeita de dependência. Se houver suspeita, investigar após controle da crise com equipe especializada (p. ex., psiquiatria).

CUIDADOS COM OPIOIDES

- Prescrever laxativos para prevenção de constipação.
- Se houver prurido, prescrever anti-histamínicos de horário.
- Se houver náuseas e vômitos, optar por ondansentrona.
- Se houver falência renal ou hepática, pode-se optar por controle álgico com fentanil EV.
- Não é recomendado o uso de meperidina!

SÍNDROME TORÁCICA AGUDA (STA)

- Até 50% dos pacientes com DF vivenciam pelo menos um episódio de STA, que é a principal causa de óbito, com mortalidade em torno de 9%.
- Definida por novo infiltrado na radiografia de tórax associado a febre e/ou a sintomas respiratórios.
- Exige hospitalização e tratamento adequado.
- Aproximadamente 50% dos casos ocorre em pacientes inicialmente hospitalizados por outros motivos, dos quais 80% são crise álgica.

Fatores desencadeantes

- **Infecção:** viral e bacteriana, incluindo com bactérias atípicas, como clamídia e micoplasma.
- **Embolia gordurosa:** crises vaso-oclusivas graves resultando em necrose de medula óssea e liberação de êmbolos de gordura na circulação venosa.
- **Crise asmática.**
- **Hipoventilação e atelectasia** secundárias à restrição ventilatória causada por dor ou à depressão respiratória induzida por opioides.
- **Trombose pulmonar** *in situ* e **infarto pulmonar**.

Quadro clínico

Assemelha-se à pneumonia, com início insidioso ou agudo, especialmente durante internação por crise álgica ou após procedimento cirúrgico. São achados comuns: febre, tosse, dor óssea, dor torácica, taquipneia e dor referida abdominal. Em geral, melhora após alguns dias de tratamento, mas pode evoluir com falência respiratória aguda (incluindo síndrome do desconforto respiratório agudo) e até falência de múltiplos órgãos.

Diagnóstico

Trata-se de diagnóstico clínico e radiográfico. Não há formas de distinguir de pneumonia. Dessa forma, considerar como STA quadros suspeitos de pneumonia uma vez preenchidos os seguintes critérios (A+B):

A. Novo infiltrado pulmonar à radiografia de tórax.

B. Pelo menos **um** dos seguintes:
  - temperatura $\geq$ 38,5 °C;
  - redução $\geq$ 3% na SaO_2 de valores prévios basais;
  - SaO_2 $\leq$ 94% em ar ambiente;
  - taquipneia;
  - tiragens, batimento de asas nasais ou uso de musculatura acessória para respirar;
  - dor torácica;
  - tosse;
  - estertores;
  - sibilos.

- Considera-se STA grave se o paciente apresenta alteração do nível de consciência, SaO_2 < 85% apesar de suplementação ou envolvimento completo de um pulmão ou extenso de ambos os pulmões.

 Atenção: a alteração radiológica pode aparecer depois dos sinais e sintomas respiratórios iniciais. Assim, havendo hipóxia e outro sinal/sintoma de acometimento pulmonar, o caso deve ser conduzido inicialmente como STA, e a radiografia repetida dentro de 24 horas.

Exames complementares
- Radiografia de tórax (PA + P). Repetir em 24 horas se o primeiro exame tiver resultado normal.
- HMG e contagem de reticulócitos.
- Gasometria arterial se SaO_2 ≤ 94% em ar ambiente, lactato e proteína C reativa.
- Hemocultura, cultura de escarro.
- Função renal e eletrólitos.
- Outros, a depender da suspeita clínica (p. ex., angiotomografia computadorizada [angio-TC] se houver suspeita de trombose pulmonar; troponina na suspeita de lesão miocárdica; toracocentese se houver presença de derrame pleural, etc.).
- Testes pré-transfusionais.
- A realização de angio-TC deve ser considerada especialmente em pacientes com pelo menos 2 dos seguintes fatores: Hb > 8,2 g/dL, ausência de fator desencadeante conhecido, contagem de plaquetas > 440×10^9/L e $PaCO_2$ < 38 mmHg ao diagnóstico.

Tratamento
- Internação hospitalar.
- O_2 suplementar para manter SaO_2 > 95%.
- ATB.
- Hidratação: objetivar euvolemia. Evitar congestão.
- Analgesia.
- Broncodilatadores, se houver evidência de broncospasmo.
- Espirometria de incentivo (fisioterapia respiratória).
- Transfusão de concentrado de hemácias está indicada especialmente se sinais de hipoxemia ou se piora clínica apesar das medidas iniciais. Pode ser realizada transfusão simples ou de troca a depender da gravidade inicial do caso e do nível de hemoglobina na chegada.
- Acompanhamento em conjunto com a hematologia.
- É aconselhável a prescrição profilática de heparina de baixo peso molecular, apesar de faltarem estudos com forte evidência que embasem essa recomendação.
- O uso de corticosteroide é controverso. O uso de óxido nítrico inalatório é experimental.

Antibioticoterapia
Recomenda-se cobertura para bactérias típicas, como pneumococo, e atípicas, como clamídia e micoplasma. Deve ser iniciado tratamento empírico com cefalosporina de terceira geração + macrolídio VO ou EV. Ajustar ATB segundo resultado de culturas, se possível. Manter ATB por no mínimo sete dias e ajustar espectro segundo resultado de culturas, quando possível. Sugestões válidas para tratamento empírico:

Escolha (cefalosporina de terceira geração + macrolídio):
- Ceftriaxona 1 g 12/12 h EV +
- Claritromicina 250-500 mg 12/12 h VO ou EV ou
- Azitromicina 500 mg 1 vez/dia VO ou EV.

Alternativa (quinolona de quarta geração):
- Moxifloxacina 400 mg 1 vez/dia VO ou EV.

Terapia transfusional
Objetiva melhorar a capacidade de transporte de O_2 e reduzir a porcentagem de HbS circulante. Protocolos institucionais devem ser seguidos. Não há alvo de HbS a ser atingido na STA, e o esquema transfusional pode ser repetido até ser observada melhora clínica. A equipe de hematologia do serviço deve ser comunicada. A seguir, uma sugestão de prescrição:

- **Se Hb < 9,0g/dL**: prescrever transfusão simples sem que o Hb estimado final ultrapasse 10 g/dL ou Ht 30%, evitando piora do quadro por hiperviscosidade. Considerar que 3 mL/kg de concentrado de hemácias (CH) incrementará em 1 g/dL a Hb. Não havendo melhora e Hb ≥ 9,0 g/dL, indicar transfusão de troca. Portanto, em casos graves e com Hb baixa, realizar a transfusão simples antes da de troca.
- **Se Hb ≥ 9,0g/dL**: optar pela transfusão de troca (ou exsanguinotransfusão), que consiste na realização de sangria terapêutica para reduzir a HbS circulante, seguida de transfusão de CH. Pode ser realizada manualmente ou em aparelhos de aférese terapêutica, quando disponíveis. Para o cálculo da transfusão de troca manual, considerar:
  - 5 mL/kg de sangria reduz 1 g/dL na Hb;
  - 3 mL/kg de CH transfundido incrementará a Hb sérica em 1g/dL (pode variar um pouco de acordo com o Ht do CH);
  - após a sangria, pode ser feita reposição com SF 0,9% (entre a sangria e a infusão do CH).

    Exemplo: paciente de 55 kg com Hb inicial de 9,2 g/dL:
    - Realizando a sangria de 5 mL/kg (275 mL), a Hb estimada após seria 8,2 g/dL.
    - Realiza-se a reposição isovolêmica: SF0,9% 250-300 mL.
    - A transfusão de 1 CH (aprox. 250 mL), ou 4,5 mL/kg, elevaria a Hb do paciente para 9,7 g/dL.
    - Reavaliar e repetir se não for observada melhora.

A transfusão de troca está especialmente indicada nos casos iniciais graves ou com rápida deterioração clínica (p. ex., SaO_2 < 90% a despeito de O_2 suplementar, piora progressiva do padrão respiratório e/ou do infiltrado pulmonar, ausência de melhora após transfusão simples).

Acompanhamento após controle da STA

- Alta com acompanhamento ambulatorial agendado.

- Deve ser considerado o início ambulatorial de hidroxiureia como profilaxia secundária para os pacientes que ainda não fazem uso.

PRIAPISMO EM ANEMIA FALCIFORME

- Ereção completa de duração prolongada não relacionada a estímulo sexual.
- Complicação comum, afetando 35% dos pacientes do sexo masculino.
- A média de idade no primeiro episódio é de 12 anos.
- O tipo isquêmico configura emergência clínica e deve ser rapidamente tratado para se evitar sequelas como a impotência sexual.

Tipos de priapismo

- **Isquêmico:** trata-se do tipo mais prevalente e mais grave. Decorre da veno-oclusão e da retenção sanguínea no corpo carvenoso peniano, levando a hipoxemia, hipercarbia e acidose, que por sua vez resulta em síndrome de compartimento dolorosa, que, caso não tratada, resulta em necrose de musculatura lisa e fibrose. Em geral, há enrijecimento do corpo peniano sem acometimento da glande. Como sequelas mais comuns, observa-se a diminuição peniana e a disfunção erétil. Alguns pacientes podem vivenciar episódios recorrentes autolimitados de priapismo, especialmente durante o sono, que devem alertar o paciente e a equipe médica de que um evento grave pode suceder. Considera-se o priapismo intermitente aqueles com duração de alguns minutos até menos de 3 horas, e o priapismo prolongado aquele com duração superior a 3 horas.
- **Não isquêmico:** não relacionado a anemia falciforme. Há engurgitamento do corpo carvenoso, mas sem rigidez. Há excesso de influxo sanguíneo arterial sem risco de necrose muscular. Em geral, indolor e não configura emergência clínica. Resulta de trauma perineal ou trauma por inserção de agulha no corpo cavernoso. Em geral, o tratamento é conservador.

Fatores de risco conhecidos para o tipo isquêmico

- Atividade sexual prolongada.
- Febre ou desidratação.
- Abuso de substâncias: álcool, cocaína ou maconha.
- Uso de sildenafil ou testosterona.
- Retenção urinária (bexiga repleta).

Diagnóstico

É feito por meio de anamnese e exame físico. A eventual dúvida entre os tipos isquêmico e não insquêmico não deve atrasar o tratamento. A diferenciação entre eles pode ser feita por ultrassonografia com Doppler ou gasometria obtida por punção do corpo cavernoso, a qual é compatível com tipo isquêmico se: $pH < 7,25$, $PO_2 < 30$ mmHg e $PCO_2 > 60$ mmHg. Solicitar também: HMG, LDH, contagem de reticulócitos, função renal e eletrólitos.

Tratamento do tipo isquêmico

Normalmente, ao se chegar à emergência, mais de uma hora já transcorreu a partir do início do quadro e o paciente não obteve melhora com medidas realizadas no domicílio, como flexão de membros inferiores, banho quente, analgesia e hidratação oral. Ao chegar na emergência depois de passada mais de 1 hora do início do quadro, proceder com os seguintes passos:

- Internar paciente e iniciar hidratação EV vigorosa.
- Analgesia adequada.
- Avaliação de equipe de hematologia e urologia.
- Não havendo melhora com medidas iniciais, considerar aspiração sanguínea do corpo cavernoso por equipe treinada, seguida de infusão de fenilefrina diluída em SF 0,9% para a concentração final de 100-500 mcg/mL. Infundir 1 mL a cada 3 a 5 minutos até no máximo 1 hora ou até a resolução do priapismo (ou protocolo da clínica cirúrgica/urologia).
- Caso a infusão de fenilefrina falhe, considerar transfusão de troca (Hb/Ht finais não devem ultrapassar 10 g/dL/30%).

- Considerar, juntamente com a equipe de urologia, a realização de *shunt* glande-corpo esponjoso (cirurgia de Winter), se as medidas adotadas falharem.
- Após a resolução da fase aguda, instituir prevenção secundária: retorno ambulatorial breve, evitar fatores de risco, iniciar hidroxiureia ou regime de transfusões crônico ambulatorial se houver contraindicação à hidroxiureia.

ACIDENTE VASCULAR CEREBRAL AGUDO

- Complicação aguda comum e devastadora da DF. Ver Fluxograma 9.3 para manejo resumido quando houver suspeita de tal complicação.
- O tipo isquêmico corresponde a 75% dos acidentes vasculares cerebrais (AVC) na DF e ocorre principalmente em crianças com AF. Afeta aproximadamente 1% das crianças em programa de triagem e profilaxia primária e 11% daquelas sem acompanhamento adequado. Sua prevalência também é crescente entre adultos com mais de 30 anos.
- O AVC hemorrágico ocorre principalmente em adultos jovens (20 a 30 anos) e não é incomum em crianças. A hemorragia mais comum é a subaracnóidea.

Fatores de risco para o acidente vascular cerebral isquêmico (AVCi)

- Hipoxemia secundária à queda aguda da Hb ou baixa SaO_2.
- Presença de vasculopatia cerebral.
- Infecção aguda febril.
- Risco cardiovascular elevado (p. ex., hipertensão arterial sistêmica [HAS], diabetes *mellitus* [DM], dislipidemia [DLP], fibrilação atrial [FA], doença renal crônica [DRC].
- AVCi prévio (maior risco em até 3 anos após o evento).
- Elevação rápida do nível da Hb decorrente de transfusão ou liberação de hemácias autólogas no sequestro esplênico e hepático.

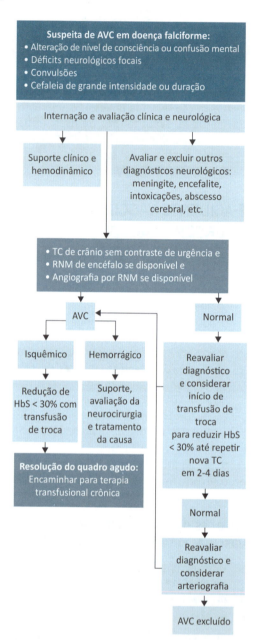

Fluxograma 9.3 – Visão geral do manejo de acidente vascular cerebral (AVC) em doença falciforme.
AVC: acidente vascular cerebral; **TC:** tomografia computadorizada; **RNM:** ressonância nuclear magnética; **HbS:** hemoglobina S.

Fatores de risco para o acidente vascular cerebral hemorrágico (AVCh)

Os fatores de risco para o AVCh não estão bem definidos. Destacam-se: HAS associada ao uso de corticosteroide ou vasoconstritor (fenilefrina), transfusão recente, sequestro esplênico e hiperviscosidade associada a níveis elevados de Hb.

Quadro clínico

Trata-se dos mesmo achados de AVC em pacientes sem DF, podendo também ser precedidos de ataque isquêmico transitório. Suspeitar na presença de alterações de consciência, déficits neurológicos focais, convulsões, paresias, afasia, confusão mental e/ou cefaleia de grande intensidade ou longa duração.

Exames complementares

- Além dos exames laboratorias gerais, solicitar exames pré-transfusionais e TC de crânio sem contraste.
- Caso haja febre associada, excluir infecção de sistema nervoso central, como encefalite ou meningite, com punção liquórica.
- Recomenda-se pedir também ressonância nuclear magnética (RNM) de encéfalo e angiografia cerebral por RNM, se disponíveis.
- Em caso de TC negativa, pode-se repetir exame em 2 a 4 dias caso a hipótese de AVC permaneça.

Tratamento

- Internar, monitorizar e estabilizar clinicamente.
- Se constatado AVCh, entrar em contato com neurocirurgião para acompanhar o caso. A transfusão de troca pode ser realizada em casos de AVCh, mas não há benefício comprovado.
- Se AVCi suspeito ou confirmado, entrar em contato com hematologia para iniciar rapidamente tranfusão de troca para redução de níveis de HbS < 30%. Preferir a troca automatizada (eritrocitaférese), mas se a mesma não estiver disponível prontamente, iniciar esquema de troca manual. Solicitar estudo da hemoglobina para acompanhar declínio da HbS.
- **Não há indicação de uso de anticoagulantes ou fibrinolíticos no AVCi** (não há estudos e podem aumentar o risco de transformação hemorrágica).
- Após resolução do quadro, encaminhar para seguimento e profilaxia com transfusões crônicas regulares.

PECULIARIDADES DA TRANSFUSÃO EM DOENÇA FALCIFORME

- A taxa de aloimunização contra antígenos eritrocitários nessa população é elevada, o que aumenta o risco de reações transfusionais hemolíticas. Recomenda-se a seleção de CH com o mesmo fenótipo Rh (D, C, E, c, e) e Kell do paciente como profilaxia de aloimunização.
- Sempre que o paciente for internado e houver previsão de possível transfusão, solicitar testes pré-transfusionais já na admissão, pois se o mesmo for aloimunizado (apresentar anticorpos irregulares antieritrocitários), encontrar CH compatível pode exigir tempo, dependendo das especificidades de anticorpos encontrados.
- O hemocomponente deve ser leucorreduzido (filtrado).
- A reação hemolítica tardia pode desencadear crises álgicas e piora da hemólise basal. Como os sinais e os sintomas da reação e da doença de base são sobrepostos, a reação transfusional pode não ser diagnosticada, caso não se pense nessa possibilidade. Na admissão por complicações agudas, o paciente sempre deve ser questionado sobre transfusões recentes e sinais e sintomas após a última transfusão. Lembrar que o paciente pode ter recebido transfusão em outro serviço. Informar a agência transfusional sobre data da última transfusão.
- **Síndrome de hiper-hemólise (SHH)** é considerada um quadro grave no qual se observa piora da hemólise após a transfusão de hemácias com queda da Hb a nível inferior à Hb pré-transfusional e normalmente associada à piora do quadro álgico. Pode ter início precoce (< 7 dias da transfusão), quando normalmente nenhum novo anticorpo é identificado, ou tardio (> 7 dias da transfusão), quando é mais comum encontrar um novo anticorpo. Nesses casos, ocorre destruição das hemácias transfundidas e também das autólogas. Apesar da piora dos marcadores de hemólise, é possível observar redução da contagem de reticulócitos em relação ao basal. É recomendado evitar novas transfusões. Em quadros graves com hemólise rápida e grave, está indicado o uso de imunoglobulina humana (0,4 g/kg/dia por 5 dias) e metilpredinisolona (0,5 g/dia por 2 dias) EV, especialmente antes de indicar nova transfusão. Informar imediatamente a hematologia se houver suspeita de SHH.

9.4 Síndrome de Lise Tumoral

Daniel Ossamu Goldschmidt Kiminami
Cristiane Alves Mendes Parizzi

- A síndrome de lise tumoral (SLT) é uma emergência onco-hematológica comum.
- É causada e definida pela liberação de grandes quantidades de potássio, fosfato e ácidos nucleicos na circulação sistêmica, secundária à destruição massiva de células neoplásicas por tratamento oncológico e, mais raramente, por lise celular espontânea.
- Pode levar a complicações como lesão renal aguda (LRA) até óbito por arritmias graves.
- A prevenção continua sendo o melhor manejo.

PATOFISIOLOGIA

A rápida lise de células tumorais secundária ao início de quimioterapia citotóxica, esteroides, terapia citolítica com anticorpos, e/ou radioterapia leva à liberação de grandes quantidades de conteúdo intracelular na circulação sanguínea. A hipocalcemia ocorre como consequência da hiperfosfatemia e pode causar tetania, arritmias e convulsões.

Além das complicações e sinais e sintomas secundários aos distúrbios eletrolíticos, a deposição de fosfato de cálcio (por excesso de fosfato) e de ácido úrico (metabolizado a partir dos ácidos nucleicos) nos túbulos renais podem causar LRA.

SINAIS E SINTOMAS

Quando presentes, refletem as anormalidades metabólicas associadas (hipercalemia, hiperfosfatemia e hipocalcemia) ou complicações como LRA. Os mais importantes estão citados na Tabela 9.6, porém qualquer sinal e sintoma relacionados a essas alterações metabólicas são possíveis.

Tabela 9.6 – Sinais e sintomas em síndrome de lise tumoral (SLT).

Náuseas e vômitos	Convulsões
Diarreia	Arritmias cardíacas
Anorexia	Insuficiência cardíaca aguda
Letargia	Síncope
Chvostek e Trousseau	Morte súbita
Cãibras	Hematúria
Tetania	Oligúria a anúria

FATORES DE RISCO

A SLT usualmente ocorre em malignidades com alta taxa proliferativa, acometimento extenso e elevada sensibilidade a quimioterápico. Entre as neoplasias, destacam-se as hematológicas, incluindo linfomas e leucemias de alto grau (Tabela 9.7). Outros fatores de risco estão citados na Tabela 9.8.

DIAGNÓSTICO

A SLT é classificada como laboratorial ou clínica conforme a definição de Cairo-Bishop modificada (Tabela 9.9). Embora seja a definição mais conhecida, não contempla de forma adequada os casos de lise tumoral espontânea.

Tabela 9.7 – Risco de síndrome de lise tumoral (SLT) segundo neoplasia.

Alto risco	Incidência (%)
Leucemia linfocítica aguda	5,2-23
Leucemia mieloide aguda com leucócitos > 75.000/mm³	18
Leucemia linfoblástica aguda de células B	26,4
Linfoma de Burkitt	14,9
Risco intermediário	
Leucemia mieloide aguda com leucócitos entre 25.000-50.000/mm³	6
Linfoma difuso de grandes células B	6
Baixo risco	
Leucemia mieloide aguda com leucócitos < 25.000/mm³	1
Leucemia linfocítica crônica	0,33
Leucemia mieloide crônica	Relato de casos
Tumores sólidos	Relato de casos

Tabela 9.8 – Outros fatores de risco de síndrome de lise tumoral (SLT).

Disfunção renal pré-tratamento

Hiperuricemia pré-tratamento

Lactato desidrogenase > 2 vezes o limite superior de normalidade pré-tratamento

Malignidades hematológicas com esplenomegalia

Tabela 9.9 – Definição de Cairo-Bishop para síndrome de lise tumoral (SLT) modificada.

SLT laboratorial

Presença de pelo menos 2 dos seguintes critérios presentes simultaneamente em intervalo de 3 dias antes até 7 dias após início do tratamento oncológico:
- Hiperuricemia (> 8,0 mg/dL) ou elevação de 25% do basal
- Hipercalemia (> 6,0 mEq/L) ou elevação de 25% do basal
- Hiperfosfatemia (> 4,5 mg/dL) ou elevação de 25% do basal
- Hipocalcemia (Cai < 0,8 mmol/L ou Cat < 7,0 mg/dL) ou diminuição de 25% do basal

CONTINUA ▶

CAPÍTULO 9

Hematologia e Oncologia **295**

Tabela 9.9 – (Cont.) Definição de Cairo--Bishop para síndrome de lise tumoral (SLT) modificada.
SLT clínico
Presença de SLT laboratorial associada a pelo menos 1 dos seguintes critérios: • Hipocalcemia sintomática em qualquer grau • Lesão renal aguda (LRA): após exclusão de outras causas possíveis • Convulsões • Arritmias cardíacas ou morte súbita

Cai: cálcio iônico; **Cat:** cálcio total.

PREVENÇÃO

Para os pacientes de risco, recomenda-se a realização de medidas profiláticas pré-tratamento oncológico (Tabela 9.10). Não citaremos o bicarbonato de sódio por ser controverso. Além de tais medidas, recomendam-se os seguintes cuidados durante o período de risco de LRA por SLT que se estende do dia do tratamento até cerca de 7 dias depois:

- Evitar exames contrastados.
- Evitar drogas nefrotóxicas.
- Dieta pobre em potássio e fósforo.
- Monitorizar débito urinário naqueles que estejam recebendo hiper-hidratação.
- Monitorização cardíaca, dosagem de eletrólitos, ácido úrico e creatinina após o início do tratamento. Poderá ser feito frequentemente ou de 6/6 horas em pacientes de alto risco e 1 vez/dia nos de baixo risco.

TRATAMENTO

Visa estabilização clínica, reversão da LRA se presente, e manejo agressivo dos distúrbios eletrolíticos associados. Dado seu elevado risco, especialmente de arritmias graves e convulsões, sugere-se:

- Monitorização cardíaca contínua em CTI.
- Eletrocardiograma (ECG) imediato. Buscar alterações de hipercalemia ou hipocalcemia.
- Dosagem de sódio, potássio, cálcio, fosfato, creatinina e ácido úrico a cada 6 horas inicialmente.

Tabela 9.10 – Medidas profiláticas de síndrome de lise tumoral (SLT).	
Medida	**Modo e considerações**
Hiper-hidratação	• Visa reduzir o risco de deposição de ácido úrico nos túbulos renais • Início 24-48 h antes do início do tratamento oncológico • Infusão de 2,5 mL/kg/h • Solução: SG5% ou solução salina ao meio (0,45%), se normonatremia ou hipernatremia, e SF em paciente hiponatrêmicos • Objetivo: diurese ≥ 2 mL/kg/h • Furosemida pode ser associada para se atingir o débito urinário alvo
Alopurinol	• Visa redução da formação de ácido úrico pela inibição da xantina oxidase • Início 24-48 h antes do início do tratamento oncológico e continuado até normalização do ácido úrico plasmático e outras evidências laboratoriais de SLT • Dose: 10 mg/kg/dia dividida a cada 8 h (máximo de 800 mg/dia) • Em LRA ou Clcr < 30 mL/min, reduzir dose em 50% • Atenção à síndrome de hipersensibilidade ao alopurinol (*rash*, hepatite aguda, eosinofilia), que pode ocorrer e é mais comum em pacientes com disfunção renal • Evitar coadministração com azatioprina, dado o risco de supressão medular
Rasburicase	• Urato oxidase recombinante • Agente redutor de ácido úrico sérico melhor que alopurinol, porém mais caro, recomendado em substituição ao alopurinol nos casos de alto risco de SLT e ácido úrico pré-tratamento ≥ 7,5 mg/dL • Dose: 0,15-0,2 mg/kg/dia por 1-7 dias (média de 2-3 dias) • Contraindicação: deficiência de glicose-6-fosfato desidrogenase (G6PD)

- Hiper-hidratação igual à prevenção.
- Mensuração de débito urinário.
- Dieta pobre em potássio e fósforo.

DISTÚRBIOS ELETROLÍTICOS EM SLT

- **Hiperuricemia:** rasburicase a 0,2 mg/kg/dia se não iniciado. Caso não disponível, fazer alopurinol (mesma dose da profilaxia).

- **Hipercalemia:** conforme subcapítulo próprio, com atenção para estabilizador de membrana com gluconato de cálcio se arritmias ou alterações em ECG compatíveis. Fazer gluconato de cálcio 1 g (10 mL de gluconato de cálcio 10% em 50-100 mL de SF) em infusão EV lenta (10 a 20 minutos) em acesso calibroso com monitorização eletrocardiográfica. Repetir a cada 5-10 minutos se persistência de alterações de ECG.
- **Hipocalcemia:** apenas repor cálcio uma vez controlada a hiperfosfatemia dado o risco de precipitação renal. No entanto, se houver sintomas graves associados como hipotensão, arritmias ou tetania, fazer gluconato de cálcio 1 g (10 mL de gluconato de cálcio 10% em 50 a 100 mL de SF) em infusão EV lenta (10-20 minutos) em acesso calibroso com monitorização eletrocardiográfica. Repetir a cada 5 a 10 minutos se persistência de alterações de ECG ou sintomas.
- **Hiperfosfatemia:** dieta pobre em fosfato, hiper-hidratação e avaliar necessidade de quelante de fósforo como hidróxido de alumínio (300 a 600 mg com refeições) e terapia dialítica (ver tópico a seguir).

LESÃO RENAL AGUDA EM SLT

- Solicitar acompanhamento da nefrologia sempre que possível.
- O tratamento segue os princípios gerais de LRA, conforme o subcapítulo 12.2.
- Avaliar, no entanto, início mais precoce de terapia dialítica dada possível evolução desfavorável e tendência a quadros mais graves de hipercalemia. São algumas indicações de diálise em SLT:
  - Oligúria ou anúria.
  - Hipervolemia refratária.
  - Hipercalemia persistente.
  - Hipocalemia sintomática induzida pela hiperfosfatemia.
  - Produto cálcio-fósforo ≥ 70 mg^2/dL^2.
- O prognóstico de recuperação renal é excelente se a terapia dialítica for iniciada precocemente para redução rápida de ácido úrico e hiperfosfatemia.

9.5 Síndrome de Compressão Medular

Daniel Ossamu Goldschmidt Kiminami
Cristiane Alves Mendes Parizzi

- A síndrome de compressão medular (SCM) é uma emergência oncológica comum secundária à compressão extrínseca da medula por doença metastática na própria medula, em coluna vertebral (osso) ou espaço epidural (meninge).
- Demanda rápido diagnóstico e tratamento pelo risco de infarto medular e plegia irreversível em até 48 horas do início e/ou agudização dos sintomas.

QUANDO SUSPEITAR E INVESTIGAR

Paciente oncológico, especialmente se portador de neoplasia de risco (Tabela 9.11),

Tabela 9.11 – Tipos de câncer de maior risco para a síndrome de compressão medular (SCM).

Sítio primário	Prevalência
Próstata	15-20%
Mama	15-20%
Pulmão	15-20%
Linfoma não Hodgkin Células renais Mieloma múltiplo	5-10%
Renal Gastrointestinal Sarcoma	Restante

com dor nova em coluna vertebral com ou sem alterações neurológicas presentes. A localização na coluna torácica é a mais prevalente (Tabela 9.12).

Tabela 9.12 – Localização da compressão medular.

Localização em coluna	Prevalência
Cervical	15%
Torácica	60%
Lombossacral	25%
Múltiplas localidades	20-35%

APRESENTAÇÃO CLÍNICA

Dorsalgia/lombalgia
- Primeiro sintoma em 83% a 95% dos casos.
- Precede sintomas neurológicos em até 2 meses.
- Presente em 95% dos casos ao diagnóstico.
- Não é patognomônica.
- A dor pode ser localizada, radicular ou referida e tende a seguir as seguintes características:
  - A intensidade piora ao longo do tempo.
  - Geralmente é mais intensa à noite.
  - Não melhora com analgésicos comuns.
  - Piora com manobras de Valsalva (tossir, espirrar, evacuar).
  - Piora com a posição supina, diferentemente da dor da hérnia discal.

Fraqueza/déficit motor
- Presente em 35% a 75% dos casos ao diagnóstico.
- Sensação de "peso" em membros ou corpo.
- Dificuldade de deambulação em 50-68% dos casos.
- Quanto mais alta a compressão, maior a extensão do déficit e maior a tendência de simetria.

Déficit sensitivo
- Raramente ocorre antes do acometimento motor.
- Presente em 50-70% dos casos ao diagnóstico.
- Parestesias e hipoestesias.
- Evolução de distal para proximal.

Ataxia de marcha
- Envolvimento de trato espinocerebelar sem dor, déficit motor ou sensorial.

Distúrbios autonômicos
- Impotência, retenção urinária, esfíncter deficitário.
- Sintomas mais tardios de pior prognóstico.

EXAMES DE IMAGEM
- A RNM é o padrão ouro para diagnóstico de SCM, com sensibilidade de 93% e valor preditivo positivo de 97%.
- Toda a coluna deve ser avaliada com imagens em T1 e T2 nos planos axial, sagital e coronal, tendo em vista que em até 1/3 dos pacientes há múltiplos sítios metastáticos.
- O uso do gadolínio otimiza a identificação de metástases leptomeníngeas e intramedulares, além de melhor definir a anatomia perilesional. No entanto, não é necessária para avaliar a compressão medular.
- TC com mielografia (injeção de contraste intrarraquidiano) pode ser usada como alternativa caso RNM não estiver disponível ou for contraindicada.
- TC sem mielografia ainda poderá ser feita caso haja contraindicação ao contraste.
- Caso RNM e TC não estiverem disponíveis, a cintilografia óssea combinada com radiografias simples é uma alternativa, com boa sensibilidade de 98%, mas baixa especificidade.

CONDUTAS GERAIS
- Quanto mais rápido o tratamento, melhor o prognóstico a curto prazo.
- Diante da suspeita de SCM, iniciar corticoterapia. Isso diminui o edema vascular e a dor. A dose ainda é controversa, porém sugere-

-se: dexametasona 10 mg/kg *bolus* EV seguido de 4 mg VO de 6/6 horas até a exclusão do diagnóstico por meio da RNM ou até tratamento definitivo, se houver SCM.

- Internar paciente e solicitar RNM de coluna total com urgência.
- Acionar o serviço de oncologia e cirurgia para avaliar terapêutica descompressiva (ortopedia/neurocirurgia).
- **Controle álgico:** em geral, com opioides que devem ser escalonados até o controle da dor.
- **Repouso relativo:** até a realização da imagem. Repouso absoluto não é necessário.
- **Heparinização profilática:** tendo em vista o estado de hipercoagulabilidade secundário ao câncer e a diminuição de mobilidade.
- Prevenção de constipação decorrente de disfunção autonômica e/ou uso de opioide:
  - **Lactulose:** 15 a 30 mL (10 a 20 g)/dia (máxima de 60 mL/dia) divididas de 12/12 a 8/8 horas.
  - **Bisacodil:** 5-15 mg (dose única à noite).
- **Retenção urinária:** avaliar necessidade de sondagem vesical, se possível, intermitente.

▌TRATAMENTO ESPECÍFICO

- **Deve ser discutido com equipe multidisciplinar:** oncologia, cirurgia e radioterapia.
- Avaliar evolução e prognóstico da doença, resposta prévia ao tratamento, funcionalidade do paciente, expectativa de vida e comorbidades.
- Discutir opções terapêuticas com paciente/família e expectativa de resultados dos tratamentos.
- **Além da corticoterapia, devem ser considNeradas:** radioterapia, abordagem cirúrgica ou quimioterapia. Estudos recentes têm associado a combinação de cirurgia com radioterapia pós-operatória a melhores desfechos do que radioterapia sozinha.

Radioterapia

É a modalidade efetiva para compressões medulares. Não só retarda o crescimento tumoral como alivia a dor. É especialmente útil em:

- Tumores radiossensíveis como linfoma, mieloma, câncer de próstata, mama, ovário e de pulmão tipo *oat cell* ou tumores germinativos.
- Lesões iniciais de progressão mais lenta.
- Metástases abaixo do cone medular da coluna espinhal.
- Pacientes com baixa expectativa de vida.

Abordagem cirúrgica

Tratamento indicado para alguns pacientes com câncer metastático para coluna. Geralmente envolve a ressecção do corpo vertebral por uma abordagem anterior. O corpo é reconstruído e a coluna estabilizada por dispositivos. A radioterapia pode ser associada após a cirurgia a depender do câncer primário. Outras indicações específicas para cirurgia são:

- Necessidade de amostra para diagnóstico patológico.
- Instabilidade de coluna vertebral.
- Presença de fragmentos ósseos no canal vertebral.
- Paraplegia < 48 horas.
- Tumores radiorresistentes: melanoma, sarcoma, câncer renal, gastrointestinal ou pulmão não *oat cell*.
- Recidiva espinhal após tratamento prévio com radioterapia.

Quimioterapia

Opção reservada para os poucos casos de tumores altamente responsivos como linfoma e tumores de células germinativas com envolvimento neurológico mínimo e limitado.

9.6 Anticoagulação com Varfarina

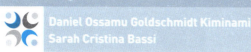
Daniel Ossamu Goldschmidt Kiminami
Sarah Cristina Bassi

- A varfarina é um anticoagulante oral da classe dos cumarínicos, antagonista da vitamina K.
- Diferentemente dos anticoagulantes orais de ação direta, pode ser utilizada em pacientes com prótese valvar metálica, fibrilação atrial (FA) com estenose mitral ou insuficiência renal grave.
- **Modo de ação:** inibe a formação dos fatores dependentes da vitamina K: II, VII, IX, X.

OBSERVAÇÃO
Em situações em que se busca anticoagulação rápida (p. ex., TVP/TEP), associar anticoagulantes injetáveis em ambiente hospitalar. Caso contrário (p. ex., FA estável), poderá ser iniciada isoladamente a nível ambulatorial.

INDICAÇÕES CLÍNICAS
- Tromboembolismo venoso.
- Tromboembolismo pulmonar.
- Fibrilação ou *flutter* atrial.
- Síndromes coronarianas agudas.
- Acidente vascular cerebral.
- Válvula metálica cardíaca.
- Síndrome antifosfolipídica (SAF).

EXAMES LABORATORIAIS
- **Iniciais:** hemograma completo com contagem de plaquetas, tempo de protrombina (TP), tempo parcial de tromboplastina (TTPa) e creatinina. Mulheres com potencial para engravidar devem fazer teste de gonadotrofina coriônica humana (hCG).
- **Seguimento:** O TP/INR deverá ser monitorado periodicamente a fim de avaliar o seu efeito terapêutico e adequação posológica.

ORIENTAÇÕES AO PACIENTE AO INICIAR VARFARINA
- Explicar a razão do uso e a ação da varfarina.
- Orientar sobre nomes genéricos e comerciais.
- Explicar o tempo de uso possível.
- Explicar a importância dos testes de TP/INR frequentes.
- Explicar sinais comuns de sangramento e trombose.
- Evitar ou limitar consumo de álcool.
- Estabelecer consumo constante de fontes de vitamina K com pouca variação ao longo da semana (p. ex., couve, espinafre, salsa, acelga, alface, brócolis e chá-verde).
- Explicar interações potenciais com outras drogas, incluindo fitoterápicos.
- Discutir anticoncepção em mulheres em idade fértil.
- Explicar o que fazer se esquecer de tomar a dose.
- Orientar que comunique aos profissionais da saúde que o atenderem que está em uso de varfarina.
- Carregar identificador (cartão, pulseiras, etc.) de paciente em uso de varfarina.

INR-ALVO
Para a maioria dos casos, mesmo SAF, recomenda-se INR-alvo entre 2 e 3 (buscar 2,5). Considerar, no entanto, INR-alvo entre 2,5 e 3,5 nas seguintes situações com elevado potencial trombótico:

- Presença de válvula metálica mitral.

- Presença de válvula metálica tipo bola-gaiola ou disco-gaiola independente do sítio.
- Válvula metálica aórtica na presença de outro fator de risco para tromboembolismo, como FA.
- Válvula metálica e evento embólico prévio em vigência de anticoagulação oral.
- Valvopatia reumática e FA que tiveram embolia ou trombo em átrio esquerdo em vigência de anticoagulação oral.

DOSE INICIAL

- Sugere-se dose inicial de 5 mg/dia durante os primeiros dois dias. Ver Tabela 9.13 para sugestão em ajuste de dose na primeira semana.
- Dose mais baixa (p. ex.: 2,5 mg/dia ou 5 mg alternando com 2,5 mg) para: mulheres > 70 anos, homens > 80 anos, desnutridos, hepatopatia ou doença renal, insuficiência cardíaca ou em uso de medicamentos que aumentam a sensibilidade à varfarina.

ACOMPANHAMENTO APÓS A PRIMEIRA SEMANA DE VARFARINA

- Após a primeira semana, estando o INR em faixa terapêutica em duas medidas consecutivas, manter dose semanal e monitorar o INR 2 a 3 vezes por semana durante 1 a 2 semanas e, depois, menos frequentemente, não ultrapassando 1 vez a cada 4 semanas.
- As doses de manutenção de varfarina variam significativamente entre os pacientes. Seguir protocolo institucional para ajustes se disponível. A Tabela 9.14 apresenta protocolo sugestivo.
- Caso INR esteja fora da faixa terapêutica, questionar sempre adesão, erros posológicos, mudanças na dieta (excesso ou diminuição da ingestão de alimentos ricos em vitamina K), sangramentos, ingestão de álcool (eleva INR) e alterações em medicamentos que possam interagir com a varfarina (Tabela 9.15).

Tabela 9.13 – Protocolo sugestivo para primeira semana de anticoagulação com varfarina.*

Dosar TP/INR diariamente a partir do 3º dia e seguir alterações em doses sugeridas abaixo:

Dia	INR	Dose de varfarina (mg)
1	Não dosado	5
2	Não dosado	5
3	< 1,5	10
	1,5-1,9	5
	2-3	2,5
	>3	0
4	< 1,5	10
	1,5-1,9	7,5
	2-3	5
	>3	0
5	< 2	10
	2-3	5
	>3	0
6	< 1,5	12,5
	1,5-1,9	10
	2-3	7,5
	>3	0

*Iniciada com 5 mg/dia com INR terapêutico alvo entre 2 e 3. Trata-se de um nomograma de auxílio, caberá julgamento clínico individualizado.
Fonte: adaptada de Kovacs et al. (2003).

 Atenção: São complicações associadas a varfarina: necrose da pele (nos casos de deficiência de proteína C), embolização do colesterol ("síndrome do dedo do pé azul"), teratogenicidade, calcificação vascular e reações alérgicas.

CAPÍTULO 9

Hematologia e Oncologia

Tabela 9.14 – Condutas na ausência de sangramentos.

INR	Conduta sugerida
≤ 1,5	Investigar aderência, dieta e outras drogas Caso erro(s) seja(m) identificado(s), corrigi-lo(s), manter dose e retornar em uma semana com novo INR Caso uso correto, elevar 15% da dose semanal
1,51-1,99	Investigar aderência, dieta e outras drogas Caso erro(s) seja(m) identificado(s), corrigi-lo(s) Manter dose, retornar em uma semana com INR Se INR mantido, elevar 10% da dose semanal
2,0-3,0	Sem alteração
3,1-5,0	Investigar erros de dose, dieta e outras drogas Omitir 1 dose de varfarina Considerar redução da dose semanal em 10% Caso erro(s) seja(m) identificado(s) e corrigido(s) e INR discretamente elevado, manter dose semanal e solicitar novo INR em 1-2 semanas
5,1-9,0	Suspender varfarina Novo INR em 24-48 h Reiniciar varfarina quando INR terapêutico Reduzir dose semanal em 15% Retorno em 1 semana com novo INR Considerar 1-2,5 mg de vitamina K via oral[1] se houver alto risco de sangramento[2]
> 9,0	Suspender varfarina e administrar 2,5-5,0 mg de vitamina K via oral[1] Se INR estiver elevado após 24-48 h, repetir 2,5-5,0 mg de vitamina K via oral[1] Monitorar INR a cada 12-24 h Reiniciar varfarina quando INR terapêutico Reduzir dose semanal em 15% Reavaliar INR em 3-5 dias

[1] Utilizar ampola endovenosa. Aspirar ampola (10 mg/2 mL) em seringa de 10 mL e completar com água filtrada, resultando em diluição final de 1 mg/mL. Administrar via oral a dose sugerida.
[2] Anemia grave, antecedente de sangramento maior (cerebral, gastrointestinal), cirurgia recente, hipertensão grave não controlada, doença cerebrovascular, insuficiência renal avançada.

Tabela 9.15 – Principais interações medicamentosas com varfarina.

Potencializam efeito da varfarina		
Muito provável	Provável	Possível
Amiodarona	Amoxicilina- clavulanato	Acarbose
Álcool (associado a hepatopatia)	Aspirina	Ácido nalidíxico
Cimetidina	Azitromicina	Amoxicilina
Citalopram	Celecoxibe	Ciclofosfamida
Clofibrato	Dissulfiram	Cloranfenicol

CONTINUA ▶

302 Guia Prático de Emergências Clínicas

Tabela 9.15 – (Continuação) Principais interações medicamentosas com varfarina.

Potencializam efeito da varfarina			
Muito provável	**Provável**	**Possível**	
Clotrimazol	Fenitoína	Felbamato	Fluoxetina
Diltiazem	Fluoracil	Gatifloxacina	Heparina
Eritromicina	Fluvastatina	Genfibrozil	Levamizole
Esteróides	Gencitabina	Itosfamida	Levonogestrel
Fenilbutazona	Hidrato de cloral	Indometacina	Metilpredinisolona
Fenofibrato	Interferon	Leflunomida	Quetiapina
Fluconazol	Itraconazol	Metotrexato	
Isoniazida	Levofloxacina	Miconazol gel	
Metronidazol	Quinidina	Norfloxacina	
Miconazol	Ritonavir	Ofloxacina	
Omeprazol	Sinvastatina	Orlistate	
Piroxicam	Tamoxifeno	Propoxifeno	
Propafenona	Tetraciclina	Rofecoxib	
Propranolol	Tramadol	Salicilato tópico	
Sertralina		Saquinavir	
Voriconazol		Terbinafina	
Inibem efeito da varfarina			
Muito provável	**Provável**	**Possível**	**Improvável**
Barbitúricos	Azatioprina	Ciclosporina	Cloxacilina
Carbamazepina	Bosentana	Sulfasalazina	Propofol
Colestiramina	Clordiazepóxido	Terbinafina	Teicoplanina
Griseofulvina	Dicloxacilina	Telmisartana	
Mercaptopurina	Ginseng		
Mesalamina	Raloxifeno		
Ribavirina	Ritonavir		
Rifampicina	Sucralfato		
	Suplementos polivitamínicos		
	Vacina anti-*influenza*		

9.7 Anticoagulantes Orais Diretos

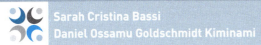

Sarah Cristina Bassi
Daniel Ossamu Goldschmidt Kiminami

- Os anticoagulantes orais diretos (DOAC, do inglês *direct oral anticoagulants*) inibem seletivamente e de forma reversível o fator IIa (dabigatrana) ou Xa (rivaroxabana, apixabana e edoxabana) da cascata de coagulação.
- Os DOACs não necessitam de monitorização devido à menor variabilidade do seu efeito para uma dose fixa, uma grande vantagem desses agentes. Por outro lado, ainda são caros e não podem ser empregados em todos os contextos que demandam anticoagulação plena (Tabelas 9.16 e 9.17).

Tabela 9.16 – Vantagens e desvantagens dos anticoagulantes orais (varfarina *versus* DOAC).

Característica	Varfarina	DOACs
Dose	A administração 1 vez/dia pode ser mais conveniente	Pode exigir administração mais frequente
Restrição dietética	Necessidade de garantir um nível relativamente constante de ingestão de vitamina K	Nenhuma. A rivaroxabana deve ser tomada com alimentos quando usada para tromboprofilaxia por fibrilação atrial
Monitorização terapêutica	Necessária a monitorização de TP/INR.	Não necessária
Interação com outras drogas	Muitas	A rivaroxabana interage com os inibidores da CYP-3A4 e da glicoproteína-P (gp-P). Outros inibidores do fator Xa interagem com a gp-P. A dabigatrana pode ser afetado por indutores ou inibidores da gp-P
Tempo na faixa terapêutica	Aproximadamente 65% com base em ensaios clínicos	Espera-se que seja superior à varfarina, embora os intervalos terapêuticos não tenham sido estabelecidos
Antídoto	Vários disponíveis: • Vitamina K • Plasma fresco congelado • Concentrado de complexo protrombínico	Para dabigatrana: idarucizumabe Para inibidores diretos do fator Xa: andexanet alfa O carvão ativado pode ser usado para remover a droga não absorvida se a última ingestão foi recente A hemodiálise pode ser usada para remover a dabigatrana da circulação
Monitorização da atividade do medicamento após a reversão	TP/INR pode ser usado	TT pode ser usado para dabigatrana Atividade anti-fator Xa pode ser usada para apixabana
Efeito da comorbidade	–	A função renal afeta a farmacocinética; dosagem pouco clara naqueles com obesidade

TP: tempo de protrombina; TT: tempo de trombina.

Tabela 9.17 – Indicações e contraindicações dos anticoagulantes orais diretos (DOACs).

Indicações	Contraindicações
• Profilaxia e tratamento do tromboembolismo venoso • Fibrilação ou *flutter* atrial • Síndromes coronárias agudas • Trombocitopenia induzida por heparina	• Próteses valvares cardíacas • Insuficiência renal grave • Doença hepática grave • Gravidez • Síndrome antifosfolipídica (SAF)

POSOLOGIA

- Os DOACs são administrados em doses fixas sem monitoramento laboratorial.
- A posologia dependerá da indicação (Tabela 9.18), da presença ou não de disfunção renal ou hepática e de interações medicamentosas com outros fármacos em uso, conforme detalhado a seguir.

Correção de DOACs para função renal e hepática

- Os DOACs tradicionalmente não devem ser usados em insuficiência renal grave. No entanto, novos estudos têm demonstrado segurança em contextos específicos. A Tabela 9.19 traz recomendações gerais quanto ao uso de DOACs segundo gravidade da insuficiência renal.
- Ver Tabela 9.20 para ajuste de dose para doença hepática segundo duas entidades internacionais.

Interações medicamentosas

- Os DOACs não são recomendados em combinação com drogas inibidoras fortes de citocromo P450 3A4 (CYP3A4) e/ou de glicoproteína-P (gp-P). Tal interação eleva o nível plasmático dos DOACs.
- Em contrapartida, fortes indutores de CYP3A4 e/ou gp-P resultam em redução dos níveis plasmáticos dos DOACs e devem ser evitados ou usados com vigilância e cautela.
- Faltam estudos para recomendações quanto ao ajuste de doses de DOACs nesses cenários. Dosagem de nível plasmáti-

Tabela 9.18 – Dose padrão dos anticoagulantes orais diretos (DOACs).

Anticoagulante	FA/*flutter* atrial não valvar	Tratamento do TEV (TVP e TEP) *	Profilaxia primária para TEV
Dabigatrana	150 mg 12/12 h ou 110 mg 12/12 h	Anticoagulação parenteral por 5-10 dias; seguida por 150 mg 12/12 h	110 mg no 1º dia; seguida por 220 mg 1 vez/dia
Apixabana	5 mg 12/12 h ou 2,5 mg 12/12 h se ≥ 2 dos seguintes: • Idade ≥ 80 anos • Peso ≤ 60 kg • Creatinina ≥ 1,5 mg/dL	10 mg 12/12 h por 1 semana; seguida por 5 mg 12/12 h	2,5 mg 12/12 h
Edoxabana	60 mg 1 vez/dia	Anticoagulação parenteral por 5-10 dias; seguida por 60 mg 1 vez/dia	–
Rivaroxabana	20 mg 1 vez/dia ou 15 mg 1 vez/dia	15 mg 12/12 h por 3 semanas; seguida por 20 mg 1 vez/dia	10 mg 1 vez/dia

* O tratamento para TEV agudo geralmente se refere aos primeiros 3-6 meses de administração; o tratamento continuado > 6 meses pode ser feito com uma dose mais baixa para alguns anticoagulantes (por exemplo, apixabana, rivaroxabana); a dose não é reduzida quando a terapia é continuada usando dabigatrana ou edoxabana.
FA: fibrilação atrial; **TEP:** tromboembolismo pulmonar; **TEV:** tromboembolismo venoso; **TVP:** trombose venosa profunda.

CAPÍTULO 9

Hematologia e Oncologia **305**

Tabela 9.19 – Uso de anticoagulantes orais diretos (DOACs) de acordo com a função renal.

Anticoagulante	FA/*flutter* não valvar e taxa de depuração de creatinina (mL/min)			
	< 15	15-29	30-50	> 50
Dabigatrana	Não recomendado	75 mg 12/12 h (controverso)	110 mg 12/12 h	Dose padrão
Rivaroxabana	Não recomendado	15 mg 1 vez/dia	Dose padrão	Dose padrão
Apixabana	2,5 mg 12/12 h (controverso)	2,5 mg 12/12 h	Dose padrão	Dose padrão
Edoxabana	Não recomendado	30 mg 1 vez/dia	30 mg 1 vez/dia	Dose padrão
Anticoagulante	**Tratamento de TEV e taxa de depuração de creatinina (mL/min)**			
	< 15	15-29	30-50	> 50
Dabigatrana	Não recomendado	Não recomendado	Dose padrão	Dose padrão
Rivaroxabana	Não recomendado	Não recomendado	Dose padrão	Dose padrão
Apixabana	Não recomendado	Clcr < 25 mL/min: Não recomendado	Clcr ≥ 25 mL/min: Dose padrão	Dose padrão
Edoxabana	Não recomendado	30 mg 1 vez/dia	30 mg 1 vez/dia	Dose padrão

Clcr: *clearance* de creatinina; FA: fibrilação atrial; TEV: tromboembolismo venoso.

Tabela 9.20 – Anticoagulante oral para fibrilação atrial (FA) ou tromboembolismo venoso (TEV) em indivíduos com doença hepática.

Anticoagulante	Child-Pugh	*US Food and Drug Administration*	*European Medicines Agency*
Varfarina	A	INR terapêutico	INR terapêutico
	B	INR terapêutico	INR terapêutico
	C	INR terapêutico	INR terapêutico
Apixabana	A	Sem ajuste de dose	Usar com cuidado; sem ajuste de dose
	B	Usar com cuidado; sem ajuste de dose	Usar com cuidado; sem ajuste de dose
	C	Não recomendado	Não recomendado
Dabigatrana	A	Sem ajuste de dose	Não recomendado se AST/ALT > 2 × LSN ou doença hepática afetam a sobrevida
	B	Usar com cuidado; sem ajuste de dose	Não recomendado se AST/ALT > 2 × LSN ou doença hepática afetam a sobrevida
	C	Não recomendado	Não recomendado se AST/ALT > 2 × LSN ou doença hepática afetam a sobrevida
Edoxabana	A	Sem ajuste de dose	Usar com cuidado, principalmente se AST/ALT > 2 × LSN ou bilirrubina total > 1,5 × LSN; sem ajuste de dose
	B	Não recomendado	Usar com cuidado, principalmente se AST/ALT > 2 × LSN ou bilirrubina total > 1,5 × LSN; sem ajuste de dose
	C	Não recomendado	Não recomendado
Rivaroxabana	A	Sem ajuste de dose	Sem ajuste de dose
	B	Não recomendado	Não recomendado
	C	Não recomendado	Não recomendado

LSN: limite superior de normalidade.

306 Guia Prático de Emergências Clínicas

co do DOAC poderá ser considerada caso a coadministração seja imperativa.

- A Tabela 9.21 apresenta algumas medicações com interações documentadas a serem evitadas.

▌ CONTRAINDICAÇÕES À ANTICOAGULAÇÃO

As possíveis contraindicações à anticoagulação estão listadas na Tabela 9.22. Essa lista não substitui no entanto o julgamento do clínico na avaliação dos riscos e benefícios individuais de cada paciente.

▌ TRANSIÇÃO ENTRE ANTICOAGULANTES

- O objetivo ao fazer a transição entre anticoagulantes é manter a anticoagulação estável.
- Ao fazer a transição entre um DOAC e um antagonista da vitamina K (AVK), como a varfarina, é importante ter em mente que o efeito total da AVK não ocorre nos primeiros dias.
- Ver Tabela 9.23 para sugestão de como realizar transições.

Tabela 9.21 – Interações medicamentosas e uso de anticoagulantes orais diretos (DOACs).*		
Inibidores CYP3A4 e/ou gp-P Potencializam o efeito dos DOACs	**Indutores CYP3A4 e/ou P-gp**	**Inibem o feito dos DOACs**
Dronedarona	Abiraterona	Rifampicina
Claritromicina	Enzalutamida	Doxorubicina
Inibidores de protease	Itraconazol	Dexametasona
Ciclosporina	Cetoconazol	Carbamazepina
Quinidina	Voriconazol	Ácido valproico
Tacrolimus	Fluconazol	Levetiracetam
Imatinib	Posaconasol	

* Não se restringe a essa tabela.

Tabela 9.22 – Possíveis contraindicações à anticoagulação.	
Possível contraindicação	**Fatores a considerar**
Sangramento ativo e clinicamente significativo	Local e grau de sangramento (p. ex., hemorragias nasais e menstruação geralmente não são uma contraindicação; o sangramento intracerebral ativo é quase sempre uma contraindicação absoluta); intervalo desde que o sangramento parou
Trombocitopenia grave (plaquetas < 50.000/mcL)	Contagem absoluta de plaquetas, tendência da contagem de plaquetas e função plaquetária (p. ex., indivíduos com púrpura trombocitopênica imune e uma contagem de plaquetas na faixa de 30.000-50.000/mcL podem tolerar anticoagulação)
Trauma grave	Local e extensão do trauma, intervalo de tempo desde o evento
Procedimento invasivo ou parto obstétrico (recente, emergencial ou planejado)	Tipo de procedimento e risco associado de sangramento, intervalo entre procedimento e anticoagulação
Hemorragia intracraniana prévia	Intervalo de tempo desde hemorragia e causa subjacente (p. ex., trauma ou hipertensão não controlada)
Tumor intracraniano ou espinhal	Local e tipo de tumor, outras comorbidades
Hipertensão grave não controlada	Pressão arterial absoluta e tendência da pressão arterial

Tabela 9.23 – Transição de anticoagulantes.

Transição de anticoagulante oral direto (DOAC) para varfarina

Dabigatrana	Sobreponha varfarina com dabigatrana por: 3 dias (Clcr > 50 mL/min); 2 dias (Clcr 30-50 mL/min); 1 dia (Clcr 15-30 mL/min); Observar que a dabigatran pode contribuir para a elevação do INR ou Sobrepor varfarina com dabigatran até que o INR seja terapêutico com varfarina*
Apixabana	Se for necessária anticoagulação contínua, interromper a apixabana e iniciar um anticoagulante parenteral juntamente com varfarina; continuar o agente parenteral até que o INR esteja terapêutico com varfarina. Observar que a apixabana pode contribuir para a elevação do INR ou Sobrepor varfarina com apixabana até o INR ser terapêutico com varfarina, testando antes da próxima dose de apixabana para minimizar o efeito da apixabana na elevação do INR*
Edoxabana	Reduzir a dose pela metade (p. ex., de 60-30 mg/dia ou de 30-15 mg/dia) e começar a varfarina simultaneamente. Interromper a edoxabana quando o INR ≥ 2,0 Observar que a edoxabana pode contribuir para a elevação do INR ou Interromper a edoxabana e iniciar um anticoagulante parenteral com varfarina; continuar o agente parenteral até que o INR seja terapêutico com varfarina ou Sobrepor varfarina com edoxabana até que o INR seja terapêutico com varfarina, testando antes da próxima dose de edoxabana para minimizar o efeito da edoxabana na elevação do INR*
Rivaroxabana	Interromper a rivaroxabana e iniciar um anticoagulante parenteral com varfarina; continuar o agente parenteral até que o INR seja terapêutico com varfarina Observar que a rivaroxabana pode contribuir para a elevação do INR ou Sobrepor varfarina com rivaroxabana até que o INR seja terapêutico com varfarina, testando antes da próxima dose de rivaroxabana para minimizar o efeito da rivaroxabana na elevação do INR*

Transição de varfarina para um DOAC

Dabigatrana	Parar a varfarina, monitorizar o TP/INR e iniciar a dabigatrana quando o INR for < 2,0
Apixabana	Parar a varfarina, monitorizar o TP/INR e iniciar a apixabana quando o INR for < 2,0
Edoxabana	Parar a varfarina, monitorizar o TP/INR e iniciar a edoxabana quando o INR for < 2,5
Rivaroxabana	Parar a varfarina, monitorizar o TP/INR e iniciar a rivaroxabana quando o INR for < 3,0

Transição de um DOAC para outro DOAC

Qualquer DOAC	Iniciar o segundo DOAC quando a próxima dose do primeiro estiver vencida; não sobrepor os DOACs

* Dois a três dias de sobreposição após o INR se tornar terapêutico podem ser necessários em indivíduos com maior risco de trombose, porque o TP/INR entrará no intervalo terapêutico antes que ocorra a anticoagulação completa. Em indivíduos que sobrepõem a varfarina e um DOAC, este pode contribuir para a elevação do INR.

9.8 Anticoagulação e Sangramentos

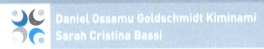

Daniel Ossamu Goldschmidt Kiminami
Sarah Cristina Bassi

- A conduta é baseada na gravidade do sangramento, no risco de reversão da anticoagulação e no tipo de anticoagulante utilizado.

GRAVIDADE DO SANGRAMENTO

No caso específico na varfarina, seguir protocolo institucional, disponível (Tabelas 9.24 e 9.25).

Tabela 9.24 – Gravidade do sangramento.

Classificação do sangramento	Achados clínicos
Menor	Sangramento referido que não necessitou de intervenção médica para controle: • Epistaxe de curta duração • Petéquias ou hematomas em tecido subcutâneo • Hematúria ou sangramento digestivo leves (sem queda da hemoglobina e/ou repercussão hemodinâmica)
Maior	Requer tratamento médico imediato ou transfusão de até 2 unidades de sangue: • Sangramento digestivo • Hematomas retroperitoneais ou em musculatura profunda • Sangramentos intraoculares
Ameaçador à vida	Sangramento com ao menos 1 dos seguintes: • Repercussão hemodinâmica • Transfusão de > 2 unidades de sangue • Necessidade de intervenção cirúrgica ou angiográfica de emergência • Localização em sistema nervoso central • Previamente classificado como maior, mas sem resposta adequada à terapêutica

Tabela 9.25 – Sangramentos em uso de varfarina.

Condutas gerais

I. Suspender varfarina
II. Estabilizar hemodinamicamente
III. Investigar a fonte do sangramento
IV. Tratar a causa base e hemostasiar sangramento, se possível

Classificação do sangramento	Conduta
Menor	Vitamina K VO[1] segundo INR: • INR < 4,5 → 1 mg ou não administrar se pouco elevado • INR 4,5-10 → 1-2,5 mg • INR > 10 → 2,5-5,0 mg (repetir vitamina K a cada 24 h, se necessário) Dosar novo INR em 12 h Reiniciar varfarina assim que INR atingir faixa terapêutica (reduzir dose semanal) Não transfundir plasma fresco
Maior	Classificar risco de trombose com a reversão da anticogulação: • Elevado risco → vitamina K 2,5 mg EV[2] • Baixo risco → vitamina K 5 mg EV[2] Dosar novo INR em 12 h Considerar plasma para ambos os casos
Ameaçador à vida	Vitamina K 10 mg EV[2] (repetir a cada 12 h se necessário) mais plasma fresco congelado 10 mL/kg de ataque seguido de 5 mL/kg de 6/6 h se necessário Cuidado com congestão ao fazer o plasma fresco congelado Dosar novo INR em 12 h

[1] Utilizar ampola endovenosa (EV). Aspirar ampola (10 mg/2 mL) em seringa de 10 mL e completar com água filtrada, resultando em diluição final de 1 mg/mL. Administrar via oral (VO) a dose sugerida.
[2] Diluir 1 ampola (10 mg/2mL) em no mínimo 50 mL de SF0,9% e administrar a dose sugerida em 20-60 minutos.
Obs.: a administração de 1-2 doses elevadas de vitamina K (10 mg) poderá causar resistência à varfarina por pelo menos 1 semana.

SANGRAMENTO E ANTICOAGULANTES ORAIS DIRETOS

O risco de sangramento com DOAC é semelhante ou mais baixo que outros agentes. Exceção: maior risco de hemorragia gastrointestinal em pacientes com idade > 65 anos que receberam dabigatran 150 mg 2 vezes/dia em comparação com a varfarina. O manejo de sangramento em vigência de DOAC consiste em:

• Avaliar a gravidade do sangramento (anamnese, exame físico).
• Testes de rotina da coagulação **NÃO** permitem avaliar com segurança a quantida-

- de do anticoagulante presente e grau de anticoagulação.
- Avaliar o grau de anticoagulação (dose e horário da última dose).
- Suspender DOAC.
- Tempo para início do efeito de cada medida da Tabela 9.26 são de 2 a 4 horas.
- Maioria das recomendações tem nível de evidência 2C.

SANGRAMENTO EM USO DE HEPARINA

A protamina é o antídoto da heparina parenteral. A seguir, é apresentada sugestão de seu uso quando for necessária a reversão da anticoagulação de forma rápida quando em uso de heparina não fracionada ou enoxaparina.

Cloridrato de protamina:
- Apresentação: 50 mg/5mL ou 1.000 UI de protamina/mL.
- Diluição: fazer sem diluição ou diluído em SF ou SG5%.
- Tempo de administração: 1 mL a cada 1-3 minutos; não passar mais do que 50 mg (1 ampola) em período inferior a 10 minutos.
- Dose: ver tabela na página seguinte. Na dúvida, diluir 1 ampola (50 mg) em 50 mL de SF0,9% e fazer EV em 10-15 minutos.
- Reversão de heparina não fracionada (HNF):
  - Dose de protamina dependerá da dose da HNF.
  - Dose máxima de protamina = 50 mg.
  - Lembrar que 1.000 UI de protamina (1 mL) neutralizam 1.000 UI de HNF.

Tabela 9.26 – Manejo de sangramento em uso de anticoagulantes orais diretos (DOACs).

Tipo de sangramento	Medicamento	Intervenção
Grave (intracraniano, retroperitonial, síndrome de compartimento, sangramento gastrointestinal maciço)	Dabigatrana	• Antifibrinolítico (p. ex., ácido tranexâmico) • Carvão ativado oral (se dentro de 2 h da última dose) • Hemodiálise • Idarucizumabe (se risco iminente de morte, após medidas acima); se não disponível: CCPa (FEIBA) • Intervenções cirúrgicas/endoscópicas se apropriadas

	Rivaroxabana Apixabana Edoxabana	• Antifibrinolítico (p. ex., ácido tranexâmico)
		• Carvão ativado oral:
		  – Até 8 h da última dose de rivaroxabana
		  – Até 6 h da última dose de apixabana
		  – Até 2 h da última dose de edoxabana
		• Complexo protrombínico com 4 fatores (4-CCP)
		• Intervenções cirúrgicas/endoscópicas se apropriadas

Leve (epistaxe, sangramento de tecidos moles, sangramento gastrointestinal de pequena monta)	Dabigatrana	• Medidas hemostáticas locais • Possível suspensão do anticoagulante: considerar meia-vida e função renal: 12-17 h • Possível uso de antifibrinolítico (p. ex., ácido tranexâmico)

	Rivaroxabana Apixabana Edoxabana	• Medidas hemostáticas locais
		• Possível suspensão do anticoagulante: considerar meia-vida e função renal (depende da medicação):
		  – Rivaroxabana 5-9 h
		  – Apixabana 8-15 h
		  – Edoxabana 6-11 h
		• Possível uso de antifibrinolítico (p. ex., ácido tranexâmico)

CCPa: complexo protrombínico ativado; **FEIBA:** complexo protrombínico parcialmente ativado.

- HNF em infusão contínua: considerar as últimas 2 horas de infusão (p. ex., se 1.250 UI/h, então considerar 2.500 UI de heparina a ser revertida, ou seja, 2.500 UI de protamina = 25 mg).
- HNF *bolus* endovenosa: a dose de protamina dependerá do tempo decorrido da última administração de heparina, conforme a tabela a seguir:

Tempo decorrido	Dose de protamina em mg para neutralizar 1.000 UI de HNF da administração de HNF em *bolus*
0 min	10-15
1-29 min	7,5-10
30-59 min	5,0-7,5
1-2 h	3,75-5,0
> 2 h	2,5-3,75

- HNF subcutânea: calcular 1,0-1,5 mg de protamina para cada 100 UI de HNF. Administrar metade da dose de protamina EV lento e a outra metade em bomba de infusão contínua (BIC) em 8-16 horas.

- **Reversão de Enoxaparina:** atividade anti-Xa não é completamente neutralizada pela protamina. Consegue-se neutrallização máxima de até 75%. A dose de protamina dependerá do tempo decorrido desde a última administração de enoxaparina:

  - Tempo ≤ 8 horas: administrar 1 mg de protamina para cada 1 mg de enoxaparina.
  - Tempo > 8 horas ou se após 2 a 4 horas da dose inicial de protamina o TTPa continuar elevado ou paciente mantiver sangramentos ativos: administrar 0,5 mg de protamina para cada 1 mg de enoxaparina.

9.9 Terapia da Sedação Paliativa

Daniel Ossamu Goldschmidt Kiminami
André Filipe Junqueira dos Santos
Edgar Ianhez Júnior

DEFINIÇÃO

A terapia da sedação paliativa (TSP), ou sedação paliativa, está indicada quando pacientes nos momentos finais de vida experimentam sintomas refratários que trazem sofrimento intenso e insuportável. A TSP é definida como a administração de fármacos em doses e combinações necessárias para reduzir o nível de consciência, com o consentimento do paciente ou de seu responsável e:

- Objetiva o alívio de um ou mais sintomas refratários (todo sintoma que não pode ser adequadamente controlado após repetidas tentativas de identificar um tratamento tolerável que não interfira no seu nível de consciência) em pacientes com doença avançada terminal.
- Faz-se com drogas sedativas e não com drogas analgésicas ou drogas aleatórias.
- Diferentemente de eutanásia, é em princípio, reversível, não leva à morte, apenas alivia sofrimento e permite a morte por causa natural, e somente deverá ser instituída no final da vida.

 Atenção: este subcapítulo não se propõe a descrever o manejo de *delirium* fora do contexto de fase final de vida. Para isso, ver subcapítulo 14.5.

CONSIDERAÇÕES ÉTICAS

- CFM nº 1805/2006: "é permitido ao médico limitar ou suspender procedimentos e tratamentos que prolonguem a vida do doente, em fase terminal, de enfermidade grave e incurável, respeitada a vontade da pessoa ou de seu representante legal".
- Código de Ética Médica 2009, Capítulo I, item XXII: "nas situações clínicas irreversíveis e terminais, o médico evitará a realização de procedimentos diagnósticos e terapêuticos desnecessários e propiciará aos pacientes sob sua atenção todos os cuidados paliativos apropriados".
- Eutanásia proscrita no art. 41 CEM/2009.

INDICAÇÕES GERAIS

- Estágio final de doença grave, progressiva e incurável associado a:
  - *Delirium* hiperativo com agitação psicomotora não controlada.
  - Dispneia intratável e progressiva.
  - Convulsão refratária.
  - Dor intolerável e intratável.
  - Secreção brônquica copiosa e refratária.
  - Sangramentos não controlados.
  - Náuseas e vômitos intratáveis.
  - Aflição/angústia existencial ou psicossocial que compromete gravemente o conforto (obrigatória a avaliação de diferentes dimensões do sofrimento, com avaliação multiprofissional da equipe de origem e da equipe de cuidados paliativos).
  - Outras condições refratárias.
- Quadro agudo catastrófico ameaçador da vida (p. ex., rotura de aorta sem possibilidade terapêutica):
  - Morte esperada em minutos a poucas horas.
  - Casos em que não há tempo para manejo sintomático convencional.
  - Geralmente demanda sedação mais rápida.
- Morte iminente com sofrimento intenso:
  - Morte esperada em horas a dias.

 Cuidado: na maioria das vezes, a morte ocorre sem a necessidade de sedação. Assim, sempre considerar o sofrimento do paciente em si, em detrimento do sofrimento da família ou mesmo da equipe assistente. A não separação desses sofrimentos pode levar a indicações de sedação indevidas, com risco para aumentar e até mesmo prolongar sofrimentos.

CONDIÇÕES PARA INÍCIO DA TSP

Na presença de pelo menos uma indicação de TSP, buscar as demais condições para início dessa modalidade terapêutica (Tabela 9.27).

Tabela 9.27 – Condições para início da terapia da sedação paliativa (TSP).

A condição do paciente preenche pelo menos uma das indicações de TSP
Todos os esforços foram feitos para tratar as causas reversíveis geradoras do sofrimento
Todas as abordagens não farmacológicas e farmacológicas para controle dos sintomas foram consideradas
Os sintomas pelos quais se busca alívio são claramente definidos e compreendidos
O caso foi avaliado por equipe de cuidados paliativos, se disponível
Os objetivos da sedação foram explicados e discutidos com paciente e seus familiares
A decisão pela sedação foi consensual (paciente, família e equipe assistente) e o consentimento obtido e devidamente documentado em prontuário

CONSENTIMENTO INFORMADO

Deve-se obter o consentimento informado do paciente ou de seu responsável legal, caso o paciente não possua juízo crítico da realidade preservado e não tenha diretrizes antecipadas de vontade. **Embora assinatura de termo de consentimento não seja necessária, é de fundamental importância a documentação das seguintes informações em prontuário do paciente:**

- Condição clínica do paciente no momento da indicação da sedação paliativa.
- Todos os tratamentos realizados anteriormente.
- Critérios utilizados para indicação.
- Metas de cuidados discutidas pelas equipes.
- Anotar a conversa com paciente/família/responsável legal e registrar que houve explicação, esclarecimento de dúvidas, confirmação do entendimento do prognóstico do paciente e dos objetivos da sedação paliativa.
- Concordância do paciente e/ou família/representante legal.
- Anotar a medicação que será utilizada, incluindo concentração, via de administração e dose.
- Anotar qualquer alteração na dose da medicação sedativa ou adição de outra medicação, explicando os motivos para tal conduta.

OBSERVAÇÃO
Na ausência de família ou se os familiares se sentem incapazes da decisão, a equipe de saúde deve agir no melhor interesse do paciente e assegurar-lhe seu bem-estar. Todas as decisões e justificativas devem ser registradas em prontuário.

CLASSIFICAÇÃO

- **Intensidade:** leve, moderada e profunda. Recomenda-se a utilização da escala RASS (Escala Richmond de Agitação e Sedação – ver Capítulo 1) para avaliação do paciente sedado. Deve-se utilizar a mínima dose de medicações suficiente para controle satisfatório dos sintomas.
- **Duração de sedação:** intermitente ou contínua. A sedação intermitente (*Respite sedation*) é a utilização de sedativos em períodos pré-determinados, permitindo períodos de despertar. É útil para alívio adequado de sintomas intensos enquanto se otimiza demais intervenções não sedativas.

CUIDADOS AO REALIZAR TSP

- Orientar a equipe multiprofissional envolvida nos cuidados do paciente quanto à condição clínica do mesmo e ao objetivo da sedação paliativa.
- Manter na prescrição médica as medicações para controle de dor, outros sintomas e demais medidas para conforto do paciente.
- Manter higienização, cuidados com a boca e olhos, manejo de secreções, mobilização no leito, cuidado com feridas, monitorização de lesão por pressão, avaliação do trânsito intestinal e esvaziamento vesical.
- Avaliar possibilidade de minimizar aferição de sinais vitais, glicosimetria, SaO_2. No entanto, manter atenção frequente às necessidades do paciente e familiares.
- Suspender medicações VO.
- Revisar necessidade das medicações já prescritas e adequar via de administração.
- Promover ambiente confortável e respeitoso para paciente e família (redução de ruídos, maior privacidade possível).
- Disponibilizar suporte psicossocial e espiritual para a família (psicólogo, terapeuta ocupacional, capelão e terapias complementares).
- Esclarecer a família quanto à possibilidade de estar com o paciente, falar com ele e tocá-lo gentilmente.
- Informar familiares quanto ao possível acúmulo de secreção nasofaríngea, respiração ruidosa, cianose periférica e redução do volume urinário.

NUTRIÇÃO E HIDRATAÇÃO

- A descontinuação da nutrição e hidratação deve ser discutida e documentada na fase final de vida.
- Intervenções artificiais de nutrição e hidratação devem ser consideradas uma modalidade de tratamento como qualquer outra, avaliando riscos e benefícios.
- Sabe-se que não aumentam a sobrevida e podem causar desconfortos como edema

CAPÍTULO 9

periférico, congestão pulmonar, dor e distensão abdominal, piora de ascite, de derrame pleural e aumento de secreções (oral, brônquica, gastrointestinal).

- Sugere-se ponderar a redução ou mesmo suspensão de nutrição e hidratação, de acordo com prognóstico e valores do paciente e família.

FÁRMACOS PARA TSP

- O fármaco ideal para TSP deve possuir as seguintes características:
  - Rápido início de ação
  - Tempo de ação curto para fácil titulação
  - Induzir sedação e, se necessário, inconsciência de modo confiável
  - Causar o mínimo de efeitos colaterais possíveis.
- As vias de administração de escolha são a via EV ou a via SC (hipodermóclise), em doses intermitentes ou em infusão contínua.
- Opioides como fentanil e morfina **não** devem ser usados com intuito sedativo, dado o elevado risco de efeitos colaterais. Devem ser associados aos sedativos para melhor manejo de dor e dispneia. Para casos de dispneia refratária, por exemplo, associar morfina ao midazolam em vez de qualquer uma das drogas isoladas.
- As principais classes de fármacos indicados para TSP são: benzodiazepínicos, neurolépticos, barbitúricos e agentes indutores anestésicos. Ver os principais fármacos para TSP a seguir.

Midazolam

- Fármaco de primeira linha para TSP (Tabela 9.28).
- Pode ser combinado com antipsicóticos como haloperidol ou clorpromazina nos casos de *delirium* hiperativo refratários.
- **Vias de administração:** EV e SC.
- **Vantagens:** início de ação rápida (2 minutos), meia-vida curta (1,5 a 2,5 horas) e pode ser feito por hipodermóclise nos ca-

sos com dificuldade de acesso venoso. Possui potente efeito sedativo e ansiolítico, além de efeito sobre espasmos musculares, mioclonias, náuseas, vômitos, convulsões e pruridos. Há medicação para reversão (flumazenil).

- **Desvantagens:** por ser um benzodiazepínico, há risco de agitação paradoxal e *delirium*. Risco de apneia em doses elevadas, especialmente quando associado a opioides.

Tabela 9.28 – Midazolam.

Considerações

Apresentações: 5 mg/5 mL; 15 mg/3 mL; 50 mg/10 mL
Dose usual: 0,5-2,5 mg/h ou 10-60 mg/24 h
Dose máxima: 10 mg/h ou 240 mg/24 h
Associar haloperidol para os casos de *delirium* hiperativo

Posologia via EV

Ataque inicial*: 1-5 mg a cada 5-15 min até conforto ou máximo de 20 mg, seguido por:
Infusão contínua: iniciar a 0,5-1,0 mg/h. Titular até conforto. Caso necessário, além da infusão, fazer resgates de 1-5 mg *bolus* a cada 15 min
Sugestão de diluição inicial para infusão contínua: 1 ampola de 50 mg/10mL + 190 mL SF ou SG5% para concentração final de 0,25 mg/mL (iniciar a 2-4 mL/h)

Posologia por hipodermóclise

Ataque inicial*: 2,5-10 mg, seguido por:
Doses intermitentes: 2,5 mg de 4/4 h + resgate de 2,5 mg até 1/1 h SN ou
Infusão contínua: iniciar com 10-30 mg/24h ICSC + 2,5 mg até 1/1 h SN (titular dose basal a cada 24 h para efeito desejado)
Sugestão de diluição para infusão contínua: diluir a dose a ser administrada em 24 h em 100 mL de SF e infundir em 24 h

* Nem sempre necessário. **ICSC:** infusão contínua por via subcutânea (hipodermóclise); **SN:** se necessário.

Haloperidol

- Antipsicótico de 1ª geração (Tabela 9.29).
- Indicado em associação a midazolam para os casos de *delirium*/agitação refratários.
- **Vias de administração:** EV, SC. Dada maior segurança, descrita apenas a via SC.

314 Guia Prático de Emergências Clínicas

- **Vantagens:** pode ser feito por hipodermóclise; menos hipotensor que clorpromazina.
- **Desvantagens:** pode causar ou piorar sintomas extrapiramidais e arritmias (alarga intervalo QT).

Tabela 9.29 – Haloperidol.

Considerações

Apresentação: 5 mg/1 mL.
Dose usual: 1,5-5 mg/24 h.
Raramente são necessárias doses > 10 mg/24 h.
Dose máxima: 15 mg/24 h.

Posologia por hipodermóclise

Ataque inicial: 1,5-5,0 mg e repetir a cada 1 h se necessário

Manutenção: 5-15 mg/24 h por ICSC ou dividida em *bolus* (p. ex.: 2,5 mg de 12/12 h a 5 mg 8/8 h)

Diluição: dar preferência para AD. Considerar diluição mínima de 1 mL de medicação para 1 mL de diluente. Caso opte-se pela diluição em SF 0,9%, diluir para concentração final de haloperidol < 1,0 mg/mL para evitar precipitações

Compatibilidade: pode ser diluído juntamente com midazolam

AD: água destilada; **ICSC:** infusão contínua por via subcutânea (hipodermóclise).

Clorpromazina

- Antipsicótico de 1ª geração (Tabela 9.30).
- Considerado fármaco de segunda linha, indicado em substituição ao haloperidol quando a associação midazolam > 30 mg/24 h + haloperidol 15 mg/24 h falhar em controlar o *delirium*/agitação.
- **Vias de administração:** EV, IM. A infusão pela via SC é controversa em virtude do risco de dor e lesão tecidual no local da aplicação.
- **Vantagens:** efeito sedativo e ansiolítico de ação rápida. Mais sedativo que haloperidol. Ação sobre *delirium*, agitação, náuseas, vômitos e soluços refratários.
- **Desvantagens:** pode causar hipotensão, acatisia, convulsões (diminui o limiar convulsivo), distonias e arritmias (alarga o intervalo QT).

Tabela 9.30 – Clorpromazina.

Considerações

Apresentação: 25 mg/5 mL
Dose usual: 37,5-150 mg/24 h
Administração por via SC controversa, caso opte-se por tal via, fazer sem diluição em doses intermitentes

Posologia

Doses intermitentes: 12,5-25 mg EV/IM a cada 4-12 h **ou**

Infusão contínua: iniciar a 3-5 mg/h EV

Sugestão de diluição inicial para infusão contínua: 4 ampolas de 25 mg + 80 mL SF ou SG5% para concentração final de 1 mg/mL

SC: subcutânea ou hipodermóclise; **EV:** endovenosa; **IM:** intramuscular.

Fenobarbital

- Barbitúrico (Tabela 9.31).
- **Vias de administração:** EV, IM e SC.
- **Vantagens:** ação antiemética e anticonvulsivante. Sedação efetiva em pacientes que desenvolveram tolerância a benzodiazepínicos ou antipsicóticos. Dose de manutenção pode ser administrada via SC (hipodermóclise).

Tabela 9.31 – Fenobarbital.

Considerações

Apresentação: 200 mg/2 mL
Dose usual: 800-1.200 mg/24 h
Dose máxima: 2.400 mg/24 h
EVITAR *bolus* por via SC dado o risco de necrose local
Fenobarbital é incompatível com a maioria das drogas e deve ser feita em bomba separada

Posologia

Ataque inicial*: 200 mg IM/EV a cada 30 min se necessário, seguido por:

Infusão contínua: iniciar com 800 mg/24 h ICSC/EV

Sugestão de diluição inicial: 4 ampolas de 200 mg + 100 mL SF ou SG5% em 24 h (4,5 mL/h)

Escalonamento de dose diária: 800-1.200-1.600 mg/24 h.

* Nem sempre necessário. **SC:** subcutânea ou hipodermóclise; **EV:** endovenosa; **IM:** intramuscular; **ICSC:** infusão contínua por via subcutânea (hipodermóclise).

- **Desvantagens:** risco de agitação paradoxal, especialmente em idosos, hipotensão, náuseas, vômitos, angioedema, Stevens-Johnson, *rash* cutâneo, agranulocitose e trombocitopenia. Grande interação medicamentosa, o que obriga a ser feito em bomba à parte. Doses *bolus* **não** poderão ser feitas por hipodermóclise dado o risco de necrose cutânea. Risco convulsivo rebote se descontinuado abruptamente.

Propofol

- Anestésico de curta duração (Tabela 9.32).
- **Via de administração:** EV.
- **Vantagens:** sedação efetiva em pacientes que desenvolveram tolerância a benzodiazepínicos ou antipsicóticos. Também age sobre náuseas, vômitos, ansiedade, mioclonias, convulsões e tensão muscular.

Tabela 9.32 – Propofol.

Apresentação

200 mg/20 mL

Observações

Dose usual: 1-2 mg/kg/h
Fazer sem diluição em bomba de seringa
Fazer somente EV em veia calibrosa

Posologia

Ataque inicial*: 1-1,5 mg/kg, seguido por:
Infusão contínua: iniciar a 1 mg/kg/h e elevar em 0,5 mg/kg/h a cada 5-10 min até efeito desejado

* Nem sempre necessário.

- **Desvantagens:** não pode ser feito por hipodermóclise e requer veia calibrosa, preferencialmente acesso central. Pode causar apneia, hipotensão, reações alérgicas e bradicardia. Exige profissionais familiarizados com seu manuseio e uso.

TSP EM *DELIRIUM* HIPERATIVO

- Caso a TSP seja indicada para controle de agitação em *delirium* hiperativo refratário mesmo após manejo conforme subcapítulo de *delirium*, a escolha farmacológica segue os degraus da Tabela 9.33.
- Conforme ascensão por essa escada, maior será o poder sedativo das medicações.

Tabela 9.33 – Fármacos para terapia da sedação paliativa (TSP) para *delirium* hiperativo refratário.

Degrau	Associação de fármacos	Considerações
1	Haloperidol + Midazolam	Caso a associação não seja efetiva com doses de midazolam > 30 mg/24 h e haloperidol 15 mg/24 h, passar para 2º degrau
2	Clorpromazina + Midazolam	Caso a substituição do haloperidol por clorpromazina não seja efetiva, substituir o midazolam e a clorpromazina por uma das medicações do 3º degrau
3	Fenobarbital ou Propofol	Consultar equipe de cuidados paliativos

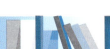

BIBLIOGRAFIA

1. Ageno W, et al. Oral anticoagulant therapy, antithrombotic therapy and prevention of thrombosis, 9th ed: American college of chest physicians evidence- based clinical practice guidelines. Chest 2012 Feb;141(2 Suppl):e44S-e88S.
2. Bow E, Wingard JR. Overview of neutropenic fever syndromes. Uptodate online, 02/12/2015
3. Bytzer P, et al. Analysis of upper gastrointestinal adverse events among patients given dabigatran in the RE-LY trial. Clin Gastroenterol Hepatol 2013; 11:246.
4. Cecchini J, Fartoukh M. Sickle cell disease in the ICU. Curr Opin Crit Care. 2015 Dec,21(6):569-75.
5. Chamberlain MC. Neoplastic meningitis and metastatic epidural spinal cord compression. Hematol Oncol Clin N Am. 2012 Aug 26 (2012) 917-931.

316 Guia Prático de Emergências Clínicas

6. Cherny N, et al. Palliative sedation. Uptodate online, acesso junho 2020.
7. Clé DV, Garcia AA, Brunetta DM, Schwartzmann PV, Moriguti JC. Anticoagulação em pacientes hospitalizados. Medicina (Ribeirão Preto) 2010;43(2): 107-17.
8. Cole JS, Patchell RA. Metastatic epidural spinal cord compression. Lancet Neurol. 2008 May;7(5): 459-66.
9. DeBraun MR, Kirkham FJ, et al. Central nervous system complications and management in sickle cell disease. Blood. 2016;127(7):829-838.
10. DeBraun MR, Vichinsky EP. Acute vaso-occlusive pain management in sickle cell disease. Uptodate online, acesso junho 2020.
11. Doença falciforme: condutas básicas para tratamento / Ministério da Saúde, Secretaria de Atenção à Saúde, Departamento de Atenção Especializada. Brasília : Ministério da Saúde, 2012. ISBN 978-85-334-1932-2.
12. Eerenberg ES, et al. Reversal of rivaroxaban and dabigatran by prothrombin complex concentrate: a randomized, placebo-controlled, crossover study in healthy subjects. Circulation 2011; 124:1573.
13. Ética médica – código. I. Título. II - Resolução CFM nº 1.931, de 17 de setembro de 2009. ISBN 978-85-87077-14-1.
14. Field JJ, DeBraun MR, et al. Priapism and erectile dysfunction in sickle cell disease. Acesso julho 2020.
15. Field JJ, et al. Acute chest syndrome in adults with sickle cell disease. Uptodate online, acesso Junho 2020.
16. Flowers CR, et al. Antimicrobial prophylaxis and outpatient management of fever and neutropenia in adults treated for malignancy: american society of clinical oncology clinical practice guideline. J Clin Oncol 2013 Feb 20;31(6):794-810.
17. Freifeld AG, et al. Clinical practice guideline for the use of antimicrobial agents in neutropenic patients with cancer: 2010 update by the infectious diseases society of America. IDSA Guidelines. Clin Infect Dis. 2011 Feb 15;52(4):e56–93.
18. Gea-Banacloche J. Evidence-based approach to treatment of febrile neutropenia in hematologic malignancies. Hematology Am Soc Hematol Educ Program. 2013;2013:414-22.
19. Gebreselassie S, Simmons MN, et al. Genitourinary manifestations of sickle cell disease. Cleve Clin J Med. 2015 Oct;82(10):679-83.
20. Gibbons GH, et al. Evidence-based management of sickle cell disease, expert panel report, 2014, U.S. department of health and human services, NIH.
21. Gladstone DJ, et al. How to monitor patients receiving direct oral anticoagulants for stroke prevention in atrial fibrillation: a practice tool endorsed by thrombosis Canada, the canadian stroke consortium, the canadian cardiovascular pharmacists network, and the canadian cardiovascular society. Ann Intern Med 2015; 163:382.
22. Gosselin RC, et al. International council for standardization in haematology (ICSH) recommendations for laboratory measurement of direct oral anticoagulants. Thromb Haemost 2018; 118:437.
23. Graeff A, Dean M. Palliative sedation therapy in the last weeks of life: a literature review and recommendations for standards. (2007). J Palliat Med. 2007 Feb;10(1):67-85.
24. Granger CB, et al. Clinical events after transitioning from apixaban versus warfarin to warfarin at the end of the apixaban for reduction in stroke and other thromboembolic events in atrial fibrillation (ARISTOTLE) trial. Am Heart J 2015; 169:25.
25. Ha JT, et al. benefits and harms of oral anticoagulant therapy in chronic kidney disease: a systematic review and meta-analysis. Ann Intern Med 2019; 171:181.
26. Howard SC, Jones DP, et al. The tumor lysis syndrome. N Engl J Med 2011;364:1844-54.
27. Htun KT, et al. The successful management of dabigatran-associated critical end-organ bleeding with recombinant factor VIIa. Ann Hematol 2014; 93:1785.
28. Hughes WT, et al. 2002 Guidelines for the use of antimicrobial agents in neutropenic patients with cancer, IDSA Guidelines. Clinical Infectious Diseases 2002; 34:730–51.
29. Hull RD, et al. Management of warfarin-associated bleeding or supratherapeutic INR. Uptodate online, acesso junho 2020.

CAPÍTULO 9 Hematologia e Oncologia **317**

30. Hull RD, Garcia DA, et al. Heparin and LMW heparin: dosing and adverse effects. Uptodate online, acesso junho 2020.
31. Hull RD, Garcia DA, et al. Warfarin and other VKAs: dosing and adverse effects. Uptodate online, acesso junho 2020.
32. Husted S, et al. ESC working group on thrombosis task force on anticoagulants in heart disease. Response to Ansell et al. "Non-vitamin K antagonist oral anticoagulants (NOACs): no longer new or novel". Thromb Haemost 2014; 112:842.
33. Jaffer A, Bragg L. Practical tips for warfarin dosing and monitoring. Cleve Clin J Med. 2003 Apr;70(4):361-71.
34. Kaatz S,et al. Guidance on the emergent reversal of oral thrombin and factor Xa inhibitors. Am J Hematol 2012; 87 Suppl 1:S141.
35. Keeling D, et al. Guidelines on oral anticoagulation with warfarin - fourth edition. Br J Haematol 2011; 154:311.
36. Keng ML, et al. Febrile neutropenia in hematologic malignancies. Curr Hematol Malig Rep. 2013 Dec;8(4):370-8.
37. Kovacs MJ, et al. Comparison of 10-mg and 5-mg warfarin initiation nomograms together with low--molecular-weight heparin for outpatient treatment of acute venous thromboembolism. A randomized, double-blind, controlled trial. Ann Intern Med. 2003;138(9):714-9.
38. Larson RA, Pui C, et al. Tumor lysis syndrome: definition, pathogenesis, clinical manifestations, etiology and risk factors. Uptodate online, acesso junho 2020.
39. Larson RA, Pui C, et al. Tumor lysis syndrome: prevention and treatment. Uptodate online, acesso junho 2020.
40. Lo B, Rubenfeld G. Palliative sedation in dying patients: "we turn to it when everything else hasn't worked". JAMA.2005 Oct 12;294(14):1810-6.
41. Majeed A, et al. Management of rivaroxaban- or apixaban-associated major bleeding with prothrombin complex concentrates: a cohort study. Blood 2017;130:1706.
42. Manual de eventos agudos em doença falciforme, Ministério da Saúde, Brasília, DF, 2009, 1ª edição. ISBN 978-85-334-1621-5.
43. Marti FM, Cullen MH, et al. Management of febrile neutropenia: ESMO clinical recommendations. Annals of Oncology 20 (Supplement 4): iv166-iv169, 2009.
44. Menezes MS, et al. The role of end-of-life palliative sedation: medical and ehtical aspects – review. Ver Bras Anestesiol.Jan-Feb 2019;69(1):72-77.
45. Morrissey CO, Gilroy NM, et al. Consensus guidelines for the use of empiric and diagnostic--driven antifungal treatment strategies in haematological malignancy, 2014. Intern Med J. 2014 Dec;44(12b):1298-314.
46. Oh W, Chari A. Mount Sinai expert guides. Oncology. 2019. ISBN 9781119189572.
47. Paiva CE, et al. O que o emergencista precisa saber sobre as síndromes da veia cava superior, compressão medular e hipertensão intracraniana. Revista Brasileira de Cancerologia 2008; 54(3):289-296.
48. Palliative care formulary, PCF5 September 2014. www.palliativedrugs.com. ISBN 978-0-9552547-9-6.
49. Pollack CV Jr, et al. Idarucizumab for Dabigatran reversal - full cohort analysis. N Engl J Med 2017; 377:431.
50. Powell JR. Are new oral anticoagulant dosing recommendations optimal for all patients? JAMA 2015; 313:1013.
51. Reilly PA, et al. The effect of dabigatran plasma concentrations and patient characteristics on the frequency of ischemic stroke and major bleeding in atrial fibrillation patients: the RE-LY Trial (Randomized Evaluation of Long-Term Anticoagulation Therapy). J Am Coll Cardiol 2014; 63:321.
52. RESOLUÇÃO CFM Nº 1.805/2006 (Publicada no D.O.U., 28 nov. 2006, Seção I, pg. 169).
53. Schulman S, et al. How I treat with anticoagulants in 2012: new and old anticoagulants, and when and how to switch. Blood 2012; 119:3016.

318 Guia Prático de Emergências Clínicas

54. Siegal DM. How I treat target-specific oral anticoagulant-associated bleeding. Blood 2014; 123:1152.
55. Standards for the clinical care of adults with sickle cell disease in the UK, Sickle Cell Society, 2018. 2 Edition. ISBN 978-1-5272-2070-6.
56. Twycross R. Reflections on palliative sedation. Palliat Care.2019 Jan 27;12: 1178224218823511.
57. Wagner J, Arora S. Oncologic metabolic emergencies. Emerg Med Clin N Am. 2014 Aug;32(3):509-25.
58. Walsh TJ, Gamaletsou MN. Treatment of fungal disease in the setting of neutropenia. Hematology Am Soc Hematol Educ Program. 2013;2013:423-7.
59. Watson M, Campbell R, et al. Oxford handbook of palliative care. Third edition. Oxford University Press. 2019. ISBN 978-0-19-874565-5.
60. Webb J, Kwiatkowski JL. Stroke in patients with sickle cell disease. Hematol. 2013.6(3):301-316.
61. Wilson FP, Berns JS. Tumor lysis syndrome: new challenges and recent advances. Adv Chronic Kidney Dis. 2014 Jan;21(1):18-26.
62. Win N. Hyperhemolysis syndrome in sickle cell disease. Expert Rev Hematol. 2009 Apr;2(2):111-5.
63. Witt DM, et al. American society of hematology 2018 guidelines for management of venous thromboembolism: optimal management of anticoagulation therapy. Blood Adv 2018; 2:3257.
64. Wong H, et al. Activated prothrombin complex concentrate for the prevention of dabigatran-associated bleeding. Br J Haematol 2014; 166:152.
65. Yawn BP, Buchanan GR, et al. Management of sickle cell disease summary of the 2014 evidence- -based report by expert panel members. JAMA. 2014;312(10):1033-1048.

CAPÍTULO
10

Medicina Transfusional

10.1 Reposição de Ferro

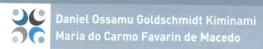

Daniel Ossamu Goldschmidt Kiminami
Maria do Carmo Favarin de Macedo

REPOSIÇÃO DE FERRO VIA ORAL

- A melhor forma de reposição de ferro é via oral (VO).
- A dose diária de ferro elementar deve ser de 150 a 200 mg administrada uma única vez ou de forma fracionada. A Tabela 10.1 apresenta os compostos com ferro comuns comercializados no Brasil e a quantidade de ferro elementar disponível por comprimido em cada formulação.
- O tempo de tratamento varia de 2 a 6 meses (suficiente para reestabelecer os valores de hemoglobina e repor os estoques normais de ferro no organismo).
- Os sintomas dos eventos adversos têm relação direta com sal de ferro (ferroso, ferro aminoquelado ou ferripolimaltose) e são dose-administrados. Os eventos adversos mais comuns são:
    - epigastralgia e pirose;
    - náuseas e vômitos;
    - alteração em paladar (gosto metálico);
    - escurecimento do esmalte dentário;
    - constipação intestinal.

Tabela 10.1 – Compostos com ferro disponíveis no Brasil.

Composto	Sal de ferro*	Ferro elementar*
Sulfato ferroso	300 mg	40-60 mg
Fumarato ferroso	200 mg	30-60 mg
Gluconato ferroso	300 mg	36 mg
Ferro quelato glicinato	150-300 mg	30-100 mg
Ferripolimaltose	333 mg	100 mg

* Por comprimido.

- **Administração:** no caso dos sais ferrosos (sulfato ferroso, fumarato ferroso e gluconato ferroso) e sais aminoquelados (bisglicinato, trisglicinato férrico e glicina-sulfato ferroso), o ideal é que o medicamento seja ingerido com o estômago vazio (1 hora antes das refeições, entre as refeições ou antes de dormir); no caso da ferripolimaltose, o medicamento pode ser administrado durante ou após as refeições.

INDICAÇÕES DE REPOSIÇÃO ENDOVENOSA EM ANEMIA FERROPRIVA

- **Pacientes que não toleraram reposição VO:** pela ocorrência de eventos adversos que levam ao abandono do tratamento.
- **Pacientes com déficit de absorção:** como ocorre na gastroplastia redutora, gastrectomia, doença celíaca e gastrite atrófica autoimune.
- **Perda sanguínea contínua crônica, em geral por trato gastrointestinal ou via menstruação, ≥ 60 mL/dia:** velocidade de perda maior que capacidade de reposição VO.
- **Doença inflamatória intestinal:** reposição VO pode piorar o quadro inflamatório.
- **Doença renal crônica (DRC):** melhor tanto em DRC dialítica quanto não dialítica, em especial para os pacientes em reposição de eritropoetina que necessitam continuamente de estoque efetivo de ferro.
- **Pacientes com neoplasia** em uso de estimulantes de eritropoese, como eritropoetina e darbepoetina.

Cálculo de necessidade de ferro para reposição endovenosa

Para esse cálculo, são necessários os seguintes dados:

- peso do paciente;
- Dosagem de hemoglobina (Hb) sérica.

1º passo: calcule a deficiência de ferro por meio da fórmula a seguir:

Def. Fe = (P × DHb × 2,4) + Reserva de Fe

Sendo que:

Def. Fe: deficiência de ferro em mg;
P: peso em kg;
DHb: Hb-alvo, que será o objetivo da reposição subtraído pelo Hb atual do paciente em g/dL;
Reserva de Fe: reserva de ferro em mg. Dependente do peso. Portanto, seguir tabela abaixo:

Reserva de ferro	Peso (kg)
15 mg/kg	< 35
500 mg	≥ 35

2º passo: calcule a necessidade do composto de ferro EV que será necessário para repor tal deficiência de ferro. A seguir, são apresentadas as fórmulas para a reposição com o hidróxido férrico, comum no Brasil. Inicialmente, calcule o volume em mL de hidróxido férrico total necessário para a reposição, sabendo que uma ampola contém 100 mg/5 mL (20 mg/mL).

$$\text{Hidróxido férrico (mL)} = \frac{\text{Def. Fe (mg)}}{20 \text{ mg/mL}}$$

3º passo: calcule o número de ampolas totais de hidróxido férrico necessárias para a reposição:

$$\text{Nº de ampolas} = \frac{\text{Hidróxido férrico (mL)}}{5}$$

Prescrição de hidróxido férrico

- Dividir o número total de ampolas a ser administrado conforme a seguinte sugestão: 1 a 2 ampolas de hidróxico férrico 1 a 3 vezes/semana (reposição máxima de 6 ampolas por semana).
- Diluir cada ampola (100 mg/5 mL) em, pelo menos, 100 mL de SF 0,9% (exclusivamente em solução fisiológica).
- Seguir velocidade de infusão segundo Tabela 10.2.

Tabela 10.2 – Hidróxido férrico: posologia.

Nº de ampolas	Ferro (mL)	Ferro (mg)	Diluente SF (mL)	Tempo mínimo de infusão
1	5	100	100	15 min
2	10	200	200	30 min

Fonte: adaptada da bula do medicamento Noripurum®.

10.2 Transfusão de Hemácias

Daniel Ossamu Goldschmidt Kiminami
Maria do Carmo Favarin de Macedo

- Transfusões de concentrado de hemácias (CH) são indicadas em quadros de anemia aguda, em pacientes críticos ou em caráter de urgência/emergência.

CONSIDERAÇÕES GERAIS

O CH é constituído de eritrócitos remanescentes após a centrifugação do sangue total, contendo 65 a 75% de hematócrito, com volume de cerca de 250 a 300 mL. A transfusão de 3 mL/kg deve elevar o nível de Hb em 1,0 g/dL em um receptor na ausência de sangramento ativo.

OBJETIVOS DA TRANSFUSÃO

Tem como objetivo melhorar o transporte e a oferta de oxigênio tecidual. Diferentes cenários demandam um nível de hemoglobina ideal específico (Tabela 10.3), mas de forma geral:

- Não transfundir se Hb > 9,0 g/dL.
- Transfusão habitualmente indicada se Hb < 7 g/dL.

COMO TRANSFUNDIR

- O ideal é a transfusão de 1 CH por vez e após os testes de compatibilidade apropriados.
- A transfusão de hemácias previamente à realização dos testes de compatibilidade adequados só se justifica se houver risco de morte iminente em cenários nos quais a anemia é fator complicador.
- Dosar Hb-Ht pré e pós-transfusões.
- Deve ser administrada conforme a velocidade de perda, reavaliando o paciente até que o alvo de Hb seja atingido e a estabilidade hemodinâmica seja alcançada.

Tabela 10.3 – Transfusão de hemácias em subgrupos específicos.

Condições específicas	Limiar[1] (g/dL)
Anemia significativamente sintomática	10*[2]
Paciente hospitalizado	
Choque séptico com < 6 h de evolução	7
Cirurgia cardíaca	7-8*
Cirurgia não cardíaca	8*
Em centro de terapia intensiva (estável hemodinamicamente)	7*
Cuidados paliativos	Sintoma[2]
Doença coronariana preexistente	8*
Insuficiência cardíaca	7-8†
Isquemia cerebral	9
Sangramento de trato gastrointestinal (estável)	7*
Síndromes coronarianas agudas	8-10†
Trauma cerebral	7
Urêmicos e sangramento por plaquetopenia	10
Paciente ambulatorial	
Doença oncológica em tratamento	7-8†
Cuidados paliativos	Sintoma[2]

[1] Considerar limiar como valor de hemoglobina abaixo do qual se justificaria transfusão de concentrado de hemácias. Trata-se de valores sugestivos. Considerar caso a caso.
* Limiar baseado em ensaios clínicos.
† Limiar baseado em opinião de especialistas.
[2] Transfusão guiada para controle sintomático. O valor de hemoglobina alvo dependerá de cada caso.
Fonte: adaptada de Carson e Kleinman (2018).

10.3 Transfusão de Plaquetas

Daniel Ossamu Goldschmidt Kiminami
Maria do Carmo Favarin de Macedo

PRODUTOS COMUNS DISPONÍVEIS

- **Concentrado de plaquetas (CP)**: 1 unidade (uni) contém cerca de $5,5 \times 10^{10}$ plaquetas em 50 mL de plasma.
- **Pool de plaquetas**: composto por 6 uni de concentrado de plaquetas.
- **Aférese de plaquetas**: coletada de um único doador. Produto já leucorreduzido com menor risco de aloimunização e infecção. Contém pelo menos $3,0 \times 10^{11}$ plaquetas em 200 a 300 mL de plasma (aproximadamente 6 a 7 unidades de CP).

PRESCRIÇÃO

- Uma unidade de CP para cada 7 a 10 kg de peso ou uma aférese de plaquetas para cada 70 kg do receptor:
  - Transfundir em 20 a 30 minutos. Transfundir mais lentamente se houver risco congestivo.
  - Espera-se incremento aproximado de 30.000/mm³ de plaquetas em 10 minutos.
  - Fazer em geral 1 ×/dia se em uso profilático.
  - Pode se repetido em < 24 horas se em uso terapêutico.
  - Mulheres com até 50 anos de idade e Rh (D) negativo devem receber globulina anti-D quando expostas a componentes Rh (D) positivo.

INDICAÇÕES DE TRANSFUSÃO PLAQUETÁRIA

- Terapêutica: quando há sinais de sangramentos associados à plaquetopenia (Tabela 10.4).
- Profilática: para se evitar sangramento espontâneo (Tabela 10.5).
- Pré-procedimentos: para se evitar complicações por sangramentos durante ou após o procedimento invasivo (Tabela 10.6).
- Condições especiais: ver Tabela 10.7.

Tabela 10.4 – Indicações de transfusões terapêuticas.

Sangramentos ativos	Plaquetas (/mm³)*
Em sistema nervoso central ou ocular	< 100.000
Outros sítios de sangramento	< 50.000
Associado a disfunção plaquetária adquirida ou hereditária (p. ex., Bernard-Soulier)	Qualquer valor

* Valor abaixo do qual se indica a transfusão de plaquetas.

Tabela 10.5 – Transfusão de plaquetas profilática.

Condição clínica	Plaquetas (/mm³)*
Leucemia promielocítica aguda	< 30 a 50.000
Falência medular (p. ex., leucemias agudas, transplante de medula óssea, rádio ou quimioterapia) com fatores de risco: sinais de hemorragia, febre alta, hiperleucocitose, queda rápida da contagem plaquetária ou alterações na coagulação Tumor sólido necrótico Tumor sólido e paciente instável	< 20.000
Tumor sólido e paciente estável Falência medular na ausência de fatores de risco	< 10.000
Trombocitopenia grave crônica (apenas se houver sangramentos ou durante tratamentos específicos)	Em geral não transfundir

* Valor abaixo do qual se indica a transfusão de plaquetas.

Tabela 10.6 – Transfusão de plaquetas pré-procedimentos de risco de sangramento cirúrgico e/ou invasivo.

Condição	Valor desejado de plaquetas (/mm³)
Neurocirurgia Cirurgia oftalmológica *Bypass* cardíaco	> 100.000
Anestesia epidural	> 80.000
Cirurgias de médio a grande porte Broncoscopia com biópsia Endoscopia digestiva com biópsia Biópsia hepática	> 50.000
Punção lombar na ausência de malignidades hematológicas	> 40-50.000
Broncoscopia sem biópsia Endoscopia digestiva sem biópsia	> 20-40.000
Acesso venoso central Aspiração/biopsia de medula óssea	> 20.000
Punção lombar na presença de malignidades hematológicas	> 10-20.000

Tabela 10.7 – Transfusão de plaquetas em condições especiais.

Condições	Plaquetas (/mm³)*
Púrpura trombocitopênica imune e sangramento ameaçador à vida (p. ex., intracraniano ou em trato gastrointestinal)	< 30.000
Coagulação intravascular disseminada e sangramento ativo	< 50.000
Alto risco de sangramento (p. ex., pós-operatório ou cirurgia)	< 20.000
Púrpura trombocitopênica trombótica e trombocitopenia induzida por heparina Para estas situações, considerar transfusão na vigência de sangramento ativo clinicamente significativo ou na indicação de procedimento invasivo com elevado risco de sangramento	Não há valor estipulado, considerar risco e benefício

* Valor abaixo do qual se indica a transfusão de plaquetas. Evitar transfusões desnecessárias.

10.4 Transfusão de Plasma Fresco Congelado

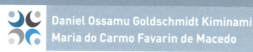

Daniel Ossamu Goldschmidt Kiminami
Maria do Carmo Favarin de Macedo

PLASMA FRESCO CONGELADO (PFC)

- Contém todos os fatores de coagulação e outras proteínas. Deve conter mínimo de 70 UI do fator VIII para cada 100 mL de plasma.
- 1 unidade de PFC é obtida da centrifugação do sangue total, resultando em 180-300 mL de plasma.
- Também pode ser obtido por aférese de um único doador, resultando em 400-800 mL de plasma.

Indicações

- Correção de deficiências congênitas, adquiridas isoladas ou combinadas de fatores de coagulação para os quais não exista concentrado industrializado.
- Coagulação intravascular disseminada (CIVD) na presença de sangramento ativo e TP/TTPa (1,5 vez o normal) ou fibrinogênio < 150 mg/dL.
- Reversão de anticoagulação com varfarina na presença de sangramento ameaçador à vida.
- Tratamento de crise de angioedema hereditário.
- Em protocolos de transfusões maciças.
- Em púrpura trombocitopênica trombótica (PTT), especialmente na plasmaférese.
- Hemorragia por deficiência de fatores vitamina K dependentes em recém-nascidos.
- Trombose por deficiência de antitrombina III, quando não houver concentrado específico.

Contraindicações ao uso de PFC

- Administração com objetivo de expansão volêmica.
- Sangramentos sem coagulopatias.
- Estados de perda proteica e imunodeficiências.
- Administração com objetivo de correção de testes anormais de coagulação na ausência de sangramentos.
- Grandes queimados.
- Administração com objetivo de complementar nutrição parenteral.
- Administração com objetivo de acelerar processo de cicatrização.

Prescrição de PFC

- Deve respeitar a compatibilidade ABO.
- Riscos mais comuns: infecção e sobrecarga volêmica.
- Mensurar TP e TTPa antes e após as transfusões.
- A dose usual de plasma descrita a seguir tem como objetivo a elevação de 25 a 30% dos níveis dos fatores de coagulação, considerados níveis terapêuticos (Tabela 10.8), quando os níveis de fibrinogênio forem de no mínimo 75 a 100 mg/dL, na ausência de inibidores como heparina.
- Considerar a normalização dos testes da coagulação ou o controle do sangramento como parâmetro para descontinuar a reposição de PFC.
- A dose de PFC sugerida a seguir deve ser repetida em pacientes críticos ou naqueles com sangramentos massivos, em frequências variáveis a depender da resposta clínica, melhora em exames como TP e TTPa, e da meia-vida do(s) fator(es) da coagulação deficiente(s), nos raros casos em que se conhece tal deficiência (Tabela 10.8).
  - **Dose de PFC:** 10 a 15 mL/kg
  - **Velocidade de infusão sugerida:**
    - **Habitual:** 2 a 3 mL/kg/h.
    - **Elevado risco congestivo (p. ex: insuficiência cardíaca):** 1 mL/kg/h.
    - **Durante plasmaférese:** 60 a 100 mL/min.

Tabela 10.8 – Níveis de fatores de coagulação necessários para hemostasia e meia-vida do plasma.

Fator	Meia-vida (horas)	Nível hemostático (%)[1]
Fibrinogênio	75-150	12-50
Fator II (protrombina)	50-120	10-25
Fator V	5-36	10-30
Fator VII	2-5	> 10
Fator VIII	8-12	30-40[2]
Fator IX	18-24	15-40
Fator X	30-60	10-40
Fator XI	40-80	20-30
Fator XIII	150-300	< 5
Fator de von Willebrand	24	20-50
Proteína C	8	—
Proteína S	12-22	—
Fibronectina	24-72	—
Antitrombina III	45-60	—

[1] Nível mínimo de atividade do fator necessário para hemostasia, expressa em porcentagem do normal.
A administração de 10-15 mL/kg de plasma fresco congelado eleva em cerca de 25-30% do normal esses fatores de coagulação.
[2] Podem ser necessários valores maiores de fator VIII em cirurgias ou grandes sangramentos.
Fonte: adaptada de Fung *et al.* (2014).

10.5 Transfusão de Crioprecipitado

Daniel Ossamu Goldschmidt Kiminami
Maria do Carmo Favarin de Macedo

- O crioprecipitado (CRIO) é uma fonte concentrada de algumas proteínas plasmáticas, como as glicoproteínas de alto peso molecular: fator VIII, fator de von Willebrand, fibrinogênio, fator XIII e fibronectina.
- O CRIO é a principal fonte de fibrinogênio (fib) (Tabela 10.9).

Tabela 10.9 – Fatores de coagulação em uma bolsa de crioprecipitado.*		
Fatores de coagulação	Quantidade/bolsa	Meia-vida (horas)
Fibrinogênio	150-250 mg	70-150
Fator VIII	80-150 UI	8-12
Fator von Willebrand	100-150 UI	24
Fator XIII	50-75 UI	150-300

* Bolsa com volume de 10-20 mL.

Cada bolsa ou unidade (10 a 20 mL) deve conter no mínimo 80 UI de fator VIII e 150 mg de fib; e cada *pool*, os mesmos valores multiplicados pelo número de bolsas que o compõe.

INDICAÇÕES DE CRIOPRECIPITADO

- CIVD e fib < 150 mg/dL, mesmo após transfusão de PFC.
- Reposição de fib em pacientes com hemorragia e deficiência isolada congênita ou adquirida de fib, quando não se dispuser do concentrado de fib industrial.
- Reposição de fator de von Willebrand:
  – Em pacientes sem indicação ou não responsivos à desmopressina.
  – Na indisponibilidade de fator de von Willebrand industrial.
  – Na indisponibilidade de concentrados de fator VIII ricos em multímeros de von Willebrand.
- Deficiência de fator XIII na indisponibilidade de fator XIII industrial.

PRESCRIÇÃO DE CRIOPRECIPITADO

- O CRIO possui anticorpos ABO. Assim, buscar respeitar a compatibilidade ABO sempre que possível.
- Cada unidade de CRIO aumentará 5 a 10 mg/dL de fib em adulto de 70 kg na ausência de grandes sangramentos ou de consumo excessivo de fib.

- Os cálculos a seguir assumem que 100% do que será transfundido permanecerá no intravascular.
- Há dois modos para cálculo do volume de CRIO a ser transfundido:
  1. Forma prática para tratar hipofibrinogenemia ou disfibrinogenemia e deficiência de fator XIII: busca atingir nível de fib hemostático de 100 mg/dL, por meio do seguinte cálculo:

  > 1 unidade de CRIO para cada 10 kg de peso.

  2. Utilizar a sequência de cálculos abaixo:
     ▸ **Passo 1:** volume sanguíneo = peso em kg × 70.
     ▸ **Passo 2:** volume plasmático = volume sanguíneo × (1,0 – hematócrito).
     ▸ **Passo 3:**

     $$\text{déficit de fib em mg} = \frac{(\text{nível de fib desejado em mg/dL} - \text{fib inicial em mg/dL}) \times \text{volume plasmático}}{100}$$

     ▸ **Passo 4:**

     $$\text{número de bolsas de CRIO} = \frac{\text{déficit de fib em mg}}{250}$$

OBSERVAÇÃO

Para sangramentos maiores em portadores de doença de von Willebrand, na falta de concentrados próprios, pode-se fazer 1 unidade de CRIO a cada 10 kg de peso a cada 6 a 12 h. Nos casos de deficiência de fatores VIII ou XIII, na indisponibilidade de fatores próprios, pode-se administrar 1 unidade de CRIO a cada 10 kg de peso geralmente uma única vez.

10.6 Hemocomponentes Modificados

Daniel Ossamu Goldschmidt Kiminami
Maria do Carmo Favarin de Macedo

COMPONENTES LEUCORREDUZIDOS (FILTRADOS)

- Remove grande parte dos leucócitos (cerca de 99,9%) de hemocomponente celular: concentrado de hemácias (CH) e de plaquetas (CP).
- Objetiva prevenir complicações relacionadas à exposição do receptor aos leucócitos do doador: reações transfusionais, aloimunização e transmissão de citomegalovírus (CMV).
- Não é suficiente para prevenir a doença do enxerto *versus* hospedeiro associado à transfusão (DECH-AT).

Indicações de leucorredução

- Hemoglobinopatias.
- Anemias hemolíticas hereditárias.
- Reação febril não hemolítica: após segundo episódio.
- Síndromes de imunodeficiências congênitas.
- Candidatos ou pós-transplante medular ósseo (TMO).
- Anemia aplástica.
- Leucemia mieloide aguda.
- Doenças onco-hematológicas graves até esclarecimento diagnóstico.
- Prevenção de infecção por CMV em:
  - paciente HIV+ com sorologia negativa para CMV;
  - candidato a transplante de órgãos e medula óssea se doador e receptor forem negativos para CMV;
  - transfusão intrauterina;
  - gestantes com sorologia não reativa ou desconhecida para CMV;
  - Recém-nascidos prematuros e de baixo peso (1.200 g) de mães CMV negativas ou com sorologia desconhecida.

COMPONENTES IRRADIADOS

- Tem como objetivo evitar a DECH-AT.
- DECH-AT: expansão clonal de leucócitos do doador atacam tecido do hospedeiro, complicação imunológica potencialmente fatal.
- A irradiação, realizada comumente com césio-137 ou cobalto-60, a hemocomponentes celulares (CH ou CP) impossibilita a multiplicação de leucócitos, evitando a DECH-AT.

Indicações de irradiação

- Transfusão intrauterina.
- Exsanguinotransfusão em recém-nascidos submetidos previamente a transfusão intrauterina.
- Recém-nascidos prematuros (< 28 semanas) e/ou de baixo peso (1.200 g).
- Imunodeficiência congênita grave.
- Pós-TMO autólogo ou alogênico.
- Pós-transplante com células de cordão umbilical.
- Receptor de transplante de coração ou pulmão.
- Pacientes tratados com análogos da purina: fludarabina, cladribina, deoxicoformicina.
- Portadores de linfomas, leucemia mieloide aguda e anemia aplástica em uso de imunossupressor.
- Imunossupressão ou imunossupressão iminente por transplante de células hematopoéticas, transplante de órgão sólido, quimioterapia citotóxica.
- Doadores apresentam grau de parentesco com o receptor, especialmente primeiro grau.
- Doadores selecionados por compatibilidade HLA.

COMPONENTES LAVADOS COM SOLUÇÃO SALINA

- Remove-se a maior parte do plasma dos hemocomponentes celulares (hemácias e plaquetas) em lavagens com solução de SF 0,9% estéril.
- Objetiva prevenção de complicações associadas à transfusão de proteínas presentes no plasma residual, como reações alérgicas de repetição e anafiláticas.

Indicações de hemocomponentes lavados

- Reações alérgicas graves recorrentes.
- Pacientes deficientes de IgA na ausência de doadores com deficiência de IgA ou com histórico de reação anafilática em transfusões anteriores.
- Considerar em paciente com hipercalemia ou com risco de hipercalemia grave, uma vez que a lavagem também remove grande parte do potássio transfundido.

COMPONENTES AQUECIDOS

Hemocomponente aquecido consiste no aquecimento de hemocomponentes por meio de equipamentos especiais e em temperatura controlada. Indicado em:

- Paciente adulto que recebe sangue ou plasma em velocidade superior a 15 mL/kg/hora.
- Transfusões maciças (troca de uma volemia em período menor ou igual 24 horas).
- Pacientes com altos títulos de anticorpo hemolítico frio com alta amplitude térmica, que reage a 37 °C.
- Pacientes portadores de fenômeno de Raynaud.
- Exsanguinotransfusão.
  - **Contraindicação:** componentes plaquetários, granulócitos e crioprecipitado, por alterarem suas funções.

10.7 Reações Transfusionais Imediatas

Daniel Ossamu Goldschmidt Kiminami
Maria do Carmo Favarin de Macedo

- Definidas como toda e qualquer intercorrência que ocorra como consequência da transfusão sanguínea, durante ou em até 24 horas após a sua administração.
- Todas as reações deverão ser notificadas ao serviço de hemoterapia que forneceu o hemocomponente.

SINAIS E SINTOMAS

- Febre com ou sem calafrios (definida como elevação de 1 °C na temperatura corpórea), associada à transfusão.
- Calafrios com ou sem febre.
- Dor no local da infusão, torácica ou abdominal.
- Alterações agudas na pressão arterial (PA): hipertensão ou hipotensão.
- Alterações respiratórias como dispneia, taquipneia, hipóxia ou sibilos.
- Alterações cutâneas como prurido, urticária, edema localizado ou generalizado.
- Náusea, com ou sem vômitos.
- Alteração na coloração da urina.

CONDUTA CLÍNICA GERAL EM CASO SUSPEITO

- Interromper imediatamente a transfusão.
- Manter acesso venoso com solução salina a 0,9%.

CAPÍTULO 10

- Verificar sinais vitais e estado cardiorrespiratório.
- Verificar se o hemocomponente foi corretamente administrado ao paciente desejado: conferir identificação do paciente e da bolsa.
- Avaliar a possibilidade de reação hemolítica, lesão pulmonar aguda associada à transfusão (TRALI), anafilaxia e sepse relacionadas à transfusão (Tabela 10.10), situações que demandam condutas de urgência. Nessas condições coletar e enviar uma amostra sanguínea do receptor pós-transfusional junto com a bolsa e os equipos ao serviço de hemoterapia.
- Buscar classificar a reação transfusional imediata (Tabela 10.11).

REAÇÃO URTICARIFORME

- Forma de hipersensibilidade cutânea desencadeada pela exposição a substâncias solúveis no plasma do doador ao qual o receptor está sensibilizado.
- Suspeitar na presença de: prurido, pápulas e/ou máculas, que surgem segundos a minutos após o início da transfusão (até 4 horas) na ausência de anafilaxia.

Caso haja suspeita:

- Parar infusão e tratar quadro com anti-histamínico VO ou EV, como dexclorferinamina 5 mg EV.
- Terminar de transfundir o hemoderivado uma vez controlado o quadro.
- Na próxima transfusão, fazer anti-histamínico 30 minutos antes. Se aparecer uma nova reação, optar por hemocomponentes lavados nas transfusões futuras.

ANAFILAXIA

- Reação de hipersensibilidade imediata.
- Pode ser secundária à deficiência de IgA.
- Suspeitar se houver prurido, urticária, angioedema, eritema, dispneia, broncospasmo, estridor laríngeo, náuseas, vômitos, hipotensão, choque, perda de consciência, cólica abdominal, diarreia, ausência de febre.

Tabela 10.10 – Classificação das reações transfusionais imediatas.

Imunológicas	
Hemolítica aguda	Incompatibilidade ABO e não ABO
Urticariforme	Anticorpo do paciente contra proteínas do plasma do doador
Anafilática	Anticorpo do paciente contra IgA do plasma do doador
Febril não hemolítica	Anticorpo do paciente contra antígenos leucocitários do doador
TRALI	Anticorpos do doador contra leucócitos do paciente

Não imunológicas	
Sobrecarga circulatória	Volume excessivo em pacientes de risco (p. ex., disfunção cardíaca, idoso)
Contaminação bacteriana ou sepse	Contaminação do hemocomponente por bactérias
Embolia aérea	Infusão endovenosa de ar
Hemólise não imune	Hemólise por outras causas que não imunomediadas (p. ex., armazenamento inadequado da bolsa etc.)
Hipotensão mediada por bradicinina	Reação de hipotensão relacionada ao uso de filtros e medicamentos como IECA
Hipotermia	Infusão rápida de hemocomponente frio
Hipercalemia	Infusão rápida de várias unidades de sangue estocado
Hipocalcemia	Transfusão massiva de sangue citratado

TRALI: lesão pulmonar aguda associada a transfusão; **IECA:** inibidor da enzima conversora de angiotensina.

Caso haja suspeita:

- Interromper transfusão.
- Manter acesso venoso.
- Adrenalina: 0,2 a 0,5 mL (0,2 a 0,5 mg = meia ampola) IM em região anterolateral da coxa a cada 15 minutos, se necessário.
- Não reinfundir o hemocomponente.
- Transfusões futuras: pré-medicar com anti-histamínico e corticosteroide e optar por plasma e plaquetas IgA deficientes e hemácias lavadas.

Guia Prático de Emergências Clínicas

Tabela 10.11 – Comparação das principais reações transfusionais imediatas.

Reação	Achados clínicos principais	Achados laboratoriais	Hemocomponentes implicados e achados
Hemolítica aguda	Febre alta, calafrios, mal-estar, náuseas e vômitos, sensação de morte iminente	Hemólise ($\uparrow$ bilirrubina indireta, $\uparrow$ LDH, reticulocitose, Coombs direto positivo e hemoglobinúria); CIVD (plaquetopenia, $\uparrow$ dímeros D, alargamento de TP e $\downarrow$ fibrinogênio); LRA ($\uparrow$Cr, $\uparrow$Ur e $\uparrow$K$^+$)	Hemácias Incompatibilidade ABO (mais comum) e não ABO
Contaminação bacteriana/sepse	Febre alta, calafrios, hipotensão	Bacteremia (crescimento de bactéria em cultura), leucocitose, achados de CIVD	Plaquetas (mais comum), mas pode ser qualquer produto
Febril não hemolítica	Febre e/ou calafrios na ausência de acometimento sistêmico	Nenhum	Principalmente produtos não leucorreduzidos
TRALI	Hipotensão, dispneia	Hipoxemia, achados anormais em radiografia de tórax, leucopenia transitória	Hemácias, plaquetas, produtos do plasma
TACO	Dispneia, sibilos e hipertensão	Hipoxemia, achados de congestão à radiografia de tórax	Hemácias, plaquetas, produtos do plasma
Reação anafilática	Hipotensão, angioedema, sibilos, dispneia	Hipoxemia, deficiência de IgA	Hemácias, plaquetas, produtos do plasma
Reação urticariforme	Lesões urticariformes, sem outros achados	Nenhum, exceto se a avaliação específica for realizada	Hemocomponentes que contêm plasma

TRALI: lesão pulmonar aguda associada a transfusão; **TACO:** sobrecarga circulatória.
CIVD: coagulação intravascular disseminada; **LDH:** lactato desidrogenase; **LRA:** lesão renal aguda; **Cr:** creatinina; **Ur:** ureia; **K$^+$:** potássio;
$\uparrow$: elevação de; $\downarrow$: redução de.

■ REAÇÃO HEMOLÍTICA AGUDA

- Há hemólise intravascular potencialmente fatal.
- Incompatibilidade ABO (mais comum) e não ABO.
- Suspeitar se ocorrer febre alta (elevação ≥ 2 °C da temperatura inicial), calafrios, hemoglobinúria, hipotensão grave, dor no local da infusão, em região torácica, abdômen e/ou flancos, sensação de morte iminente, lesão renal aguda (LRA; especialmente necrose tubular aguda) e/ou CIVD.

Caso haja suspeita:

- Interromper a infusão e manter o acesso venoso.
- Conferir identificações do paciente e hemocomponentes pela possibilidade de troca.
- Hidratar vigorosamente, se possível, com cristaloide (SF 0,9%) para evitar LRA: diurese-alvo > 1 mL/kg/h por 18 a 24 horas.
- Manter PA com expansão volêmica ou droga vasoativa (DVA).
- Coletar um tubo com EDTA + tubo sem anticoagulante e enviá-los com a bolsa para o banco de sangue para reavaliação de compatibilidade transfusional.
- Solicitar exames que avaliarão:
  - **Hemólise:** bilirrubinas, contagem de reticulócitos, LDH, Coombs indireto poliespecífico, novo tipo sanguíneo, nova tipagem sanguínea e provas de compatibilidade com o hemocomponente transfundido e urina I.
  - **CIVD:** dímeros D, TP, TTPa, hemograma com análise do esfregaço e fibrinogênio.

CAPÍTULO 10

- **LRA:** função renal, eletrólitos e urina I.
- **Diagnóstico diferencial:** hemocultura da bolsa e do paciente (contaminação bacteriana).

▌REAÇÃO FEBRIL NÃO HEMOLÍTICA

- Reação mais frequente: a incidência de até 6% para hemácias e 38% para plaquetas.
- Multíparas e politransfundidos apresentam maior risco.
- Diagnóstico de exclusão:
  - reação hemolítica aguda;
  - contaminação bacteriana ou sepse.
- Elevação ≥ 1 °C na temperatura corporal.
- Podem estar presentes: calafrios, desconfortos, tremores leves a intensos.
- Ausência de outros sintomas sistêmicos.

  Caso haja suspeita:
  - Seguir condutas da reação hemolítica aguda até a sua exclusão (pode ser necessário enviar nova amostra sanguínea com bolsa e equipo para agência transfusional).
  - Tratar febre com paracetamol ou dipirona.
  - Se ocorrerem tremores intensos, considerar uso da meperidina 25 a 50 mg EV na ausência de contraindicações.
  - Uma vez excluídos os diagnósticos diferenciais com análise de compatibilidade e hemoculturas, estará confirmado o diagnóstico.
  - Nas próximas transfusões, optar por hemoderivados leucorreduzidos (filtrados) e/ou uso de pré-medicamentos, como paracetamol 30 minutos antes.
  - Se mantiver reação com as medidas acima, transfundir, no caso de plaquetas, apenas plaquetas obtidas por meio de aférese.
  - Se mantiver mesmo com as medidas acima, considerar uso de hemocomponentes lavados.

▌CONTAMINAÇÃO BACTERIANA OU SEPSE

- Suspeitar sempre que o paciente apresentar tremores intensos, especialmente se acompanhado por choque e temperatura corporal ou febre > 40 °C.
- O mais frequente é a contaminação de concentrado de plaquetas. No entanto, há documentação de reações por contaminação de plasma, hemácias e crioprecipitado.

Quadro clínico associado a contaminação bacteriana		Transfusão de plaquetas (%)
Início dos sintomas	Durante a transfusão	31
	Nas 3 h após	58
	1-15 dias após	11
Sintomas iniciais	Hipotensão	58
	Febre	84
	Calafrios	74
	Náuseas e vômitos	26
	Dispneia	15
	Diarreia	5
Quadros graves secundários	Choque	53
	Oligúria	16
	CIVD*	0
	Óbito	26

*Presente em contaminações por outros hemoderivados.
CIVD: coagulação intravascular disseminada.

Tratamento

Interromper a transfusão, solicitar cultura do hemocomponente envolvido e do paciente, exames gerais para avaliação de quadro infeccioso, nova tipagem sanguínea e iniciar antibiótico de largo espectro após coleta de hemoculturas e, caso preencha critérios para sepse, seguir capítulo próprio.

▌LESÃO PULMONAR AGUDA RELACIONADA À TRANSFUSÃO

- A sigla utilizada para se referir à lesão vem do inglês, *transfusion related acute lung injury* (TRALI).

- Diagnóstico diferencial com sobrecarga circulatória ou TACO (descrita ao lado).
- A gravidade do quadro pulmonar é em geral desproporcional ao volume infundido, sendo pequeno para causar hipervolemia e o paciente responde mal à terapia com diuréticos.
- Edema pulmonar não cardiogênico.
- Início em até 6 horas após o término da transfusão.
- Início súbito de hipoxemia:
  - $PaO_2/FiO_2 \leq 300$ ou $SaO_2 < 90\%$ em ar ambiente ou outros sinais clínicos de distúrbio respiratório.
  - Infiltrado pulmonar bilateral ao raio X de tórax.
  - Ausência de hipertensão no átrio esquerdo:
    - **Clínica:** ausência de turgência jugular, refluxo hepatojugular, hepatomegalia ou edema de membros inferiores.
    - **Swan-Ganz:** pressão de oclusão da artéria pulmonar ≤ 18 mmHg independente da PEEP.

Caso haja suspeita:
- Interromper transfusão.
- Solicitar radiografia de tórax.
- Medidas de suporte:
  - O_2 suplementar e ventilação mecânica (VM), se necessárias;
  - Vasopressores se hipotensão sustentada.
- Notificar agência transfusional do serviço.
- Em geral, há resolução do quadro em 48 a 96 horas.
- Corticosteroide não está indicado.

SOBRECARGA CIRCULATÓRIA OU TACO

- A sigla utilizada para se referir à sobrecarga vem do inglês, *transfusion associated circulatory overload* (TACO).
- Diagnóstico diferencial principal de TRALI.
- Diferentemente da TRALI, na TACO há tendência a hipertensão arterial mantida e melhora do edema pulmonar com uso de diuréticos.
- Tem como etiologia a sobrecarga circulatória secundária a disfunção cardíaca e/ou grande volume transfusional.
- **São pacientes de risco:** idosos (> 60 anos), crianças e pacientes com anemia grave euvolêmica (Hb < 5).
- **Suspeita:** dispneia, cianose, taquicardia, hipertensão arterial, edema pulmonar, distensão jugular, que pode ocorrer muitas horas após a transfusão.
- Presença de BNP (peptídeo nutriurético cerebral) elevado sugere TACO.

Caso haja suspeita:
- Interromper infusão.
- Colocar paciente sentado.
- Seguir manejo de edema agudo de pulmão (diureticoterapia, ventilação não invasiva [VNI], etc.).
- Solicitar radiografia de tórax.
- Considerar reinício da transfusão em velocidade reduzida se o quadro agudo estiver controlado.

Prevenção em pacientes de risco:
- Transfundir em períodos maiores (máximo de 4 horas) ou 1 mL/kg/h.
- Transfundir em alíquotas menores para redução da velocidade de infusão.
- Diureticoterapia antes ou durante a transfusão.

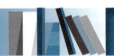

BIBLIOGRAFIA

1. Auerbach M, et al. Treatment of iron deficiency anemia in adults. Uptodate online, acesso junho 2020.
2. BRASIL. Agência Nacional de Vigilância Sanitária. Marco conceitual e operacional de hemovigilância: guia para a hemovigilância no Brasil. Brasília, DF: ANVISA, 2015. 75 p.

3. Brasil. Ministério da saúde. Secretaria de atenção à saúde. Departamento de atenção especializada. Guia para o uso de hemocomponentes / Ministério da saúde, secretaria de atenção à saúde, Departamento de atenção especializada. – Brasília : Editora do Ministério da Saúde, 2010. ISBN 978-85-334-1531-7.
4. Cançado R, Lobo C, Friedrich JR. Tratamento da anemia ferropriva com ferro por via parenteral. Rev Bras Hematol Hemoter.2010, vol.32 (supl 2):121-128.
5. Carson JL, Kleinman S, et al. Indications and hemoglobin thresholds for red blood cell transfusion in the adult. Uptodate, acesso junho 2020.
6. Covas DT, Ubiali EMA, Santis GC. Manual de medicina transfusional. 2ª ed. São Paulo: Atheneu, 2014. ISBN13: 9788538805359.
7. Fung MK, et al. Technical Manual. 18th ed. Bethesda. AABB Press, 2014. ISBN13: 978-1563958885.
8. Kaufman RM, Djulbegovic B, et al. Platelet transfusion: a clinical practice guideline from the AABB. Ann Intern Med. 2015 Feb 3;162(3):205-13.
9. Kleinman S, et al. Pratical aspects of red blood cell transfusion in adults: storage, processing, modifications, and infusion. Uptodate online, acesso junho 2020.
10. Kleinman S, et al. Transfusion-related acute lung injury (TRALI). Uptodate online, acesso junho 2020.
11. Oliveira L, Cozac AP. Reações transfusionais. Medicina (Ribeirao Preto online) [Internet]. 30dez.2003 [citado 18jul.2020];36(2/4):431-8.
12. Osterman JL, Arora S, et al. Blood product transfusions and reactions. Emerg Med Clin North Am. 2014 Aug;32(3):727-38.
13. Silliman CC, Ambruso DR, et al. Transfusion-related acute lung injury. Blood. 2005 Mar 15;105(6):2266-73.
14. Silvergleid AJ, et al. Approach to the patient with a suspected acute transfusion reaction. Uptodate online, acesso junho 2020.
15. Silvergleid AJ, et al. Clinical use of plasma componentes. Uptodate online, acesso junho 2020.
16. Yuan S, Goldfinger D, et al. Clinical and laboratory aspects of platelet transfusion therapy. Uptodate online, acesso 2020.

CAPÍTULO

11

Nutrologia

11.1 Nutrição Enteral e Parenteral

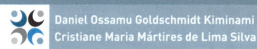

Daniel Ossamu Goldschmidt Kiminami
Cristiane Maria Mártires de Lima Silva

INTRODUÇÃO

Este subcapítulo enfoca os pacientes críticos, especialmente os internados em centro de terapia intensiva (CTI).

Iniciar aporte energético-proteico em pacientes críticos assim que houver estabilização hemodinâmica, mesmo que em uso de drogas vasoativas, desde que as doses não estejam em ascensão, e outros parâmetros circulatórios como lactato e/ou saturação venosa central estejam estáveis e em valores aceitáveis. Em geral, isso se dá nas primeiras 6 a 12 horas, compatível com a recomendação de início da dieta dentro das primeiras 24 a 48 horas da admissão. Caso não seja possível manter aporte oral (VO), avaliar início de dieta enteral, com elevação gradual da oferta até o alvo desejado durante a primeira semana de hospitalização.

PESO IDEAL E PESO AJUSTADO

- Antes de se calcular as ofertas calórica e proteica alvo, avaliar a necessidade de ajustes no peso nos casos de desnutrição (IMC < 18 kg/m^2) ou obesidade (IMC > 30 kg/m^2).
- No caso de pacientes desnutridos, sugere-se a adoção do peso ideal mínimo (ver a frente) no lugar do peso real para o cálculo da oferta calórica alvo. Preferir, no entanto, o peso real para o cálculo de oferta proteica alvo.
- Nos pacientes obesos, sugere-se a utilização do peso real para o cálculo da oferta calórica e o peso ideal máximo para o cálculo da oferta proteica alvo. Em pacientes obesos críticos não se deve utilizar peso ajustado por haver uma dificuldade na quantificação dos compartimentos corporais.

- O peso ideal mínimo e máximo são obtidos a partir da altura em metros do paciente segundo os seguintes cálculos, que utilizam os seguintes valores de índice de massa corporal (IMC) ideal (kg/m^2):

Idade (anos)	IMC ideal mínimo	IMC ideal máximo
< 60	18,5	24,9
≥ 60	22	27

- **Peso ideal mínimo** = altura^2 × IMC ideal mínimo
- **Peso ideal máximo** = altura^2 × IMC ideal máximo

OFERTA CALÓRICA ALVO

Utilizar calorimetria indireta, se disponível. Na sua falta, utilizar a equação simplificada 25-30 kcal/kg/dia ou outras equações preditoras de gasto energético (p. ex., Harris-Benedict) para se chegar na oferta calórica alvo. Em algumas situações específicas, esse alvo pode ser um pouco diferente, como:

- **30 a 35 kcal/kg/dia:** reservada para pacientes desnutridos estáveis (cuidado com síndrome de realimentação).
- **11 a 14 kcal/kg (peso real)/dia:** sugerida para obesos críticos.
- **25-30 kcal/kg/dia:** oferta usual para pacientes com IMC na faixa da normalidade.

PROGRESSÃO DA OFERTA CALÓRICA

De forma geral, a oferta calórica em pacientes críticos deverá ser progredida lentamente, buscando-se atingir o alvo calculado anteriormente em cerca de uma semana.

CAPÍTULO 11

Essa lenta progressão está associada a menores taxas de intolerância gastrointestinal e infecção, sem elevação de risco de mortalidade ou do tempo de ventilação mecânica. É razoável iniciar a oferta calórica com cerca de 8 a 10 kcal/kg/dia e elevar gradualmente ao longo da semana segundo aceitação.

OFERTA PROTEICA ALVO

A oferta dependerá da condição clínica do paciente (Tabela 11.1). Reavaliar a necessiade proteica ao longo da internação. Caso a oferta proteica não seja atingida pela limitação do aporte calórico, considerar complementação do aporte proteico com módulos de proteína. Em pacientes críticos, não utilizar marcadores de proteína sérica, como albumina, para avaliação das necessidades proteicas.

Tabela 11.1 – Oferta proteica sugerida em diferentes contextos.	
Condição clínica	Proteínas (g/kg/dia)
IMC 30-40 e crítico	≥ 2,0
IMC ≥ 40 e crítico	≥ 2,5
Grande queimado	1,2-2,5
UTI e crítico Presença de lesões por pressão Falência hepática	1,2-2,0
Encefalopatia hepática Hepatite alcoólica	1,2-1,5
Diálise contínua	1,5-1,7
Diálise peritoneal	1,3
LRA e hipercatabólico	1,2-1,7
LRA em hemodiálise	1,0-1,5
LRA não catabólico* DRC com Clcr < 60*	0,8-1,0
DRC com Clcr < 60* + síndrome nefrótica	0,8 + 1 g por g de proteinúria

*Não dialítico; IMC em kg/m²; **Clcr:** depuração de creatinina em mL/min; **DRC:** doença renal crônica; **LRA:** lesão renal aguda.

NUTRIÇÃO ENTERAL EM PACIENTES CRÍTICOS

- Iniciar logo após ressuscitação volêmica e obtenção de estabilidade hemodinâmica, idealmente entre 24 e 48 horas da admissão naqueles com impossibilidade de manutenção de aporte adequado VO.
- Considerar nutrição enteral (NE) sempre que paciente não pode, não deve ou não quer deglutir e há preservação de trato gastrointestinal na ausência de contraindicações.
- Preferir NE à nutrição parenteral (NP).
- O início da NE não depende da presença de flatos, fezes ou ruídos hidroaéreos.
- Posicionar preferencialmente a sonda a nível gástrico, por ser mais fisiológico. Optar pela posição entérica apenas se houver intolerância gástrica ou risco elevado de aspiração.
- Considerar ostomia nos casos de NE prolongada (tempo > 6 semanas).
- Considerar nutrição parenteral se NE estiver contraindicada e após 7 dias com soro de manutenção (salvo pacientes desnutridos no momento da admissão, para os quais a NP precoce em 48 horas deverá ser considerada).

Contraindicações à nutrição enteral

- Instabilidade hemodinâmica grave.
- Obstrução intestinal.
- Íleo adinâmico grave.
- Hemorragia gastrointestinal volumosa (débito superior a 500 mL em 24 horas).
- Vômitos ou diarreias refratárias.
- Isquemia gastrointestinal.
- Fístula de alto débito (superior a 500 mL em 24 horas) ou cuja localização seja distal à sonda de alimentação.

Prescrição sugestiva de nutrição enteral

Seguir protocolo institucional se disponível. Sugestão:

- Sempre avaliar o risco de síndrome de realimentação e avaliar distúrbios hidreletrolíticos e prescrever tiamina suplementar (100 a 300 mg enteral) nos pacientes de risco.
- Escolha da dieta: como as formulações variam muito, entrar em contato com lactário do hospital para saber a composição das dietas disponíveis no momento. Iniciar com dietas com menor osmolaridade, em geral, com 1 kcal/mL, e poliméricas.
- Iniciar com seis horários (fases) poupando horário da madrugada.
- Iniciar com 50 a 100 mL da dieta por fase ou, caso esteja infundindo dieta em sistema fechado, a 10 mL/h em bomba de infusão contínua (BIC) em pacientes críticos (em pacientes estáveis pode iniciar a 20 mL/h).
- Lavar sonda nasoenteral (SNE) com 20 a 30 mL de água filtrada em *bolus* após cada fase da dieta ou a cada 4 horas se estiver em sistema fechado e antes e após cada medicamento administrado para evitar obstrução da sonda. Nos intervalos das dietas, pode-se ainda hidratar com água filtrada visando a euvolemia, lembrando que:
  - Necessidade de água basal é de 30-40 mL/kg.
  - Em geral, 80% da dieta enteral corresponde à água.
- Administrar as dietas lentamente em aproximadamente 1,5 hora.
- Na ausência de intercorrências (p. ex., diarreia, vômitos, sinais de síndrome de realimentação), progredir dieta em 50 mL/ fase/dia ou aumentar 20 mL na velocidade de infusão a cada 4 horas se estiver infundindo dieta em sistema fechado.
- Não utilizar quantificação de volume gástrico residual como parâmetro para progressão de dieta.
- Instituir os seguintes cuidados enquanto paciente estiver recebendo dieta enteral: cabeceira elevada 30° a 45° e balanço hídrico, além da lavagem da SNE, citada anteriormente.

Manejo das principais complicações em nutrição enteral

- **Vômitos/regurgitações:** buscar e corrigir causa(s) de base que esteja(m) levando ao quadro (p. ex., migração proximal de sonda gástrica/enteral, íleo adinâmico secundário a distúrbio hidreletrolítico) e, se necessário, associar procinético, como:
  - **Metoclopramida VO:** 5 mg 3 vezes/dia antes das dietas, podendo-se elevar até 10 mg 3 vezes/dia.
  - **Bromoprida EV ou VO:** 10 mg de 8/8 horas.

  Se não resolver, pode-se seguir os passos seguintes:
  - Utilizar BIC para administração da dieta em 2-3 horas.
  - Utilizar BIC para administração da dieta de forma contínua (menor velocidade possível).
  - Diminuir temporariamente o aporte em 25-50%.
  - Considerar reposicionamento de sonda pós-piloro.
  - Suspender a dieta e reiniciar assim que possível.
- **Diarreia:**
  - Investigar outras causas de diarreia se persistir por mais de 24 horas:
    ‣ Uso de medicações hiperosmolares (p. ex., cloreto de potássio 6%), antibióticos, laxantes.
    ‣ Colite pseudomembranosa se exposição a antibiótico de risco.
  - Utilizar BIC para administração da dieta em 2-3 horas.
  - Diminuir temporariamente o aporte em 25% a 50%.
  - Adicionar módulo de fibras ou trocar para dieta que as contenha.
  - Considerar fórmula elementar, semi-hidrolisados (sempre solicitar avaliação da equipe de Nutrologia).
  - Coletar exame parasitológico fecal.

NUTRIÇÃO PARENTERAL EM PACIENTES CRÍTICOS

- Recomenda-se aguardar 7 dias após admissão hospitalar para iniciar NP em pacientes críticos com nutrição enteral contraindicada. A exceção são os casos de desnutrição grave basal, nos quais a NP pode ser iniciada assim que possível.
- Considerar NP suplementar à nutrição enteral nos casos em que a NE é incapaz de atingir o aporte mínimo > 60% dos alvos calórico e proteico calculados após 7 a 10 dias do início da dieta enteral.
    - Contraindicações à NP:
        - Instabilidade hemodinâmica.
        - Hiperosmolaridade.
        - Distúrbio eletrolítico grave.
        - Hiperglicemia grave.
        - Possibilidade de NE.
        - Hipervolemia.

Considerações ao prescrever nutrição parenteral

- Sempre solicitar avaliação e auxílio da equipe de Nutrologia ou da Comissão de Nutrição Enteral e Parenteral do hospital.
- Solicitar lipidograma, glicemia, sódio, potássio, cálcio, magnésio, fósforo, AST e ALT basais antes de iniciar.
- Na realidade do Hospital das Clínicas da Faculdade de Medicina de Ribeirão Preto da Universidade de São Paulo (HCFMRP-USP), em caso de dúvidas de como dar início à NP, iniciar NP periférica tipo 1 ou central tipo 1 de acordo com o acesso venoso disponível e solicitar avaliação da equipe de nutrologia.
- Durante a fase de progressão da NP, solicitar glicemia capilar de 6/6 horas, sódio, potássio, cálcio, magnésio, fósforo e AST e ALT. Somente progredir a oferta energética na ausência de mudanças nesses exames e na ausência de congestão.
- A Tabela 11.2 apresenta um guia prático de confecção da NP para aqueles com experiência prévia.

Tabela 11.2 – Guia geral para cálculo de nutrição parenteral (NP).

1)	Calcular o GEB: 25-30 kcal/kg/dia (35-40 kcal/kg/dia nos denutridos*) CHO = 60%-70% do GEB Lipídios = 30%-40% do GEB
2)	Transformar o valor de CHO calculado em volume de solução glicosada (SG) 50% 1 g de SG 50% = 4 kcal 100 mL de SG 50% = 50 g de glicose
3)	Transformar o valor de lipídios calculado em volume de lipídios a 20% 1g de lipídios a 20% = 10 kcal 100 mL de emulsão lipídica 20% = 20 g de lipídios
4)	Calcular o componente proteico, que será dado por solução de aminoácidos a 10% a) Necessidade proteica diária = 1,5 g/kg (ver Tabela 11.1 para casos específicos) b) Calcular o volume de aminoácidos a 10%, sabendo que 10 g = 100 mL
5)	Necessidade de sódio diária (1-2 mEq/kg/dia) Calcular o volume NaCl a 20%, sabendo que 1 mL = 3,42 mEq
6)	Necessidade de fosfato diária, que será dada por fosfato de potássio (20-40 mmol/dia) 1 mL de fosfato de potássio (2 mEq/mL) = 1,1 mmol de fosfato = 2 mEq de potássio
7)	Necessidade de potássio diária, que será dada por KCl 19,1% (1-2 mEq/kg/dia) a) Subtrair os mEq que já serão ofertados pela solução de fosfato de potássio b) Calcular o restante do potássio, sabendo que 1 mL de KCl 19,1% = 2,56 mEq de potássio
8)	Necessidade diária de Mg^{2+} (8-24 mEq/dia) 1 mL de sulfato de magnésio (0,8 mEq/mL) = 0,8 mEq de Mg^{2+}
9)	Necessidade diária de Ca^{2+} (5-15 mEq/dia) 1 mL de gluconato de cálcio 10% = 0,45 mEq de Ca^{2+}
10)	Necessidade diária de água (30-40 mL/kg/dia) Após introduzir todos os componentes calculados, completar o volume calculado com água
11)	Acrescentar 5 mL de polivitamínico + 2 mL de oligoelementos

CONTINUA ▶

Tabela 11.2 – (Continuação) Guia geral para cálculo de nutrição parenteral (NP).

12) Ofertar 50% do total no 1º dia, 75% no 2º e 100% a partir do 3º dia:
- Ca^{2+} + Mg^{2+} + Fósforo podem precipitar; assim, quando há pouco volume, utilizar o mínimo de Mg^{2+} possível†
- Sempre solicitar eletrólitos, AST, ALT e glicemia para avaliar síndrome de realimentação
- Fazer 1 ampola de vitamina B_1 (tiamina) diluída em 100 mL de SG 5% antes de toda a NP em pacientes desnutridos
- Álcool 70%: 7 mL + 3 mL de água destilada: deixar 3 mL no Portocath se presente (fazer somente em casos seletos segundo Comissão de Nutrição Enteral e Parenteral)

*Após progressão cuidadosa; **CHO:** carboidratos; **GEB:** gasto energético basal; **Ca^{2+}:** cálcio; **Mg^{2+}:** magnésio; **NaCl:** cloreto de sódio; **KCl:** cloreto de potássio; **SG:** solução glicosada.
†Em caso de precipitação de parenteral, chamar a Nutrologia ou a Comissão de Terapia Nutricional Enteral e Parenteral (há outras alternativas para se evitar precipitação sem ter que diminuir eletrólitos).

11.2 Síndrome de Realimentação

Daniel Ossamu Goldschmidt Kiminami
Cristiane Maria Mártires de Lima Silva

DEFINIÇÃO

- Síndrome caracterizada por redução dos níveis de fósforo, potássio e/ou magnésio (ao menos um), ou manifestação de deficiência de tiamina (vitamina B_1), que ocorre em horas a dias após a reintrodução e/ou aumento de oferta calórica em indivíduo exposto a longo período de inanição. A oferta de calorias pode ser proveniente de qualquer fonte: dieta oral, enteral, parenteral ou mesmo por dextrose endovenosa.
- A síndrome de realimentação (SR) é uma condição potencialmente fatal.
- Deve ser lembrada sempre ao se iniciar aporte calórico em pacientes desnutridos.
- A melhor forma de tratamento é a prevenção.

FISIOPATOLOGIA

- Com inanição prolongada, há depleção das reservas energéticas, vitamínicas e eletrolíticas. Tal desequilíbrio poderá ser ainda mais profundo se associado a perdas como diarreia, vômitos, drenagem gástrica, fístulas entéricas ou uso de diuréticos.
- Em tais pacientes, a oferta de carboidratos estimula a liberação de insulina. A insulina, por sua vez, promove a translocação de potássio e fósforo para o meio intracelular por demanda (fosforilação da glicose pelo início da glicólise) e pela ação direta da insulina (estimulação da bomba sódio-potássio ATPase).
- A queda do magnésio neste contexto não está elucidada.
- A demanda por tiamina eleva-se com a realimentação, por ser cofator das vias metabólicas dependentes de glicose.
- Tais alterações resultam nos marcos centrais da SR:
  – Hipofosfatemia.
  – Hipocalemia.
  – Hipomagnesemia.
  – Risco de sinais e sintomas de deficiência tiamina.

SINAIS E SINTOMAS

Os distúrbios eletrolíticos e de deficiência de tiamina podem resultar em diferentes complicações em sistema-alvo, conforme Tabela 11.3.

CAPÍTULO 11

Nutrologia **341**

Tabela 11.3 – Sinais e sintomas de síndrome de realimentação.

Sistema	Complicações
Neurológico	**Hipofosfatemia:** parestesias, fraqueza, *delirium*, desorientação, encefalopatia, paralisia arreflexa, convulsões, coma, tetania **Hipocalemia:** paralisia, fraqueza **Hipomagnesemia:** fraqueza, tremores, *delirium* **Deficiência de tiamina:** encefalopatia, nistagmo, neuropatia, síndrome de Wernicke, psicose de Korsakoff, beribéri seco ou úmido
Cardiovascular	**Hipofosfatemia:** hipotensão, choque, redução do débito cardíaco **Hipocalemia:** arritmias, alterações de contratilidade miocárdica **Hipomagnesemia:** arritmias **Retenção de sódio:** descompensação de insuficiência cardíaca
Pulmonar	**Hipofosfatemia:** fraqueza diafragmática, dispneia, insuficiência respiratória **Hipocalemia:** insuficiência respiratória **Retenção de sódio:** edema agudo de pulmão
Muscular	**Hipocalemia:** necrose muscular, rabdomiólise **Hipomagnesemia:** tetania **Retenção de sódio:** edema agudo de pulmão
Gastrointestinal	**Hipocalemia:** náusea, vômitos, constipação **Hipomagnesemia:** anorexia, náusea, vômitos, constipação
Hematológico	**Hipofosfatemia:** hemólise, trombocitopenia, disfunção leucocitária

FATORES DE RISCO

Qualquer condição que resulte em tempo de inanição prolongado, especialmente se acompanhado por perdas eletrolíticas como vômitos e diarreia. São alguns dos fatores de risco mais importantes de SR:

- Distúrbios alimentares (anorexia nervosa).
- Doenças psiquiátricas.
- Doenças oncológicas em tratamento.
- Etilismo e abuso de substâncias.
- Cirurgia bariátrica e ressecções intestinais.
- Síndromes de má absorção.
- Inanição por protesto ("greve de fome").
- Migração com acesso restrito a alimentos (refugiados).
- Regime de intensa atividade física (atletas e militares).

Visando facilitar a identificação dos pacientes em risco de desenvolver SR, a Sociedade Americana para Nutrição Parenteral e Enteral (ASPEN) sugere a utilização dos critérios apresentados na Tabela 11.4.

DIAGNÓSTICO

Os critérios diagnósticos e a classificação de gravidade da SR são:

- Redução dos níveis séricos de fósforo, potássio e/ou magnésio em:
  - 10% a 20% (SR leve);
  - 20% a 30% (SR moderada);
  - > 30% e/ou disfunção orgânica (Tabela 11.3) secundária a qualquer um desses distúrbios eletrolíticos e/ou por deficiência de tiamina (SR grave).
- Tais alterações ocorrem dentro de 5 dias do reinício ou da elevação substancial da oferta energética.

PREVENÇÃO E MANEJO
Eletrólitos

- Antes de iniciar a oferta calórica em pacientes de risco, dosar concentrações plasmáticas de potássio, fósforo e magnésio.
- O início ou a elevação da oferta calórica deverá ser postergada até correção de hipofosfatemia, hipomagnesemia ou hipocalemia, especialmente se em níveis muito baixos ou na presença de sintomas associados.
- Monitorar a cada 12 h nos primeiros 3 dias em pacientes de risco elevado. Pode-

Tabela 11.4 – Identificação de adultos em risco de síndrome de realimentação (SR).

	Risco moderado: 2 critérios necessários	Risco elevado: 1 critério necessário
IMC	16-18,5 kg/m²	< 16 kg/m²
Perda de peso	5% em 1 mês	7,5% em 3 meses ou > 10% em 6 meses
Aporte calórico	Ingestão oral nula ou desprezível por 5-6 dias OU < 75% do GEB por > 7 dias durante doença aguda ou injúria OU < 75% do GEB por > 1 mês	Ingestão oral nula ou desprezível por > 7 dias OU < 50% do GEB por > 5 dias durante doença aguda ou injúria OU < 50% do GEB por > 1 mês
Concentrações baixas de potássio, magnésio ou fósforo pré-realimentação	Valores levemente baixos ou valores normais, porém com valores baixos recentes com necessidade de suplementação mínima ou em dose única	Valores moderadamente ou severamente baixos ou valores atuais normais ou minimamente baixos com necessidade de suplementação significante ou em múltiplas doses

IMC: índice de massa corporal; **GEB:** gasto energético basal (necessidades calóricas por dia).
Fonte: adaptada de da Silva *et al.* (2020).

rá ser mais frequente a depender da gravidade do quadro e intensidade de reposição.
- A reposição segue recomendações gerais (ver Capítulo 13).
- Caso os distúrbios eletrolíticos se tornem de difícil correção ou caiam de modo abrupto durante o início ou a elevação da oferta calórica, reduzir tal oferta em 50% ou, nos casos mais graves, suspendê-la e avançar com elevação em 33% do alvo a cada 1-2 dias uma vez corrigidos tais distúrbios.

Tiamina e multivitaminas
- Suplementar 100-300 mg de tiamina antes de iniciar a oferta calórica em pacientes de risco de SR e manter por no mínimo 5 a 7 dias, especialmente nos pacientes de maior risco (inanição crônica ou etilismo crônico).
- Em pacientes com sinais e sintomas de deficiência de tiamina, repor mais intensamente (ver subcapítulo 11.3).
- Acrescentar multivitaminas à nutrição parenteral enquanto estiver fazendo uso de tal via.
- Em pacientes com dieta oral/enteral, recomenda-se a reposição vitamínica empírica, seja por associação de vitaminas B (complexo B), seja por polivitamínicos.

Oferta calórica inicial
- Risco moderado de SR: iniciar 10 a 15 kcal/kg nas primeiras 24 horas.
- Risco elevado de SR: iniciar com 5 kcal/kg nas primeiras 24 horas.
- Calorias administradas a partir de soluções de manutenção ou diluições de medicamentos com glicose devem seguir as recomendações acima em pacientes com risco moderado a elevado de SR. A Tabela 11.5 traz os valores calóricos das principais soluções glicosadas.

Tabela 11.5 – Oferta calórica a partir de soluções glicosadas.*

Composição	Gramas de dextrose/L	kcal/L
Solução de glicose 5%	50	170
Solução de glicose 10%	100	340
Solução de glicose 25%	250	850
Solução de glicose 50%	500	1700
Solução glicofisiológica 5%	50	170

*1 g de dextrose = 3,4 kcal.

- Avançar oferta em 33% do valor-alvo a cada 1 a 2 dias apenas se distúrbios eletrolíticos controlados.
- Ver subcapítulo 11.1 para cálculo da oferta energética alvo.
- Caso o paciente esteja recebendo dextrose já há alguns dias em quantidades significativas e não se desenvolveram distúrbios eletrolíticos ou sintomas de SR, há menos risco de desenvolver SR uma vez iniciada a dieta, e esta poderá ser iniciada com oferta calórica maior que a preconizada anteriormente.

11.3 Tratamento de Hipovitaminoses

Daniel Ossamu Goldschmidt Kiminami
Cristiane Maria Mártires de Lima Silva
Marcela Tanus Gontijo

- As hipovitaminoses são comuns na prática clínica.
- Este subcapítulo enfoca aquelas com importância para o contexto clínico hospitalar, com destaque para a reposição vitamínica.

VITAMINAS

Vitaminas são substâncias orgânicas não sintetizadas pelo corpo humano que devem ser adquiridas pela dieta em pequenas quantidades para funcionamento saudável do organismo. São divididas em hidrossolúveis e lipossolúveis (Tabela 11.6).

Tabela 11.6 – Principais vitaminas.

Vitaminas hidrossolúveis	Vitaminas lipossolúveis
B_1 - tiamina	A - retinol, ácido retinoico
B_2 - riboflavina	**D - colecalciferol, ergocalciferol**
B_3 - niacina ou ácido nicotínico	E - tocoferol
B_5 - ácido pantotênico	K - fitomenadiona, filoquinona
B_6 - piridoxina	
B_7 - biotina	
B_9 - folato	
B_{12} - cobalamina	
C - ácido ascórbico	

Em negrito: vitaminas abordadas neste subcapítulo.

VITAMINA B_1 - TIAMINA

Fontes nutricionais

Carne de porco, bife, fígado, produtos a base de leveduras, cereais integrais ou enriquecidos, nozes e sementes.

Principais funções

A vitamina B_1 desempenha várias funções importantes, como:

- Propagação de impulsos nervosos pelos neurônios.
- Auxílio na síntese de glutamato e ácido gama-aminobutírico.
- Manutenção da bainha de mielina neuronal.
- Liberação de energia dos alimentos e promoção do apetite.
- Cofator para enzimas envolvidas no metabolismo de carboidratos e aminoácidos de cadeia ramificada.

Etiologia da deficiência

Sua deficiência pode ser causada por baixa ingestão, absorção gastrointestinal reduzida, perdas ou redução dos estoques (Tabela 11.7).

Sinais e sintomas da deficiência de tiamina

Nos adultos os sintomas iniciais incluem anorexia, irritabilidade e acometimento da memória imediata. Caso a deficiência não seja identificada e tratada, pode evoluir para:

Tabela 11.7 – Principais causas de deficiência de tiamina.

Etilismo crônico (uma das causas mais comuns)
Desnutrição
Dieta restrita a arroz e grãos processados
Nutrição parenteral sem a devida reposição de tiamina
Baixa absorção pós-cirurgias bariátricas
Diarreia crônica
Terapia renal substitutiva
Uso crônico de diuréticos

Tabela 11.8 – Reposição de tiamina.

Formulações comuns
- Cloridrato de tiamina 100 mg/mL (IM ou EV)
- Cloridrato de tiamina: comprimido de 300 mg

Beribéri
A posologia é controversa, com doses variando de 15 mg a 2 g por dia nos casos mais graves. Considerando formulações nacionais, sugerem-se as doses a seguir. Para os casos mais graves, principalmente se sinais de disfunção cardíaca, usar a formulação EV.*
- Choque circulatório: tiamina 100 mg (em 100 mL de SF) em 10 min EV a cada 4 h até reversão do choque
- Ausência de choque ou após controle do choque: tiamina 100 mg (em 100 mL de SF) em 10 min EV de 12/12 h até recuperação da falência cardíaca (2-3 dias) ou da polineuropatia mais grave (dias a semanas)
- Depois, manter 300 mg/dia VO

Encefalopatia de Wernicke
- Tiamina 500 mg (em 100 mL de SF) em 30 min EV de 8/8 h por 2 dias
- Se melhora, manter 250 mg EV ou IM 1 vez/dia por 5 dias ou até melhora máxima
- Depois, manter 300 mg/dia VO

Síndrome de abstinência alcoólica (off label)
- 100-250 mg EV ou IM 1 vez/dia por 3-5 dias, seguida de 100-300 mg VO 3 vezes/dia por 1-2 semanas, seguida de 100-300 mg/dia

Risco de síndrome de realimentação
- 100-300 mg de tiamina antes de iniciar a dieta e manter por 5-7 dias

* Atenção ao risco de anafilaxia.

- **Beribéri seco:** neuropatia periférica e simétrica com acometimento motor e sensitivo associada à redução de reflexos.
- **Beribéri úmido:** envolvimento cardíaco, com cardiomegalia, cardiomiopatia (usualmente dilatada), insuficiência cardíaca (IC), edema periférico e taquicardia. Os achados neurológicos estão usualmente associados.
- **Beribéri** *shoshin*: caracterizada por IC fulminante, de início súbito, com acidose láctica e insuficiência biventricular e, em muitos casos, choque circulatório. Quadro mais grave e que geralmente exige tratamento imediato em leito monitorizado.
- **Síndrome de Wernicke-Korsakoff:** *delirium*, anormalidades oculomotoras e ataxia que podem evoluir para forma irreversível e sequelar caracterizada por amnésia anterógrada e retrógrada e confabulação.

Reposição

A reposição é feita com tiamina VO, intramuscular (IM) ou endovenosa (EV), conforme Tabela 11.8.

VITAMINA B_3 - NIACINA
Fontes nutricionais

Carne, frango, peixe, levedura, cereais integrais ou enriquecidos, amendoins, cogumelos, leite e ovos. O milho é exceção, com baixa concentração de niacina e triptofano (precursor da niacina) digeríveis.

Principais funções

A vitamina B_3 desempenha papel essencial na síntese e no metabolismo de carboidratos, gorduras e proteínas.

Etiologia da deficiência

A deficiência usualmente ocorre por baixa ingestão de niacina ou triptofano, cujas causas principais estão listadas na Tabela 11.9.

Tabela 11.9 – Principais causas de deficiência de niacina.

Etilismo crônico

Desnutrição

Dieta a base de milho (México, América Central)

Diarreia crônica

Baixa absorção pós-cirurgias bariátricas

Doença de Hartnup (má absorção de triptofano pelo intestino e rins)

Síndrome carcinoide

Uso crônico de isoniazida

Anorexia nervosa

Tabela 11.10 – Tratamento de pelagra.

Nicotinamida (niacinamida)

- Comprimidos 50-100 mg (manipulado) ou
- Complexo B*, junto com B_1, B_2 e B_6 (nicotinamida varia de 12,5-50 mg por comprimido a depender do fabricante; checar antes de administrar)
- Dose diária varia de 40-250 mg/dia
- Sugestão: 50 mg 6/6 h até resolução dos sinais e sintomas mais importantes (dias)
- Depois, 50 mg a cada 8-12 h até resolução das lesões cutâneas

Ácido nicotínico (niacina)

- Comprimidos 50-100 mg (manipulado)
- Iniciar com 50 mg de 8/8 h logo após as refeições
- Elevar conforme tolerância até 100 mg de 6/6 h
- Não há correção para função renal
- Evitar doses elevadas se doença hepática
- Sugere-se a dosagem de exames hepáticos antes do início
- Atenção: pode causar *flushing*, prurido, formigamentos, hepatite, elevação de transaminases e bilirrubinas

* Sempre que possível, evitar o uso do complexo B, dado o risco de intoxicação pela piridoxina. Caso o use, evitar passar de 100 mg/dia de componente B_6 (piridoxina), dado o risco de toxicidade.

Quadro clínico

A síndrome que caracteriza a deficiência de vitamina B_3 é a pelagra, conhecida por causar os três "D": dermatite, diarreia e demência. São achados de pelagra:

- ***Rash* cutâneo hiperpigmentado:** dermatite espessa, descamativa, escurecida, simétrica, em áreas fotoexpostas como pescoço e membros superiores e inferiores. Tais lesões tendem a piorar com exposição à luz solar ou trauma. É a principal dica da presença da doença.
- **Gastroenterite:** diarreia.
- **Alterações neurológicas:** irritabilidade, insônia, depressão, mania, confusão, declínio cognitivo, déficit de memória, demência.
- **Outros:** glossite atrófica ("língua careca" e avermelhada) e dermatite seborreica.

Reposição

O ácido nicotínico (vitamina B_3) é uma das drogas mais antigas descobertas com ação redutora dos níveis de lipoproteína de baixa densidade (LDL) e triglicerídios e elevação da lipoproteína de alta densidade (HDL). No entanto, dados os efeitos colaterais significativos como *flushing*, prurido e formigamentos, muitas vezes não é tolerado a longo prazo. Em razão de melhor perfil de efeitos adversos, sugerimos a nicotinamida (niacinamida) como medicação inicial de escolha (Tabela 11.10).

VITAMINA B_6 – PIRIDOXINA
Fontes nutricionais

Carne, frango, peixe, espinafre, batatas, bananas, abacate, sementes de girassol.

Principais funções

A vitamina B_6 desempenha papel fundamental no metabolismo proteico, na formação de hemácias, de neurotransmissores e da niacina, além de estar envolvida indiretamente na metabolização da homocisteína.

Etiologia da deficiência

A deficiência usualmente ocorre por baixa ingestão ou interações medicamentosas (Tabela 11.11).

Quadro clínico

Deficiência leve de piridoxina está associada a aumento do risco de eventos aterotrombóticos, como infarto agudo do miocárdio (IAM), acidente vascular cerebral (AVC) e trom-

Tabela 11.11 – Principais causas de deficiência de piridoxina.

Etilismo crônico

Desnutrição

Estados de má absorção

Uso crônico de isoniazida, hidralazina, valproato, carbamazepina ou fenitoína

Tabela 11.12 – Principais causas de deficiência de folato.

Etilismo crônico

Desnutrição

Estados de má absorção (bariátrica, doença celíaca, etc.)

Anemia hemolítica crônica com produção aumentada de hemácias

Outra condição com elevada reposição celular, como eczema severo

Gravidez, lactação (aumento da demanda)

Uso crônico de metotrexato, trimetoprim, fenitoína, valproato ou carbamazepina

boembolismo venoso (TEV) por acúmulo de homocisteína sérica. Deficiências mais graves podem resultar em anemia, irritabilidade, ansiedade, depressão, confusão, glossite, estomatite, queilite, polineuropatia periférica e convulsões. Pacientes com tuberculose em tratamento com isoniazida podem evoluir com polineuropatia caso não recebam a suplementação profilática de piridoxina 25 a 50 mg/dia (usualmente 40 mg/dia).

Reposição

Atenção para risco de intoxicação por piridoxina com reposições > 100 mg/dia, cujos sintomas são náusea, vômitos, diarreia, taquipneia, *rash* e neuropatia sensorial dolorosa. A reposição é feita em geral com dose segura de 40-50 mg/dia VO.

▌ VITAMINA B_9 - FOLATO

Fontes nutricionais

Grãos e farinha de trigo enriquecido, frutas, vegetais com folhas verdes e fígado.

Principais funções

Com a vitamina B_{12}, é essencial para a síntese de DNA e RNA.

Etiologia da deficiência

A deficiência de folato é rara em países com dieta enriquecida com ácido fólico, como é o caso do Brasil. No entanto, pode ocorrer nas situações citadas na Tabela 11.12.

Quadro clínico

O grande marco da deficiência de folato assim como da vitamina B_{12}, é a anemia

megaloblástica e eventualmente pancitopenia. A depender da gravidade da anemia, o paciente pode apresentar sinais e sintomas secundários, como dispneia, fadiga, palpitações, palidez e irritabilidade. Além disso, úlceras orais podem estar presentes, assim como alterações neurocognitivas, embora menos intensas e menos prevalentes que na deficiência de B_{12}.

Reposição

A reposição é feita com ácido fólico 1 a 5 mg/dia até resolução hematológica completa (meses) e enquanto a causa ainda existir (pode ser indefinitivamente). Tal dose é suficiente inclusive para casos de má absorção, tendo em vista ser muito acima da dose necessária de 0,2 mg/dia.

▌ VITAMINA B_{12} – COBALAMINA

Fontes nutricionais

Alimentos de origem animal, como bife, frango, peixe, leite e derivados e ovos.

Principais funções

Com o folato, é essencial para a síntese de DNA e RNA.

Etiologia da deficiência

A deficiência de vitamina B_{12} é mais prevalente que a de folato. As principais causas estão listadas na Tabela 11.13.

CAPÍTULO 11

Nutrologia **347**

Tabela 11.13 – Principais causas de deficiência de vitamina B$_{12}$.

Anormalidades gástricas

Autoanticorpos contra fator intrínseco ou células parietais (anemia perniciosa)

Gastrectomia ou cirurgia bariátrica

Gastrite

Gastrite atrófica autoimune metaplásica

Doenças do intestino delgado

Síndrome de má absorção

Ressecção ileal ou *bypass*

Doença inflamatória intestinal

Doença celíaca

Supercrescimento bacteriano

Síndrome da alça cega

Pancreatite

Insuficiência pancreática

Dieta

Dieta vegana estrita

Dieta vegetariana na gravidez

Medicações que afetam a absorção

Neomicina

Biguanidas como metformina

Inibidores da bomba de prótons (p. ex.: omeprazol).

Antagonistas do receptor histamina 2, como ranitidina.

Tabela 11.14 – Achados clínicos e laboratoriais da deficiência de B$_{12}$.

Local	Achados
Cérebro	• **Cognição:** *delirium*, déficit cognitivo, demência • **Humor:** irritabilidade, depressão, mania, paranoia, labilidade emocional
Medula espinhal	• Perda da propriocepção vibratória, postural, ataxia de marcha, fraqueza nas pernas; espasticidade com hiperreflexia; sinais de Romberg e de Lhermitte positivos • Sistema nervoso autonômico: hipotensão postural, incontinência urinária, impotência sexual • Sistema nervoso periférico: perda sensitiva cutânea, hiporreflexia, fraqueza simétrica, parestesia
Sangue periférico	• Macrocitose, macrovalócitos • Anisocitose, formas fragmentadas • Neutrófilos hipersegmentados (1% com seis lobos ou 5% com cinco lobos) • Leucopenia, trombocitopenia, pancitopenia • Elevação de lactato desidrogenase • Elevação de bilirrubina indireta • Redução de haptoglobina • Elevação de ácido metilmalônico e/ou homocisteína
Medula óssea	• Hiperplásica, predomínio de precursores eritrocitários • Metamielócitos gigantes • Cromatina nuclear imatura • Cariorrexe
Outros	• Infertilidade, atrofia ótica, anosmia, perda de paladar, glossite

Quadro clínico

O grande marco da deficiência da vitamina B$_{12}$ é a anemia megaloblástica, eventualmente pancitopenia e alterações neurocognitivas, estas mais prevalentes e intensas que na deficiência de folato. Os achados clínicos e laboratoriais da deficiência de B$_{12}$ estão resumidos na Tabela 11.14.

Reposição

No Brasil, a formulação disponível é a cianocobalamina, encontrada tanto na forma injetável IM como oral. A reposição na prática em contexto hospitalar, por falta da formulação oral, é feita pela via parenteral. Há algumas variações quanto a recomendações de reposição na literatura. A Tabela 11.15 apresenta esquema geral de fácil memorização. Dada a natureza hidrossolúvel da cianocobalamina, não há risco de superdosagens ou intoxicações, portanto, caso não disponha de formulação de 1.000 mcg, fazer o mesmo esquema com a formulação de 5.000 mcg.

Tabela 11.15 – Reposição de vitamina B_{12} no Brasil.

Formulações injetáveis com cianocobalamina

Cianocobalamina isolada de 1.000 ou 5.000 mcg

Cianocobalamina 1.000 mcg + Tiamina 100 mg + Piridoxina 100 mg

Cianocobalamina 5.000 mcg + Tiamina 100 mg + Piridoxina 100 mg

Formulações orais com cianocobalamina

Cianocobalamina isolada 500, 1.000 ou 5.000 mcg por cápsula.

Cianocobalamina 5.000 mcg + Tiamina 100 mg + Piridoxina 100 mg (drágea ou comprimido)

Reposição segundo causa da hipovitaminose

Deficiência com clínica importante independente da causa:
- IM: 1.000 mcg 1 vez/dia por 7 dias, seguido de uma vez por semana por 4 semanas, seguido de 1 vez/mês.
- Descontinuar a dose mensal se a causa que levou à deficiência foi resolvida.

Anemia perniciosa:
- Mesmo esquema parenteral padrão acima
- Na ausência de sintomas graves, pode-se repor com mínimo de 1.000 mcg/dia via oral
- Dada a natureza crônica da doença, o tratamento é por tempo indeterminado

Mudanças na anatomia gastrointestinal (p. ex.: gastrectomia, bariátrica):
- Mesmo esquema parenteral padrão acima
- Manter enquanto houver a alteração anatômica

Deficiência por baixa ingestão (p. ex.: veganos ou desnutridos):
- Mínimo de 1.000 mcg/dia VO

VITAMINA D – COLECALCIFEROL, ERGOCALCIFEROL

Fontes nutricionais

A vitamina D (colecalciferol), diferentemente das outras vitaminas, é sintetizada pela pele a partir da luz solar por mecanismo não enzimático. Além disso, a vitamina D sob a forma de ergocalciferol pode ser obtida a partir de alimentos, especialmente peixes e vegetais, além de leite e outros produtos fortificados com vitamina D.

Principais funções

Importante para metabolismo do cálcio, fósforo e osso. Promove a absorção intestinal de cálcio e fósforo, promovendo a mineralização óssea. Faltam evidências para relacionar a vitamina D a outras funções celulares e o surgimento de condições como câncer, infecções, doenças autoimunes e metabólicas.

Etiologia da deficiência

A deficiência de vitamina D é mais prevalente em países com pouca incidência de luz solar (distantes do Equador) e em pessoas com baixa ingestão de alimentos ricos em vitamina D. No entanto, pode ocorrer por outras condições patológicas, como má absorção em doença celíaca, por exemplo. A Tabela 11.16 resume as principais causas.

Quadro clínico

O quadro clínico dependerá da gravidade e do tempo da deficiência. Nos adultos pode causar osteomalácia, que pode cursar com dor óssea, fraqueza muscular, fraturas e dificuldades em deambulação.

Reposição

- Os valores considerados ideais e modos de reposição variam na literatura.
- Seguimos as recomendação da Sociedade Brasileira de Endocrinologia e Metabologia (SBEM).
- O passo inicial é a definição e classificação da deficiência segundo dosagens plasmáticas da 25-hidroxivitamina D [25(OH)D], além do valor desejável para condição clínica do paciente, conforme Tabela 11.17.
- A reposição dependerá do valor de 25(OH)D, da capacidade absortiva do paciente e da capacidade de conversão de vitamina D em 25(OH)D hepática.
- A reposição deve ser feita preferencialmente por meio de colecalciferol (D_3) VO.
- Ver Tabela 11.18 para formulações comuns de D_3 encontradas nas farmácias nacionais e Tabela 11.19 para modo de tal reposição.

CAPÍTULO 11

Nutrologia **349**

Tabela 11.16 – Causas de deficiência de vitamina D ou resistência.

Baixa ingestão ou absorção

Dieta pobre em vitamina D

Má absorção

Bypass gástrico (gastrectomia, cirurgia bariátrica)

Doença em intestino delgado

Fibrose cística

Doença celíaca

Insuficiência pancreática

Baixa síntese cutânea

Exposição a luz solar inadequada

Uso de protetor solar

Pigmentação cutânea escura

Queimaduras extensas pregressas

Hidroxilação hepática deficitária

Cirrose hepática

Aumento do catabolismo da vitamina D

Anticonvulsivantes: fenitoína, fenobarbital, primidona, carbamazepina, valproato

Perda de proteína de ligação de vitamina D

Síndrome nefrótica

Deficiência na 1-alfa-25 hidroxilação

Hipoparatireoidismo

Falência renal

Deficiência da 1-alfa hidroxilase

Resposta orgânica ao calcitriol deficitário

Resistência a vitamina D hereditária

Tabela 11.17 – Valores de referência da 25-hidroxivitamina D (SBEM).

25(OH)D (ng/mL)	Recomendações
> 100	Não recomendado. Risco de toxicidade e hipercalcemia
30-60	Recomendado para grupos de risco: gestantes e lactantes, idosos, sarcopênicos, indivíduos com fraturas e quedas recorrentes, indivíduos com diabetes, doença renal crônica, neoplasias malignas, osteomalácia, raquitismo, hiperparatireoidismo, osteoporose ou condições de má absorção
> 20	Desejável para população geral saudável.
10-20	Baixo. Com maior risco de aumentar a remodelação óssea e, com isso, resultar em perda de massa óssea, osteoporose e fraturas
< 10	Muito baixo. Risco de evoluir para mineralização óssea deficitária (osteomalácia) e raquitismo

Tabela 11.18 – Formulações comuns de vitamina D_3 oral no Brasil.

Formulações com colecalciferol isolado

Solução oral: 200 UI/gota, 500 UI/gota

Cápsula ou comprimido de 200 UI, 1.000 UI, 5.000 UI, 7.000 UI, 10.000 UI ou 50.000 UI

Nota: 1 mcg de vitamina D = 40 UI.

Tabela 11.19 – Reposição de vitamina D.

25(OH)D (ng/mL)	Reposição via oral (VO) com vitamina D_3
Valores normais	Sem reposição necessária, exceto se condição como osteoporose: 800-1.000 UI 1 vez/dia
20-30	Sem reposição necessária, exceto se condições em que se deseja valores > 30 mg/mL: 600-800 UI 1 vez/dia
10-20	800-1.000 UI 1 vez/dia ou 2.000 UI 1 vez/dia Repetir 25(OH)D após cerca de 3 meses Se mantiver deficiência: Elevar dose para 2.000 UI 1 vez/dia ou 50.000 UI 1 vez/semana durante 6-8 semanas
< 10 ou em pacientes sintomáticos	50.000 UI 1 vez/semana (ou 5.000-7.000 UI 1 vez/dia) por 6-8 semanas. Repetir 25(OH)D após cerca de 3 meses Dosagem de manutenção: 600-800 UI/dia a 1.000-2.000 UI/dia

- Doses intermitentes com doses elevadas como 60.000 UI/mês ou 500.000 UI/ano têm sido associadas a aumento de risco de quedas e fraturas. A dose diária recomendada não deve passar de 4.000 UI, salvo casos de reposição aguda em deficiência (ver Tabela 11.19) ou nos casos de má absorção.
- Em casos de má absorção (ver Tabela 11.16), além de exposição à luz solar, podem ser necessárias doses maiores de vitamina D_3 VO, como 10.000 a 50.000 UI 1 vez/dia. Caso mantenha valores baixos a despeito de tal reposição, considerar reposição com calcitriol.
- Pacientes com falência renal (Clcr < 30 mL/min) têm indicação de reposição com calcitriol dada a deficiência na 1-alfa-25 hidroxilação renal.

BIBLIOGRAFIA

1. Ahmed S, Travis J, et al. Re-feeding syndrome in head and neck – prevention and management. Oral Oncol. 2011 Sep;47(9):792-6.
2. Chawla J, Kvarnber D. Hydrosoluble vitamins. Chapter 59. Neurologic aspects of systemic disease, Part II, Vol 120. 1st Ed. 2014. Elsevier. ISBN: 9780702044335.
3. Cook CC, Hallwood PM, Thomson AD. B vitamin deficiency and neuropsychiatric syndromes in alcohol misuse. Alcohol Alcohol. Jul-Aug 1998;33(4):317-36.
4. Da Silva JSV, et al. ASPEN consensus recomendations for refeeding syndrome. Nutr Clin Prac. 2020 Apr;35(2):178-195.
5. da Silva JSV, et al. ASPEN Consensus Recommendations for Refeeding Syndrome. Nutrition in Clinical Practice. 2020:35(2):178-95.
6. Dawson-Hughes B, et al. Vitamin D deficiency in adults: Definition, clinical manifestations, and treatment. Uptodate online, acesso maio 2020.
7. Ferreira CES, Maeda SS, et al. Consensus - reference ranges of vitamin D [25(OH)D] from the Brazilian medical societies. Brazilian society of clinical pathology/laboratory medicine (sbpc/ml) and Brazilian society of endocrinology and metabolism (SBEM). J Bras Patol Med Lab, (2017)53(6), 377-381.
8. Guia de consulta para vigilância epidemiológica, assistência e atenção nutricional dos casos de Beribéri / Ministério da Saúde. Secretaria de atenção à saúde. Secretaria especial de saúde indígena. Secretaria de vigilância em saúde. – Brasília : Ministério da Saúde, 2012. ISBN 978-85-334-1908-7.
9. Hegyi J, Schwartz RA, et al. Pellagra: dermatitis, dementia, and diarrhea. Int J Dermatol. 2004 Jan; 43(1):1-5.
10. Holick MF, Binkley NC, et al. Evaluation, treatment, and prevention of vitamin D deficiency: an endocrine society clinical practice guideline. J Clin Endocrinol Metab. 2011 Jul;96(7):1911-30.
11. Jen M, Yan AC. Syndromes associated with nutritional deficiency and excess. Clin Dermatol. Nov-Dec 2010;28(6):669-85.
12. Kondrup J, Rasmussen HH, et al. Nutritional risk screening (NRS 2002): a new method based on an analysis of controlled clinical trials. Clin Nutr. 2003 Jun;22(3):321-36.
13. McClave SA, Taylor BE, et al. Guidelines for the provision and assessment of nutrition support therapy in the adult critically ill patient: society of critical care medicine (SCCM) and american society for parenteral and enteral nutrition (A.S.P.E.N.). JPEN J Parenter Enteral Nutr. 2016 Feb;40(2):159-211.
14. Means RT, Fairfield KM. Causes and pathophysiology of vitamin B12 and folate deficiencies. Uptodate online, acesso junho 2020.

15. Means RT, Fairfield KM. Treatment of vitamin B12 and folate deficiencies. Uptodate online, acesso junho 2020.
16. Mehanna HM, et al. Refeeding syndrome: what it is, and how to prevent and treat it. BMJ. 2008 Jun 28;336(7659):1495-8.
17. Mehler P, et al. Anorexia nervosa in adults and adolescents: the refeeding syndrome. Uptodate online, acesso junho 2020.
18. Parli SE, et al. Pathophysiology, treatment, and prevention of fluid and electrolyte abnormalities during refeeding syndrome. J Infus Nurs. May-Jun 2014;37(3):197-202.
19. Prousky JE. Pellagra may be a rare secondary complication of anorexia nervosa: a systematic review of the literature. Altern Med Ver. 2003 May;8(2):180-5.
20. Seres D. Nutrition support in critically ill patients: enteral nutrition. Uptodate online, acesso junho 2020.
21. Stabler SP. Vitamin B12 deficiency. N Engl Med 2013;368:149-60.
22. Tanphaichitr V. Modern Nutrition in Health and Medicine, 9th, Shils M (Ed), Lippincott, Philadelphia 2000. p.381. ISBN 0-683-30769-X.

CAPÍTULO

12

Nefrologia

12.1 Distúrbios do Equilíbrio Acidobásico

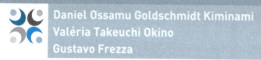

Daniel Ossamu Goldschmidt Kiminami
Valéria Takeuchi Okino
Gustavo Frezza

- Distúrbios do equilíbrio acidobásico são comuns em pacientes críticos e podem contribuir para elevação de morbidade e mortalidade.
- Seu manejo exige identificação adequada do distúrbio (Fluxograma 12.1), identificação de sua causa ou causas para manejo adequado.
- Este subcapítulo aborda o tema pelo método fisiológico, centrado no sistema tampão bicarbonato/dióxido de carbono, de mais fácil entendimento e aplicação que outros métodos existentes.

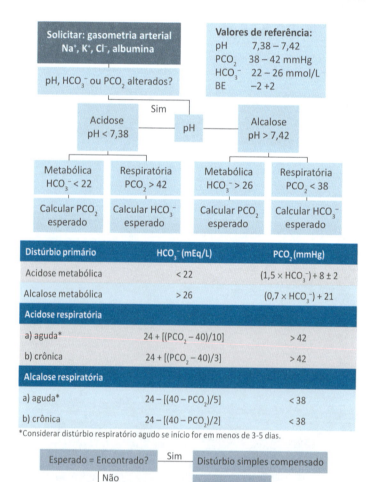

Fluxograma 12.1 — Abordagem inicial para identificação de distúrbio acidobásico.

CAPÍTULO 12

Nefrologia **355**

■ ACIDOSE METABÓLICA

1. Calcular *anion-gap* (AG):

$$AG = [Na^+] - ([Cl^-] + [HCO_3^-])$$

2. Calcular *anion-gap* corrigido (AGc) para albumina:

$$AGc = AG + 2,5 \times (4,0 - albumina)$$
$$\text{Referência para AGc} = 3\text{-}12 \text{ mEq/L}$$

— Se AGc acima de 12 mEq/L, temos acidose metabólica com elevação de AG. Ver principais causas na Tabela 12.1. A fim de avaliar possíveis distúrbios mistos, realizar o cálculo conhecido como delta-delta ou delta Gap:

$$\Delta AGc - \Delta HCO_3 = (AGc - 12) - (24 - HCO_3^-)$$

- ▸ Este cálculo permite identificar presença de outro distúrbio associado, conforme Tabela 12.2.
- ▸ Permite também identificar perda de bicarbonato quando delta-delta for < −5 mmol/L.
- ▸ Se acidose lática, usar a correção para cálculo do delta-delta: $(0,6 \times \Delta AGc) - \Delta HCO_3^-$.
- ▸ O cálculo do AG tem baixa sensibilidade para acidose láctica leve (lactato < 5 mmol/L).
- ▸ O cálculo do *gap* osmolar (osm medida – osm calculada) > 10 mOsm/kg pode ajudar no diagnóstico de intoxicações (etanol, metanol, etilenoglicol) e doença renal crônica avançada.

— Se AGc estiver no intervalo de normalidade, temos acidose metabólica hiperclorêmica. Para principais causas, ver Tabela 12.3. Neste caso, a fim de identificar a causa:
- ▸ Solicitar Na^+, K^+ e Cl^- urinários.
- ▸ Solicitar urina I e avaliar pH urinário.
- ▸ Calcular o *anion-gap* urinário (AG_u):

$$AG_U = [Na_U^+] + [K_U^+] - [Cl_U^-]$$

Tabela 12.1 – Causas de acidose metabólica com elevação de *anion-gap* (AG).

Associada a elevação de lactato

Anemia grave

Baixo débito cardíaco

Beribéri: deficiência de tiamina (B_1)

Convulsão generalizada

Drogas (p. ex.: ácido aceltilsalicílico [AAS], cocaína, etanol, isoniazida, linezolida, metformina, propofol)

Falência hepática

Hipoglicemia

Hipotensão/choque

Hipoxemia grave

Malignidade (especialmente hematológicas agudas, como leucemia ou linfoma)

Sepse

Drogas/toxinas

Etilenoglicol

Metanol

Paracetamol

Cetoacidose

Álcool

Desnutrição grave

Diabetes *mellitus*

Insuficiência renal

Com redução grave da taxa de filtração glomerular

Rabdomiólise

Tabela 12.2 – Interpretação do delta-delta.

Resultado	Interpretação
> 5 mmol/L	Acidose metabólica com AG elevado + alcalose metabólica <u>ou</u> Acidose metabólica com AG elevado + acidose respiratória crônica
-5 a 5 mmol/L	Acidose metabólica com AG elevado isolado
< -5 mmol/L	Acidose metabólica mista (AG elevado + hiperclorêmica) <u>ou</u> Acidose metabólica com AG elevado + alcalose respiratória crônica

AG: *anion-gap.*

Tabela 12.3 – Causas de acidose metabólica hiperclorêmica.

Causas extrarrenais	Perdas extrarrenais de bicarbonato: a) Diarreia b) Abuso de laxativos c) Fístula pancreática Aporte elevado de cloreto: a) Ingestão/infusão de sais de cloreto (NH_4Cl, $CaCl_2$) b) Infusão de NaCl (p. ex., expansão volêmica)	AG_U negativo
Produção inadequada de NH_3	a) Insuficiência renal b) Hipoaldosteronenismo c) Pseudohipoaldosteronismo	$pH_U < 5,5$ AG_U positivo
Reabsorção deficiente de HCO_3^-	Acidose tubular renal tipo II (proximal)	Excreção de $HCO_3^- > 15\%*$
Deficiência de secreção de H^+	Acidose tubular renal tipo I (distal)	$pH_U > 5,5$ AG_U positivo
Excreção de ânions	a) Cetoacidose diabética b) Intoxicação por tolueno (inalação de cola, tintas)	↑ *Gap* osmolar urinário

Anion-gap urinário (AG_U) negativo ou positivo.

TRATAMENTO DA ACIDOSE METABÓLICA COM ELEVAÇÃO DE *ANION-GAP*

- Tratar etiologia(s) de base e seguir protocolos específicos.
- A prescrição de bicarbonato de sódio (Bic) é controversa.
- O valor de pH para se repor Bic depende da etiologia, mas de forma geral não repor se pH > 7,15. Buscar seguir orientações específicas quanto a etiologia. Por exemplo, recomenda-se reposição em cetoacidose diabética apenas se pH < 6,9.
- Considerar reposição quando pH < 7,15 e acidose mista caso delta Gap < -5, quando há perda de Bic.
- No caso de acidose por elevação de lactato (p. ex., choque séptico), embora controverso por escassez de evidências, considerar BIC apenas se houver acidemia grave (pH < 7,10 e $HCO_3^- \leq 6$ mEq/L), com os seguintes cuidados, considerações e objetivos:
  - pH < 7,10 mas $HCO_3^- > 6$ mEq/L indica que há acidose respiratória associada. Ajustar ventilação e reavaliar se pH continua < 7,10.

- Atentar para possíveis riscos da reposição:
  - ‣ Redução do cálcio iônico.
  - ‣ Redução do potássio plasmático.
  - ‣ Elevação de sódio.
  - ‣ Edema agudo de pulmão.
- Antes de repor Bic, corrigir hipocalcemia, hipocalemia e ajustar ventilação.
- Objetivar manter pH > 7,10 até a correção da causa base.
- Sugestão de infusão de Bic empiricamente neste contexto:
  - 1 a 2 mEq/kg de Bic em *bolus* endovenoso (EV) e repetir dosagens de pH e eletrólitos (especialmente potássio e cálcio) em 30 a 60 minutos.
  - Se pH manter-se < 7,10 repetir infusão.

TRATAMENTO DA ACIDOSE METABÓLICA COM *ANION-GAP* NORMAL

- Tratamento específico a depender da etiologia.
- Em geral, não administrar Bic se pH > 7,15.
- Repor Bic se pH < 7,15 e se houver perda de HCO_3^- (AG_U negativo). Nesse caso, manter $HCO_3^- > 22$ mEq/L.

Prescrição de bicarbonato

- Para os casos em que se objetiva reposição de Bic fora do contexto crítico da acidose láctica grave conforme descrito anteriormente, pode-se estimar o volume de Bic a ser reposto e diluí-lo a fim de diminuir riscos de hipernatremia:

$$\text{Bic (mEq a ser reposto)} = (\textit{Base Excess} \times \text{Peso} \times 0{,}3)/2$$

- Considerar: 1 mL de bicarbonato de sódio 8,4% = 1 mEq de bicarbonato.
- Diluir, se possível, na proporção de 150 mL de bicarbonato de sódio 8,4% em 850 mL de água destilada (AD) ou soro glicosado (SG).
- Infundir a solução EV lentamente, em no mínimo 4 horas.
- Contraindicações: hipocalemia, hipocalcemia e hipervolemia.

ALCALOSE METABÓLICA

- Depende de fator desencadeante (p. ex., perda de ácido em vômitos) associado a fator propagador (p. ex., hipotensão e hipocalemia em vômitos, que estimulam a reabsorção de HCO_3^- renal).
- A fim de identificar a causa (Tabela 12.4), dosar concentração de cloro urinário e avaliar níveis pressóricos.

Tratamento

- Tratar doença de base.
- Corrigir hipocalemia, se presente.
- Hidratação com SF 0,9% nos cloro sensíveis.
- Bloquear aldosterona com diuréticos poupadores de potássio nos cloro insensíveis e com pressão arterial (PA) elevada.
- Suspender diuréticos de alça, tiazídicos e manitol.

Tabela 12.4 – Causas de alcalose metabólica.

Cloro sensível Cloro urinário < 20 mEq/L	Cloro insensível Cloro urinário > 40 mEq/L
Perdas por TGI: - Vômitos - Drenagem (sonda gástrica)	**Normotenso** Hipomagnesemia Hipocalemia grave Síndrome de Bartter
Uso prévio de diuréticos	Síndrome de Gitelman Uso atual de diuréticos
Pós-hipercapnia	**Hipertenso** Síndrome de Cushing
Tratamento de acidose orgânica com BIC	Hiperaldosteronismo primário Síndrome de Liddle
Hipocalemia	Uso exógeno de mineralocorticoide
Fibrose cística	Estenose de artéria renal
	Falência renal em terapia com álcalis

TGI: trato gastrointestinal; BIC: bicarbonato de sódio.

12.2 Lesão Renal Aguda

Daniel Ossamu Goldschmidt Kiminami
Valéria Takeuchi Okino
Gustavo Frezza

- A lesão renal aguda (LRA) é um síndrome clínica definida por uma queda abrupta da função renal que inclui a insuficiência renal aguda (IRA), mas não se limita a ela.
- Compreende várias etiologias que podem coexistir.
- É comum, danosa (eleva a mortalidade global), mas potencialmente tratável e reversível.

DIAGNÓSTICO

- Elevação da creatinina sérica (Cr) ≥ 0,3 mg/dL dentro de 48 horas, ou
- Elevação da Cr ≥ 1,5 vezes o basal, que sabidamente ou presumivelmente tenha ocorrido nos últimos 7 dias, ou
- Débito urinário < 0,5 mL/kg/h por pelo menos 6 horas.

CRITÉRIOS DE GRAVIDADE

- Feito o diagnóstico de LRA, estadiar utilizando os critérios do *Kidney Disease Improving Global Outcomes* (KDIGO – 2012) conforme Tabela 12.5.
- Se o estágio pela creatinina for diferente do dado pelo débito urinário, considerar o que estiver pior.
- Quanto maior a gravidade por ambos os critérios, maior será a probablidade de necessidade dialítica e maior a mortalidade global.
- Considerar diálise em KDIGO ≥ 2, especialmente nos casos com piora progressiva sem perspectiva de melhora ou na presença de urgência dialítica.

DIAGNÓSTICO DIFERENCIAL

- Subdividem-se as causas de LRA em pré-renais, renais e pós-renais. Ver Fluxograma 12.2 e Tabelas 12.6 e 12.7 para auxílio na identificação da causa ou de possíveis causas.
- Realizar expansão volêmica com cristaloide se sinais de desidratação. Expandir com albumina no caso de cirrose hepática (ver subcapítulo 5.7).
- Não fazer expansão com albumina em traumatismo cranioencefálico ou se houver risco de edema cerebral.
- Excluir LRA pós-renal com ultrassom de rins e vias urinárias se houver suspeita. Há falso negativo em especial se há desidratação conjunta. Repetir exame pós-hidratação se houver alta suspeita de pós-renal.

Tabela 12.5 – Critérios de lesão renal aguda (KDIGO).

Estágio	Creatinina sérica	Débito urinário
1	1,5-1,9 vez a basal em 7 dias ou > 0,3 mg/dL em 48 h	< 0,5 mL/kg/h por 6-12 h
2	2,0-2,9 vezes a basal	< 0,5 mL/kg/h por > 12 h
3	3,0 vezes a basal ou Elevação da creatinina basal para > 4 mg/dL ou Início de terapia renal substitutiva ou Em pacientes < 18 anos, queda na taxa de filtração glomerular estimada para < 35 mL/min por 1,73 m²	< 0,3 mL/kg/h por > 24 h ou Anúria por > 12 h

- Considerar biópsia renal diagnóstica:
  - Se a causa da LRA manter-se desconhecida mesmo após investigação.
  - Se houver suspeita de glomerulopatia ou nefrite intersticial aguda (NIA).
  - Se o paciente for um transplantado renal (avaliar rejeição).

Tabela 12.6 – Lesão renal aguda (LRA) pré-renal *versus* renal.

Exames	Pré-renal	Renal
Fração de excreção de sódio*	< 1%	> 2%
Sódio urinário (mEq/L)	< 10	> 20
Osmolaridade urinária (mOsm/kg)	> 500	< 350
Relação sérica ureia/creatinina	> 40	< 15
Densidade urinária	> 1.020	< 1.015
Fração de excreção de ureia	< 35%	> 50%
Cilindros	Hialinos	Granulosos

*Fração de excreção de sódio: [Na] urina/[Na] sangue × [Cr] sangue/[Cr] urina × 100.

Tabela 12.7 – Causas de lesão renal aguda (LRA).

Pré-renal: baixa perfusão renal

Redução do volume intravascular: perdas (queimaduras, diarreia, etc.), sequestro de fluidos (pancreatite, síndrome nefrótica, etc.)

Redução do débito cardíaco: disfunção miocárdica (infarto, arritmias, miocardiopatias, etc.)

Vasodilatação periférica: drogas (anti-hipertensivos), sepse, outros (hipermagnesemia, hipóxia, etc.)

Vasoconstrição renal grave: sepse, drogas (anti-inflamatórios não esteroides [AINE], agonista beta-adrenérgicos), síndrome hepatorrenal

Renal: doenças parenquimatosas ou vasculares

Distúrbios vasculares: vasculite, hipertensão maligna, esclerodermia, púrpura trombocitopênica trombótica, síndrome hemolítico-urêmica, coagulação intravascular disseminada, trombose de veia renal, oclusão mecânica das artérias renais: trombótica, embólica, traumática (p. ex., angioplastia)

Glomerulonefrite: pós-infecciosa, membranoproliferativa, rapidamente progressiva, etc.

Nefrite intersticial: ver subcapítulo 12.3

Infecções: sepse, organismos específicos (leptospirose, hantavirose, riquétsia, cândida, malária), envolvimento de órgão específico (endocardite bacteriana, abscesso visceral, pielonefrite)

Infiltração: sarcoidose, linfoma, leucemia

Renal: doenças do tecido conjuntivo

Necrose tubular: isquemia renal (pré-renal prolongada), nefrotoxinas (aminoglicosídeos, contrastes, metais pesados, etc.), pigmentúria (mioglobinúria, hemoglobinúria), outros

Intratubular: deposição de cristais (ácido úrico, ácido oxálico), metotrexato, aciclovir, sulfonamidas, indinavir, deposição de proteínas (cadeias leves, mioglobina, hemoglobina)

Pós-renal: obstrução de vias urinárias

Extrarrenal: ureteral/pélvico, obstrução intrínseca (tumor, cálculos, coágulo, etc.), obstrução extrínseca (malignidades retroperitoneais e pélvicas), fibrose, ligaduras, aneurismas aorticoabdominais

Bexiga: hiperplasia/neoplasia prostática, cálculos, coágulos, tumor neurogênico, medicamentoso

Uretral: fimose, estenoses

MEDIDAS GERAIS

- Identificar e tratar a(s) causa(s) base, se possível.
- Avaliar necessidade dialítica (Tabela 12.8).
- Balanço hídrico rigoroso.
- Solicitar ureia, creatinina, eletrólitos e gasometria (pode ser venosa) diariamente.
- Evitar drogas nefrotóxicas (p. ex., aminoglicosídeos).
- Caso vancomicina seja prescrita, monitorar níveis plasmáticos com vancocinemia.
- Avaliar riscos e benefícios de se realizar exames de imagem com uso de contraste EV, especialmente via arterial.
- Deve-se corrigir a dose de antibióticos e demais medicações com excreção renal para taxa de filtração glomerular (TFG). No entanto, os cálculos que a estimam não são adequados no contexto de LRA, pois:
  – Se a creatinina estiver em ascensão, os cálculos superestimam a real TFG.
  – Se a creatinina estiver em descensão, os cálculos subestimam a real TFG.

Nesse contexto, embora careçam de validação robusta, considerar um dos seguintes métodos:

1° Método: Fórmula kinetic, que se tem mostrado um método com boa acurácia para tal estimativa. Ainda não é endossado pelas grandes sociedades. Pode ser encontrado na internet/aplicativos.

2° Método:
- Se creatinina em ascensão ou presença de oligoanúria, considerar TFG < 10 mL/min.
- Se creatinina estável ou em queda, calcular TFG por meio de fórmulas, optar pelo *Chronic Kidney Disease Epidemiology Collaboration* (CKD-EPI).

OBSERVAÇÃO

Caso seja introduzido novo antibiótico, considerar a primeira dose sem correção ("dose cheia") e nos dias seguintes avaliar características do paciente (gravidade, volemia, obesidade, diurese, modalidade de terapia renal substitutiva).

Guia Prático de Emergências Clínicas

- Corrigir aporte proteico.
- Alvo glicêmico em paciente crítico 110-180 mg/dL.
- Evitar desidratação ou hipervolemia.
- Furosemida somente para controle de hipervolemia ou hipercalemia.
- Se o acesso central for necessário, poupar veia jugular interna direita para cateter de diálise, se possível.

▌PREFERÊNCIAS DE SÍTIOS DE CATETER DE DIÁLISE

1º Veia jugular interna direita.
2º Femorais (exceto se em vias de transplante renal).
3º Veia jugular interna esquerda.
4º Subclávia (preferência para o lado dominante).

Tabela 12.8 – Indicações clássicas de diálise de urgência.

Síndrome urêmica	• Hiporexia
	• Náuseas e vômitos
	• Pericardite
	• Neuropatia sensitiva:
	  – Síndrome das pernas inquietas
	  – Dor e queimação distal
	• Neuropatia motora:
	  – Mioclonias
	  – Paralisia
	• Acometimento central:
	  – Inatenção
	  – Letargia
	  – Convulsões
	  – Coma

Hipercalemia*	$K^+ > 6{,}5$ mEq/L
Hipervolemia*	Por exemplo: edema pulmonar refratário a diuréticos
Acidose metabólica de difícil controle	pH < 7,1
LRA hipercatabólica	Ver Tabela 12.9
Intoxicações	Lítio, AAS, etc.

*Refratária a outras medidas.
AAS: ácido acetilsalicílico; **LRA:** lesão renal aguda.

Tabela 12.9 – Lesão renal aguda hipercatabólica.

Parâmetros	Variação em 24 h
Elevação de ureia	> 50 mg/dL
Elevação da creatinina	> 2,0 mg/dL
Queda do bicarbonato	> 2,0 mEq/L
Elevação do potássio	> 1,5 mEq/L

LRA

- ↑ de Cr ≥ 0,3 mg/dL dentro de 48 h ou
- ↑ de Cr ≥ 1,5 vez o basal nos últimos 7 dias ou
- Débito urinário < 0,5 mL/kg/h por 6 h

→ Estadiar segundo KDIGO

Investigar causa: anamnese e exame físico

- Avaliar indicações de diálise de urgência
- Corrigir medicações para função renal
- Corrigir dieta e hiperglicemias
- Suspender drogas nefrotóxicas
- Evitar exames contrastados

Testes clínicos, laboratoriais e de imagem se necessário

↓ Perfusão renal?
- Sim → Hipovolemia / IC aguda / Vasoconstricção renal
- Não

Suspeita de obstrução?
- Sim → US + Sondagem vesical → Obstrução
- Não

Diagnóstico específico
- Sim → Nefrite intersticial aguda / Glomerulopatias / Microangiopatia trombótica / Microangiopatia renal / Condição clínica associada (p. ex.: hepatorrenal, cardiorrenal)
- Não

LRA de diagnóstico não específico
- Sim → Isquêmico / Tóxico (p. ex.: rabdomiólise, lise tumoral, medicações) / Inflamatório (p. ex.: sepse) / Outros

IC: insuficiência cardíaca; **US:** ultrassonografia.

Fluxograma 12.2 – Identificação e diagnósticos etiológicos principais de lesão renal aguda (LRA).
Fonte: adaptado de KDIGO (2012).

12.3 Nefrite Intersticial Aguda

Daniel Ossamu Goldschmidt Kiminami
Caroline Mayumi Sugahara
Gustavo Frezza

- Causa comum de LRA.
- A etiologia mais comum de nefrite intersticial aguda (NIA), responsável por até 70% dos casos, é a reação de hipersensibilidade a certas drogas, mas também pode ocorrer secundária a doenças infecciosas, doenças autoimunes e causas idiopáticas (Tabela 12.10).
- Clínica varia com a classe de droga envolvida.
- Febre, eosinofilia, eosinofilúria e *rash* ocorrem em menos de 1/3 dos pacientes.
- Diagnóstico confirmatório só é obtido por meio de biópsia renal, nem sempre necessária.
- Ver Fluxograma 12.3 para visão geral do manejo de NIA.

QUANDO SUSPEITAR

- Paciente com manifestações clínicas de hipersensibilidade e histórico de exposição a droga associada.
- Se a causa da LRA for indefinida e houver histórico de exposição a droga de risco, especialmente na presença de exames laboratoriais compatíveis (Tabela 12.11).

SINAIS E SINTOMAS

- Assintomático com exame físico normal.
- Constitucional (p. ex., febre, calafrios, anorexia, fadiga).
- *Rash* cutâneo (mobiliforme, maculopapular, eritrodermia ou até necrólise epidérmica tóxica).
- Dor em flanco com massa palpável (p. ex., rins edemaciados).
- Artralgia, artrite, mialgia, miosite.
- Linfonodomegalia.

Tabela 12.10 – Drogas associadas a nefrite intersticial aguda (NIA) e achados comuns.

Antibióticos	Achados
Betalactâmicos Rifampicina Sulfonamidas	Febre, *rash*, eosinofilia, eosinofilúria e piúria
Quinolonas	Eosinofilia e piúria
Eritromicina	Piúria
Vancomicina	Piúria
Minociclina	Desconhecidos
Etambutol	Desconhecidos
Cloranfenicol	Desconhecidos
Antivirais	**Achados**
Abacavir	*Rash*
Indinavir	Eosinofilúria, cristalúria
Atazanavir	Cristalúria
Aciclovir	Cristalúria
Anticonvulsivantes	**Achados**
Fenitoína	*Rash*, piúria
Carbamazepina	Piúria
Fenobarbital	Piúria
Analgésicos	**Achados**
AINE seletivos e não seletivos	Edema, IC, hiponatremia, hipercalemia, síndrome nefrótica
Drogas com ação no trato gastrointestinal	**Achados**
Bloqueadores de bomba de H⁺ e antagonistas H2	*Rash* raro, piúria
Outras	**Achados**
Alopurinol	*Rash* raro (mas grave), piúria
Captopril	*Rash* raro, piúria
Diuréticos	*Rash* raro, piúria
Ciclosporinas	*Rash* raro, piúria e hipertensão

AINE: anti-inflamatórios não esteroides; **IC:** insuficiência cardíaca.

Tabela 12.11 – Achados laboratoriais.

Creatinina elevada	Ureia elevada	Distúrbios acidobásicos
Eosinofilia	Velocidade de hemossedimentação elevada	Enzimas hepáticas elevadas
Anemia	Proteína C reativa elevada	IgE plasmático elevado
Urina I	Proteína (1+ ou 2+), hemácias, leucócitos, eosinófilos (coloração de Wright ou Hansel), cilindros (leucocitários, granulosos, de células epiteliais), cristais	
Proteinúria	< 1 g/24 h (mais comum)	
Proteinúria nefrótica (anti-inflamatórios não esteroides [AINE])		

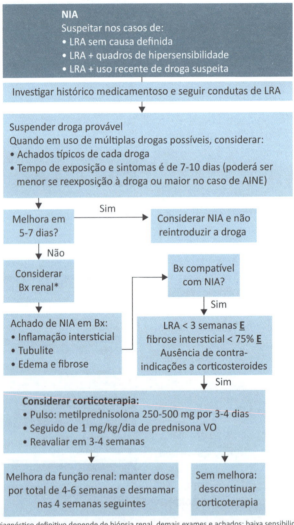

* Diagnóstico definitivo depende de biópsia renal, demais exames e achados: baixa sensibilidade e especificidade. **AINE:** anti-inflamatório não esteroide; **Bx:** biópsia; **LRA:** lesão renal aguda; **VO:** via oral.

Fluxograma 12.3 – Manejo de nefrite intersticial aguda (NIA).
Fonte: adaptado de Perazella e Markowitz (2010).

12.4 Lesão Renal Aguda por Contraste

Daniel Ossamu Goldschmidt Kiminami
Valéria Takeuchi Okino
Gustavo Frezza

DEFINIÇÃO

Causa comum de LRA. Definida como LRA secundária à exposição a contraste iodado venoso ou arterial, **estabelecida de 2 a 5 dias da exposição**.

CONDUTAS GERAIS

- O melhor tratamento para a LRA por contraste é a prevenção.
- Sempre avaliar o risco de LRA por contraste em todos os pacientes que serão expostos a contraste iodado.
- Avaliar função renal previamente à exposição por meio de cálculos estimativos baseados na creatinina (p. ex., CKD-EPI).
- Se risco for elevado, avaliar possibilidade de alternativa sem contraste (p. ex., ultrassonografia). Caso opte-se por prosseguir com o exame contrastado em paciente de risco, considerar as profilaxias descritas a seguir.

FATORES DE RISCO

O fator de risco mais importante é a presença de disfunção renal de base, aceita como TFG < 60 mL/min por 1,73 m² ou Cr ≥ 1,5 mg/dL. Além da disfunção renal, considerar como fatores de risco:

- Diabetes *mellitus*.
- Hipertensão.
- Insuficiência cardíaca.
- Desidratação.
- Uso de droga nefrotóxica.
- Instabilidade hemodinâmica.
- Uso de grandes volumes de contraste.
- Uso de contraste com alta osmolaridade.

Além dos fatores de risco mencionados, há escores para auxiliar na classificação de risco em pacientes que serão submetidos à intervenção coronariana percutânea. A seguir, na Tabela 12.12, segue exemplo de escore de risco que poderá auxiliar em pesar os riscos do procedimento proposto. O risco de desenvolvimento de LRA por contraste em pacientes que serão submetidos à intervenção coronariana percutânea aumenta exponencialmente com o aumento da pontuação segundo o escore, variando de 7,5% naqueles com baixo risco (escore ≤ 5) a 57,3% naqueles com alto risco (escore ≥ 16).

Tabela 12.12 – Escore de risco Mehran.

Fator de risco	Pontuação
Hipotensão	5
Bomba de balão intra-aórtico	5
Insuficiência cardíaca	5
Idade > 75 anos	4
Anemia	3
Diabetes	3
Volume de contraste	1 para cada 100 mL
Disfunção renal: Creatinina > 1,5 mg/dL ou TFG < 60 mL/min por 1,73 m²	4 2 para 40-60 4 para 20-39 6 para < 20
Baixo risco: pontos ≤ 5	**Alto risco:** pontos ≥ 16

TFG: taxa de filtração glomerular.
Fonte: adaptada de Mehran *et al.* (2004).

MEDIDAS PROFILÁTICAS

Ausência de fator de risco ou baixo risco pelo escore de Mehran para intervenção coronariana percutânea:

- Evitar desidratação.
- Aguardar 48 horas para nova exposição.

Presença de fator(es) de risco ou alto risco pelo escore de Mehran para intervenção coronariana percutânea:

- Utilizar menor volume de contraste possível.
- Optar por contraste iodado de baixa ou iso-osmolaridade.
- Suspender drogas nefrotóxicas (p. ex., anti-inflamatórios não esteroides [AINE]) e furosemida antes e logo após exame, se possível.
- Diálise profilática pós-exposição não é indicada.
- Realizar expansão volêmica com solução salina isotônica na ausência de contraindicações. Estudos mostram diferentes doses e esquemas de hidratação:
  – Solução salina isotônica: 1,0 a 1,5 mL/kg/h 3 a 12 horas antes da exposição ao contraste e manter de 6 a 12 horas após a exposição.
  – Objetivar, se possível, diurese > 150 mL/h nas 6 horas seguintes à exposição ao contraste iodado.
  – Alguns estudos sugerem hidratação com solução de bicarbonato de sódio isotônico, mas esta orientação está em desuso por não ter demonstrado superioridade à hidratação com solução salina isotônica.
- Aguardar 72 horas para nova exposição a contraste.

TRATAMENTO E NOVAS EXPOSIÇÕES SE OCORRER LRA

- Seguir princípios gerais de tratamento de LRA.
- Se nova exposição for necessária, aguardar retorno da creatinina para níveis basais, se possível.

12.5 Rabdomiólise

Daniel Ossamu Goldschmidt Kiminami
Gustavo Frezza
Caroline Mayumi Sugahara

- Síndrome clínica de lesão muscular associada a mioglobinúria, distúrbios hidreletrolíticos e, em muitos casos, LRA.

CAUSAS COMUNS

- **Hipoxemia:** exposição a monóxido de carbono ou cianeto, imobilização, síndrome compartimental, vasculite, trombose vascular.
- **Física:** esmagamento, trauma, queimaduras, hipo ou hipertermia, exercícios extenuantes, convulsões, agitação grave, síndrome neuroléptica maligna, hipertermia maligna, estado asmático.
- **Biológica:** miosite bacteriana, viral ou parasitária, toxinas orgânicas (veneno de cobra, etc.), dermatopolimiosite, endocrinopatias (insuficiência adrenal, hipotireoidismo, hiperaldosteronismo, cetoacidose diabética, estado hiperglicêmico hiperosmolar).
- **Distúrbios hidreletrolíticos:** hipocalemia, hipernatremia, hipofosfatemia, hipocalcemia.
- **Drogas:** álcool, cocaína, heroína, anfetamina, metanfetaminas, alucinógenos.

CAPÍTULO 12

- **Hipolipemiantes:** estatinas, fibratos.
- **Psiquiátricos:** neurolépticos, inibidores seletivos da recaptação de serotonina (ISRS), lítio, ácido valproico.
- **Antimicrobianos:** anfotericina B, daptomicina, macrolídios, bactrim, quinolonas, inibidores de protease.
- **Anestésicos:** propofol, succinilcolina.
- **Anti-histamínicos:** difenidramina, doxilamina.
- **Outros medicamentos:** erlotinibe, sunitinibe, ácido aminocaproico, colchicina, vasopressina, amiodarona.
- **Idiopática:** na qual o fator causal não é identificado.

QUANDO MONITORIZAR

- Abuso alcoólico.
- Agitação grave.
- Obesidade.
- Uso de estatinas.
- Uso de propofol.
- Cirurgia prolongada.
- Convulsões prolongadas.
- Hipercalemia não explicada.
- LRA de etiologia não esclarecida.
- Hipofosfatemia grave.

QUANDO SUSPEITAR

- LRA de etiologia não esclarecida.
- AST/ALT > 2.
- Mioglobinúria.
- Sinais e sintomas de lesão muscular: mialgia (mais comum em musculatura proximal, como coxas e ombros), edema, fraqueza muscular.

EXAMES COMPLEMENTARES

- Creatinofosfoquinase (CPK).
- Ureia, creatinina e urina I.
- Sódio, potássio, cálcio, fósforo inorgânico:
  - Hipercalemia – marcador de gravidade em lesão muscular e disfunção renal.
  - Hipocalcemia – deposição em músculo afetado.

  - Hipercalcemia – possível num segundo momento.
  - Hiperfosfatemia – gravidade de dano muscular.
- Plaquetas, TP e TTPa dado risco de coagulação intravascular disseminada (CIVD) secundário.
- Eletrocardiograma (avaliar alterações por hipercalemia).

DIAGNÓSTICO

CPK > 500 UI/L

- Pode-se estimar CPK a partir do valor da creatinofosfoquinase fração MB (CK-MB), sabendo que o valor de CK-MB corresponde a cerca de 3% a 5% do valor do CPK.
- CPK eleva-se em 1 a 12 horas após a lesão muscular.
- Atinge o pico sérico em 24 a 72 horas.
- Após pico segue-se o declínio em 3 a 5 dias com queda de 40 a 50% ao dia.

TRATAMENTO

- Tratar causa da lesão muscular.
- Descontinuar drogas que potencialmente levam a rabdomiólise, se possível.
- Identificar e tratar complicações associadas:
  - hipercalemia;
  - síndrome compartimental (p. ex., fasciotomia);
  - trombos/sangramentos em CIVD.
- Prevenir LRA caso ainda não instalada.
- **NÃO** repor cálcio mesmo nos casos de hipocalcemia dadas a possível deposição muscular e a hipercalcemia rebote. Repor apenas se houver sintomas de hipocalcemia grave, como tetania por exemplo.

LRA EM RABDOMIÓLISE

- Presente em 10% a 60% dos casos de rabdomiólise.
- Maior risco quando CPK > 5.000 UI/L.
- Expansão volêmica precoce com SF 0,9% em todos os pacientes com elevado risco

ou com diagnóstico de rabdomiólise com ou sem LRA:

- SF0,9% 6 a 12 L nas primeiras 24 horas.
  ▸ Manter infusão de SF0,9% buscando alvo de diurese de **300 a 400 mL/h**.
  ▸ Descontinuar expansão se houver:
    • resolução da rabdomiólise;
    • LRA oligoanúrica;
    • complicações por hipervolemia;
    • indicações de diálise como qualquer LRA.

OBSERVAÇÃO

Manitol, bicarbonato de sódio e furosemida não são indicados como objetivo de prevenção de LRA neste contexto.

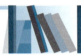

BIBLIOGRAFIA

1. Berend K, de Vries APJ, et al. Physiological approach to assessment of acid–base disturbances. N Engl J Med. 2014 Oct 9;371(15):1434-45.
2. Chen S. Retooling the creatinine clearance equation to estimate kinetic GFR when the plasma creatinine is changing acutely. J Am Soc Nephrol. 2013 May;24(6):877-88.
3. Emmett M, Szerlip H, et al. Approach to the adult with metabolic acidosis. Uptodate online. Acesso fevereiro 2020.
4. Gilbert S, Weiner D, et al. Primer on kidney diseases, 7th Ed, National Kidney Foundation. Sauders Elsevier. ISBN: 9780323477949.
5. Kidney disease: improving global outcomes (KDIGO) acute kidney injury work group. KDIGO clinical practice guideline for acute kidney injury. Kidney inter., Suppl. 2012; 2: 1-138.
6. Mehran R, Aymong ED, et al. A simple risk score for prediction of contrast- induced nephropathy after percutaneous coronary intervention: development and initial validaton. J Am Coll Cardiol 2004; 44: 1393-1399.
7. Mehran R, Dangas G.D, Wisbord S. D. Contrast-associated acute kidney injury, N Enl; J Med 2019; 380:2146-55.
8. Perazella MA, Markowitz GS, et al. Drug-induced acute interstitial nephritis. Nephrol. 6, 461-470 (2010); published online 1 June 2010.
9. Rudnick MR, et al. Prevention of contrast-induced nephropathy. Uptodate online. Acesso 2016.
10. Wiederkehr M, Emmett M, et al. Bicarbonate therapy in lactic acidosis. Uptodate online. Acesso Maio 2020.
11. Zimmerman JL, Shen MC, et al. Rhabdomyolysis. Chest 2013 Sep;144(3):1058-1065.

CAPÍTULO

13

Distúrbios Hidreletrolíticos

13.1 Distúrbios do Sódio

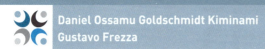

Daniel Ossamu Goldschmidt Kiminami
Gustavo Frezza

- O íon sódio (Na⁺) é o principal determinante da osmolaridade plasmática (OP), assim como da tonicidade plasmática.
- A regulação da concentração plasmática do sódio [Na⁺] ocorre pelo equilíbrio da água, por meio do hormônio antidiurético (ADH) e da sede.
- A água corporal total (ACT) depende de idade, peso e gênero (Tabela 13.1).
- Ao se considerar distúrbios do sódio, deve-se considerar concomitantemente distúrbios da água:
  - **Hiponatremia:** excesso relativo de água.
  - **Hipernatremia:** deficiência relativa de água.
  - **Hipervolemia:** sódio corporal total elevado (independentemente da [Na⁺]).
  - **Euvolemia:** sódio corporal total normal (independentemente da [Na⁺]).
  - **Hipovolemia:** sódio corporal total diminuído (independentemente da [Na⁺]).

Tabela 13.1 – Água corporal total (ACT).

Idade (anos)	Homem	Mulher
18-40	Peso × 0,6	Peso × 0,5
41-60	Peso × (0,6 ou 0,5)	Peso × (0,5 ou 0,4)
> 60	Peso × 0,5	Peso × 0,4

OSMOLARIDADE PLASMÁTICA

- A osmolaridade do plasma é determinada pela concentração de diferentes solutos.
- Em situações normais, ela é determinada principalmente pelo sódio, glicose e ureia, podendo ser estimada pela seguinte fórmula:

$$OP\ (mOsm/kg) = 2 \times Na^+ + \frac{Glicose}{18} + \frac{Ureia}{6}$$

Valores normais: 285-295 mOsm/kg

- *Gap* osmolar se dá quando a OP calculada é diferente da OP mensurada em mais que 10 mOsm/kg. É indício de outros osmoles não mensurados (intoxicação) como etanol, metanol, isopropano e etilenoglicol.

FÓRMULA DE ADROGUÉ E MADIAS

$$\frac{\Delta Na^+\ estimada}{(1\ L\ da\ solução)} = \frac{Na^+\ solução - Na^+\ paciente}{ACT + 1}$$

- Essa fórmula estima quanto a infusão de 1 litro de dada solução alterará na natremia de um dado paciente.
- Pode ser utilizada no início das correções dos distúrbios do sódio conforme subcapítulos seguintes.
- Trata-se no entanto, de fórmula limitada, passível de erros. Por isso, utilizar apenas como guia inicial. Ajustes quanto a infusão de soluções deverão ser feitos com base em dosagens seriadas do sódio, não excedendo o limite seguro de variação máxima diária.
- Para facilitar tal cálculo, a Tabela 13.2 traz diferentes quantidades de sódio por litro de diferentes soluções.

Tabela 13.2 – Concentrações de sódio em diferentes soluções.

Solução a ser infundida*	Quantidade de Na⁺ (mEq/L)
NaCl 20%	3.420
NaCl 3% 150 mL de NaCl 20% + 850 mL AD 110 mL de NaCl 20% + 890 mL SF	513
NaCl 2% 100 mL de NaCl 20% + 900 mL AD	342
NaCl 1,5% 30 mL de NaCl 20% + 1.000 mL SF 75 mL de NaCl 20% + 925 mL AD	256,5
Solução fisiológica	154
Bicarbonato de sódio 150 mL de bicarbonato de sódio 8,4% + 850 mL AD	150
Ringer Lactato	130
Solução salina 0,45% 22 mL de NaCl 20% + 978 mL AD	77
Solução salina 0,2% em glicose 5% 10 mL de NaCl 20% + 990 mL SG5%	34
Glicose 5%, 10% ou 50%	0

*Pode-se confeccionar soro com qualquer concentração de Na⁺, basta calcular diluições ("regra de três").
AD: água destilada; **SF:** soro fisiológico; **SG:** soro glicosado.

13.2 Hiponatremia

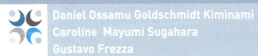

Daniel Ossamu Goldschmidt Kiminami
Caroline Mayumi Sugahara
Gustavo Frezza

- Distúrbio hidreletrolítico mais comum.
- Reflete excesso de água em relação ao sódio.
- Deve ser prontamente reconhecido e tratado, especialmente nos casos graves.

AVALIAÇÃO ETIOLÓGICA

1. Avaliar por meio da anamnese e exame físico:
   - Perdas volêmicas: diurético, diarreia e/ou vômitos.
   - Ingestão abusiva de álcool e/ou desnutrição.
   - Histórico de neoplasia, doença em sistema nervoso central, HIV ou pneumopatia.
   - Uso de drogas associadas a hiponatremia (Tabela 13.3).
   - Cirurgia urológica ou ginecológica recente com irrigação.
   - Sinais de insuficiência cardíaca, cirrose ou falência renal.
   - Síndrome colestática (icterícia).
   - Sinais ou sintomas de insuficiência adrenal ou hipotireoidismo.
   - Histórico de hiponatremia prévia.

Tabela 13.3 – Drogas comuns associadas à hiponatremia.

Grupo	Por SIADH	Outro mecanismo
Diuréticos	–	Tiazídicos, indapamida
Antidepressivos	ISRS (sertalina, fluoxetina, etc.) ISRSN (venlafaxina, duloxetina) Tetracíclico (mirtazapina)	Amitriptilina
Antipsicóticos	Butirofenona Risperidona Clozapina Fenotiazina	–
Anticonvulsivantes	Carbamazepina, oxcarbazepina Clofibrato	–
Antineoplásicos	Ciclofosfamida Vincristina Ifosfamida	Cisplatina
Antagonista do receptor V_2	Desmopressina (dDAVP) Vasopressina Oxitocina Terlipressina	–
Fluidos hipotônicos	–	Soluções glicosadas
Miscelânia	AINE Nicotina Voriconazol Clorpropramida Trimetoprim Paracetamol Haloperidol Ecstasy (metileno-dioximetanfetamina)	Haloperidol Ecstasy (metileno-dioximetanfetamina)

SIADH: síndrome da secreção inapropriada de hormônio antidiurético; **AINE:** anti-inflamatórios não esteroides; **ISRS:** inibidores seletivos de recaptação de serotonina; **ISRSN:** inibidores seletivos de recaptação de serotonina noradrenalina; **AINEs:** anti-inflamatórios não esteroidais.

2. Afastar hiponatremia não hipotônica:
   - Pseudo-hiponatremia (erro laboratorial):
     – hipercolesterolemia: soro lipêmico ou síndrome colestática;
     – hipertrigliceridemia;
     – hiperproteinemia (em geral > 10 g/dL): mieloma múltiplo.
   - Hiponatremia hipertônica ou isotônica:
     – hiperglicemia: nesses casos, corrigir sódio plasmático pela glicemia. Continuar investigação se o sódio corrigido estiver baixo;

[Na⁺] corrigido: para cada 100 mg/dL de glicose > 100 mg/dL, elevar [Na⁺] em 1,6 mEq/L

– histórico de cirurgia urológica ou ginecológica irrigada com glicina, sorbitol ou manitol;
– uso de imunoglobulina endovenosa (EV).

OBSERVAÇÃO

Na dúvida, dosar osmolaridade plasmática.

3. Prosseguir com avaliação de **hiponatremia hipotônica** conforme Fluxograma 13.1.

TRATAMENTO

A. **Presença de sintomas graves:** normalmente ocorrem por quedas abruptas da [Na⁺],

CAPÍTULO 13 — Distúrbios Hidreletrolíticos

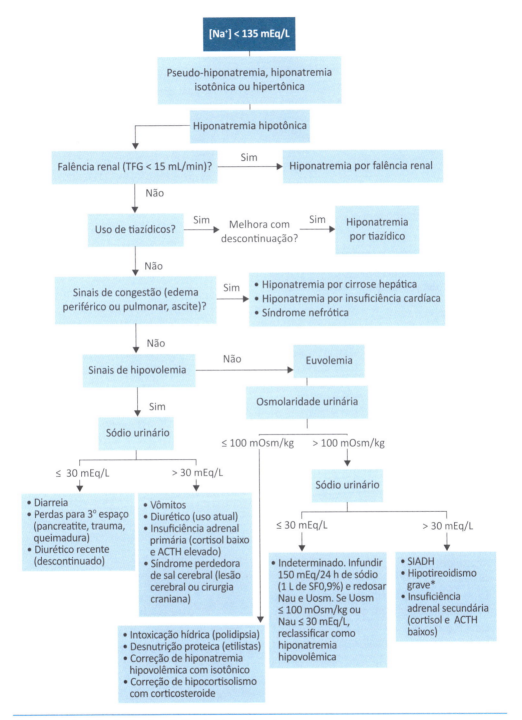

Fluxograma 13.1 Avaliação diagnóstica de hiponatremia.

* TSH geralmente > 50 mUI/L; **[Na⁺]:** concentração de sódio; **ACTH:** hormônio adenocorticotrófico; **TFG:** taxa de filtração glomerular; **Uosm:** osmolaridade urinária; **Nau:** sódio urinário; **SIADH:** síndrome da secreção inapropriada de hormônio antidiurético.

geralmente em menos de 48 horas, e são secundários a edema cerebral. Comum em pacientes hospitalizados recebendo fluidos hipotônicos. Pacientes com hipertensão intracraniana por outras causas (Tabela 13.4) são vulneráveis, com sintomas desencadeados por variações pequenas da [Na$^+$] (4 a 6 mEq/L). São considerados sintomas graves:

– Vômitos.
– Crises convulsivas.
– rebaixamento do nível de consciência (Glasgow ≤ 8).
– Distúrbio ventilatório sem outra causa aparente.

Tabela 13.4 – Condições de risco para aumento da pressão intracraniana.

- Acidente vascular cerebral
- Crise hipertensiva
- Falência hepática aguda
- Hematoma subdural
- Hemorragia intraparenquimatosa cerebral
- Hemorragia subaracnóidea
- Hidrocefalia
- Infecções: meningite, abscesso cerebral, encefalite
- Isquemia/anóxia: pós-parada cardiorrespiratória
- *Status epilepticus*
- Traumatismos cranianos: sangramentos, edema, contusões
- Tumor intracraniano

Trata-se de **emergência clínica**, dado o risco de herniação cerebral. Nesses casos, instituir:

- Tratamento em leito monitorizado.
- Estabilização com atenção para hipoxemia, hipercapnia, hipotensão ou hipoglicemia.
- Expansão com cristaloides num primeiro momento se instabilidade hemodinâmica.
- Elevação rápida em **4-6 mEq/L da [Na$^+$] na primeira hora** são suficientes para reverter edema cerebral e evitar herniações. Não é necessária a correção abrupta da natremia para valores normais. Para tanto, seguir a sugestão para elevação de sódio na primeira hora nos casos graves, independentemente se hiponatremia aguda ou crônica:

1. Obter acesso venoso e confeccionar solução salina hipertônica a 3%:

> 110 mL de NaCl 20% + 890 mL de SF 0,9% = 513 mEq/L

2. Infundir 150 mL da salina 3% por cerca de 10 minutos.
3. Dosar sódio plasmático após 20 minutos do início da infusão.
4. Repetir passos 1 a 3 até elevação da [Na$^+$] em 4 a 6 mEq/L.
5. Após elevação, avaliar resposta:
   a) **Melhora dos sintomas**:
      ▸ Cessar infusão da salina 3%.
      ▸ Investigar e tratar a(s) causa(s) da hiponatremia.
      ▸ Limitar ascensão de sódio diária em 8 mEq/L (incluindo os 4 a 6 mEq/L iniciais) até a [Na$^+$] atingir 130 mEq/L.
      ▸ Dosar a [Na$^+$] depois de 6 horas e 12 horas, e diariamente até estabilização do sódio.
   b) **Sem melhora dos sintomas:**
      ▸ Investigar outra causa para justificar os sintomas.
      ▸ Manter salina 3% e elevar a [Na$^+$] em 1 mEq/L/h (iniciar a 15 a 30 mL/h).
      ▸ Dosar sódio a cada 4h enquanto em infusão de salina 3%.
      ▸ Cessar infusão da salina 3% quando os sintomas melhorarem, houver elevação de 8 mEq/L nas primeiras 24 horas (incluindo os 4 a 6 mEq/L iniciais) ou [Na$^+$] atingir 130 mEq/L, o que ocorrer primeiro.
      ▸ Cuidado com hipercorreção do sódio.

B. **Presença de sintomas moderadamente graves:** são sintomas iniciais de edema cerebral como náusea sem vômitos, confusão mental ou cefaleia. Nesses casos:
- Investigar imediatamente a causa da hiponatremia.
- Cessar, se possível, todas as medicações contribuintes para hiponatremia (ver Tabela 13.3).

CAPÍTULO 13

Distúrbios Hidreletrolíticos **373**

- Iniciar tratamento de causa específica (Tabela 13.5).
- Infundir 150 mL de salina 3% uma única vez durante cerca de 20 minutos.
- Objetivar elevação-alvo de 5 mEq/L de sódio a cada 24 horas.
- Limitar elevação de sódio em 8 mEq/L/dia ou até que a [Na⁺] atinja alvo de 130 mEq/L.
- Dosar sódio depois de 1 hora, 6 horas e 12 horas, e diariamente nos dias seguintes.

C. **Ausência de sintomas graves ou moderadamente graves:**
  a) **Instalação aguda (< 48 horas):**
  ‣ Investigar imediatamente a(s) causa(s) da hiponatremia.
  ‣ Cessar, se possível, todas as medicações contribuintes para hiponatremia (ver Tabela 13.3).
  ‣ Iniciar tratamento de causa específica (Tabela 13.5).
  ‣ Caso tenha ocorrido queda > 10 mEq/L agudamente, infundir 150 mL de salina 3% uma única vez durante cerca de 20 minutos e checar o sódio após 4 horas da infusão.
  b) **Instalação crônica ou desconhecida (> 48 horas):**
  ‣ Investigar imediatamente a(s) causa(s) da hiponatremia.
  ‣ Cessar, se possível, todas as medicações contribuintes para hiponatremia (ver Tabela 13.3).
  ‣ Iniciar tratamento de causa específica (Tabela 13.5).
  ‣ Em hiponatremias leves (≥ 130 mEq/L), o tratamento da causa muitas vezes será suficiente para normalização do sódio.
  ‣ Em hiponatremias mais profundas (< 130 mEq/L), limitar elevação de sódio em 8 mEq/L/dia. Nesses casos, dosar sódio a cada 6 horas até estabilização do tratamento.

▌HIPERCORREÇÃO DE SÓDIO

A elevação da [Na⁺] acima dos 8 mEq/L/dia eleva o risco de **síndrome de desmielini-**

Tabela 13.5 – Tratamento de causa específica para hiponatremia.

Condição	Tratamento específico
Irrigação com glicina, manitol ou sorbitol	Aguardar elevação natural do sódio
Hiperglicemia	Expansão com cristaloides, insulinoterapia
Diurético tiazídico	Suspender medicação
DRC avançada (TFG < 15 mL/min)	Considerar diálise
Insuficiência cardíaca	Diuréticos, IECA, beta bloqueadores
Cirrose hepática	Furosemida, espironolactona, transplante
Síndrome nefrótica	Tratar causa de base
Perdas (diarreia, vômito, trauma, queimadura)	Expansão com cristalóides
Insuficiência adrenal	Corticoterapia
SIADH	Ver texto
Polidipsia psicogênica	Tratamento psiquiátrico
Hipotireoidismo	Levotiroxina

DRC: doença renal crônica; **IECA:** inibidores da enzima conversora de angiotensina; **TFG:** taxa de filtração glomerular; **SIADH:** síndrome da secreção inapropriada do hormônio antidiurético.

zação osmótica, também conhecida como **mielinólise pontina central**, complicação neurológica grave e potencialmente irreversível, de amplo espectro sintomatológico (convulsões, distúrbios do movimento e alterações comportamentais). Atenção aos pacientes de maior risco (Tabela 13.6).

Tabela 13.6 – Risco de síndrome de desmielinização osmótica.

- [Na⁺] inicial ≤ 105 mEq/L
- Descontinuação de drogas que causam SIADH
- Descontinuação de tiazídicos
- Pacientes inicialmente hipovolêmicos
- Tratamento de insuficiência adrenal com corticosteroides
- Cirrose hepática
- Desnutrição proteico-calórica
- Etilismo
- Hipocalemia associada

374 Guia Prático de Emergências Clínicas

Não há consenso quanto às medidas para os casos de hipercorreção de sódio dada a escassez de estudos. São recomendações de alguns grupos:

- Solicitar auxílio de especialistas no assunto, se possível.
- Descontinuar a infusão de salinas.
- Infundir 6 mL/kg de solução hipotônica (p. ex.: SG5%) em 2 horas com atenção para sintomas congestivos. Dosar [Na⁺] após cada infusão. Repetir a solução até que a ascensão segura de 8 mEq/L em 24 horas seja atingida.
- Considerar associação de desmopressina 1 a 2 mcg EV ou SC a cada 6 ou 8 horas por 24 a 48 horas ou até [Na⁺] ≥ 125 mEq/L a ser iniciada no momento do diagnóstico de hipercorreção.
- Reiniciar correção com salina hipertônica se necessário, com cautela, respeitando a variação segura, com dosagens mais frequentes do sódio plasmático.

▌SIADH

- A síndrome de secreção inapropriada de hormônio antidiurético (SIADH) é a causa mais comum de hiponatremia euvolêmica.

- Ocorre por perda da capacidade de excreção adequada de água por problemas na supressão da secreção do ADH, também conhecido como vasopressina.

Fisiopatologia

O ADH reduz o volume urinário ao concentrar a urina. Na SIADH, a ingestão hídrica não suprime a liberação de ADH, levando a uma retenção hídrica, elevação da água corporal total (ACT) e hiponatremia por efeito diluicional. Além disso, a elevação da ACT estimula a excreção de sódio renal, o que diminui a ACT ao normal, impedindo hipervolemias às custas de perda salina, reduzindo ainda mais a concentração de sódio plasmático.

São mecanismos comuns de SIADH: liberação pituitária excessiva de ADH, aumento inapropriado de seu efeito, produção ectópica de ADH ou efeito de drogas com efeito em receptores V_2 (Tabela 13.7).

Diagnóstico

O diagnóstico é feito por meio dos critérios da Tabela 13.8. Ver Fluxograma 13.1 para para melhor abordagem diagnóstica. Destaca-se o fato de ainda ser diagnóstico de exclusão de outras doenças que podem simular SIADH, como insuficiência adrenal, hipotireoidismo

Tabela 13.7 – Causas da síndrome de secreção inapropriada de hormônio antidiurético (SIADH).			
Carcinomas	**Doenças pulmonares**	**Doenças neurológicas**	**Outras**
Bexiga	Abscesso pulmonar	Abscesso cerebral	Anestesia geral
Broncogênico	Asma	Acidente vascular cerebral	Dor
Duodenal	Aspergilose	Atrofia cerebelar	Estresse
Ewing	Fibrose cística	Atrofia cerebral	**HIV**
Gástrico	Mesotelioma	*Delirium tremens*	**Idiopática (idosos)**
Linfoma	**Pneumonia bacteriana**	**Encefalite**	Medicações (ver Tabela 13.3)
Orofaringe	**Pneumonia viral**	Esclerose múltipla	Náusea
Pancreático	Pneumotórax	Guillain-Barré	
Próstata	**Tuberculose**	Hematoma subdural	
Pulmão	Ventilação mecânica	Hemorragia subaracnóidea	
Timoma		Hidrocefalia	
Ureteral		Hipóxia neonatal	
		Meningite	
		Neuropatia periférica	
		Porfiria	
		Psicose aguda	
		Trauma encefálico	
		Trombose do seio cavernoso	
		Tumor cerebral	

Obs.: em negrito, as causas mais comuns.

grave (em geral com TSH > 50 mUI/L) ou falência renal. Na suspeita, solicitar:

- Osmolaridade plasmática.
- Osmolaridade urinária.
- Sódio urinário.
- Função renal (ureia e creatinina).
- TSH.
- Cortisol basal (coletar entre 8 e 9 horas).

Tabela 13.8 – Critérios diagnósticos da síndrome de secreção inapropriada de hormônio antidiurético (SIADH).

CRITÉRIOS ESSENCIAIS: todos devem estar presentes
- Osmolaridade efetiva plasmática baixa < 275 mOsm/kg
- Osmolaridade urinária elevada > 100 mOsm/kg
- Euvolemia clínica
- Sódio urinário elevado > 30 mEq/L com ingestão adequada de água e sal
- Ausência de insuficiência adrenal, tireoidiana ou renal
- Sem uso de diuréticos

CRITÉRIOS SUPLEMENTARES: podem estar presentes e reforçam o diagnóstico
- Ácido úrico plasmático baixo (< 4 mg/dL)
- Ureia plasmática baixa (< 21,6 mg/dL)
- Hiponatremia não corrigida após expansão com salina a 0,9%
- Correção de hiponatremia após restrição hídrica
- Fração de excreção de ácido úrico > 12%
- Fração de excreção de sódio > 0,5%
- Fração de excreção de ureia > 55%

Tratamento

- **Tratar a causa, se possível:** atenção para descontinuação de medicações de risco.
- **Elevação do sódio plasmático [Na$^+$]:** seguir as recomendações conforme a gravidade dos sintomas, conforme descrito anteriormente. Além disso:
  - **Restrição hídrica < 800 mL/dia:** elevação média de [Na$^+$] em 2 mEq/L em 24 horas. Evitar nos casos de hemorragia subaracnóidea por poder levar a vasoespasmo cerebral.
  - **Salina hipertônica:** especialmente para casos graves, sintomáticos ou resistentes.
  - **Ingestão de sal oral:** meia colher de sopa de sal 3 ×/dia, cerca de 9 g/dia.
  - **Furosemida:** é especialmente útil nos casos com elevada osmolaridade urinária (> 500 mOsm/kg). Atentar para hipocalemia. Repor se necessário. Dose inicial sugerida de 20 mg VO 12/12 horas.
  - **Antagonistas do receptor de vasopressina:** indisponíveis no Brasil. Uso controverso. Não indicado para uso prolongado.
  - **Ureia:** 15 a 30 g/dia.
  - **Lítio e demeclociclina:** faltam estudos.
- **Tratamento prolongado em SIADH persistente:** isso tende a ocorrer nos casos cuja causa não é passível de reversão (p. ex., carcinoma metastático). Para esses casos normalmente associa-se a restrição hídrica à ingestão oral de sal e, caso não haja resultado satisfatório, à furosemida.

13.3 Hipernatremia

Daniel Ossamu Goldschmidt Kiminami
Caroline Mayumi Sugahara
Gustavo Frezza

- Estado hiperosmolar definido pela [Na$^+$] > 145 mEq/L.
- Sempre é um problema de água e, algumas vezes também de sal.
- Comum em pacientes graves em centro de terapia intensiva (CTI) e associa-se a aumento de mortalidade e tempo de internação prolongado.

SINTOMAS ASSOCIADOS

- Poliúria (diurese > 3 L/dia), nictúria e polidipsia nos casos de diabetes *insipidus* (DI).
- Espectro neurológico: fadiga, letargia, irritabilidade, confusão, convulsões e coma.
- Anorexia, nauseas e vômitos.
- Fraqueza muscular e rabdomiólise.

AVALIAÇÃO ETIOLÓGICA

A osmolaridade plasmática normal (280 a 295 mOsm/kg) é mantida principalmente por meio do mecanismo da sede e pela ação renal do hormônio antidiurético, também conhecido como vasopressina ou ADH (do inglês *antidiuretic hormone*), responsáveis pelo aumento da água livre corporal total. A hipernatremia ocorre quando há um desbalanço nessa homeostase hídrica, em geral quando a perda de água é superior à sua entrada. Hipernatremia secundária a excesso de sal é uma rara exceção à essa regra. O primeiro passo para se determinar a causa da hipernatremia é classificar balanço de sódio ou ao *status* volêmico (Fluxograma 13.2):

- **Hipernatremia hipovolêmica:** ocorre quando a perda de água corporal excede a perda de sal. Como há perda tanto de sal como de água, denomina-se estado de **hipovolemia**, no qual sinais como taquicardia e hipotensão postural são comuns. As causas se dividem em causas renais e extrarrenais (Tabela 13.9). Nesse caso, dosar o sódio urinário (Nau).

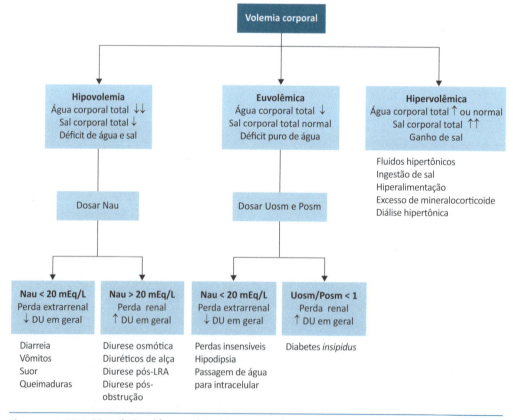

Fluxograma 13.2 Diagnóstico diferencial em hipernatremia.
Nau: sódio urinário; **DU:** débito urinário; **Uosm:** osmolaridade urinária; **Posm:** osmolaridade plasmática; **LRA:** lesão renal aguda.

Tabela 13.9 – Causas de hipernatremia hipovolêmica.

Renais Nau > 20 mEq/dL	Extrarrenais Nau < 20 mEq/dL
Diurese osmótica • Glicosúria (hiperglicemias) • Ureia (recuperação de azotemia) • Manitol Diurese pós-obstrução de vias urinárias Diurese pós-reversão de lesão renal aguda Diuréticos de alça (furosemida)	Aspiração nasogástrica Fístula enterocutânea Suor ou queimaduras Vômitos ou diarreia

Nau: sódio urinário.

- **Hipernatremia euvolêmica:** ocorre perda de água livre, sem perdas de sal. Nesse caso, denomina-se estado de **desidratação**. As causas também se dividem em causas renais e extrarrenais (Tabela 13.10). Dosar osmolaridade urinária (Uosm) e plasmática (Posm).

Tabela 13.10 – Causas de hipernatremia euvolêmica.

Renais Uosm/Posm < 1	Extrarrenais Uosm/Posm > 1
Diabetes *insipidus* (DI; Tabela 13.11): caracterizado por nictúria, poliúria (> 3 L/dia) e polidipsia. Ocorre pela secreção deficiente de vasopressina (DI central) ou resistência renal a sua ação (DI nefrogênico). O diagnóstico é obtido por meio do histórico clínico e, em casos de dúvida, por meio do teste de privação hídrica	Aumento das perdas insensíveis: Pele (febre, suor, queimaduras) Respiração (taquipneia) Diminuição da entrada: Hipodipsia primária (idosos ou disfunção em hipotálamo ou em osmorreceptores) Acesso restrito à água (confusão mental, pacientes intubados com baixa oferta de água livre) Passagem de água para intracelular: Convulsões Exercício físico intenso

Uosm: osmolaridade urinária; Posm: osmolaridade plasmática.

- **Hipernatremia hipervolêmica:** causa menos comum. Ocorre aumento do sódio total corporal associado a ACT normal ou levemente elevada. Normalmente é iatrogênico, por infusão de fluidos hipertônicos (salinas ou bicarbonato), ver Tabela 13.12.

Tabela 13.11 – Causas de diabetes *insipidus*.

Central	Nefrogênico
Congênito • Autossômico dominante • Autossômico recessivo	**Congênito** • Mutação do gene *AVPR2* • Mutação do gene aquaporina -2
Adquirido • Aneurisma • Anorexia nervosa • *Encefalopatia hipóxica* • Granuloma (sarcoidose, tuberculose) • Guillain-Barré • Histiocitose de células de Langerhans • Idiopática • *Infecção (encefalite, meningite)* • Neurocirurgia • *Trauma acometendo SNC* • *Tumores em SNC (primários ou secundários), especialmente craniofaringiomas*	**Adquirido** • Amiloidose renal • Anfotericina B • Cidofovir • Desnutrição proteica • Doença falciforme • Foscarnet • Gestacional • *Hipercalcemia* • *Hipocalemia* • Metoxiflurano • Obstrução de vias urinárias bilateral • Ofloxacino • Síndrome de Sjögren • *Toxicidade ao Lítio* • Vaptanas

Obs.: em itálico, as causas mais comuns. SNC: sistema nervoso central.

Tabela 13.12 – Causas de hipernatremia hipervolêmica.

Renais	Extrarrenais
Excesso de ação mineralocorticoide: • Hiperaldosteronismo primário • Síndrome de Cushing	Excesso de entrada de sódio: • Diálise hipertônica • Fórmulas dietéticas hipertônicas • Infusão de bicarbonato • Infusão de salina • Ingestão ou intoxicação salina

TRATAMENTO

Objetiva a reposição da água livre deficitária e reversão da causa da perda hídrica que esteja levando ao distúrbio. São importantes considerações a serem feitas:

- **Nos casos de instabilidade hemodinâmica ou hipovolemia**, realizar infusão de SF 0,9% até estabilização dos sinais vitais, antes da correção do déficit de água livre.

- **Não utilizar água destilada pura**, sem glicose ou sódio, dado o risco de hemólise.
- Ao se utilizar soluções glicosadas, monitorar a glicemia plasmática.
- Para hipernatremias em contexto de cetoacidose diabética ou estado hiperglicêmico hiperosmolar, seguir protocolos em subcapítulo próprio.
- Em hipernatremias crônicas ≥ 48 horas ou de instalação desconhecida, a taxa de correção deverá ser de **8 a 10 mEq/L/dia**. Tanto correções abaixo de 6 mEq/L/dia como acima de 12 mEq/L/dia estão associadas a desfechos desfavoráveis.
- Em hipernatremias agudas < 48 horas a taxa de correção poderá ser mais rápida.
- Caso haja necessidade de reposição de potássio parenteral, saber que ao se diluir **potássio** em soluções hipotônicas, por ele ser osmoticamente ativo, a taxa de redução da natremia será menor.
- Em casos em que há restrições à infusão de água livre por quadros hipervolêmicos, pode-se associar juntamente à infusão de SG5%, furosemida e, nos casos de lesão renal concomitante, hemodiálise.

REPOSIÇÃO DE ÁGUA LIVRE

A. Hipernatremia aguda (< 48 horas):
- SG5% 3 a 6 mL/kg/hora.
- Dosar sódio e glicemia a cada 2 a 3 horas.
- Diminuir infusão para 1 mL/kg/h assim que o sódio atingir 145 mEq/L.
- Cessar infusão assim que o sódio atingir cerca de 140 mEq/L.
- Em caso de DI central, associar desmopressina.

> **OBSERVAÇÃO**
>
> Em caso de hiperglicemia, diluir metade do SG5% em água destilada (SG 2,5%).

B. Hipernatremia crônica (≥ 48 horas):
- Utilizar os cinco passos descritos mais adiante para calcular a taxa inicial de reposição de água livre.

- Redosar [Na$^+$] a cada 4 a 6 horas inicialmente. Caso a taxa de correção esteja adequada (aprox. 0,4 mEq/L/h) e não estiver em vigência de grandes perdas (p. ex., DI nefrogênico), espaçar novas dosagens para 12 a 24 horas.
- Em caso de hipercorreção, diminuir ou cessar a infusão. Em caso de redução acima dos 12 mEq/L/dia, não infundir salinas com o intuito de elevar a natremia.
- Em casos de hipocorreção, reduzir a tonicidade da solução, se possível, ou elevar a taxa de infusão.
- Identificar e tratar o fator causal. Em caso de DI, ver tratamento descrito mais adiante.

Passos para estimar reposição inicial de água livre

1. **Calcular o déficit de água livre (DAL).** Este cálculo estima o déficit de água livre em litros em um dado momento. Esse déficit deve ser reposto respeitando a variação de segurança do sódio de 10 mEq/L/dia.

$$DAL = peso\ seco \times (0{,}5\ ou\ 0{,}6) \times [([Na^+]/140) - 1]$$

- **Em que:** 0,6 para homens e 0,5 para mulheres e peso em kg.

2. **Escolher solução a ser administrada.** Pode-se escolher fluidos hipotônicos com sódio (p. ex., cloreto de sódio a 0,45% ou 0,2% – ver subcapítulo 13.1) ou sem sódio (p. ex., SG5%). Administrar fluidos com sódio caso a etiologia da hipernatremia esteja levando a perdas concomitantes de sal.

3. **Calcular o volume de solução a ser administrado em 24 horas.** Utilizar a fórmula de Adrogué-Madias, descrita no subcapítulo 13.1, objetivando variação de 10 mEq/L/dia. Até este ponto o volume de água livre necessário para repor o déficit estabelecido com uma dada solução foi calculado, porém, deve-se ainda calcular as perdas de água que continuarão ocorrendo durante a reposição, as quais deverão ser acrescentadas no volume final a ser infundido.

CAPÍTULO 13

4. Perdas "insensíveis" como pelo suor e vias respiratórias. **Cerca de 30-40 mL/h.**

5. Perdas "sensíveis". Este passo é de especial importância nos casos de perdas urinárias importantes, como DI (p. ex., se o cálculo for de 800 mL em 6 horas, estima-se que em 24 horas haverá perdas contínuas de água livre de aproximadamente 3.200 mL, as quais deverão ser repostas e consideradas nos cálculos de correção). **Dosar sódio plasmático e urinário e potássio urinário.**

$$Clearance_{águalivre} = volume \times \left[1 - \left(\frac{U_{Na+} + U_{K+}}{P_{Na+}}\right)\right]$$

– Em que: **volume** = volume urinário em dado tempo; U_{Na+} = sódio urinário;

U_{K+} = potássio urinário; P_{Na+} = sódio plasmático (todos em mEq/L).

TRATAMENTO DE DI CENTRAL

O tratamento envolve três formas terapêuticas distintas que poderão ser associadas a depender do contexto (Tabela 13.13):

- Restrição dietética de solutos (sódio e proteínas).
- Desmopressina (dDAVP) é a droga de escolha em quase todos os casos.
- Outras medicações são opções para DI centrais incompletos ou parciais (mais leves): tiazídicos, carbamazepina, clofibrato, clorpropramida e anti-inflamatório não esteroide (AINE).

Tabela 13.13 – Tratamentos de diabetes *insipidus* (DI) central.

Terapêutica	Apresentação	Dose	Comentários
Dieta pobre em sal e proteinas	—	—	Reservado para casos leves. Normalmente associado a diuréticos tiazídicos
Desmopressina (dDAVP)	Comprimido 0,1-0,2 mg	Inicial: 0,1-0,2 mg à noite Manutenção: 0,1-0,8 mg 1-2 vezes/dia	Escolha em DI central completo. Iniciar com menor dose necessária para controlar nictúria. Desmamar assim que a causa do DI for resolvido. Atentar para **risco de hiponatremia**. É seguro durante a gravidez
	Solução nasal 0,1 mg/mL (10 mcg/borrifada)	Inicial: 10 mcg à noite Manutenção: 10-20 mcg 1-2 vezes/dia	
	Injetável 4 mcg/mL	Inicial: 2 mcg EV em 2 minutos	
Hidroclorotiazida	Comprimido 25 mg	25 mg 1-2 vezes/dia	Eleva a absorsão de água e sódio renal proximal, que independe de ADH
Clorpropamida	Comprimido 25-100 mg	125-250 mg 1-2 vezes/dia	Aumenta a resposta renal ao ADH
Clofibrato	Comprimido 500 mg	500 mg de 6/6 h a 8/8 h	Aumenta a liberação de ADH
Carbamazepina	Comprimido 200-400 mg	400-600 mg 1-2 vezes/dia	Aumenta a resposta renal ao ADH
AINE	Não há estudos suficientes para indicar AINE específico. Usar dose usual de cada droga. Há recomendação de especialistas para indometacina		Inibem a síntese renal de prostaglandinas, que são antagonistas de ADH. Em virtude de seu perfil de efeitos colaterais, seu uso é limitado

ADH: hormônio antidiurético ou vasopressina; **AINE:** anti-inflamatório não esteroide.

TRATAMENTO DE DI NEFROGÊNICO

O tratamento (Tabela 13.14) consiste em:

- Reversão da causa, se possível (suspender drogas, corrigir hipocalemia, hipercalcemia, etc.).
- Instituir dieta pobre em sal e proteínas.
- Caso não haja melhora ou a causa for irreversível, associar hidroclorotiazida.
- Em caso de DI por lítio, associar amilorida.
- Caso ainda haja poliúria com os passos descritos anteriormente, considerar associação de AINE.
- Para os casos refratários, considerar teste terapêutico com dDAVP, uma vez que a resistência à vasopressina pode ser parcial.

Tabela 13.14 – Tratamentos de diabetes *insipidus* (DI) nefrogênico.

Terapêutica	Apresentação	Dose	Comentários
Dieta pobre em sal e proteínas	—	—	Reservado para casos leves. Normalmente associado a diuréticos diazídicos
Hidroclorotiazida	Comprimido 25 mg	25 mg 1-2 vezes/dia	Eleva a absorção de água e sódio renal proximal, que independe de ADH
Amilorida	Comprimido 5 a 10mg	5-10 mg 1-2 vezes/dia	Compete com o canal de sódio ENaC usado pelo lítio nas células principais
AINE		Não há estudos suficientes para indicar AINE específico. Usar dose usual de cada droga. Há recomendação de especialistas para indometacina.	Inibem a síntese renal de prostaglandinas, que são antagonistas de ADH. Dado o perfil de efeitos colaterais, seu uso é limitado
Desmopressina (dDAVP)	Comprimido 0,1-0,2 mg	Inicial: 0,1-0,2 mg à noite Manutenção: 0,1-0,8 mg 1-2 vezes/dia	Escolha em DI central completo. Iniciar com menor dose necessária para controlar nictúria. Desmamar assim que a causa do DI for resolvida. Atentar para **risco de hiponatremia.** É seguro durante a gravidez
	Solução nasal 0,1 mg/mL (10 mcg/puff)	Inicial: 10 mcg a noite Manutenção: 10-20 mcg 1-2 vezes/dia	
	Injetável 4 mcg/mL	Inicial: 2 mcg EV em 2 min	

ADH: hormônio antidiurético ou vasopressina; **AINE:** anti-inflamatório não esteroide.

13.4 Potássio e Eletrocardiograma

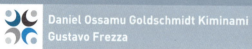

Daniel Ossamu Goldschmidt Kiminami
Gustavo Frezza

Os distúrbios do potássio podem causar alterações da condução elétrica miocárdica, que podem ser detectadas em traçados de eletrocardiograma (ECG; Figura 13.1).

CAPÍTULO 13

Distúrbios Hidreletrolíticos

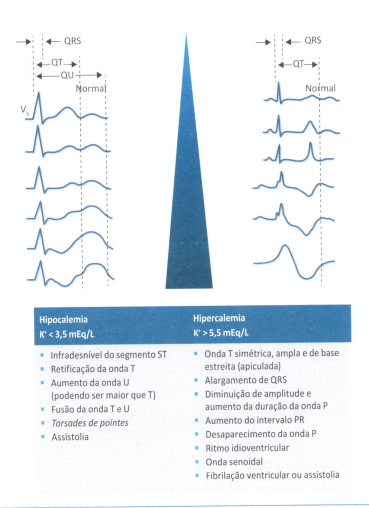

Figura 13.1 – Alterações eletrocardiográficas em distúrbios do potássio.

13.5 Hipocalemia

Daniel Ossamu Goldschmidt Kiminami
Valéria Takeuchi Okino
Gustavo Frezza

- Distúrbio comum em pacientes hospitalizados.
- Casos graves ([K⁺] < 2,5 mEq/L) devem ser prontamente tratados.

▌SINAIS E SINTOMAS

São incomuns em concentração de potássio ([K$^+$]) > 3,0 mEq/L, exceto em casos de quedas abruptas e em pacientes com cardiopatias. Ver Tabela 13.15 para manifestações clínicas de hipocalemia.

Tabela 13.15 – Manifestações clínicas de hipocalemia.	
Sistema respiratório	Falência respiratória
Sistema nervoso	Cãibras Fadiga Fraqueza Paralisia flácida ascendente Paresia
Sistema renal	Acidose metabólica Diabetes *insipidus* nefrogênico Rabdomiólise
Sistema gastrointestinal	Constipação Ílio adinâmico Náuseas e vômitos
Sistema cardiovascular	Alterações em eletrocardiograma (ver Figura 13.1) Arritmias Insuficiência cardíaca Sensibilidade a digoxina

Tabela 13.16 – Causas de hipocalemia.	
Perdas gastrointestinais	Adenoma viloso de cólon (raro) Diarreia crônica, incluindo abuso de laxativos
Translocação intracelular	Agonistas beta-2 (salbutamol e terbutalina) Alcalose metabólica Insulina Paralisia periódica familiar Paralisia periódica hipocalêmica Síndrome de realimentação (liberação de insulina)
Perdas renais de potássio	Acidose tubular renal distal (tipo I) Acidose tubular renal proximal (tipo II) Excesso de esteroides (p. ex.: Cushing) Hiperaldosteronismo primário Hipomagnesemia Síndrome de Bartter Síndrome de Fanconi Síndrome de Gitelman Síndrome de Liddle Tumor secretores de renina (raro)
Drogas	Anfotericina B Diuréticos de alça Diuréticos osmóticos Diuréticos tiazídicos Aminoglicosídeos Laxativos Penicilinas em altas doses Polimixina B Teofilina

▌EXAMES COMPLEMENTARES

Gerais: sódio, potássio, magnésio, glicose, cloro, ureia, creatinina, gasometria e ECG.

Para casos específicos:

- Excreção urinária de potássio de 24 horas ou creatinina e potássio urinários em amostra isolada de urina.
- Renina e aldosterona plasmáticas.
- pH urinário (acidose tubular).
- TSH (paralisia periódica hipocalêmica).
- Excreção urinária de cálcio (síndrome de Bartter).

▌AVALIAÇÃO ETIOLÓGICA

A causa da hipocalemia (Tabela 13.16) geralmente é obvia após anamnese adequada. Caso seja necessária a investigação, essa consiste em diferenciar perdas renais de extrarrenais e avaliar presença de distúrbios acidobásicos, uma vez que a hipocalemia está associada a algumas formas de alcalose metabólica e acidose metabólica. Para tanto, coletar potássio urinário de 24 horas ou, caso não viável, potássio e creatinina urinários em amostra isolada de urina, além de gasometria arterial (Fluxograma 13.3).

▌TRATAMENTO

O tratamento envolve redução das perdas de potássio, reposição do estoque, manejo de possíveis complicações e identificação e tratamento da causa. Recomenda-se:

- Monitorização em casos de hipocalemia grave ($[K^+] < 2,5$ mEq/L) ou de risco (cardiopatas).
- Corrigir hipomagnesemia, se presente.
- Investigar e tratar intoxicação digitálica se em uso de digoxina.
- Se secundário a diuréticos e esses não puderem ser descontinuados, como em insuficiência cardíaca por exemplo, considerar associação de diuréticos poupadores de potássio.

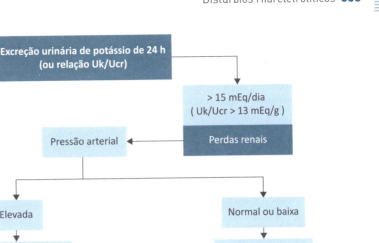

Fluxograma 13.3 Diagnóstico diferencial em hipocalemia.
Uk: potássio urinário; **Ucr:** creatinina urinária; **ATR:** acidose tubular renal.

- Repor potássio via oral (VO) se [K⁺] > 3,0 mEq/L e ausência de náuseas ou vômitos. Para tanto, associar dieta rica em potássio a cloreto de potássio (opções descritas a seguir). **Evitar passar de 25 mEq de potássio por dose** para evitar desconfortos gastrointestinais, náuseas, vômitos e diarreia. Administrar logo após refeições e com bastante líquido. **Dose usual de 40 a 100 mEq/dia** (Tabela 13.17).

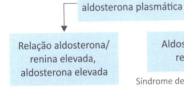

Tabela 13.17 – Reposição de potássio via oral.		
Formulação	Concentração	Dose
Cloreto de potássio 6% (xarope)	5 mL = 4 mEq de potássio	15-30 mL 6/6 a 8/8 h (pode ser feito por sonda)
Cloreto de potássio 600 mg (drágea)	1 drágea = 8 mEq de potássio	5-12 drágeas/dia (dividir em 8/8 h)

- Caso [K⁺] < 3,0 mEq/L, especialmente se < 2,5 mEq/L, considerar reposição de potássio VO associada a EV com **cloreto de potássio 19,1% (1 ampola = 10 mL = 25 mEq de potássio)**. Para facilitar confecção das soluções e velocidade de infusão, ver Tabelas 13.18 e 13.19. Seguir as seguintes recomendações:
  - Evitar diluição em soluções glicosadas dada a translocação intracelular de potássio pela insulina.
  - Evitar soluções muito concentradas dado o risco de lesão vascular e flebite. Buscar respeitar:

Concentração em acesso periférico = 20-60 mEq/L

Concentração em acesso central = 60-100 mEq/L

OBSERVAÇÃO

A despeito de escassez de evidências, em casos extremos alguns grupos sugerem concentrações de até 200 mEq/L, a ser infundida sob monitorização em CTI.

- Evitar infusões rápidas dado o risco de arritmias. Utilizar bomba de infusão contínua (BIC) e buscar respeitar:

Velocidade habitual = 10-20 mEq/h
Velocidade máxima (acesso central) em casos ameaçadores à vida = 30-40 mEq/h

Tabela 13.18 – Reposição EV de potássio com solução de 500 mL.

Concentração de potássio da solução (mEq/L)	KCl 19,1% (mL)	SF 0,9% (mL)	10 mEq/h	20 mEq/h	30 mEq/h*	40 mEq/h*
20	4	496	1 h	30 min	20 min	15 min
30	6	494	1 h 30 min	45 min	30 min	22 min
40	8	492	2 h	1 h	40 min	30 min
50	10	490	2 h 30 min	1 h 15 min	50 min	37 min
60	12	488	3 h	1 h 30 min	1 h	45 min
70	14	486	3 h 30 min	1 h 45 min	1 h 10 min	52 min
80	16	484	4 h	2 h	1 h 20 min	1 h
90	18	482	4 h 30 min	2 h 15 min	1 h 30 min	1 h 7 min
100	20	480	5 h	2 h 30 min	1 h 40 min	1 h 15 min

* Em acesso venoso calibroso central em casos ameaçadores à vida.

Tabela 13.19 – Reposição EV de potássio com solução de 1 L.

Concentração de potássio da solução (mEq/L)	KCl 19,1% (mL)	SF 0,9% (mL)	10 mEq/h	20 mEq/h	30 mEq/h*	40 mEq/h*
20	8	992	2 h	1 h	40 min	30 min
30	12	988	3 h	1 h 30 min	1 h	45 min
40	16	984	4 h	2 h	1 h 20 min	1 h
50	20	980	5 h	2 h 30 min	1 h 40 min	1 h 15 min
60	24	976	6 h	3 h	2 h	1 h 30 min
70	28	972	7 h	3 h 30 min	2 h 20 min	1 h 45 min
80	32	968	8 h	4 h	2 h 40 min	2 h
90	36	964	9 h	4 h 30 min	3 h	2 h 15 min
100	40	960	10 h	5 h	3 h 20 min	2 h 30 min

* Em acesso venoso calibroso central em casos ameaçadores à vida.

13.6 Hipercalemia

Daniel Ossamu Goldschmidt Kiminami
Valéria Takeuchi Okino
Gustavo Frezza

- Condição clínica comum, definida por [K⁺] > 5,0 mEq/L.
- Potencialmente fatal.

SINAIS E SINTOMAS

Pode ser assintomático ou causar sintomas leves a graves (Tabela 13.20), com risco de morte, especialmente em razão de arritmias.

Tabela 13.20 – Manifestações clínicas de hipercalemia.

Sistema respiratório	Falência respiratória por fraqueza diafragmática
Sistema nervoso	Fadiga Fraqueza Paresia Paralisia flácida ascendente
Sistema renal	Acidose metabólica
Sistema gastrointestinal	Náuseas e vômitos Ílio adinâmico
Sistema cardiovascular	Redução de sensibilidade a digoxina Arritmias Alterações em eletrocardiograma (ver subcapítulo 13.4)

EXAMES COMPLEMENTARES

Gerais: hemograma, sódio, potássio, glicose, cloro, ureia, creatinina, gasometria e ECG.

AVALIAÇÃO ETIOLÓGICA

A hipercalemia pode ser causada por pseudo-hipercalemia (liberação de potássio celular durante ou após a flebotomia para coleta da amostra), translocação do espaço intracelular para extracelular ou desbalanço entre entrada e excreção renal de potássio (Tabela 13.21).

Tabela 13.21 – Causas de hipercalemia.

Pseudo-hipercalemia	Coleta inadequada Hemólise Trombocitose Leucocitose grave
Redistribuição de potássio anormal	Hiperglicemia Deficiência insulínica Acidose metabólica ou respiratória Betabloqueadores Manitol Succinilcolina
Liberação celular anormal	Intoxicação digitálica Rabdomiólise Hipertermia maligna Síndrome de lise tumoral
Alta oferta de potássio*	Alimentos ricos em potássio Terapia com cloreto ou citrato de potássio Penicilinas em altas doses Transfusões sanguíneas
Excreção renal reduzida	LRA ou DRC avançada (TFG < 15 mL/min) Acidose tubular renal tipo 4 Nefropatia diabética Doenças tubulointersticiais Tacrolimo Anti-inflamatórios não esteroides Drogas que inibem a excreção de potássio Diuréticos poupadores de potássio (amilorida) Antibióticos (trimetoprim, pentamidina) Inibidores da enzima conversora de angiotensina Bloqueadores de receptor da angiotensina II Heparina Espironolactona Doenças renais que prejudicam a função tubular distal Doença falciforme Lúpus eritematoso sistêmico

*Em geral, associada a distúrbios de excreção de potássio. **TFG:** taxa de filtração glomerular; **LRA:** lesão renal aguda; **DRC:** doença renal crônica.

386 Guia Prático de Emergências Clínicas

Entre as causas mais comuns estão as induzidas por drogas, portanto, a reconciliação medicamentosa é imperativa. Nos casos de hipercalemia persistente sem causa aparente, investigar causas de hipoaldosteronismo, com destaque para acidose tubular renal tipo 4, comum em pacientes diabéticos com acidose metabólica hiperclorêmica associada.

TRATAMENTO

O tratamento (Tabela 13.22) envolve a identificação precoce de **sinais de alarme (arritmias, alterações eletrocardiográficas, fra-queza muscular ou paralisia)**, estabilização clínica e miocárdica, redução do potássio sérico e identificação e tratamento da causa. Nos casos de sinais de alarme, não aguardar resultado de exame para iniciar o manejo inicial caso se suspeite de hipercalemia. Recomenda-se:

- Monitorizar paciente e seriar ECG, potássio e glicemia nos casos mais graves ($[K^+]$ > 6,5 mEq/L ou sinais de alarme).
- Gluconato de cálcio se presença de alterações em ECG.
- Redistribuição de potássio para espaço intracelular, especialmente para os ca-

Tabela 13.22 – Manejo de hipercalemia.			
Terapia	**Função**	**Posologia**	**Outras informações**
Gluconato de cálcio 10%	Estabiliza membrana miocárdica	10-20 mL + 100 mL SF ou SG5% EV em 2-5 min (30 min se risco de intoxicação por digitálico)	Ação por 15-30 min Repetir em 5 min se manter alterações em ECG
Solução polarizante	Transloca K^+ para espaço intracelular	10 UI IR + 50-100 mL SG 50% em 30 min EV ou 10 UI IR + 500 mL SG 10% em 60 min EV	Ação em 15 min (pico em 60 min) Perdura até 4-6 h Repetir de/até 4/4 h Monitorar glicemia Fazer a insulina sem a solução glicosada se glicemia basal > 250 mg/dL
Agonista beta-2	Transloca K^+ para espaço intracelular	Salbutamol – 5 mg/mL (inalação) 10-20 gotas + 4 mL SF (em cerca de 10 min) ou salbutamol 0,5 mg (EV)	Ação em 30 min Repetir de/até 4/4 h A dose recomendada é maior; no entanto, pouco tolerado Cuidados com uso em cardiopatas
Bicarbonato de sódio	Transloca K^+ para espaço intracelular	Uso limitado. Apenas como adjuvante nos casos em que há indicação de seu uso por outra razão, como em alguns casos de acidose metabólica grave	
Furosemida	Aumenta a excreção renal de K^+	1 mg/kg EV *bolus*	Repetir de/até 4/4 h
Poliestirenossulfonato de cálcio*	Diminui a absorção intestinal de K^+	15-30 g de 6/6 a 8/8 h VO ou VR (enema de retenção)	Ação em 4 h Diluir em 60-120 mL de água Sugere-se uso apenas em hipercalemia grave quando outras terapêuticas (p. ex.: diuréticos, diálise) falharem ou não forem possíveis
Diálise	Remove K^+ plasmático	Hemodiálise é preferível à diálise peritoneal pela velocidade de remoção do potássio	Para hipercalemia grave, refratária a outras medidas ou em quadro com expectativa de ascensão rápida do K^+

* Em virtude do risco de necrose intestinal, evitar diluição em sorbitol e evitar uso em casos com baixo transito intestinal: pós-operatório, íleo adinâmico, obstrução intestinal ou em uso concomitante de opioides em doses elevadas. **IR:** insulina regular; **VO:** via oral; **VR:** via retal.

sos mais graves, como medida temporária para remoção do potássio em excesso do corpo. Dar preferência para solução polarizante.
- Remover o potássio corporal total: furosemida e/ou poliestirenossulfato. Considerar hemodiálise nos casos de hipercalemia grave refratária ou com disfunção renal grave.
- Restringir potássio da dieta para < 2 g/dia.
- Investigar causa(s) e tratá-la(s).
- Descontinuar e evitar medicações de risco de hipercalemia.

13.7 Hipocalcemia

Daniel Ossamu Goldschmidt Kiminami
Caroline Mayumi Sugahara
Gustavo Frezza

- Definida a partir de valores plasmáticos de cálcio abaixo do valor de referência (8,5 mg/dL).
- Afastar falsa hipocalcemia por meio da dosagem do cálcio iônico ou por meio da correção do cálcio total (CaT) pela albumina sérica (tanto cálcio como albumina em mg/dL):

CaT corrigido = CaT + 0,8 × (4,0 − albumina)

SINAIS E SINTOMAS

Como na hipercalcemia, o diagnóstico depende não só do grau da hipocalcemia, mas também da velocidade de instalação. As manifestações mais comuns são fadiga, fraqueza muscular, irritabilidade, perda de memória, confusão, alucinações, paranoia e depressão (Tabela 13.23).

EXAMES COMPLEMENTARES

Gerais iniciais: paratormônio (PTH), cálcio total e iônico, albumina, sódio, potássio, fósforo, ureia, creatinina, gasometria, 25-hidroxivitamina D e ECG.

AVALIAÇÃO ETIOLÓGICA

Hipocalcemia ocorre basicamente por deficiência ou resistência de vitamina D, hipoparatireoidismo e consumo tissular de cálcio. A etiologia da hipocalcemia poderá ser clara após anamnese bem feita, como nos casos de hipoparatireoidismo pós-cirurgias de pescoço como tireoidectomia, doença renal crônica (DRC) avançada, pancreatite aguda ou rabdomiólise (Tabela 13.24).

Tabela 13.23 – Manifestações clínicas de hipocalcemia.

Neuropsiquiátricas	Fadiga Dificuldade de concentração Irritabilidade Alucinações Depressão Confusão Convulsões Paranoia Perda de memória Fraqueza muscular
Musculares	Sinal de Chvostek Sinal de Trousseau (mais específico) Estridor laríngeo Tetania Cãibras
Oftalmológica	Catarata
Dermatológicas	Xerostomia Alopecia (axilar e pubiana)
Cardiovascular	ECG: prolongamento do intervalo QT

388 Guia Prático de Emergências Clínicas

Tabela 13.24 – Causas de hipocalcemia em adultos.

Hipoparatireoidismo (PTH baixo)	Secreção inadequada de PTH: • Hipomagnesemia* • Alcalose respiratória Ausência das glândulas paratireoideas ou de PTH: • Pós-cirúrgico (cirurgias cervicais) • Destruição glandular por radiação Doenças infiltrativas: • Hemocromatose • Doença de Wilson • Metástase Doenças autoimunes: • Síndrome poliglandular autoimune "Síndrome da fome óssea": • pós-paratireoidectomia Infecção por HIV
Hiperparatireoidismo secundário (PTH elevado)	Deficiência, perdas ou resistência de vitamina D: • Cirrose hepática • Desnutrição • Falência renal • Má absorsão (gastrectomia, esteatorreia) • Medicações para tuberculose (rifampicina e isoniazida) • Uso de anticonvulsivantes (fenobarbital e fenitoína) Resistência a PTH: • Hipomagnesemia* • Pseudo-hipoparatireoidismo tipos 1 ou 2 Perdas de cálcio da circulação: • Alcalose respiratória aguda • Hiperfosfatemia • Metástase osteoblástica • Pancreatite aguda • Rabdomiólise • Sepse ou doença aguda grave • Síndrome de lise tumoral

* Hipomagnesemia pode causar redução da secreção de paratormônio (PTH) ou sua resistência, portanto, pode estar associada a valores de PTH normais, baixos ou elevados.

▌TRATAMENTO

- Sempre investigar e, quando possível, tratar a(s) causa(s) de base.

- Dentre as causas possíveis, sempre avaliar hipomagnesemia e corrigi-la se presente.

- São indicações de reposição de cálcio pela via endovenosa (Fluxograma 13.4 e Tabela 13.25):
  - presença de sintomas graves (tetania, convulsões);
  - calcemia muito baixa (total ≤ 7,5 mg/dL ou iônico ≤ 0,8 mmol/L);
  - falha ou impossibilidade de reposição oral.

- Dose de cálcio elementar VO sugerida de 1 a 4 g/dia (Tabela 13.26).

- A reposição de vitamina D é indicada nos casos de deficiência do nutriente (ver subcapítulo 11.3) e nos casos de hipoparatireoidismo.

- A forma de reposição de vitamina D dependerá da causa de base. Nos casos de falência renal ou falta (hipoparatireoidismo) ou resistência ao PTH, utilizar calcitriol 0,25 a 0,5 mcg de 12/12 h, metabólito da vitamina D que não requer ativação renal.

- Nos casos crônicos, especialmente de hipoparatireodismo, o tratamento é mais delicado dada a excreção renal de cálcio, com risco de nefrocalcinose. Nesses casos, diuréticos tiazídicos poderão ser utilizados.

- Nos casos de "síndrome da fome óssea", grandes quantidades de cálcio e vitamina D ativa poderão ser necessários por dias e até semanas.

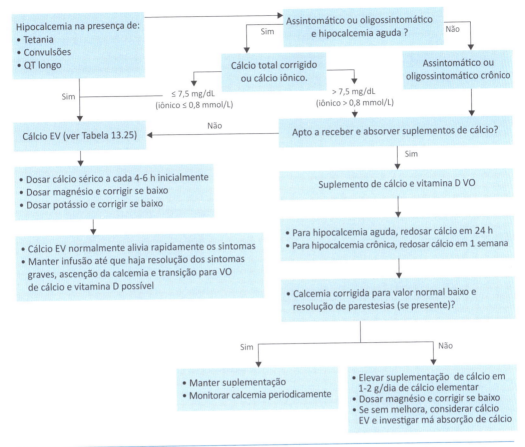

Fluxograma 13.4 Manejo inicial de hipocalcemia em pacientes sem doença mineral óssea por doença renal crônica (DRC).

Tabela 13.25 – Reposição de cálcio EV com gluconato de cálcio 10%.*

Modo	Diluição	Posologia	Comentários
Ataque	Mínimo de 50 mL de SF ou SG5%	10-20 mL (1-2 g) de gluconato de cálcio em 10-20 min	▪ Não diluir com fosfato ou bicarbonato dado o risco de precipitação ▪ Essa infusão eleva a calcemia por 2-3 h ▪ Caso haja persistência de hipocalcemia, manter infusão de manutenção e dosar o cálcio a cada 4-6 h
Manutenção	110 mL de gluconato de cálcio em 890 mL de SF ou SG5% (1 mg de cálcio elementar por mL)	0,5-1,5 mg de cálcio elementar por kg/h Iniciar a 50 mL/h e elevar ou diminuir taxa de infusão para manter calcemia em valores normais baixos	▪ Redosar calcemia a cada 4-6 h ▪ Manter infusão até que paciente esteja recebendo suplementação adequada de cálcio e vitamina D VO ▪ No caso de hipoparatireoidismo com hipocalcemia grave, optar pelo calcitriol (0,25-0,5 mcg de 12/12 h) como suplementação de vitamina D dada a rapidez do início da ação

* 100 mg/mL = aprox. 9,0 mEq/mL de cálcio elementar.

Tabela 13.26 – Formulações comuns de suplementos de cálcio.

Formulação	Dose por unidade	Cálcio elementar	Posologia* (unidade/dia)
Carbonato de cálcio	1.250 mg	500 mg	2-8 comprimidos
Carbonato de cálcio + D_3	1.250 mg + 200 UI	500 mg	2-8 comprimidos
Carbonato de cálcio + D_3	1.500 mg + 200 UI	600 mg	2-8 comprimidos
Citrato de cálcio + D_3	4 g + 200 UI	500 mg	2-8 sachês
Fosfato tribásico de cálcio + D_3	1.661 mg + 400 UI	600 mg	2-8 comprimidos

* Dividir dose em até 3 tomadas ao longo do dia, junto de refeições ou sucos cítricos. **D3**: colecalciferol.

13.8 Hipercalcemia

Daniel Ossamu Goldschmidt Kiminami
Caroline Mayumi Sugahara
Gustavo Frezza

- Definida a partir de valores plasmáticos de cálcio acima do valor de referência (10,5 mg/dL).
- O cálcio sofre variações conforme os valores de seu carreador albumina, o que pode não corresponder ao cálcio ativo (iônico). Assim, é necessária a correção do cálcio total (CaT) para albumina, ambos em mg/dL:

CaT corrigido: CaT medido + 0,8 × (4,0 – albumina)

SINAIS E SINTOMAS

Depende não só do grau da hipercalcemia, como da velocidade de ascensão. Em geral, os primeiro sintomas são fadiga, dificuldade de concentração, sonolência e depressão (Tabela 13.27).

EXAMES COMPLEMENTARES

Gerais: PTH, cálcio total e iônico, albumina, sódio, potássio, fósforo, ureia, creatinina, fosfatase alcalina, gasometria.

Exames específicos: a depender da hipótese diagnóstica (Tabela 13.28 e Fluxograma 13.5).

Tabela 13.27 – Manifestações clínicas de hipercalcemia.

Neuropsiquiátricas	Cefaleia Confusão Depressão Dificuldade de concentração Fadiga Fraqueza muscular Hiporreflexia Irritabilidade Perda de memória Sonolência Torpor
Gastrointestinais	Constipação Doença ulcerosa péptica Náusea e vômitos Pancreatite
Renais	Litíase renal Nefrocalcinose Polidipsia, poliúria e nictúria (diabetes *insipidus* nefrogênico)
Oftalmológica	Conjuntivite (deposição de cristais)
Cardiovasculares	ECG: encurtamento do intervalo QT Sensibilidade a digitálico

CAPÍTULO 13

Distúrbios Hidreletrolíticos **391**

▌ AVALIAÇÃO ETIOLÓGICA

Hipercalcemia ocorre por absorsão excessiva de Ca^{2+} intestinal, estimulação de reabsorção óssea, elevação da reabsorção renal ou combinação desses fatores (Tabela 13.28). As causas mais comuns são hipercalcemia da malignidade e hiperparatireoidismo primário. Quando a etilogia não estiver clara após anamnese, investigar hiperparatireoidismo primário primeiro dada a facilidade, especialmente se o PTH estiver alto ou entre normal e alto (Fluxograma 13.5).

▌ TRATAMENTO DE HIPERCALCEMIA GRAVE

Pacientes francamente sintomáticos ou com CaT > 14 mg/dL devem ser tratados de forma agressiva. O tratamento envolve:

- Tratamento da causa, se possível.
- Medidas gerais: evitar tiazídicos, lítio, carbonato de cálcio, desidratação e imobilização.
- Redução da calcemia. Para tanto, os bisfosfonatos associados à expansão volêmica são a primeira linha de tratamento para a maioria dos casos, especialmente em hipercalcemia da malignidade (Tabela 13.29).

Tabela 13.28 – Causas de hipercalcemia.	
Hiperparatireoidismo primário	Adenoma primário da glândula paratireoide Adenocarcinoma primário da glândula paratireoide Hiperplasia difusa das glândulas paratireoides Neoplasias endrócrinas múltiplas tipo 1 (MEN -1) Neoplasias endrócrinas múltiplas tipo 2A (MEN -2A)
Tumores sólidos (geralmente em estágio avançado)	Mama Pulmonar Renal Tireoidiano
Neoplasias hematológicas	Leucemia Linfoma Mieloma
Familiar	Doença de Jansen Hipercalcemia hipocalciúrica familiar
Intoxicação vitamínica	Hipervitaminose A Hipervitaminose D
Doenças granulomatosas	Doença de Hansen Histoplasmose Paracoccidioidomicose Sarcoidose Tuberculose
Outras endocrinopatias	Acromegalia Feocromocitoma Hiperparatireoidismo terciário (falência renal) Hipertireoidismo Insuficiência adrenal aguda
Outras	Imobilização Lítio Recuperação de lesão renal aguda por rabdomiólise Síndrome leite-álcali (ingestão elevada de carbonato de cálcio) Teofilina Tiazídicos (exacerbam hipercalcemia por outra causa)

Tabela 13.29 – Tratamento de hipercalcemia.

Medida	Posologia	Comentário
Expansão volêmica	2-4 L de SF0,9% em 24 h (objetivar diurese de 100-150 mL/h)	Objetiva correção da hipovolemia.
Furosemida	20-40 mg EV 1-2 vezes/dia	Apenas se sintomas congestivos ou insuficiência cardíaca (IC). Não iniciar antes da reidratação
Calcitonina	4 UI/kg SC ou IM 12/12 h (até 6/6 h)	Ação rápida em 2-6 h, mas com efeito curto de 2-4 dias dada a taquifilaxia. Utilizar como ponte para efeito dos bisfosfonatos
Bisfosfonatos EV	a) Zoledronato 4 mg (em 500 mL de SF ou SG5%:) fazer em pelo menos 15 min ou b) Pamidronato 60-90 mg (em 500 mL de SF ou SG5%:) fazer em pelo menos 4 h	Drogas de escolha na maioria dos casos. Zoledronato mais potente que pamidronato. Uso controverso em difunção renal grave (TFG < 30 mL/min). Têm efeito nas primeiras 24 h, com efeito máximo dentro da primeira semana
Denosumab	60 mg SC 1 vez/semana por 1 mês seguido de 1 vez/mês	Indicado para hipercalcemia refratária aos bisfosfonatos ou quando estes são contraindicados por disfunção renal grave (TFG < 30 mL/min)
Corticosteroides	a) Hidrocortisona 200-300 mg EV 1 vez/dia por 3-5 dias ou b) Prednisona 40-60 mg VO 1 vez/dia por 3-5 dias	Reservados para casos dependentes de vitamina D, como doenças granulomatosas (p. ex.: sarcoidose), ou linfoma
Diálise	Hemodiálise ou peritoneal	Última linha. Para casos de disfunção renal grave ou insuficiência cardíaca grave, nos quais a expansão volêmica não seja possível
Outras	Paratireoidectomia	Deve ser considerada em pacientes portadores de hipoparatireoidismo primário e crises de hipercalcemia graves

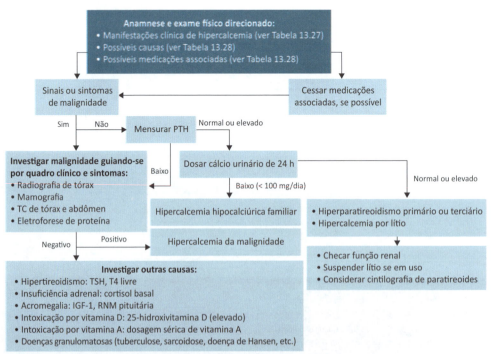

Fluxograma 13.5 – Avaliação diagnóstica de hipercalcemia.
PTH: paratormônio; **RNM:** ressonância nuclear magnética; **TC:** tomografia computadorizada.

13.9 Hipomagnesemia

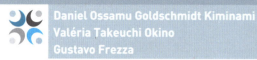

Daniel Ossamu Goldschmidt Kiminami
Valéria Takeuchi Okino
Gustavo Frezza

- Considera-se hipomagnesemia quando nível de magnésio (Mg⁺) < 1,7 mg/dL.
- Distúrbio comum, presente em até 60-65% dos pacientes em CTI.

SINAIS E SINTOMAS

Os sinais e sintomas neuromusculares são os mais comuns (Tabela 13.30) e geralmente só aparecem quando o magnésio plasmático cai abaixo de 1,2 mg/dL (1 mEq/L). Entretanto, a dosagem do magnésio sérico não reflete a quantidade corporal real (apenas 0,3%). Assim sendo, um paciente com dosagem sérica normal pode estar com estoque reduzido devido ao recrutamento do intra para o extracelular. Hipoalbuminemia pode levar à falsa dosagem baixa de magnésio.

Atenção a hipocalemia e hipocalcemia secundárias, que não serão resolvidas enquanto a hipomagnesemia não for corrigida.

EXAMES COMPLEMENTARES

Gerais: magnésio, cálcio total e iônico, albumina, sódio, potássio, fósforo, ureia, creatinina, gasometria, glicemia e ECG.

Exames específicos: a depender da hipótese diagnóstica (Tabela 13.31).

AVALIAÇÃO ETIOLÓGICA

Hipomagnesemia pode ocorrer por absorção intestinal comprometida ou, mais comumente, por perdas gastrointestinais excessivas, como diarreia. Também ocorre por reabsorção tubular renal comprometida e redistribuição rápida para espaço intracelular ou para formação de tecido ósseo (Tabela 13.31).

Tabela 13.30 – Manifestações clínicas de hipomagnesemia.

Neuromusculares	Apatia
	Cãibras
	Coma
	Convulsões
	Delirium
	Espasmos
	Movimentos involuntários (p. ex.: coreia)
	Nistagmo vertical ou horizontal
	Sinal de Chvostek
	Sinal de Trousseau
	Tetania
	Tremor
Respiratória	Insuficiência respiratória por fraqueza muscular
Cardiovasculares	Arritmias ventriculares
	ECG: ↑ PR, ↑ QRS, apiculamento ou achatamento de T
	Eleva risco de intoxicação por digitálicos
	Extrassístoles atriais e ventriculares
	Fibrilação atrial sustentada
	Hipertensão
Metabólicas	Hipocalcemia
	Hipocalemia

Tabela 13.31 – Principais causas de hipomagnesemia.

Baixa oferta	Desnutrição proteica calórica
	Etilismo crônico
Gastrointestinais	Abuso de laxativos
	Fístulas ou drenos intestinais
	Síndromes de má absorção
	Vômitos e diarreia
Reabsorção tubular renal comprometida	Diurese pós-obstrutiva
	Doença túbulo-intersticial
	Transplante renal
	Recuperação de necrose tubular renal
	Síndromes genéticas

CONTINUA ▶

Tabela 13.31 – (Continuação) Principais causas de hipomagnesemia.

Drogas e toxinas	Antibióticos (aminoglicosídeos, anfotericina B) Cetuximab Cisplatina Digoxina Diuréticos (alça, tiazídico, osmótico) Etanol Foscarnet Inibidores de bomba de prótons Interleucina 2 Pentamidina Tacrolimo
Alterações endócrinas e metabólicas	Acidose metabólica Diabetes *mellitus* mal controlado Expansão volêmica Hiperaldosteronismo (primário ou secundário) Hipercalcemia Hipertireoidismo Perdas de fosfato
Redistribuição aguda de magnésio	Para intracelular: • Catecolaminas • Correção de acidose respiratória • Paralisia periódica tireotóxica • Recuperação de cetoacidose diabética • Síndrome de realimentação Formação óssea acelerada: • Metástase osteoblástica • Pós-paratireoidectomia ("síndrome da fome óssea") • Terapia com calcitonina • Tratamento de deficiência de vitamina D Outras perdas: • Pancreatite aguda • Queimaduras extensas • Sudorese profusa • Transfusões sanguíneas maciças
Outras	Hipotermia Lesão cerebral aguda Síndrome de Sézary

TRATAMENTO

O tratamento envolve a identificação e a reversão da(s) causa(s) e reposição do magnésio deficitário. Ressalta-se que valores plasmáticos não representam o real valor de magnésio corporal total, justificando reposição em pacientes de risco com sintomas compatíveis, mesmo quando os valores plasmáticos estiverem normais. A forma de reposição dependerá da gravidade dos sintomas e do valor dosado:

- **Hipomagnesemia assintomática ou oligossintomática:** suplementação VO com sais de magnésio, como cloreto ou óxido de magnésio. A quantidade de magnésio elementar a ser administrada varia de 480 a 720 mg (40 a 60 mEq) por dia em doses divididas. Atentar para sintomas gastrointestinais secundários, especialmente diarreia.

- **Hipomagnesemia sintomática ou importante (< 1,2 mg/dL):** geralmente representa um déficit corporal de aproximadamente 125 a 250 mg/kg de magnésio, que deve ser reposto. Não há consenso quanto à melhor forma de reposição, mas geralmente utiliza-se sulfato de magnésio ($MgSO_4$) EV. Avaliar sinais de instabilidade hemodinâmica e seguir Tabelas 13.32 a 13.34 a seguir.

Tabela 13.32 – Reposição de magnésio EV em pacientes instáveis.

Condição	Posologia
Instabilidade hemodinâmica por arritmias graves, como *torsades de pointes* ou por hipocalemia grave associada à hipomagnesemia	1-2 ampolas (10-20 mL) de $MgSO_4$ 10% (1-2 g) sem diluição ou em 10-50 mL de SF para facilitar infusão em 2-15 min. Após, seguir com infusão contínua sugerida na Tabela 13.33

 Atenção

- Dosar o magnésio plasmático diariamente, cerca de 6 a 12 horas após término de cada dose de $MgSO_4$ infundida se possível.

- Embora haja ascensão rápida com a reposição EV, os estoques intracelulares demoram a ser repostos, por isso manter reposição por 2 a 5 dias após a normalização do magnésio plasmático. Considerar mais dias de reposição se a causa de base da hipomagnesemia não tiver sido corrigida.

- Alguns dias após o término da reposição, redosar o magnésio para garantir que a reposição foi adequada.
- Evitar passar de 12 gramas de magnésio por dia em pacientes com função renal normal.
- Em casos de insuficiência renal, a reposição deve ser cautelosa e com doses menores de MgSO$_4$ (≤ 50% da dose recomendada).
- Atentar para concentração de MgSO$_4$ utilizada (Tabela 13.34).
- Diluir solução para concentração final ≤ 20% quando se utilizar MgSO$_4$ a 50%. Como o MgSO$_4$ 10% já está diluído abaixo de 20%, poderá ser feito sem diluição, no entanto, ele geralmente é diluído para facilitar a administração.
- O MgSO$_4$ pode ser diluído em SF 0,9% ou SG 5%. E poderá ser feito com soluções contendo potássio.

Tabela 13.33 – Reposição de magnésio EV em pacientes estáveis.

Condição	MgSO$_4$	Posologia
Hipomagnesemia grave (< 1,2 mg/dL) ou sintomática	1-2 g (8-16 mEq)	**Ataque:** 1-2 ampolas de MgSO$_4$ 10% em 50-100 mL de SF ou SG5% em 5-60 min, seguidas de infusão descrita abaixo
	4-8 g (32-64 mEq)	**Infusão contínua:** MgSO$_4$ 10%: 4-8 ampolas de 10 mL em 250-1.000 mL de SF ou SG5% em 12-24 h* **ou** MgSO$_4$ 50%: 1-1,5 ampola de 10 mL em 250-1.000 mL de SF ou SG5% em 12-24 h*

* A partir de 6 gramas, fazer em 24h.

Tabela 13.34 – Apresentações de sulfato de magnésio (MgSO$_4$).

Apresentação	Unidade	Magnésio por unidade	Concentração (mg/mL)	Concentração (mEq/mL)
Sulfato de magnésio a 10%	Ampola de 10 mL	1 g	100 mg/mL	0,8 mEq/mL
	Bolsa de 100 mL	10 g	100 mg/mL	0,8 mEq/mL
Sulfato de magnésio a 50%	Ampola de 10 mL	5 g	500 mg/mL	4 mEq/mL
	Bolsa de 100 mL	50 g	500 mg/mL	4 mEq/mL

13.10 Hipofosfatemia

Daniel Ossamu Goldschmidt Kiminami
Valéria Takeuchi Okino
Gustavo Frezza

- Hipofosfatemia é definida quando valores de fosfato plasmático < 2,5 mg/dL.
- Prevalência estimada de 3% dos pacientes internados, 10% dos etilistas internados e 70% dos pacientes em ventilação mecânica.

SINAIS E SINTOMAS

Os sinais e sintomas neuromusculares, que vão desde fraqueza muscular a quadros mais graves como convulsões, coma e até morte, são os mais importantes, porém são raros em hipofosfatemias > 1,0 mg/dL.

Também se destaca a rabdomiólise como consequência possível de hipofosfatemia grave, especialmente em pacientes etilistas (Tabela 13.35).

Tabela 13.35 – Principais manifestações clínicas de hipofosfatemia.

Neuromusculares	Coma
	Confusão
	Convulsão
	Disartria
	Fraqueza muscular*
	Letargia
	Paralisia
	Parestesia
	Rabdomiólise
Gastrointestinais	Disfagia
	Íleo adinâmico
Hematológicas	Disfunção plaquetária e leucocitária
	Hemólise

* Fator contribuinte para desmame ventilatório difícil.

ETIOLOGIA

Ocorre por diminuição na absorção intestinal, perdas urinárias por redução de reabsorção tubular renal e/ou por redistribuição do fosfato do extracelular para espaço intracelular ou para tecido ósseo (Tabela 13.36).

Tabela 13.36 – Principais causas de hipofosfatemia.

Absorção intestinal diminuída	Anorexia ou desnutrição
	Antiácidos queladores de fosfato (alumínio ou magnésio)
	Deficiência de vitamina D
	Diarreia crônica, estetorreia
	Etilismo
Aumento de perdas urinárias	Diurese pós-obstrutiva
	Expansão volêmica
	Glicosúria (pós-tratamento de CAD)
	Hiperparatireoidismo primário e secundário
	Osteomalácia oncogênica
	Pós-transplante renal
	Recuperação renal pós-NTA
	Síndrome de Fanconi
	Pós-cirurgia hepática

CONTINUA ▶

Tabela 13.36 – (Continuação) Principais causas de hipofosfatemia.

Drogas ou toxinas	Acetozolamida
	Bicarbonato
	Bisfosfonatos
	Calcitonina
	Cisplatina
	Corticosteroides em doses elevadas
	Etanol
	Foscarnet
	Paraquat
	Tenofovir
	Tolueno
Redistribuição	Para espaço intracelular:
	• Alcalose respiratória
	• Catecolaminas (epinefrina, terbutalina, dopamina)
	• Crise blástica leucêmica
	• Grande queimado
	• Síndrome de abstinência alcoólica
	• Síndrome de realimentação
	• Tratamento de hiperglicemia com insulina
	Para tecido ósseo:
	• Pós-paratireoidectomia ("síndrome da fome óssea")
	• Metástases osteoblásticas
	• Tratamento de deficiência de vitamina D
Perdas por terapia renal substitutiva	Hemodiálise intermitente e terapias contínuas

NTA: necrose tubular aguda; **CAD:** cetoacidose diabética.

TRATAMENTO

- O tratamento, além de buscar corrigir a causa de base (ver Tabela 13.36), consiste em repor o déficit de fosfato, geralmente nos casos moderados a graves (dosagem sérica < 2 mg/dL).

- A reposição via oral é sempre preferível, principalmente nos casos leves, dado risco de precipitação do fósforo endovenoso com o cálcio plasmático, podendo resultar em lesão renal aguda, hipocalcemia e arritmias graves.

- Reserva-se a reposição endovenosa para casos com sintomas graves ou quando a fosfatemia estiver muito baixa (< 1,0 mg/dL).

CAPÍTULO 13

Reposição oral ou enteral

- Recomenda-se a reposição com 30-40 mg de fósforo elementar por kg/dia (cerca de 1 a 3 g ou 32,25 a 96,75 mmol de fosfato).
- A reposição VO pode causar diarreia e irritação gástrica, principalmente em dose acima de 1 g (dividir a quantidade desejada por dia em 3 a 4 tomadas).
- Para uso ambulatorial, existe a opção de suplementos manipulados.
- Para uso hospitalar, as opções disponíveis em nosso serviço são:
  - **Solução de fosfato de sódio:** 1 mL contém 24 mg de fósforo elementar, além de 0,77 mmol de sódio.
  - **Solução de fosfato tribásico de cálcio 3,19%:** 1 mL contém 6,37 mg de fósforo elementar, além de 12,36 mg de cálcio.
- Dosar fósforo 2 a 12 horas após início da reposição diária.

- Vitamina D ativa é necessária para absorção intestinal de fósforo, repor essa vitamina se deficiência (ver subcapítulo 11.3).

Reposição endovenosa

- Reservada para casos com sintomas graves ou fosfatemia < 1,0 mg/dL.
- Transicionar para VO assim que a fosfatemia ≥ 2 mg/dL.
- Enquanto em reposição EV, dosar fosfato sérico a cada 6 a 12 horas.
- A reposição dependerá do valor sérico da fosfatemia (fósforo inorgânico) e presença ou não de hipercalemia.
- A reposição é geralmente realizada por meio de infusão de fosfato de potássio (Tabela 13.37).
- Em caso de hipercalemia, realizar a reposição com glicerofosfato de sódio (Tabela 13.38).

Tabela 13.37 – Reposição de fósforo EV com fosfato de potássio.	
Valor sérico de fósforo (fósforo inorgânico) em mg/dL	**Fosfato de potássio (2 mEq/mL)**
1,3-2,0	0,07-0,22 mL/kg em 6 h Dose máxima: 27 mL
< 1,3	0,22-0,45 mL/kg em 8-12 h Dose máxima: 70 mL
Atenção	
• 1 mL de fosfato de potássio a 2 mEq/mL contém 1,12 mmol de fósforo elementar e 2 mEq de potássio. Desse modo, sempre verificar a concentração de potássio e sua velocidade de infusão máxima sugerida (ver subcapítulo 13.5) • Diminuir a velocidade de infusão em pacientes com disfunção renal • Pode ser diluída em soluções diversas: NaCl 0,9%, NaCl 0,45%, SG5% ou SGF5% • Evitar diluição em mesma solução com magnésio ou cálcio (risco de precipitação) • Preferir infusão em acesso central. Se indisponível, diluir em volume acima de 500 mL de diluente	

Tabela 13.38 – Reposição de fósforo EV com glicerofosfato de sódio.	
Valor sérico de fósforo (fósforo inorgânico) em mg/dL	**Glicerofosfato de sódio**
1,3-2,0	0,08-0,24 mL/kg em 6 h Dose máxima: 30 mL
< 1,3	0,25-0,5 mL/kg em 8-12 h Dose máxima: 80 mL
Atenção	
• 1 mL de glicerofosfato de sódio a 216 mg/mL contém 1,0 mmol de fósforo elementar e 2 mEq de sódio • Seguir as mesmas recomendações quanto a diluição e infusão descritas para fosfato de potássio (ver Tabela 13.37)	

BIBLIOGRAFIA

1. Adrogué HJ, Madias NE. Hypernatremia. N Engl J Med 2000; 342:1493.
2. Ashurst J, Sergent SR, Sergent BR. Evidence-based management of potassium disorders in the emergency department. Emergency Medicine Practice 2016 18 1–24.
3. Berl T, Jeff M, Sands JM, et al. Disorders of water metabolism, Section III, Chapter 8, Comprehensive clinical nephrology, 6th Ed, Elsevier; ISBN:978-0-323-47909-7.
4. Bichet DG, et al. Treatment of nephrogenic diabetes insipidus. Uptodate online. Acesso 2017.
5. Body JJ. Hypercalcemia of malignancy. Semin Nephrol 2004; 24:48.
6. Braun MM, et al. Diagnosis and management of sodium disorders: hyponatremia and hypernatremia. Am Fam Physician.2015;91(5):299-307.
7. Carroll MF, Schade DS. Am Fam Physician. A practical approach to hypercalcemia. 2003 May 1;67(9):1959-66.
8. Carson JM, Stuart L, et al. Hypernatremia. Chapter 8. National kidney foundation's Primer on kidney diseases / [edited by] Scott J.Gilbert, Daniel E. Weiner, 7th Ed. Copyright © 2018 by Elsevier, Inc., and National Kidney Foundation. ISBN 9780323477949.
9. Cooper MS, Glttoes NJ. Diagnosis and management of hypocalcaemia. BMJ 2008; 336:1298.
10. Ellison DH, Berl T, et al. The syndrome of inappropriate anti diuresis. N Engl J Med 356:2064–2072.
11. Geerse DA, Bindels AJ, et al. Treatment of hypophosphatemia in the intensive care unit: a review. Crit Care.2010;14(4):R147.
12. Goltzman D, et al. Diagnostic approach to hypocalcemia. Uptodate online. Acesso 2018.
13. Goltzman D, et al. Treatment of Hypocalcemia. Uptodate online. Acesso 2017.
14. Hannan FM, Thakker RV. Investigating hypocalcaemia. BMJ 2013:346:f2213.
15. Hansen BA, Bruserud Ø. Hypomagnesemia as a potentially life-threatening adverse effect of pantoprazole. Oxf Med Case Reports.2016;2016(7):147-9.
16. Hansen BA, Bruserud Ø. Hypomagnesemia in critically ill patients; Journal of Intensive Care 2018 6:21.
17. Kardalas E, et al. Hypokalemia: a clinical update. Endocrine Connections (2018) 7, R135–R146.
18. Kelly A, Levine MA. Hypocalcemia in the critically ill patient. J Intensive Care Med 2013;28:166.
19. Kraft MD, Btaiche IF, et al. Treatment of electrolyte disorders in adult patients in the intensive care unit. Am J Health Syst Pharm. 2005;62:1663–82.
20. Maier JD, Levine SN. Hypercalcemia in the intensive care unit: a review of pathophysiology, diagnosis, and modern therapy. J Intensive Care Med 2015; 30:235.
21. Mount DB, et al. Causes of hypokalemia in adults. Uptodate online. Acesso 2017.
22. Mount DB, et al. Clinical manifestations and treatment of hypokalemia in adults. Uptodate online. Acesso 2017.
23. Mount DB, et al. Evaluation of the adult patient with hypokalemia. Uptodate online. Acesso 2017.
24. Muhsin SA, Mount DB. Diagnosis and treatment of hypernatremia. Best Pract Res Clin Endocrinol Metab. 2016 Mar;30(2):189-203.
25. Ryman KM, Canada TW. Deficiencies of magnesium replacement in the critically ill. J Intensive Care Med 2018 May;33(5):325-326.
26. Schwartz WB, Bennett W, Curelop S, Bartter FC (1957) A syndrome of renal sodium loss and hyponatremia probably resulting from inappropriate secretion of antidiuretic hormone. Am J Med 1957 Oct;23(4):529-42.
27. Shane E, Berenson JR, et al. Treatment of hypercalcemia. Uptodate online. Acesso 2017.
28. Spasovski G, Vanholder R, Allolio B, et al. Clinical practice guideline on diagnosis and treatment of hyponatraemia. Eur J Endocrinol. 2014 Feb 25;170(3):G1–47.

29. Stens RH, Grieff M, et al. Treatment of hyperkalemia: something old, something new. Kidney International (2016) 89, 546–554.

30. Sterns RH, Diagnostic evaluation of adults with hyponatremia. Uptodate online. Acesso 2017.

31. Sterns RH, Hoorn EJ, et al. Treatment of hypernatremia. Uptodate online. Acesso 2018.

32. Sterns RH, Pathophysiology and etiology of the syndrome of inappropriate antidiuretic hormone secretion (SIADH). Uptodate online. Acesso 2017.

33. Sterns RH, Treatment of hyponatremia: Syndrome of inappropriate antidiuretic hormone secretion (SIADH) and reset osmostat. Uptodate online. Acesso 2017.

34. Sterns RH: Disorders of plasma sodium causes, consequences, and correction. N Engl J Med 372: 55–65, 2015.

35. Young P, Psirides A. Intensive care unit drug manual, Wellington Regional Hospital, 2 ed. 2013.

36. Yu ASL, et al. Evaluation and treatment of hypomagnesemia. Uptodate online. Acesso 2017.

37. Yu ASL, Stubbs JR, et al. Evaluation and treatment of hypophosphatemia. Uptodate online. Acesso 2017.

CAPÍTULO

14

Neurologia

14.1 Acidente Vascular Cerebral Isquêmico

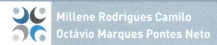

Millene Rodrigues Camilo
Octávio Marques Pontes Neto

- A doença cerebrovascular é a segunda causa de óbito no Brasil e a principal causa de incapacidade entre os adultos.
- O acidente vascular cerebral isquêmico (AVCi) é responsável por cerca de 80% dos casos de AVC.
- Caracteriza-se pelo surgimento rápido de sinais e sintomas sugestivos de comprometimento encefálico focal, devido a obstrução do suprimento sanguíneo ou a um fluxo sanguíneo inadequado.

QUADRO CLÍNICO

- O AVC apresenta-se com uma vasta gama de sinais e sintomas dependentes do território vascular acometido, bem como da circulação colateral ao redor da área afetada.
- Suspeitar de um AVC quando o indivíduo apresentar um quadro súbito de déficit neurológico focal (hemiparesia e/ou hipoestesia unilateral, hemianopsia, afasia, etc.).
- Adicionalmente, o exame neurológico permite o reconhecimento das principais síndromes clínicas (Tabela 14.1), que ajudará na localização da lesão e na escolha terapêutica mais adequada.
- Ressalta-se, contudo, que para a diferenciação definitiva entre AVCi e hemorrágico (AVCh) é necessário um exame de neuroimagem.

DIAGNÓSTICO

- A confirmação diagnóstica do AVCi é geralmente obtida pela tomografia computadorizada (TC) de crânio sem contraste, que demonstrará a lesão isquêmica como uma área de hipodensidade.
- Em estudos multicêntricos, a TC é o único exame de imagem requerido para a realização do tratamento trombolítico, já que, primordialmente exclui a presença de hemorragia.

Tabela 14.1 – Classificação de Bamford.

Síndrome da circulação anterior total (TACS)	Síndrome da circulação anterior parcial (PACS)	Síndrome lacunar (LACS)	Síndrome da circulação posterior (POCS)
Critérios	**Critérios**	**Critérios**	**Critérios**
Todos os 3 seguintes:	2 dos seguintes:	1 dos seguintes:	1 dos seguintes:
• Fraqueza unilateral (e/ou déficit sensitivo) pelo menos em 2 áreas (face, braço, perna) • Hemianopsia homônima • Disfunção cerebral cortical (afasia, negligência, etc.)	• Fraqueza unilateral (e/ou déficit sensitivo) em face, braço ou perna • Hemianopsia homônima • Disfunção cerebral cortical (afasia, negligência, etc.) – pode estar presente isoladamente	• Déficit sensitivo puro • Déficit motor puro • Déficit sensitivo-motor • Hemiparesia atáxica • Disartria – mão inábil	• Paresia de nervo craniano ipsilateral e déficit motor e/ou sensitivo contralateral • Déficit motor e/ou sensitivo bilateral • Alteração do olhar conjugado • Disfunção cerebelar • Hemianopsia homônima isolada ou cegueira cortical

Fonte: adaptada de Bamford et al. (1991).

CAPÍTULO 14

Neurologia **403**

- Ao ser comparada à ressonância nuclear magnética (RNM), nota-se que a TC é mais rápida, menos suscetível a artefatos e de menor custo. Contudo, em casos selecionados, a RNM ou a perfusão por TC poderão ser necessárias na decisão quanto à terapia de recanalização.

- Na fase aguda do AVC, um escore muito utilizado para mensurar a extensão da isquemia na TC de crânio é o *Alberta Stroke Program Early CT Score* (ASPECTS), um sistema de escore baseado em 10 regiões de distribuição da artéria cerebral média (6 regiões corticais – de M1 a M6, núcleo caudado, núcleo lentiforme, cápsula interna e córtex da ínsula). Cada região afetada perde 1 ponto do inicial de 10, de forma que quanto maior o número de áreas afetadas, menor o escore.

- A angiotomografia (angio-TC) de crânio deve ser realizada, se possível, em todos os pacientes com AVCi, principalmente na fase aguda, já que ao identificar o vaso acometido, pode-se programar rapidamente uma abordagem endovascular, se for o caso. E também auxilia na investigação etiológica do AVC.

▌ AVALIAÇÃO NEUROLÓGICA INICIAL

A avaliação neurológica inicial é feita a partir do nível de consciência por meio da escala de coma de Glasgow e da mensuração do déficit neurológico pela escala de AVC do NIH (do inglês *National Institutes of Health*) – Tabela 14.2.

▌ MANEJO GERAL INICIAL

O manejo inicial do paciente na fase aguda do AVC consiste, inicialmente, na manutenção da estabilidade hemodinâmica.

- **Vias aéreas e suporte ventilatório**
  - A hipóxia é uma causa potencial de piora da lesão cerebral, principalmente, por afetar a área de penumbra.

  - Recomenda-se a utilização de oxigenioterapia para manter uma saturação de $O_2 > 94\%$.
  - Intubação orotraqueal (IOT) e ventilação mecânica (VM) se:
    - ▸ Sinais de insuficiência respiratória iminente.
    - ▸ Rebaixamento do nível de consciência com prejuízo dos reflexos de proteção da via aérea (p. ex., pontuação < 9 na escala de coma de Glasgow).
    - ▸ Ausência dos reflexos de tosse e vômito com risco óbvio de aspiração.

- **Glicemia**
  - A glicemia elevada é um achado comum na fase aguda do AVCi, estando associada a um pior desfecho.
  - Dessa forma, deve-se evitar o uso de solução glicosada nas primeiras 24 horas do AVC e tratar níveis glicêmicos que excedam 180 mg/dL.
  - A hipoglicemia, também é prejudicial, podendo causar crise convulsiva e/ou déficit neurológico semelhante ao do AVC. Neste caso, a correção da glicemia (glicose 50% endovenosa [EV]) resolverá o déficit neurológico.
  - Portanto, recomenda-se verificar a glicemia capilar em todos os pacientes com suspeita de AVC agudo.

- **Controle da temperatura**
  - A hipertermia associa-se ao aumento da taxa de mortalidade e, portanto, sua origem deve ser identificada e tratada.
  - A investigação de causas infecciosas é mandatória.
  - Febre de origem central deve ser sempre um diagnóstico de exclusão.

- **Drogas anticonvulsivantes**

  O uso de anticonvulsivante profilático não é recomendado em pacientes com AVCi. O tratamento com drogas antiepilépticas (DAE) deve ser realizado se:
  - Crises epilépticas ou *status epilepticus* (SE).
  - Alteração do nível de consciência com achados eletroencefalográficos de crises.

404 Guia Prático de Emergências Clínicas

Tabela 14.2 – NIHSS (*National Institutes of Health Stroke Scale*).

Categoria	Definição
1A. Nível de consciência	**0** Alerta; reponde com entusiasmo. **1** Não alerta, mas ao ser acordado por mínima estimulação obedece, responde ou reage. **2** Não alerta, requer repetida estimulação ou estimulação dolorosa para realizar movimentos (não estereotipados). **3** Responde somente com reflexo motor ou reações autonômicas, ou totalmente não responsivo, flácido e arreflexo.
1B. Perguntas de nível de consciência: perguntar mês e idade	**0** Responde ambas as questões corretamente. **1** Responde uma questão corretamente. **2** Não responde nenhuma questão corretamente.
1C. Comandos de nível de consciência: "Feche os olhos" e "Aperte a mão"	**0** Realiza ambas as tarefas corretamente. **1** Realiza uma tarefa corretamente. **2** Não realiza nenhuma tarefa corretamente.
2. Melhor olhar conjugado	**0** Normal. **1** Paralisia parcial do olhar. **2** Desvio forçado.
3. Campo visual	**0** Sem perda visual. **1** Hemianopsia parcial. **2** Hemianopsia completa. **3** Hemianopsia bilateral.
4. Paralisia facial	**0** Normal. **1** Paralisia leve (apagamento da prega nasolabial, assimetria no sorriso). **2** Paralisia parcial (paralisia total/quase total da região inferior da face). **3** Paralisia completa (região superior e inferior da face).
5. Motor para braços (90° ou 45° por 10 s) 5A. Braço esquerdo 5B. Braço direito	**0** Sem queda. **1** Queda; porém não toca a cama ou outro suporte. **2** Algum esforço contra a gravidade. **3** Nenhum esforço contra a gravidade. **4** Nenhum movimento. **NT** Amputação ou fusão articular, explique:_____
6. Motor para pernas (30° por 5 s) 6A. Perna esquerda 6B. Perna direita	**0** Sem queda. **1** Queda; porém não toca a cama ou outro suporte. **2** Algum esforço contra a gravidade. **3** Nenhum esforço contra a gravidade. **4** Nenhum movimento. **NT** Amputação ou fusão articular, explique:_____
7. Ataxia de membros	**0** Ausente. **1** Presente em um membro. **2** Presente em dois membros. **NT** Amputação ou fusão articular, explique:_____
8. Sensibilidade	**0** Normal; nenhuma perda. **1** Perda sensitiva leve a moderada; a sensibilidade está diminuída do lado afetado, mas o paciente está ciente de que está sendo tocado. **2** Perda da sensibilidade grave ou total; o paciente não sente que estás sendo tocado.
9. Melhor linguagem	**0** Sem afasia; normal. **1** Afasia leve a moderada; alguma perda óbvia da fluência ou dificuldade de compreensão, sem limitação significativa das ideias expressadas ou forma de expressão. **2** Afasia grave; toda a comunicação é feita através de expressões fragmentadas; grande necessidade de interferência, questionamento e adivinhação por parte do examinador. **3** Mudo, afasia global; nenhuma fala útil ou compreensão auditiva.

CONTINUA ▶

CAPÍTULO 14

Tabela 14.2 – (Continuação) NIHSS (*National Institutes of Health Stroke Scale*).

Categoria	Definição
10. Disartria	**0** Normal. **1** Disartria leve a moderada; paciente arrasta pelo menos algumas palavras, e na pior das hipóteses, pode ser entendido, com alguma dificuldade. **2** Disartria grave; fala do paciente é tão empastada que chega a ser ininteligível, na ausência de disfasia ou com disfasia desproporcional, ou é mudo/anártrico. **NT** Intubado ou outra barreira física; explique_____
11. Extinção ou desatenção	**0** Nenhuma anormalidade. **1** Desatenção visual, tátil, auditiva, espacial ou pessoal, ou extinção à estimulação simultânea em uma das modalidades sensoriais. **2** Profunda hemi-desatenção ou extinção para mais de uma modalidade; não reconhece a própria mão ou se orienta somente para um lado do espaço.

Adaptado de Cincura *et al.*, 2009

- **Profilaxia de trombose venosa profunda**
  Pacientes com AVCi estão sob elevado risco de trombose venosa profunda (TVP) e tromboembolismo pulmonar (TEP). Recomenda-se como profilaxia:
  - ▸ Heparina não fracionada subcutânea (5.000 UI 2 a 3 ×/dia) ou,
  - ▸ Heparina de baixo peso molecular (enoxaparina 40 mg 1 ×/dia)
  - – Prefere-se a enoxaparina dada a facilidade posológica e o menor risco de trombocitopenia induzida por heparina.
  - – Deve ser iniciada dentro das primeiras 48 horas após admissão hospitalar.
  - – Nos casos submetidos à terapia de recanalização, aguarda-se a TC controle para exclusão de sangramento.
- **Disfagia e broncoaspiração**
  - – Existe um alto risco de broncoaspiração em pacientes com AVCi durante os primeiros dias após o ictus, principalmente, naqueles com NIHSS elevado, sintomas bulbares ou alteração do nível de consciência. Assim, uma avaliação formal por fonoaudióloga é importante para tomada de conduta em relação à via de alimentação mais adequada.
  - – É razoável manter o paciente em jejum durante as primeiras 24 horas após o íctus.

MANEJO PRESSÓRICO

- A elevação da pressão arterial (PA) é frequentemente observada na fase aguda do AVCi.
- Para pacientes candidatos à terapia trombolítica, manter a PA abaixo de 185 × 110 mmHg.
- Caso contrário, reduzir a PA apenas se extremamente elevada (PA sistólica > 220 mmHg ou diastólica > 120 mmHg). Nestas situações, a redução não deve exceder 15% do valor da PA inicial nas primeiras 24 horas. Exceção a esta regra ocorre em casos específicos, como na dissecção aórtica aguda, encefalopatia hipertensiva, isquemia do miocárdio, entre outros.
- Os anti-hipertensivos endovenosos disponíveis em nosso meio são: metoprolol, esmolol, hidralazina e nitroprussiato de sódio (Tabela 14.3). Os anti-hipertensivos via oral (VO) devem ser instituídos e titulados assim que possível, após as primeiras 24 horas da admissão hospitalar.

TERAPIA DE REPERFUSÃO COM TROMBOLÍTICOS

- O tratamento trombolítico é realizado com o uso do alteplase (rt-PA) na dose de:

406 Guia Prático de Emergências Clínicas

Tabela 14.3 – Medicações anti-hipertensivas para acidente vascular cerebral.

Droga	Diluição sugerida	Dose intravenosa*	Contraindicações
Metoprolol (5 mg/5 mL)	Fazer sem diluição (1 mg/mL)	2,5-5 mg em *bolus* lento (1-2 mg/min) a cada 10 min (até o máximo de 20 mg) e depois a cada 4-6 h.	IC grave, DPOC, asma, hipotensão, bradicardia.
Esmolol (2.500 mg/10 mL)	5.000 mg (2 amp) em 500 mL de SG5% ou SF = 10.000 mcg/mL	250-500 mcg/kg (0,025-0,05 mL/kg) em *bolus* (1 min) e infusão a 50-300 mcg/kg/min (0,3-1,8 mL/kg/h). Ajustar infusão em 50 mcg/kg/min (0,3 mL/kg/h) a cada 5 min.	IC grave, DPOC, asma, hipotensão, bradicardia.
Hidralazina (20 mg/1 mL)	Para *bolus* inicial: 20 mg (1 amp) em 20 mL de SF ou RL = 1 mg/mL Para infusão contínua: 200 mg (10 amp) em 190 mL de SF ou RL = 1 mg/mL	5 mg a cada 10-20 min (dose máxima 20-40 mg). Infusão EV: 50-150 mcg/min (3-9 mL/h).	Taquicardia reflexa, isquemia cardíaca, aneurisma dissecante da aorta.
Nitroprussiato de sódio (50 mg/2 mL)	50 mg (1 amp) em 250 mL de SG5% (melhor), SF ou RL = 200 mcg/mL	0,25-10 mcg/kg/min (0,075-3 mL/kg/h). Ajustar infusão em 0,5 mcg/kg/min (0,15 mL/kg/h) a cada 3-5 min.	Potencial aumento da PIC, intoxicação por cianeto e tiocianeto.

* As doses em mL/kg, mL/kg/h ou mL/h são referentes às diluições sugeridas. **amp:** ampola(s); **IC:** insuficiência cardíaca; **DPOC:** doença pulmonar obstrutiva crônica; **PIC:** pressão intracraniana.

> 0,9 mg/kg (dose máxima de 90 mg), sendo 10% da dose feita em *bolus* e o restante em bomba de infusão durante 1 h

- O rt-PA vem em frascos com 10, 20 ou 50 mg em pó liófilo injetável, acompanhado por diluente próprio.
- Após diluição, a concentração final do rt--PA é de 1 mg/mL para fácil titulação.
- Os critérios de inclusão/exclusão à trombólise estão apresentados na Tabela 14.4.
- A janela terapêutica é de 4,5 horas e, por isso, deve-se determinar o mais precisamente possível o horário do início dos sintomas (Fluxograma 14.1). Contudo, em casos selecionados, estudos recentes demonstraram também benefício clínico ao aumentar o tempo da janela terapêutica para o tratamento trombolítico (até 9 horas no estudo EXTEND).

Cuidados pós-trombólise

Quanto aos cuidados e condutas nas primeiras 24 horas pós-trombólise, recomenda-se:

- Manter PA < 180 × 105 mmHg.
- Manter o monitoramento cardíaco e de sinais vitais.
- Utilizar cateter nasal ou máscara de O_2 para manter saturação de O_2 > 94%.
- Não administrar heparina, antiagregante plaquetário ou anticoagulante.
- Manter o paciente em jejum por 24 horas pelo risco de hemorragia e/ou necessidade de intervenção cirúrgica de urgência.
- Neste caso, não deixar soluções glicosadas de manutenção.
- Manter hidratação com soro fisiológico 0,9% EV.
- Manter controle glicêmico.
- Não passar sonda nasoentérica nas primeiras 24 horas.
- Não passar sonda vesical. Se for imprescindível o uso, esperar até, pelo menos 30 minutos do término da infusão do trombolítico.
- Não realizar cateterização venosa central ou punção arterial nas primeiras 24 horas.
- Atentar para surgimento de angioedema facial.
- Manter temperatura axilar < 37,5 °C.
- Realizar eletrocardiograma (ECG).

CAPÍTULO 14

Tabela 14.4 – Critérios de inclusão e exclusão ao tratamento trombolítico.

Critérios de inclusão

- Diagnóstico de AVCi com déficit neurológico mensurável
- Início dos sintomas ≤ 4,5 h
- Exame de imagem sem evidência de hemorragia
- Idade ≥ 18 anos

Critérios de exclusão

- Uso de anticoagulantes orais com tempo de protrombina (TP) > 15 s ou INR > 1,7, ou uso de DOAC nas últimas 48 h
- Coagulopatia com INR > 1,7, TTPa > 40 s ou plaquetas < 100.000/mm³
- Uso de heparina nas últimas 48 h com TTPa elevado ou heparina de baixo peso em dose plena nas últimas 24 h
- AVCi ou traumatismo cranioencefálico grave nos últimos 3 meses
- Histórico de hemorragia intracraniana, neoplasia intra-axial, aneurisma cerebral ou malformações arteriovenosas
- Hipodensidade extensa no território da artéria cerebral média
- Hipertensão arterial grave refratária ao tratamento (sistólica ≥ 185 mmHg ou diastólica ≥ 110 mmHg, em 3 ocasiões com 10 min de intervalo)
- Melhora completa dos sinais e sintomas no período anterior ao início da trombólise
- Déficits neurológicos leves (sem repercussão funcional significativa)
- Cirurgia de grande porte ou procedimento invasivo ou trauma extracraniano grave nos últimos 14 dias
- Sangramento geniturinário ou gastrointestinal nos últimos 21 dias
- Punção arterial em sítio não compressível nos últimos 7 dias
- Evidência de endocardite bacteriana ou êmbolo séptico
- Neoplasia gastrointestinal ou histórico de varizes esofagianas
- Gravidez (contraindicação relativa)
- Infarto do miocárdio nos últimos 3 meses (contraindicação relativa)
- Suspeita de hemorragia subaracnóidea ou dissecção aguda de aorta
- Glicemia < 50 mg/dL com reversão dos sintomas após correção

INR: *international normalized ratio*; **TTPa:** tempo de tromboplastina parcial ativada; **AVCi:** acidente vascular cerebral isquêmico; **DOAC:** anticoagulante oral direto.

▌TERAPIA DE REPERFUSÃO COM TROMBECTOMIA MECÂNICA

- A trombectomia mecânica se refere às técnicas e dispositivos endovasculares utilizados com objetivo de recanalização arterial e, consequentemente, reperfusão da área acometida.
- O procedimento envolve a passagem de um cateter intra-arterial, guiado por radiografia, por onde serão inseridos os dispositivos usados para a remoção do trombo.
- Diversos dispositivos já foram desenvolvidos, dando-se destaque, atualmente, para os *stent retrievers* de segunda geração e o sistema de tromboaspiração, que podem ser utilizados isoladamente ou em combinação, a depender da disponibilidade e experiência local.
- A terapia endovascular está indicada para pacientes com **oclusão proximal de grandes vasos, com janela terapêutica de 6 horas**, que preencherem os critérios descritos na Tabela 14.5. Quando elegíveis, os pacientes devem realizar a terapia trombolítica, mas não se deve aguardar o término do trombolítico para avaliar melhora clínica e decidir quanto à terapia endovascular.
- Recentemente, alguns estudos demonstraram o benefício da trombectomia mecânica para uma janela estendida (até 8 horas no estudo RESILIENT, até 16 horas no DEFUSE 3 e até 24 horas no DAWN) para pacientes selecionados por imagem de perfusão (exame que estima a área infartada – *core* – e a área potencialmente salvável – penumbra).

Tabela 14.5 – Critérios de indicação de terapia endovascular.

Boa funcionalidade previamente ao evento, avaliada pela escala modificada de Rankin ≤ 1

Oclusão de artéria carótida interna ou segmento M1 da artéria cerebral média

Idade ≥ 18 anos

NIHSS ≥ 6

ASPECTS ≥ 6

Punção arterial até 6 h do início dos sintomas

NIHSS: *National Institutes of Health Stroke Scale*; **ASPECTS:** *Alberta Stroke Program Early CT Score.*

408 Guia Prático de Emergências Clínicas

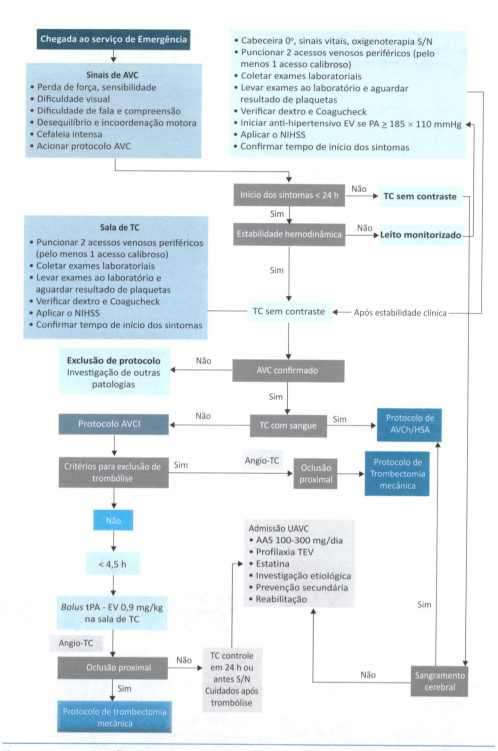

Fluxograma 14.1 — Atendimento ao paciente com acidente vascular cerebral (AVC) agudo.

AVCh: acidente vascular cerebral hemorrágico; **HSA:** hemorragia subaracnóidea; **TC:** tomografia computadorizada; **AVCi:** acidente vascular cerebral isquêmico; **UAVC:** unidade de acidente vascular cerebral; **angio-TC:** angiotomografia; **TEV:** tromboembolismo venoso.

14.2 Acidente Vascular Cerebral Hemorrágico

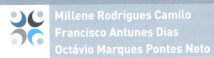
Millene Rodrigues Camilo
Francisco Antunes Dias
Octávio Marques Pontes Neto

- O acidente vascular cerebral hemorrágico (AVCh) é responsável por cerca de 10% a 15% de todos os casos de AVC.
- É causado pela ruptura espontânea, não traumática de um vaso, com extravasamento de sangue para o interior do cérebro (hemorragia intraparenquimatosa), para o sistema ventricular (hemorragia intraventricular) e/ou para o espaço subaracnóideo (hemorragia subaracnóidea).
- A hemorragia intraparenquimatosa é o subtipo de AVCh de pior prognóstico, com taxa de mortalidade em 1 ano em torno de 60%.

ETIOLOGIA
- São múltiplas as causas possíveis de hemorragia intracraniana (Tabela 14.6).

QUADRO CLÍNICO
- Déficit neurológico focal súbito como hemiparesia e/ou hipoestesia unilateral, hemianopsia, afasia, etc.
- Os sintomas dependem da região cerebral acometida.
- Cefaleia e vômito são comuns, geralmente devido ao aumento da pressão intracraniana (PIC) ou distorção de estruturas cerebrais.
- Pressão arterial sistólica (PAS) > 220 mmHg, coma ou rebaixamento do nível de consciência e progressão dos sintomas em minutos ou horas podem sugerir hemorragia intraparenquimatosa (HIP).
- Entretanto, nenhum sintoma é específico. Dessa forma, apesar das diversas tentativas de diferenciar clinicamente hemorragia intracraniana de AVCi, esta distinção não é confiável e um exame de neuroimagem **é obrigatório**.

Tabela 14.6 – Causas de hemorragia intracraniana.

Primária
Hipertensão arterial crônica
Angiopatia amiloide cerebral

Secundária
Malformações vasculares   - Malformação arteriovenosa   - Telangiectasia   - Angioma cavernoso   - Angioma venoso
Aneurismas (saculares, infecciosos, traumáticos, neoplásicos)
Coagulopatias   - Coagulopatias primárias: hemofilia A e B, doença de Von Willebrand, afibrinogenemia   - Coagulopatias secundárias: púrpura trombocitopênica idiopática, coagulação intravascular disseminada, púrpura trombocitopênica trombótica, síndrome HELLP, trombocitopenia em síndromes mieloproliferativas, mieloma múltiplo   - Fármacos antitrombóticos: antiagregantes, anticoagulantes, trombolíticos
Tumores cerebrais primários ou metastáticos
Vasculopatias   - Vasculites sistêmicas   - Vasculite isolada do sistema nervoso central   - Outras: sarcoidose, doença de Behçet, doença de Moya-Moya, dissecção arterial, vasculite infecciosa, anemia falciforme
Relacionadas a variações bruscas da pressão arterial ou do fluxo sanguíneo cerebral   - Fármacos ou drogas com efeito simpaticomimético (anfetamina, efedrina, descongestionantes nasais, cocaína, IMAO, etc.)   - Eclâmpsia   - Exposição ao frio   - Após estimulação do nervo trigêmeo   - Após picada de escorpião   - Após endarterectomia ou angioplastia para estenose carotídea crítica

CONTINUA ▶

Tabela 14.6 – (Continuação) Causas de hemorragia intracraniana.
▪ Após intervenção cirúrgica para cardiopatia congênita ▪ Após procedimentos cirúrgicos em fossa posterior ▪ Após transplante cardíaco ▪ Após eletroconvulsoterapia
Outras ▪ Trombose venosa cerebral ▪ Transformação hemorrágica de infarto isquêmico ▪ Migrânea ▪ Endometriose cerebral ▪ Intoxicação por metanol ▪ Síndrome de Zieve

Fonte: adaptada de Pontes-Neto et al. (2009).

DIAGNÓSTICO

Todos os pacientes devem ser avaliados na admissão hospitalar com:

- Escala de AVC do NIH (do inglês, *National Institutes of Health*): para mensurar seu déficit neurológico (ver subcapítulo 14.1).
- ICH (*intracranial hemorrhage*) escore: para avaliação prognóstica (Tabela 14.7 e Figura 14.1).
- sICH (*secondary intracranial hemorrhage*) escore: para avaliar probabilidade da existência de etiologia vascular subjacente (Tabela 14.8).
- TC de crânio apresenta elevada sensibilidade na fase aguda.

Tabela 14.8 – sICH escore.	
Parâmetro	**Pontos**
Categorização da TC sem contraste[a]	
Alta probabilidade	2
Indeterminada	1
Baixa probabilidade	0
Idade (anos)	
18-45 anos	2
46-70 anos	1
≥ 71 anos	0
Sexo	
Feminino	1
Masculino	0
Ausência de hipertensão conhecida e de distúrbio de coagulação[b]	
Sim	1
Não	0
Interpretação	**Soma dos Pontos**
Baixa probabilidade de etiologia vascular	0-2
Alta probabilidade de etiologia vascular	≥ 3

[a]Alta probabilidade pela TC sem contraste: um exame com 1) vasos dilatados ou calcificações ao longo das margens da HIP; ou 2) hiperatenuação dentro de um seio venoso dural ou veia cortical ao longo do trajeto da drenagem venosa presumida da HIP. Baixa probabilidade: HIP localizada nos gânglios da base, tálamo ou tronco cerebral com exclusão dos critérios de alta probabilidade. Indeterminada: não atende os critérios de alta ou baixa probabilidade.
[b]Distúrbio da coagulação: INR > 3, TTPa > 80 s, plaquetas < 50.000 ou terapia antiplaquetária diária.
Fonte: adaptada de Delgado Almandoz et al. (2010).

Tabela 14.7 – ICH escore.		
Componentes		**Pontuação**
Glasgow	3-4	2
	5-12	1
	13-15	0
Volume da hemorragia (cm³)	≥ 30	1
	< 30	0
Inundação ventricular	Sim	1
	Não	0
Origem infratentorial	Sim	1
	Não	0
Idade (anos)	≥ 80	1
	< 80	0
Escore total		0-6

Fonte: adaptada de Hemphill et al. (2001).

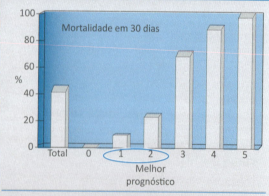

Figura 14.1 Mortalidade em 30 dias de acordo com o ICH escore.

- A HIP aguda é visualizada como uma hiperdensidade, pontuando entre 40 e 60 unidades Hounsfield (HU).
- A mensuração do volume do hematoma deve ser realizada pelo método ABC/2 (Figura 14.2). O volume inicial é o principal fator prognóstico da HIP.

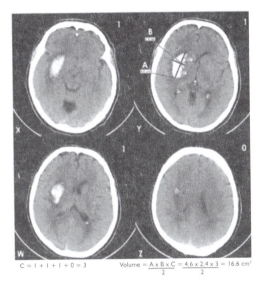

- Primeiro, determina-se o corte tomográfico em que o hematoma aparece com maior área (corte índice).
- Neste corte índice, A é o maior diâmetro do hematoma e B é o maior diâmetro perpendicular a A. As medidas são em centímetros.
- C é o número de cortes de 10 mm em que o hematoma aparece. Utiliza-se como parâmetro a imagem do corte índice que receberá o valor de 1. Os demais cortes de 10 mm que apresentarem hematoma com área ≥ 75% da área do corte índice também receberão valor de 1. Os próximos cortes de 10 mm com área do hematoma entre 25% e 75% da área do corte índice receberão o valor de 0,5; e os cortes com hematoma de área menor que 25% da área do hematoma no corte índice não serão computados. Os valores atribuídos a cada corte são somados para obtenção do valor de C.
- Finalmente, os valores de A, B e C são multiplicados entre si e divididos por 2. Assim, temos o volume do hematoma em cm³. Neste exemplo, A = 4,6 cm e B = 2,4 cm formam as medidas no corte índice Y; para o cálculo de C, os cortes sequenciais X, Y e W receberam valor igual a 1 e o corte Z recebeu valor 0. Portanto, C = 3. Os valores de A, B e C são multiplicados entre si e divididos por 2, resultando em um volume de 16,6 cm³.

Figura 14.2 – Método ABC/2.
Fonte: adaptada de Pontes-Neto *et al.* (2009).

- É necessário, também, avaliar a presença de hemoventrículo, hemorragia subaracnóidea associada, edema cerebral, desvio da linha média, herniação cerebral e hidrocefalia.
- A angio-TC do crânio deve ser realizada, se possível, em todos os pacientes para pesquisa de causas secundárias (ver Tabela 14.6).

MANEJO GERAL

Não há ainda um tratamento específico para HIP com nível 1A de evidência científica. Como abordagem inicial, preconiza-se:

- Avaliação das vias aéreas, respiração, circulação, sinais vitais.
- Detecção de sinais neurológicos focais.
- Encaminhar rapidamente para leito monitorizado.
- Obter acesso venoso periférico.
- Verificar glicemia capilar.
- Fornecer O_2 suplementar para manter saturação de O_2 > 92%.
- Risco de êmese: considerar ondansetrona 4 mg EV.
- O estado neurológico do paciente deve ser reavaliado em intervalos curtos, utilizando NIHSS, escala de coma de Glasgow e avaliação pupilar.

Vias aéreas e respiração

IOT e VM se:

- Sinais de insuficiência respiratória iminente.
- Rebaixamento do nível de consciência com prejuízo dos reflexos de proteção da via aérea (p. ex., pontuação < 9 na escala de coma de Glasgow).
- Ausência dos reflexos de tosse e vômito com risco óbvio de aspiração.
- Se IOT indicada:
  - Sequência rápida, uso de sedativos de ação rápida (propofol ou etomidato)
  - Bloqueadores neuromusculares não despolarizantes (atracúrio ou vecurônio), os quais não aumentam a pressão intracraniana, preferencialmente.

412 Guia Prático de Emergências Clínicas

– Após a IOT, ventilação com frequência ventilatória e volume-minuto para obter uma $PaCO_2$ próxima de 35 mmHg, e evitar hiperventilação agressiva.

Glicemia

A glicemia elevada na admissão é um fator preditivo de mortalidade e de mau prognóstico. A hipoglicemia também é prejudicial e deve ser evitada. Glicemia deve ser monitorada, sendo a normoglicemia recomendada, com alvo entre 80 e 140 mg/dL.

- **Hipoglicemia:** glicose 50% EV; associar tiamina em etilistas crônicos ou outros grupos de risco.
- **Hiperglicemia:** insulina regular conforme protocolo.

Controle da temperatura

A temperatura corporal deve ser mantida em níveis normais. Febre é comum em HIP lobar, em gânglios da base e, especialmente, quando há hemorragia intraventricular. Recomenda-se o uso de paracetamol ou dipirona. Em casos refratários, pode ser necessária a associação de anti-inflamatórios não esteroides (AINE), métodos físicos externos e resfriamento ativo interno (cateteres intravasculares de resfriamento), embora tais métodos ainda não tenham sido adequadamente investigados quanto à sua eficácia e segurança.

Drogas anticonvulsivantes

O tratamento com drogas antiepilépticas (DAE) deve ser realizado se:

- Crises epilépticas ou *status epilepticus* por HIP.
- Alteração do nível de consciência com achados eletroencefalográficos de crises.
- Medicações anticonvulsivantes profiláticas não devem ser usadas de rotina. Contudo, em algumas situações, ponderar seu uso se:
  - Hemorragia lobar.
  - Rebaixamento do nível de consciência não justificada apenas pela HIP e

sem possibilidade de realização precoce da eletroencefalografia (EEG).
  - Sinais de HIC grave.

Nessas situações profiláticas, o anticonvulsivante deve ser usado por um período curto, geralmente por até 1 mês, e posteriormente retirado de forma gradual. As DAE inicialmente utilizadas são fenitoína e fenobarbital, em infusão EV.

Profilaxia de trombose venosa profunda

Pacientes com AVCh estão sob elevado risco de TVP e TEP. Profilaxia indicada:

- Idealmente, dispositivos de compressão pneumática de membros inferiores desde a admissão.
- Heparina não fracionada subcutânea em doses baixas (5.000 UI 2 a 3 ×/dia) ou preferivelmente heparina de baixo peso molecular (enoxaparina 40 mg) após 48 horas da HIP e com a documentação da estabilidade do volume do hematoma em TC de crânio.

Disfagia

Deve-se manter dieta zero nas primeiras 24 horas, com soro glicofisiológico de manutenção se necessário. A avaliação específica para rastreio de disfagia deve ser sempre preconizada.

▍ PRESSÃO ARTERIAL

- A elevação da PA é comum na fase aguda da HIP e está associada a piora clínica, morte ou incapacidade. Também está relacionada a maior risco de expansão do sangramento.
- Para estabelecer o alvo da PA, divide-se os pacientes em dois grupos, conforme Tabela 14.9 e Fluxograma 14.2.
- Os anti-hipertensivos endovenosos disponíveis em nosso meio são: metoprolol, esmolol ou hidralazina (Tabela 14.10).

Tabela 14.9 – Controle da pressão arterial (PA) na hemorragia intraparenquimatosa (HIP).

HIP com volume < 30 mL e/ou com fatores preditivos de alto risco para expansão do hematoma

- Controle agressivo da PA após a admissão hospitalar, com alvo de PAS entre 130-140 mmHg a ser atingido nas primeiras 6 h

HIP com volume > 30 mL e/ou sinais clínicos/radiológicos de HIC

- Redução excessiva da PA pode acarretar diminuição da pressão de perfusão cerebral (PPC)
- Monitorização da PIC, seja de forma invasiva ou não invasiva, para manter a PPC (PPC = PAM – PIC) em torno de 60-80 mmHg
- Se hipotensão (PA sistólica < 90 mmHg): tratar agressivamente com fluidos EV e/ou infusão de aminas vasoativas
- PA deve ser mantida em torno de 160 × 90 mmHg
- Pacientes com volume > 30 mL, mas que tenham HIC descartada, também são candidatos a controle agressivo da PA (ver Fluxograma 14.2)

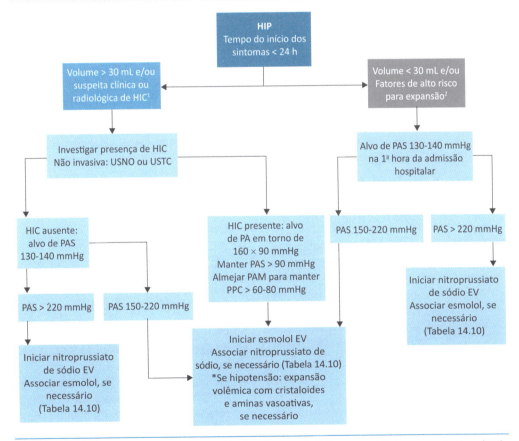

Fluxograma 14.2 – Controle da pressão arterial (PA) na fase aguda da hemorragia intraparenquimatosa (HIP).
HIC: hipertensão intracraniana; **USNO**: ultrassonografia de nervo óptico; **USTC**: ultrassonografia transcraniana.
[1]Suspeita clínica de HIC: coma ou rebaixamento significativo do nível de consciência, tríade de *Cushing*, pupilas midriáticas fixas ou anisocóricas, vômitos incoercíveis, entre outros. Suspeita radiológica de HIC: presença de herniação cerebral, desvio de linha média, perda de diferenciação córtex-substância branca, hemorragia ventricular extensa, entre outros.
[2]Fatores de alto risco para expansão do hematoma: discrasia sanguínea, uso de anticoagulantes, *spot sign* positivo, presença de *blend sign* (nível líquido no interior do hematoma), presença de *swirl sign* (hipodensidade no interior do hematoma), presença de aneurisma roto intracraniano, entre outros.

414 Guia Prático de Emergências Clínicas

Tabela 14.10 – Medicações anti-hipertensivas endovenosas (EV).

Droga	Diluição sugerida	Dose EV*	Contraindicações
Metoprolol (5 mg/5 mL)	Fazer sem diluição (1 mg/mL)	2,5-5 mg em *bolus* lento (1-2 mg/min) a cada 10 min (até o máximo de 20 mg) e depois a cada 4-6 h	IC grave, DPOC, asma, hipotensão, bradicardia
Esmolol (2.500 mg/10 mL)	5.000 mg (2 amp) em 500 mL de SG5% ou SF = 10.000 mcg/mL	250-500 mcg/kg (0,025-0,05 mL/kg) em *bolus* (1 min) e infusão a 50-300 mcg/kg/min (0,3-1,8 mL/kg/h). Ajustar infusão em 50 mcg/kg/min (0,3 mL/kg/h) a cada 5 min	IC grave, DPOC, asma, hipotensão, bradicardia
Hidralazina (20 mg/1 mL)	Para *bolus* inicial: 20 mg (1 amp) em 20 mL de SF ou RL = 1 mg/mL Para infusão contínua: 200 mg (10 amp) em 190 mL de SF ou RL = 1 mg/mL	5 mg a cada 10-20 min (dose máxima 20-40 mg). Infusão EV: 50-150 mcg/min (3-9 mL/h)	Taquicardia reflexa, isquemia cardíaca, aneurisma dissecante da aorta
Nitroprussiato de sódio (50 mg/2 mL)	50 mg (1 amp) em 250 mL de SG5% (melhor), SF ou RL = 200 mcg/mL	0,25-10 mcg/kg/min (0,075-3 mL/kg/h). Ajustar infusão em 0,5 mcg/kg/min (0,15 mL/kg/h) a cada 3-5 min	Potencial aumento da PIC, intoxicação por cianeto e tiocianeto

* As doses em mL/kg, mL/kg/h ou mL/h são referentes às diluições sugeridas. **amp:** ampola(s); **IC:** insuficiência cardíaca; **DPOC:** doença pulmonar obstrutiva crônica; **PIC:** pressão intracraniana; **RL:** Ringer Lactato.

- Para casos mais graves ou refratários, pode-se utilizar a infusão de nitroprussiato de sódio, com atenção para um potencial aumento da PIC por essa medicação.
- Os anti-hipertensivos VO, devem ser instituídos e titulados assim que possível, após as primeiras 24 horas da admissão hospitalar.
- Após a fase aguda da HIP, não havendo contraindicação, a PA deve ser bem controlada em todos pacientes, sendo razoável uma PA < 140 × 90 mmHg (< 130 × 80 mmHg, se diabetes ou doença renal crônica).

HIPERTENSÃO INTRACRANIANA

A frequência exata de hipertensão intracraniana (HIC) é desconhecida. Deve-se considerar a monitorização da PIC nos pacientes de maior risco, que são: volume do hematoma > 30 mL; sinais clínicos e radiológicos, como Glasgow ≤ 8, herniação cerebral, hemorragia intraventricular significativa ou hidrocefalia.

- **PIC invasiva:** inserção cirúrgica de transdutores intracranianos, técnica padrão ouro. Riscos: infecção e hemorragia no trajeto do cateter.
- **PIC não invasiva:** ultrassom transcraniano (USTC) e/ou ultrassom do nervo óptico (USNO).

Se HIC identificada, considerar:

- Elevação da cabeceira a 30°.
- Analgesia, sedação, bloqueadores neuromusculares.
- Manitol 20% (ataque dose 0,25-1 mg/kg + 0,25 a 0,5 mg/kg a cada 3 a 6 horas) e/ou solução salina hipertônica (manter osmolaridade sérica 300 a 320 mOsm/L).
- Hiperventilação para atingir $PaCO_2$ entre 30 e 35 mmHg.
- Coma barbitúrico em casos refratários.
- Avaliação imediata pela equipe de neurocirurgia.
- A drenagem ventricular externa (DVE) como tratamento da hidrocefalia obstru-

tiva é indicada em pacientes com redução do nível de consciência.
- Corticosteroides (como dexametasona) não devem ser utilizados, devido pouca eficácia e aumento no risco de infecções.

TERAPIA HEMOSTÁTICA

Em casos selecionados, o uso de antifibrinolíticos como o ácido tranexâmico pode ser considerado, especialmente nos pacientes com alto risco de expansão do hematoma, sobretudo naqueles com hemorragia associada ao uso de agentes trombolíticos. O fator VII ativado recombinante (rFVIIa) não tem evidência para seu uso até o momento.

- Pacientes com discrasia sanguínea congênita ou adquirida: transfundir hemoderivados de acordo com a doença de base.
- Pacientes com plaquetopenia (plaquetas < 100.000/mm^3): transfusão de plaquetas, 6 unidades, em dose única.
- Pacientes em uso de quaisquer antiagregantes plaquetários, como o ácido aceltisalicílico (AAS), mas sem plaquetopenia: a transfusão de plaquetas está contraindicada.

REVERSÃO DE ANTICOAGULAÇÃO

- Pacientes em uso de varfarina ou outro cumarínico:
  - **Objetivo:** normalização do INR para valores < 1,4.
  - Plasma fresco congelado (PFC) 10 a 15 mL/kg a cada 6 horas **ou** concentrado de complexo protrombínico (CCP) 15 a 30 UI/kg **E**
  - Vitamina K 10 mg EV.

> **OBSERVAÇÃO**
> O CCP apresenta maior eficácia, com reversão da anticoagulação em menor tempo, menor volume infundido e menores taxas de complicações, e deve ser a terapia de escolha, se disponível.

- Pacientes em uso de anticoagulantes orais diretos (DOACs; dabigatrana, rivaroxabana, apixabana ou edoxabana):
  - Se ingestão oral recente (< 2 horas): carvão ativado.
  - Apenas o uso de CCP (15 a 30 UI/kg) está indicado, se disponível.
  - Dabigatrana: idarucizumab (Praxbind©) EV na dose total de 5 g, com infusão de 50 mL contendo 2,5 g da droga, sendo repetido após 10 a 15 minutos.
  - Hemodiálise imediata também pode ser eficaz.
- Pacientes em uso de heparinas em dose plena:
  - Sulfato de protamina: 1 mg para cada 100 UI de HNF ou 1 mg de enoxaparina (dose máxima de 50 mg).

TRATAMENTO CIRÚRGICO

Até o momento, não há nenhum ensaio clínico randomizado que tenha demonstrado real benefício do tratamento cirúrgico da HIP. A utilidade de procedimento cirúrgico para pacientes com HIP permanece incerta. No entanto, há algumas exceções específicas a serem consideradas nas primeiras 24 horas:

- Hemorragia cerebelar e diâmetro > 3 cm, com deterioração neurológica ou com compressão de tronco e/ou hidrocefalia não comunicante: craniectomia descompressiva de fossa posterior e drenagem do hematoma o mais brevemente possível. O tratamento inicial apenas com drenagem ventricular está contraindicado.
- Hematoma lobar > 30 mL e localizado até 1 cm da superfície craniana: craniotomia com evacuação da hemorragia. A equipe de neurocirurgia deve sempre ser consultada.

Em pacientes com HIP de volume > 30 mL e que não se enquadram nos critérios descritos anteriormente, craniotomia ou outros procedimentos cirúrgicos podem ser considerados, em casos selecionados, sendo que estes devem sempre ser discutidos com a equipe de Neurocirurgia.

14.3 Traumatismo Cranioencefálico

Guilherme Gozzoli Podolsky Gondim
Benedicto Oscar Colli

- O traumatismo cranioencéfalico (TCE) é causa importante de morbidade e mortalidade, tanto em países desenvolvidos como em desenvolvimento.
- O seu manejo exige atenção do médico emergencista às prioridades no atendimento inicial, assim como das metas fisiológicas, com o objetivo de evitar a ocorrência de lesão cerebral secundária, otimizando assim as chances de um desfecho funcional favorável e limitando a possibilidade de sequelas ou óbito.

EPIDEMIOLOGIA

- No mundo, estimam-se mais de 10 milhões de casos/ano motivando internação hospitalar ou óbito.
- Nos Estados Unidos, somente em 2014, foram registrados 2,87 milhões de atendimentos relacionados a TCE, com 288.000 internações e mais de 56.800 óbitos.
- No Brasil, segundo o Ministério da Saúde, no período de 2010 a 2019 foi registrada uma média de 104.500 internações/ano relacionadas a traumatismos intracranianos.
- Enquanto em países em desenvolvimento nota-se uma proporção maior de casos de TCE secundários a acidentes de trânsito e agressões, nos países desenvolvidos há um predomínio da queda como principal mecanismo, particularmente envolvendo a população idosa. Ainda neste subgrupo, são características fisiológicas fragilidade, comprometimentos visual, de propriocepção e de marcha, e nota-se a influência das comorbidades e do uso crônico de medicamentos como anticoagulantes, como fatores que podem impactar desfavoravelmente a evolução clínica.
- Em nossa realidade, adicionalmente ao envelhecimento da população, há ainda a influência das distâncias percorridas pelo paciente até o acesso ao serviço terciário – impactando negativamente no desfecho funcional e aumentando a mortalidade, reforçando a necessidade de um adequado atendimento inicial pelo médico emergencista, até o tratamento definitivo.

FISIOPATOLOGIA

- Após o trauma inicial, uma série de eventos é desencadeada, que se não prontamente reconhecidos e tratados. Esses eventos podem levar ao aumento da pressão intracraniana, com consequente lesão cerebral secundária e redução da possibilidade de um desfecho neurológico favorável, com aumento inclusive da possibilidade de óbito.
- Como mecanismos fisiopatológicos, primariamente temos a lesão do tecido cerebral, levando à alteração no metabolismo intracelular, liberação de mediadores inflamatórios, incluindo radicais livres, comprometimento da autorregulação vascular cerebral, déficit perfusional tecidual e progressão do edema citotóxico. Hemorragias intracranianas, como o hematoma subdural agudo, contribuem para o processo inflamatório e, principalmente, para o aumento da pressão intracraniana após o esgotamento dos mecanismos compensatórios, como o deslocamento de liquor do espaço subaracnóideo intracraniano para o raquimedular e o retorno venoso do volume de sangue intracraniano.
- Desse modo, o objetivo fundamental no atendimento inicial ao paciente com TCE deve ser o de evitar a ocorrência de lesão

CAPÍTULO 14   Neurologia **417**

cerebral secundária, atentando-se à correta sequência de prioridades, evitando possíveis armadilhas e não atrasando o tratamento definitivo.

ABORDAGEM INICIAL

O atendimento inicial do paciente com TCE deve seguir a sistematização do Suporte Avançado de Vida ao Traumatizado (*ATLS – American College of Surgeons*). Apesar da ordem das prioridades dentro dessa metodologia não se alterar (ABCDE), existem particularidades a serem observadas no atendimento do paciente traumatizado que apresente suspeita de TCE grave, como IOT precoce e manutenção de PAS ≥ 100 mmHg (Tabela 14.11).

A correta identificação e classificação do TCE (Tabela 14.12), baseada no nível de consciência (i.e., pontuação na escala de coma de Glasgow), histórico de inconsciência e amnésia pós-traumática, define tanto condutas diagnósticas (indicação de TC de crânio – Tabela 14.13), como terapêuticas (por exemplo, IOT precoce) e finalmente estimativas de prognóstico. Ver Fluxograma 14.3 para visão geral do atendimento na instituição aos pacientes adultos com suspeita de TCE agudo.

Tabela 14.11 – Avaliação primária e particularidades no TCE grave.

Etapa	Cuidados específicos no paciente com TCE grave.	
A	Vias aéreas e proteção da coluna cervical	Intubação orotraqueal para pacientes com TCE grave (Glasgow ≤ 8) – se possível, avaliar nível de consciência antes da intubação; evitar mobilização da coluna cervical; evitar compressão das veias jugulares (manter retorno venoso apropriado)
B	Ventilação	Evitar hipoxemia; evitar retenção de CO_2; evitar valores elevados de PEEP – risco de prejuízo ao retorno venoso com elevação da pressão intracraniana
C	Circulação	Evitar hipotensão arterial; controlar hemorragias externas, inclusive de couro cabeludo, com possíveis repercussões hemodinâmicas; manter PAS ≥ 100 mmHg
D	Disfunção	Avaliar nível de consciência (escala de coma de Glasgow); reflexos pupilares e pesquisa de sinais neurológicos focais (i.e., assimetrias)
E	Exposição	Evitar hipotermia

Tabela 14.12 – Classificação do traumatismo cranioencefálico (TCE).

Critério	Leve	Moderado	Grave
Escala de coma de Glasgow (melhor pontuação nas primeiras 24 h)	13-15	9-12	≤ 8
Perda de consciência	0-30 min	> 30 min e < 24 h	> 24 h
Amnésia pós-traumática	≤ 1 dia	> 1 e < 7 dias	> 7 dias

Fonte: adaptada de Orman *et al.* (2011).

TOMOGRAFIA COMPUTADORIZADA DE CRÂNIO

- Após as avaliações primária e secundária segundo as diretrizes do ATLS e com estabilidade hemodinâmica, encaminha-se o paciente com indicação para realização de TC de crânio (Tabela 14.13).
- O exame tomográfico é realizado inicialmente sem a injeção de contraste iodado EV, tendo em vista a característica hiperdensidade das hemorragias intracranianas agudas (Figura 14.3).
- A consideração da complementação do exame com injeção do contraste iodado ou protocolo de angio-TC deve ser discutida com as equipes de Radiologia, Neurologia ou Neurocirurgia, sendo indicada principalmente nos casos de TCE penetrante ou no qual há suspeita de lesão vascular, como dissecção carotídea ou ruptura de aneurismas ou malformações arteriovenosas intracranianas.

MANEJO CLÍNICO

- O fluxo sanguíneo cerebral (FSC) é diretamente proporcional à pressão de perfusão cerebral (PPC) e inversamente proporcional à resistência cérebro vascular (RCV).
- A PPC é definida como a diferença entre a pressão arterial média (PAM) e a pressão venosa, que é igual à pressão intracraniana (PIC):

$$FSC = \frac{PPC}{RCV} = \frac{PAM - PIC}{RCV}$$

- Uma das principais consequências da lesão do tecido cerebral é o comprometimento dos mecanismos de autorregulação vascular cerebral, que deixa de ser efetiva na regulação do FSC, que passa a depender da PPC.
- A presença de hipotensão, associada ao aumento da PIC, leva à redução do PPC e do FSC causando déficit perfusional e consequente isquemia e lesão cerebral secundária. Por isso, a **PPC deve ser mantida entre 60 e 70 mmHg**, evitando-se hipotensão arterial.
- Em pacientes com TCE grave, ainda no atendimento inicial, objetivamos uma PAS ≥ 100 mmHg nos pacientes entre 50 e 69 anos e ≥ 110 mmHg nos pacientes entre 15 e 49 anos ou nos com mais de 70 anos.
- Adicionalmente, a ocorrência de hipóxia potencializa a possibilidade de lesão cerebral secundária, devendo manter-se como meta a SaO_2 ≥ 94%.
- Outros parâmetros fisiológicos e laboratoriais alvo para o paciente com TCE grave estão discriminados na Tabela 14.14.

Tabela 14.13 – Principais indicações de tomografia computadorizada (TC) de crânio.

TCE leve com alto risco para intervenção neurocirúrgica

- Glasgow < 15 após 2 h do trauma
- Suspeita de fratura exposta ou fechada de crânio
- Qualquer sinal de fratura de base de crânio (i.e., hemotímpano, sinal do guaxinim, sinal de Battle, otorreia ou rinorreia)
- Vômitos (> de 2 episódios)
- Idade > 65 anos
- Uso de anticoagulantes

TCE leve com risco moderado de lesão cerebral

- Perda de consciência (> 5 min)
- Amnésia anterior ao impacto (> 30 min)
- Mecanismo perigoso (i.e., atropelamento, ejeção de veículos, queda > 2 metros ou cinco degraus)

TCE moderado

TCE grave

TCE penetrante ou com suspeita de fratura craniana

Fonte: adaptada de American College of Surgeons (2018).

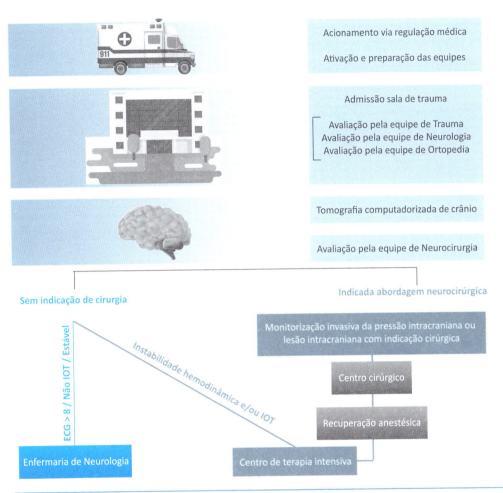

Fluxograma 14.3 – Sugestão para o atendimento do paciente adulto com suspeita de traumatismo cranioencefálico (TCE) agudo.

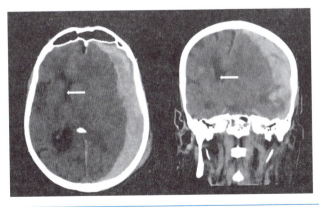

Figura 14.3 – Exemplo de achados radiológicos – tomografia computadorizada (TC) de crânio sem contraste – em um paciente comatoso com hematoma subdural agudo traumático à esquerda. Note o significativo desvio de linha média contralateral (setas brancas).
Fonte: arquivo pessoal dos autores.

Tabela 14.14 – Metas fisiológicas no manejo clínico do traumatismo cranioencefálico (TCE) grave.

- $SaO_2 \geq 94\%$
- Temperatura cerebral[1] 36-38 °C
- Glicemia 80-180 mg/dL
- PAS ≥ 100 mmHg para pacientes com 50-69 anos
- PAS ≥ 110 mmHg para pacientes com 15-49 anos ou > 70 anos
- Pressão intracraniana (PIC) 5-15 mmHg
- Pressão de perfusão cerebral (PPC) 60-70 mmHg
- Sódio sérico[2] 135-145 mEq/L
- Hemoglobina > 7,0 g/dL
- Plaquetas ≥ 75 x 10^3 /mm³
- TP/INR ≤ 1,4
- PaO_2 60-100 mmHg
- $PaCO_2$ 35-45 mmHg

[1] Temperatura central (esofágica, retal, vesical ou de artéria pulmonar): 35-37°C; Temperatura axilar: 34-36°C. [2] Até 160 mEq/L se em uso de salina hipertônica.

Fonte: adaptada de American College of Surgeons Committee on Trauma (2015); Picetti *et al.* (2019); Carney *et al.* (2017).

Tabela 14.15 – Critérios para indicação de monitorização invasiva da pressão intracraniana (PIC).

- Glasgow ≤ 8 e tomografia computadorizada (TC) de crânio anormal (ao menos 1 dos seguintes):
  - Hematomas
  - Contusões
  - Edema
  - Herniação
  - Cisternas basais comprimidas

- Glasgow ≤ 8 e TC de crânio normal + ao menos 2 dos critérios seguintes presentes na admissão:
  - Idade > 40 anos
  - Postura patológica unilateral ou bilateral
  - PAS < 90 mmHg

Fonte: adaptada de Carney *et al.* (2017).

■ MONITORIZAÇÃO DA PRESSÃO INTRACRANIANA

- Entre as diferentes modalidades de monitoramento do paciente com TCE grave, a mensuração contínua da PIC por métodos invasivos é considerada padrão ouro.
- Por meio de um cateter inserido no sistema ventricular intracraniano ou através de transdutores epidurais, subdurais ou intraparenquimatosos podem ser obtidos parâmetros como o valor da PIC, curva temporal, temperatura tissular, saturação de oxigênio tecidual e em sistemas mais avançados, microdiálise de metabólitos teciduais, como lactato ou eletrólitos.
- A indicação da monitorização invasiva da PIC no paciente com TCE grave está resumida na Tabela 14.15.

■ CONDUTAS NA SUSPEITA DE HIPERTENSÃO INTRACRANIANA

- Em adultos, valores de **PIC ≥ 20 mmHg são considerados elevados**, motivando medidas clínicas e eventualmente cirúrgicas para a sua redução.
- Além da mensuração invasiva, sinais clínicos podem sugerir a ocorrência de HIC no paciente com TCE, como:
  - Tríade de *Cushing*: hipertensão arterial + bradicardia + irregularidade do padrão respiratório.
  - Anisocoria.
  - Sinais localizatórios focais (como assimetria na resposta a estímulos dolorosos).
  - Rebaixamento progressivo do nível de consciência.
  - Posturas patológicas, como rigidez de decorticação ou rigidez de descerebração.
- No caso de suspeita de HIC e enquanto são discutidas as opções de tratamento cirúrgico, devem ser instituídas medidas clínicas em fases progressivas, descritas a seguir.

Fase I

- Elevação da cabeceira a 30° (*Trendelenburg* reverso), mantendo a coluna cervical neutra para otimizar retorno venoso.
- Sedação e analgesia otimizadas em paciente intubado em VM.
- Drenagem liquórica ventricular intermitente (se cateter intraventricular para monitorização de PIC).
- Considerar TC controle e exame neurológico seriado para excluir lesões com efeito de massa e guiar o tratamento.
- Se PIC se mantiver ≥ 20 a 25 mmHg seguir para a fase II.

Fase II

- Para pacientes com monitor intraparenquimatoso ou subdural de PIC, considerar derivação ventricular externa para drenagem liquórica intermitente.
- Terapia hiperosmolar com salina hipertônica **ou** com manitol EV. Não há protocolo de infusão com comprovação de aumento de sobrevida ou redução de sequelas em estudos clínicos. Ver Tabela 14.16 para sugestão de infusão.
- Hiperventilação controlada (mantendo pCO_2 30 a 35 mmHg e controle por gasometria arterial).
- Considerar administração de bloqueador neuromuscular para otimizar ventilação.

- Considerar TC controle e exame neurológico seriado para excluir lesões com efeito de massa e guiar o tratamento.
- Se PIC se mantiver ≥ 20 a 25 mmHg, seguir para a fase III.

Fase III

- Craniotomia descompressiva.
- Coma barbitúrico (Tabela 14.17) ou propofol em doses anestésicas objetivando supressão metabólica cerebral.
- Considerar TC controle e exame neurológico seriado para excluir lesões com efeito de massa e guiar o tratamento.

ALTA HOSPITALAR PARA O PACIENTE COM TCE LEVE

- No caso de pacientes assintomáticos, conscientes e orientados e sem alterações neurológicas, após observação neurológica seriada de ao menos 6 a 12 horas, é possível a alta hospitalar com segurança.
- Desse modo, a alta do paciente deve ser feita com um acompanhante adulto e que possa observar o paciente continuamente nas 24 horas seguintes, sendo emitida uma carta de orientações, bem como instruções de como retornar ao serviço de urgência caso surja algum sinal de alarme (Figura 14.4).

Tabela 14.16 – Terapia hiperosmolar endovenosa em hipertensão intracraniana (HIC).

Agente	Modo	Considerações
Salina hipertônica*	*Bolus* intermitente: NaCl 5% 100 mL em 10 min Diluição: NaCl 20% 20 mL + SF 80 mL	Preferência nos casos de hipotensão e hiponatremia De preferência, fazer em acesso central Novas doses a depender da resposta e valores de sódio, a cada 6 h Monitorar sódio e osmolaridade a cada 6 h e suspender se sódio > 160 mEq/L ou osmolaridade > 320 mOsm/L
Manitol 20%	*Bolus* intermitente: 0,25-1 g/kg (1,25-5 mL/kg) a cada 4-6 h conforme necessidade Fazer sem diluição Infundir em 30-60 min	Cautela em pacientes hipovolêmicos ou hipotensos Redução da pressão intracraniana (PIC) ocorre em 15 min do início da infusão e dura 3-8 h Monitorar osmolalidade a cada 6 h e função renal diariamente Suspender se osmolalidade > 320 mOsm/L, para se evitar complicações como lesão renal aguda

* Várias formas de infusão são possíveis; salina varia na literatura de 3-23,4%. Optamos pela 5% dada a facilidade de confecção rápida.

422 Guia Prático de Emergências Clínicas

Tabela 14.17 – Coma barbitúrico para hipertensão intracraniana (HIC).

Tiopental	Diluição	Dose	Considerações
0,5 ou 1,0 g por frasco	Equivalente a 1,0 g em 500 mL de SF = 2 mg/mL	3-5 mg/kg/h (1,5-2,5 mL/kg/h)	Atenção a risco de hipotensão Otimizar volemia antes da infusão para se evitar tal hipotensão Meia-vida longa, o que dificulta avaliação neurológica mesmo após suspensão Se disponível, realizar eletroencefalografia (EEG) contínua para titulação da dose

Orientações sobre Sinais de Alarme
Alta Hospitalar de Traumatismo Cranioencefálico Leve

Nome do Paciente: _____
Data: _____

Nós não encontramos sinais que indiquem que o seu traumatismo foi grave. Contudo, novos sintomas e complicações inesperadas podem surgir horas ou até mesmo dias após o trauma. As primeiras 24 horas são as mais importantes e você deve estar acompanhado de uma pessoa confiável por pelo menos durante este período.

Se quaisquer dos sinais abaixo relacionados surgirem, procure a UPA/UBDS/Pronto socorro mais próxima ou acione o SAMU pelo telefone 192.

Sonolência excessiva ou dificuldade em acordar o paciente (acordar o paciente a cada 2 horas durante o período de sono)
Náuseas ou vômitos
Crise convulsiva
Sangramento ou perda do líquido pelo nariz ou ouvido
Dor de cabeça intensa
Fraqueza ou dormência nos braços ou pernas
Confusão ou comportamento inadequado
Uma pupila (parte escura do olho) maior que a outra: movimentos peculiares dos olhos; visão dupla ou outras alterações visuais
Pulsação muito lenta/muito rápida ou padrão respiratório irregular

Se ocorrer inchaço no local do traumatismo, aplicar uma bolsa de gelo, garantindo que exista uma toalha ou pano entre a bolsa e a pele. Se o inchaço aumentar a despeito da aplicação da bolsa de gelo, entrar em contato com o hospital.

Você pode beber e comer como habitual, contudo NÃO consumir bebidas alcóolicas por pelo menos 3 dias após o trauma.

Não fazer uso de sedativos ou analgésicos mais fortes que dipirona/paracetamol, pelo menos nas primeiras 24 horas. Não utilizar medicamentos com aspirina (ácido acetilsalicílico).

Figura 14.4 – Exemplo de carta com orientações de alta hospitalar, em caso de traumatismo cranioencálico (TCE) leve, a ser entregue ao paciente e/ou familiares.
Fonte: adaptada de American College of Surgeons (2018).

14.4 Status Epilepticus

Rodrigo Cury
Millene Rodrigues Camilo
Octávio Marques Pontes Neto

- A incidência estimada de SE é de 61 casos por 100.000 pessoas ao ano, com ocorrência idade-específica de distribuição bimodal, sendo mais alta no primeiro ano de vida e no período após os 60 anos de idade.
- Estima-se que até 1 em cada 4 crianças com epilepsia terá pelo menos um episódio de SE ao longo da vida, assim como 1 em cada 3 pacientes neurocríticos o experimentará ao longo do período de internação hospitalar.

DEFINIÇÕES

- SE é uma condição caracterizada por uma crise epiléptica que é suficientemente longa, ou que se repete a intervalos suficientemente breves, de forma a produzir uma condição epiléptica invariável e duradoura. Ela é resultante da falha dos mecanismos responsáveis pela cessação de uma crise ou da iniciação de mecanismos que levam a crises prolongadas.
- Para cada tipo de crise epiléptica existe, em teoria: um tempo T1, a partir do qual a probabilidade de cessação espontânea da mesma é baixa (constituindo a definição operacional de SE); um tempo T2, a partir do qual ocorrerão consequências a longo prazo, incluindo déficits funcionais, alteração de redes neuronais, injúria ou morte neuronal.
  - Para SE tônico-clônico, T1 é estimado em 5 minutos, e T2 em 30 minutos.
  - Para SE focal com comprometimento da consciência, T1 é estimado em 10 min, e T2 em mais de 60 minutos.
  - Para SE do tipo ausência, T1 é estimado em 10 a 15 minutos, e T2 é indeterminado.

- A classificação atual dos tipos de SE é baseada em dados semiológicos, etiológicos, eletroencefalográficos e epidemiológicos (idade). Dentro do eixo semiológico (Tabela 14.18), os dois critérios taxonômicos principais são a presença ou ausência de sintomas motores proeminentes e a presença ou ausência de comprometimento da consciência.

Tabela 14.18 – Classificação semiológica do *status epilepticus* (SE).

SE com sintomas motores proeminentes	SE sem sintomas motores proeminentes (SE não convulsivo)
Convulsivo Mioclônico associado a coma Mioclônico não associado a coma Focal motor Tônico Hipercinético	Associado a coma (SE *sutil*) Não associado a coma: - Generalizado - Focal - Indeterminado

- O SE sutil está frequentemente associado a prognóstico neurológico desfavorável. O SE focal sem coma e com comprometimento da consciência é historicamente conhecido como SE parcial motor e geralmente associado a boa resposta ao tratamento.
- O SE apresenta *timing* para o tratamento e expectativa de desfecho neurológico que variam de acordo com o tipo primário de crise. Evidentemente, a apresentação clínica do SE pode variar com o tempo, sendo comum, por exemplo, o início com fenômenos tônico-clônicos generalizados e posterior evolução com estado de torpor, com ou sem manifestações menores associadas, como nistagmo, piscamentos e mioclonias rítmicas ou arrítmicas de baixa amplitude de movimento.

ETIOLOGIA

A etiologia do SE pode ser de causa conhecida ou desconhecida (criptogênica). Entre as causas conhecidas, encontram-se as de natureza sintomática aguda (insultos sistêmicos ou neurológicos recentes), sintomática remota (insultos neurológicos antigos), sintomática progressiva (tumores e síndromes neurodegenerativas) e as associadas a síndromes eletroclínicas específicas (i.e., epilepsias). A enumeração de causas específicas de SE é exaustiva, sendo que uma lista pragmática não será abordada nesta obra.

DIAGNÓSTICO

- SE com sinais motores proeminentes é geralmente reconhecido por meio de sua semiologia clínica caraterística, contudo a importância da EEG contínua (cEEG) nunca pode ser subestimada no diagnóstico e condução de condições epilépticas, especialmente em casos de SE sem sintomas motores proeminentes.
- Há recomendação formal para a realização de cEEG para o diagnóstico de crises eletrográficas, SE sem sintomas motores proeminentes, para o diagnóstico diferencial com outros eventos paroxísticos, para a mensuração da eficácia terapêutica nas duas primeiras condições, assim como para avaliação de pacientes comatosos sem lesão cerebral primária e que apresentam alteração persistente e não explicada do nível de consciência.
- São diagnósticos diferenciais de SE:
  - Crises não epilépticas psicogênicas.
  - Distúrbios do movimento, como tremor, distonia, liberação piramidal, miorritmia, tremor palatal e mioclônus de natureza não epiléptica
  - AVC agudo – raramente apresenta-se como fenômeno motor positivo, sendo mais provável que a paralisia pós-ictal (fenômeno de Todd) ou outros fenômenos neurológicos negativos (como afasia) sejam confundidos com isquemia.
  - Posturas em descerebração/decorticação.

TRATAMENTO

- O objetivo primário do tratamento é o de suprimir totalmente as crises e impedir o recrudescimento das mesmas, o que deve ser feito de forma célere, especialmente em se tratando de SE convulsivo (tônico-clônico), considerado uma emergência médica (Fluxograma 14.5); paralelamente, as causas plausíveis para o SE devem ser investigadas e tratadas.
- Mais do que uma sequência específica de **drogas anticrise (DAC)**, devem ser enfatizadas a rapidez da administração do primeiro medicamento, as condições locais (ambiente pré-hospitalar, sala de urgências ou unidade de terapia intensiva), a experiência clínica com os fármacos disponíveis e as peculiaridades clínicas de cada paciente.
- Em linhas gerais, o manejo hospitalar precoce deve seguir os seguintes passos:
  - Em leito monitorizado, avaliar sinais vitais, assegurar vias aéreas e acesso venoso periférico calibroso e administrar oxigênio suplementar por cânula nasal ou máscara.
  - Tratar eventual hipoglicemia (< 60 mg/dL) com 100 mg de tiamina EV seguida de 50 mL de solução de dextrose a 50%.
  - Investigação laboratorial inicial deve considerar a solicitação de hemograma completo, glicemia, sódio, potássio, cálcio, magnésio, ureia, creatinina, TGO, TGP, CPK, gasometria arterial, dosagem de fármacos anticonvulsivantes em uso e painel toxicológico.
  - Exame de imagem inicial deve incluir ao menos uma TC de crânio não contrastada para exclusão de urgências neurocirúrgicas e/ou sinais de HIC; caso não haja contraindicações, uma punção lombar diagnóstica deve ser considerada em caso de suspeita de infecção do sistema nervoso central (SNC).

Primeira linha de tratamento

Após a fase de estabilização (primeiros 5 minutos), o tratamento de SE geralmente começa com a administração de um benzodiazepínico. A meta de tempo para o controle das crises é 5 a 20 min após o início do quadro. Deve-se escolher **uma** das DAC disponíveis no Brasil descritas na Tabela 14.19. A Tabela 14.20 traz algumas alternativas pré-hospitalares.

Segunda linha de tratamento

A segunda linha de tratamento é oferecida para pacientes que não obtiveram eficácia com o tratamento de primeira linha, ou para os que tiveram controle do SE com benzodiazepínico, mas cuja causa imediata da crise não foi resolvida, com o objetivo de se evitar recrudescimento da mesma. A meta de tempo para o controle das crises é 20 a 40 minutos. Pode-se escolher entre **fenitoína** (Tabela 14.21) ou **fenobarbital** caso ainda não tenha sido feita na primeira etapa (Tabela 14.19).

Terceira linha de tratamento (SE refratário)

- Nesta fase, ainda não há evidências suficientes para se fazer recomendações de uma droga em detrimento de outras.
- Dependendo da severidade ou da etiologia do SE, o paciente pode ser alocado rapidamente para esta etapa, especialmente em pacientes críticos.
- A meta de tempo para o controle das crises é 40 a 60 minutos.
- Em adultos, a segunda DAC administrada é menos efetiva que a primeira, enquanto a terceira droga é substancialmente menos efetiva do que a droga inicial. Em crianças, a segunda droga aparenta ser menos efetiva que a primeira, enquanto não há dados disponíveis para se tecer considerações a respeito da terceira medicação em sequência.

Tabela 14.19 – Drogas anticrise (DAC) para primeira linha de tratamento.

DAC	Posologia	Considerações
Diazepam 10 mg/2 mL	Fazer sem diluição: 5 mg/mL Dose: 0,15 mg/kg EV Dose máxima: 10 mg/dose Velocidade de infusão: 5 mg/min Repetir 1 vez em 3-5 min se necessário	Sem correção para função renal ou hepática
Midazolam 15 mg/3 mL	Fazer sem diluição: 5 mg/mL Dose única pelo peso: Peso < 40 kg: 5 mg IM Peso ≥ 40 kg: 10 mg IM	Boa opção para pacientes sem acesso venoso Sem correção para função renal ou hepática.
Fenobarbital 200 mg/2 mL	Fazer sem diluição: 100 mg/mL Dose única: 15 mg/kg EV Velocidade de infusão: 2 mg/kg/min Velocidade máxima: 100 mg/min	Segunda linha. Alternativa a benzodiazepínicos Evitar se histórico de porfiria ou disfunção renal ou hepática graves

Tabela 14.20 – Drogas anticrise (DAC) em vias alternativas para contexto pré-hospitalar.

DAC	Posologia	Considerações
Diazepam Retal	Máximo de 20 mg/dose: • 0,5 mg/kg para 2-5 anos • 0,3 mg/kg para 6-11 anos • 0,2 mg/kg para > 12 anos	Utilizar a formulação EV para aplicação retal
Midazolam Intrabucal	0,5 mg/kg	Alternativa pré-hospitalar para crianças Intrabucal: entre os dentes e a bochecha Utilizar a formulação EV para aplicação intrabucal
Midazolam Nasal	0,2 mg/kg	Alternativa pré-hospitalar para crianças Utilizar a formulação EV para aplicação nasal

Tabela 14.21 – Fenitoína.

Apresentação
- 250 mg/5 mL

Diluição
- Fazer de preferência sem diluição: 50 mg/mL
- Caso opte-se pela diluição, não diluir mais que a concentração mínima de 5 mg/mL
- Diluente: SF e uma vez diluída infundir em no máximo 4 h dado o risco de precipitação

Posologia geral
- Dose única: 20 mg/kg EV (máximo de 1.500 mg)
- Infundir em bomba de seringa ou bomba de infusão contínua
- Velocidade de infusão: 1 mg/kg/min (máximo de 50 mg/min)
- Em pacientes de risco, como idosos e cardiopatas, considerar infusão mais lenta de 25 mg/min

Cálculo rápido considerando administração sem diluição
- Dose única: 0,4 mL/kg (máximo de 30 mL ou 6 ampolas)
- Velocidade de infusão: 1,2 mL/kg/h (máximo de 60 mL/h ou 30 mL/h em pacientes de risco)

Considerações importantes
- Fazer em veia calibrosa periférica ou por acesso venoso central, com *flush* de salina normal imediatamente antes e depois do procedimento
- Monitorização contínua de parâmetros vitais (PA, FC e FR) deve ser realizada durante e até 2 h após o fim do procedimento, com equipamento de ressuscitação cardiopulmonar à mão
- Reduzir velocidade de infusão se houver efeitos adversos, como hipotensão e arritmias
- Arritmias possíveis: bradicardia, bloqueios atrioventriculares, taquicardia ventricular e fibrilação ventricular

- Pode-se optar pela repetição do *bolus* de uma DAC de segunda linha, sempre respeitando-se a dose total máxima preconizada, ou por infusões anestésicas de midazolam, propofol ou tiopental. Neste segundo caso, o tratamento deve ser guiado por cEEG até supressão completa das crises clínicas e/ou eletrográficas, ou até se atingir o padrão surto-supressão medicamentoso (*burst suppression*); intubação e VM são uma regra.
- Objetiva-se conseguir um período livre de crises de **24 a 48 horas** de duração antes do início do desmame da droga anestésica de terceira linha. As opções são: midazolam, propofol e tiopental (Tabelas 14.22 a 14.24).

Tabela 14.22 – Midazolam.

Apresentação
- 50 mg/10 mL

Diluição
- Dadas as elevadas doses infundidas, geralmente é feita sem diluição em bomba de seringa (5 mg/mL)

Posologia geral
- ***Bolus* inicial:** 0,2 mg/kg EV a 2 mg/min, seguido de infusão contínua (manutenção)
- **Manutenção:** 0,05-2 mg/kg/h (0,01-0,4 mL/kg/h)*
- ***Bolus* adicional** de 0,1-0,2 mg/kg, seguido de incremento na infusão contínua de 0,05-0,1 mg/kg/h (0,01-0,02 mL/kg/h)* se necessário a cada 3-4 h

* Considerando infusão sem diluição.

Tabela 14.23 – Propofol.

Apresentação
- 200 mg/20 mL.

Diluição
- Sem diluição em bomba de seringa (10 mg/mL).

Posologia geral
- ***Bolus* inicial:** 1-2 mg/kg (0,1-0,2 mL/kg)* EV a 20 mcg/kg/min, seguido de infusão contínua (manutenção)
- **Manutenção:** 30-200 mcg/kg/min (0,18-1,2 mL/kg/h)*.
- ***Bolus* adicional** de 1 mg/kg (0,1 mL/kg)* seguido de incremento na infusão contínua de 5-10 mcg/kg/min (0,03-0,06 mL/kg/h)* se necessário a cada 5 min.

* Considerando infusão sem diluição.

Tabela 14.24 – Tiopental.

Apresentação
- 0,5-1 g

Diluição
- Após reconstituição, diluir o equivalente a 1 g em 500 mL SF ou SG5% (2 mg/mL)

Posologia geral
- ***Bolus* inicial:** 2-7 mg/kg (1-3,5 mL/kg)* EV a 50 mg/min, seguido de infusão contínua (manutenção)
- **Manutenção:** 0,5-5 mg/kg/h (0,25-2,5 mL/kg/h)*
- ***Bolus* adicional** de 1-2 mg/kg (0,5-1 mL/kg)* seguido de incremento na infusão contínua de 0,5-1 mg/kg/h (0,25-0,5 mL/kg/h)* se necessário a cada 12 h

* Considerando diluição sugerida.

Quarta linha de tratamento (SE super-refratário)

- Define-se quando não há controle adequado com tratamento de terceira linha, ou quando há recrudescimento de crises clínicas e/ou eletrográficas com a retirada do agente anestésico.
- Nesta fase, devem ser considerados a introdução de outro agente anestésico de terceira linha, a manutenção do mesmo agente por um período maior e/ou a adição de outras DAC (geralmente com dose de ataque seguida de manutenção), com controle frequente dos níveis séricos das mesmas; efeitos adversos comuns são apresentados na Tabela 14.25. Prevê-se o uso de agentes vasopressores e antibioticoterapia (ATB) para tratamento das infecções supervenientes.

Tabela 14.25 – Efeitos adversos comuns das drogas anticrise (DAC).	
Drogas	**Efeitos**
Benzodiazepínicos	Hipotensão, depressão respiratória, taquifilaxia
Barbitúricos (Tiopental)	Hipotensão, depressão respiratória, depressão cardíaca, íleo paralítico, aumento do tempo em ventilação mecânica
Fenitoína	Hipotensão, arritmia, prolongamento do intervalo QT, reações locais (necrose tissular, síndrome da luva púrpura), farmacodermia
Valproato	Hiperamonemia (especialmente em erros inatos do metabolismo do ciclo da ureia), pancreatite, trombocitopenia, hepatotoxicidade (especialmente em crianças < 2 anos)
Propofol	Hipotensão, depressão respiratória, síndrome da infusão do propofol (acidose metabólica, hipercalemia, hiperlipemia, rabdomiólise, hepatomegalia, falência renal ou circulatória). Uso parcimonioso com doses maiores que 65 mcg/kg/min; **não usar em crianças muito pequenas**

- Sugere-se considerar tratamentos alternativos, questionar o diagnóstico da etiologia do SE e mesmo do diagnóstico do SE *per se* (revisar diagnóstico diferencial).
- A não ser que se trate de caso com dano cerebral irreversível e catastrófico, não há limite para o número de ciclos de tratamento aos quais o paciente deva ser submetido, pois desfechos exitosos com recuperação funcional completa podem ocorrer mesmo após semanas ou meses de intervenção terapêutica.
- Tratamentos alternativos, de adição e terapias não farmacológicas:
  - **DAC:** topiramato (dose inicial: 200 a 400 mg por SNE); lacosamida (dose inicial: 200 a 400 mg IV).
  - Dextrocetamina, geralmente em associação com benzodiazepínicos.
  - Agentes anestésicos inalatórios (apresentam dificuldade logística de manejo).
  - **Agentes imunomoduladores:** metilprednisolona, imunoglobulina humana, rituximab, ciclofosfamida (em casos de etiologia autoimune).
  - **Outros:** dieta cetogênica, hipotermia, estimulação vagal, eletroconvulsioterapia, neurocirurgia.

▌ PROGNÓSTICO

Depende basicamente da etiologia (sendo melhor nas causas sintomáticas remotas, nas epilepsias e nos episódios causados por retirada de droga), do tempo em *status* até o início do tratamento e da idade acometida, com mortalidade estimada entre 3% (crianças) até 27% (adultos). Em SE sem sintomas motores proeminentes associado a coma, a taxa de letalidade pode ser tão alta quanto 65%. Em crianças, até mesmo o SE eletrográfico (i.e., sem manifestação clínica), está independentemente associado a declínio neurológico numa forma exposição-dependente, além de desfecho global desfavorável, maior risco de epilepsia tardia e menor qualidade de vida.

5 min
- Leito monitorizado
- Vias aéreas, sinais vitais
- Acesso venoso
- Oxigênio suplementar
- Glicemia capilar

20 min
- Diazepam: 0,15 mg/kg (ampola = 5mg/mL) – máximo 10 mg/dose. Repetir uma vez se necessário

40 min
- Fenitoína 20 mg/kg EV a 1mg/kg/min, máx. 50 mg/min (ampola = 50 mg/mL) ou
- Fenobarbital 15 mg/kg EV a 2 mg/kg/min, máx. 100 mg/min (ampola = 100 mg/mL)

60 min
- *Bolus* adicional de uma DAC de segunda linha até dose máxima de 30 mg/kg e/ou
- Midazolam 0,2 mg/kg EV a 2 mg/min em *bolus*, seguido de 0,05-2 mg/kg/h em infusão contínua ou
- Propofol ou Tiopental

Fluxograma 14.4 – Proposta de tratamento de *status epilepticus* (SE) convulsivo no adulto.
DAC: droga anticrise.

14.5 Delirium

Daniel Ossamu Goldschmidt Kiminami
Tássia Cristina Monteiro Janssen

- *Delirium* é uma emergência geriátrica.
- Pode ser o primeiro ou único sinal de evento catastrófico subjacente.
- É a síndrome neuropsiquiátrica intra-hospitalar mais comum.
- Sua prevenção é possível em até 40% dos casos.
- O tratamento consiste em identificação e manejo dos fatores precipitantes.

DEFINIÇÃO E IMPACTO

Declínio agudo (horas a poucas semanas) da atenção e cognição, potencialmente reversível, desencadeada principalmente por condição médica aguda, cirurgia, trauma ou drogas. Está associado a tempo de internação prolongado, perda de funcionalidade, maior custo hospitalar, declínio cognitivo, complicações médicas como quedas e lesões por pressão, estresse do cuidador e da equipe assistente, além de ser fator independente para aumento de risco de mortalidade meses após a desospitalização.

EPIDEMIOLOGIA

A prevalência varia conforme o cenário (Tabela 14.26). A prevalência comunitária é baixa provavelmente porque os paciente em *delirium* procuram serviços médicos de urgência.

Tabela 14.26 – Prevalência de *delirium* em diferentes cenários.

Contexto	Prevalência (%)
Idosos na comunidade	1-2
Idosos em serviços de pronto atendimento	10-30
Enfermaria de geriatria	29-64
Enfermaria de cuidados paliativos	40-80
Cuidados pós operatórios em idosos	15-53
Idosos em CTI	70-87

Tabla 14.27 – Alterações principais para o diagnóstico de *delirium*.

Alteração	Comentário
Distúrbio global da cognição	Vários domínios cognitivos acometidos, em maior ou menor grau.
Distúrbio da atenção	Dificuldade em manter concentração e atenção.
Pensamento desorganizado	Incapacidade de manter linha de pensamento lógico.
Distúrbio psicomotor	É o que define o fenótipo do *delirium*. Desde agitação a torpor.
Distúrbios emocionais	Depressão, tristeza, ansiedade, nervosismo, paranoia.
Distúrbio do ciclo circadiano	Insônia com sonolência durante o dia.
Alucinações	Presente em até 30% dos casos.

FISIOPATOLOGIA

Ainda pouco esclarecida. Sabe-se que estão envolvidos múltiplos sistemas cerebrais acometidos por envelhecimento neuronal, estresse oxidativo, neuroinflamação, disfunção neuroendócrina, desregulação do sistema circadiano, e a desregulação de neurotransmissores cerebrais, com destaque para redução da melatonina e acetilcolina. Tais disfunções, exacerbadas por eventos agudos (precipitantes) podem resultar em disfunção das vias responsáveis pelos domínios cognitivos levando ao *delirium*. Conforme há resolução dos eventos precipitantes, há tendência ao reequilíbrio das conexões neuronais, e o paciente pode retornar ao seu estado cognitivo basal. Em alguns casos, no entanto, especialmente naqueles com disfunção cognitiva basal, tal reversão pode demorar semanas a meses para ocorrer, ou ser irreversível.

ACHADOS CLÍNICOS

A Tabela 14.27 descreve os achados neurocognitivos mais importantes. Em negrito estão destacados os achados que fazem o diagnóstico clínico de *delirium*, conhecidos como "pilares" diagnósticos.

CLASSIFICAÇÃO FENOTÍPICA

O *delirium* é classificado segundo o distúrbio psicomotor predominante:

- **Hiperativo:** predomina a agitação e confusão, algumas vezes com agressividade. Presente em cerca de 25% dos casos.

- **Hipoativo:** predomina o rebaixamento do nível de consciência, apatia, prostração e sonolência. Elevado risco de passar desapercebida e, portanto, associa-se a pior prognóstico. Presente em até 65% dos casos.

- **Misto:** há alternância entre a forma hiperativa e hipoativa ao longo do dia. Usualmente a fase hiperativa ocorre à noite. Prevalência em cerca de 10% dos casos.

FATORES DE RISCO (VULNERABILIDADE)

Embora pacientes jovens e previamente hígidos possam desenvolver *delirium* caso o insulto agudo seja suficientemente importante, usualmente o *delirium* ocorre em pacientes com algum grau de vulnerabilidade cognitiva. Quanto maior a vulnerabilidade cognitiva de base, menor o insulto agudo necessário para desencadear o quadro de *delirium*. Os principais fatores de vulnerabilidade são:

- **Doença cerebral:** demência, doença de Parkinson, sequela de AVC.
- **Transtornos psiquiátricos:** depressão, transtorno afetivo bipolar, esquizofrenia.

430 Guia Prático de Emergências Clínicas

- **Abuso de substância:** etilismo atual ou prévio.
- **Idade avançada:** conforme há aumento da idade, há elevação do risco, chegando a 36% para os acima de 75 anos em contexto de enfermaria. Em contexto de CTI, há aumento do risco em 2% por cada ano de idade acima de 65 anos.
- **Déficit sensorial:** visual ou auditivo.
- **Distúrbios do sono:** insônia, apneia do sono, narcolepsia.
- **Baixa funcionalidade:** alta fragilidade, imobilidade, alta dependência e isolamento.

PRECIPITANTES ("GATILHOS")

- São múltiplos os insultos agudos ou precipitantes possíveis do *delirium*.
- Geralmente o *delirium* é causado por mais de um precipitante, que deverão ser identificados para manejo adequado (Tabela 14.28).
- O *delirium* poderá ser o primeiro ou único sinal de condição aguda emergencial.
- Na população idosa, especial atenção deve ser dada às medicações com alto poder anticolinérgico (Tabela 14.29). Não só podem precipitar *delirium*, como podem levar a outros efeitos colaterais deletérios, como turvação visual, midríase, xeroftalmia, taquicardia sinusal, xerostomia, constipação intestinal, xerodermia, retenção urinária e bexigoma.

DIAGNÓSTICO

O diagnóstico de *delirium* é clínico. Exames complementares como EEG são reservados para auxílio diagnóstico nos casos de dúvida, como para diferenciar de síndromes demenciais ou SE não convulsivo. O diagnóstico é feito segundo os critérios do Manual de Diagnóstico e Estatístico de Transtornos Mentais 5ª edição (Tabela 14.30) ou CID-10.

Tabela 14.28 – Principais precipitantes de *delirium*.

Emergências
Sepse, hipotensão, choque, insuficiência adrenal
Hipoxemia, hipertermia, hipoglicemia
Meningite, AVC, convulsões, encefalite
Disfunção hepática (encefalopatia hepática), renal (uremia), pulmonar (TEP), cardíaca (IAM; IC)
Metástases cerebrais

Efeitos de medicações ou substâncias
Intoxicações: digoxina, lítio, cocaína, LSD, etc.
Abstinência: álcool, nicotina, corticosteroides, benzodiazepínicos
Drogas sedativas: benzodiazepínicos, anticolinérgicos
Outras: meperidina, corticosteroides, antimicrobianos (quinolonas, entre outras)

Distúrbios metabólicos, hematológicos e nutricionais
Hipercalcemia, hipocalcemia, hiponatremia, hipernatremia, hipomagnesemia
Distúrbios do equilíbrio acidobásico
Anemia, principalmente de instalação aguda e severa
Hipovitaminoses: tiamina (B_1), niacina (B_3), folato (B_9), cobalamina (B_{12})

Cirurgias
Destaque para ortopédicas maiores e cardíacas

Iatrogenias
Contenção física no leito
Privação de sono em ambiente hospitalar
Múltiplos deslocamentos desnecessários pelo hospital

Miscelâneas
Dor, constipação intestinal, retenção urinária, desidratação, mudança de ambiente

AVC: acidente vascular cerebral; **TEP:** tromboembolismo pulmonar; **IAM:** infarto agudo do miocárdio; **IC:** insuficiência cardíaca.

Tabela 14.29 – Medicações com forte ação anticolinérgica.*

Medicação	Classe farmacológica
Amitriptilina	Antidepressivo tricíclico
Atropina	Anticolinérgico protótipo
Biperideno	Antimuscarínico
Buclizina	Anti-histamínico H1
Butilescopolamina	Antiespasmódico
Ciclobenzaprina	Relaxante muscular
Clorpromazina	Antipsicótico típico
Dexclorferinamina	Anti-histamínico H1
Difenidramina	Anti-histamínico H1
Dimenidrinato	Anti-histamínico H1
Hidroxizina	Anti-histamínico H1
Meclizina	Anti-histamínico H1
Oxibutinina	Antiespasmódico vesical
Prometazina	Anti-histamínico H1

* Não se restringe a esta lista.

Tabela 14.30 – Critérios diagnóstico de *delirium* segundo DSM-5.

A. Distúrbio de atenção (reduzida capacidade de direcionar, focar, manter e desviar a atenção) e consciência.

B. O distúrbio se desenvolve ao longo de um curto período de tempo (geralmente horas a dias), representa uma mudança ao habitual do paciente, e tende a flutuar durante o decorrer do dia.

C. Um distúrbio adicional na cognição (déficit de memória, desorientação, linguagem, habilidade visuoespacial ou percepção).

D. As alterações não são melhor explicadas por um transtorno neurocognitivo preexistente, em evolução ou já estabelecido, e não ocorrem no contexto de um nível neurológico gravemente reduzido, como coma.

E. Há evidências a partir da histórico, do exame físico ou de achados laboratoriais, de que o distúrbio é causado por uma condição médica, intoxicação ou retirada de substância, ou efeito colateral de medicamentos.

Para o diagnóstico de *delirium* todos os critérios (A a E) devem ser preenchidos.

MÉTODOS DE RASTREIO

- Dada a alta prevalência de *delirium* hospitalar, baixo reconhecimento (até 60% dos casos) e necessidade de avaliação emergencial, instrumentos de rastreios foram desenvolvidos para reconhecimento precoce do *delirium*.

- Entenda que esses instrumentos fazem parte de uma estruturação hospitalar para detecção precoce do *delirium*, por meio da aplicação de tais instrumentos de forma protocolar em períodos fixos em pacientes de risco.

- Há dezenas de instrumentos existentes, e cerca de oito com validação para uso nacional.

- O CAM-ICU foi descrito no Capítulo 1, para contexto de CTI.

- Para pronto atendimentos e enfermarias, o instrumento mais conhecido, e traduzido para múltiplas línguas, é o *confusion assesment method* (CAM; Tabela 14.31). Possui sensibilidade e especificidade em torno de 90% quando aplicado de forma adequada. Recomenda-se a avaliação dos itens do CAM a partir da aplicação de algum instrumento de avaliação cognitiva como Miniexame do Estado Mental ou Mini-Cog. Para uso geral sem avaliação cognitiva, perde sensibilidade na detecção de déficits discretos ou pacientes em *delirium* hipoativo, com redução de sensibilidade para 15% a 30%.

- Outro método de fácil aplicação em contexto de urgência é o Teste Mental Abreviado de 4 perguntas (Tabela 14.32), com sensibilidade e especificidade de 82%, valor preditivo negativo de 93%, tornando se um bom método para afastar a hipótese de *delirium* quando negativo.

- Independentemente do instrumento, caso positivo, o diagnóstico se fará apenas se preenchidos os critérios diagnósticos do DSM-5 descritos na Tabela 14.30.

Tabela 14.31 – CAM versão curta.

Avaliar os critérios diagnósticos I a IV a seguir:

I - Início agudo e/ou* curso flutuante
a) Há evidência de uma mudança aguda do estado mental inicial do paciente?
b) O comportamento (anormal) flutuou durante o dia, isto é, tendeu a surgir e desaparecer ou a aumentar e diminuir de gravidade?
Obs.: dados obtidos por meio de informações de acompanhantes, equipe de enfermagem ou dados de prontuário.

II - Desatenção
O paciente teve dificuldade em focalizar sua atenção. Por exemplo, distraiu-se facilmente ou teve dificuldade em acompanhar o que estava sendo dito?

III - Pensamento desorganizado
O pensamento do paciente foi desorganizado ou incoerente, tal como conversação dispersiva ou irrelevante, fluxo de ideias pouco claro ou ilógico, ou mudança imprevisível de assunto?

IV - Alteração do nível de consciência
De um modo geral, como você classificaria o nível de consciência do paciente?
(preenche critério para qualquer resposta diferente de normal)
- Alerta (normal)
- Vigilante (hiperativo)
- Letárgico (sonolento, fácil de despertar)
- Estupor (difícil de despertar)
- Coma (impossível despertar)
- Incerto

Interpretação: resultado será compatível com *delirium* (CAM positivo) na presença dos critérios I e II acrescido de ao menos mais um dos critério III ou IV

* Caso o intuito seja ganho em especificidade diagnóstica, usar "e"; caso se deseje ganho em sensibilidade, usar "ou".
Fonte: adaptada de Inouye *et al.* (1990).

Tabela 14.32 – Teste Mental Abreviado - AMT4.

Pergunta	Acerto
1. A hora (a mais próxima)	( ) sim ( ) não
2. Nome do hospital	( ) sim ( ) não
3. Data de nascimento	( ) sim ( ) não
4. Contar de trás para frente do 20 até o 1	( ) sim ( ) não

0-2 pontos: teste alterado, *delirium* possível
3-4 pontos: teste dentro da normalidade, *delirium* pouco provável

DIAGNÓSTICOS DIFERENCIAIS

O *delirium* é diagnóstico diferencial principalmente de síndromes demenciais e transtornos depressivos maiores com sintomas psicóticos. Para dificultar, o *delirium* pode vir sobreposto a um quadro demencial de base. A chave para a diferenciação está na anamnese bem feita, normalmente com algum familiar, com atenção para início dos sintomas e características. A Tabela 14.33 traz algumas dicas para diferenciação de *delirium* da demência. Na prática, em caso de dúvida, manejar como *delirium* até que se prove o contrário.

MANEJO GERAL INICIAL

- O manejo inicial consiste na avaliação sistemática de eventos emergenciais e estabilização clínica.
- Para tanto, obter sinais vitais e glicemia capilar.
- Avaliar prontamente por meio do exame físico:
  - Déficits neurológicos focais: reflexos pupilares, plegias, etc.
  - Sinais meníngeos: rigidez nucal, Kernig, Brudzinski.
  - Sinais de sepse: taquicardia, taquipneia, hipotensão, etc.
  - Sinais de dor: fácies de dor, gemidos.
  - Sinais de desidratação: mucosas secas e pele desidratada.
  - Presença de retenção urinária e bexigoma: massa suprapúbica palpável.
  - Constipação intestinal e fecaloma: dor abdominal e massa palpável.
- Após avaliação inicial, prosseguir tratamento dos precipitantes suspeitos e investigar outros que podem estar associados, mas que necessitam de exames complementares para identificação.
- A anamnese deve focar na funcionalidade e cognição prévias, possíveis medicações iniciadas ou suspensas e uso prévio de substâncias, como álcool ou tabaco.

CAPÍTULO 14

Tabela 14.33 – *Delirium versus* demência.

Característica	*Delirium*	Demência
Início	Súbito, com data de início identificável	Lento e gradual, com início incerto e mudanças percebidas ao longo de meses de evolução
Duração	Dias a semanas, embora possa ser mais prolongado (persistente)	Usualmente desordem cerebral crônica
Curso	Geralmente reversível. Em alguns casos, pode ser prolongado	Progressivo e irreversível
Variação diurna	Pior à noite (troca dia pela noite)	Usualmente pior das 15 h às 19 h (efeito do entardecer)
Atenção	Severamente impactada (achado cardinal)	Inalterada até a demência se tornar grave
Consciência	Limitada e flutuante, de letárgico a hiperativo	Inalterada até estágios avançados
Psicomotricidade	Aumentada ou reduzida	Usualmente normal
Necessidade de avaliação médica	Urgente	Necessária, porém menos urgente

- O cerne do manejo consiste na identificação e no manejo de todos os precipitantes identificados.
- Envolver acompanhantes. Explicar *delirium* e seu curso, e orientar maneiras de auxiliar nos cuidados.
- Iniciar o conjunto de medidas não farmacológicas se ainda não iniciados.
- O uso de medicações como antipsicóticos será detalhado mais adiante.
- A contenção física no leito deve ser evitada.

EXAMES COMPLEMENTARES

- Tem como objetivo a identificação de possíveis precipitantes.
- São divididos em exames básicos (Tabela 14.34), recomendados para todos os casos, e específicos, que dependerão da(s) hipótese(s) diagnóstica(s) após anamnese e exame físico (Tabela 14.35).

MANEJO FARMACOLÓGICO

- Não há nenhum tratamento farmacológico específico com evidência adequada com impacto positivo nos casos de *delirium*. As duas classes mais utilizadas são os antipsicóticos e os benzodiazepínicos.

Tabela 14.34 – Exames complementares básicos para avaliação de *delirium*.

Exames	Racional
Glicemia capilar	Avalia hipoglicemia e hiperglicemias graves
Hemograma completo	Avalia anemia, sinais de infecção aguda ou outras anormalidades
Proteína C reativa	Pode corroborar com hipótese infecciosa
Ureia, creatinina	Avalia possível lesão renal
Gasometria	Arterial, se hipoxemia. Avalia distúrbios do equilíbrio acidobásico
Sódio, potássio, cálcio	Distúrbios eletrolíticos comuns que podem cursar com *delirium*
Albumina, bilirrubinas, TP	Avalia disfunção hepática
Urina I e urocultura	Avalia infecção urinária
Radiografia de tórax	Avalia infecções, atelectasias, derrames
Eletrocardiograma (ECG)	Avalia arritmias, isquemias

- Em ambos os casos, deve-se usá-los na menor dose possível pelo menor tempo possível.

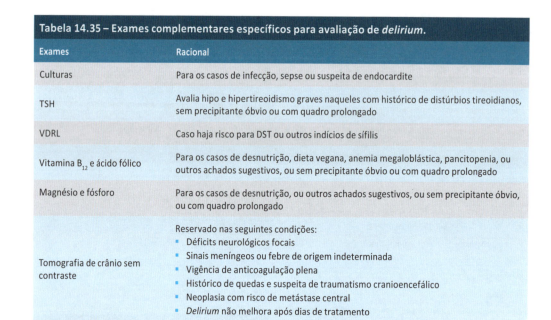

Tabela 14.35 – Exames complementares específicos para avaliação de *delirium*.

Exames	Racional
Culturas	Para os casos de infecção, sepse ou suspeita de endocardite
TSH	Avalia hipo e hipertireoidismo graves naqueles com histórico de distúrbios tireoidianos, sem precipitante óbvio ou com quadro prolongado
VDRL	Caso haja risco para DST ou outros indícios de sífilis
Vitamina B_{12} e ácido fólico	Para os casos de desnutrição, dieta vegana, anemia megaloblástica, pancitopenia, ou outros achados sugestivos, ou sem precipitante óbvio ou com quadro prolongado
Magnésio e fósforo	Para os casos de desnutrição, ou outros achados sugestivos, ou sem precipitante óbvio, ou com quadro prolongado
Tomografia de crânio sem contraste	Reservado nas seguintes condições: • Déficits neurológicos focais • Sinais meníngeos ou febre de origem indeterminada • Vigência de anticoagulação plena • Histórico de quedas e suspeita de traumatismo cranioencefálico • Neoplasia com risco de metástase central • *Delirium* não melhora após dias de tratamento
Punção liquórica	Febre ou infecção de origem indeterminada
Ressonância nuclear magnética (RNM)	Quando há déficits neurológicos e suspeita de evento central não visualizado em tomografia de crânio
Eletroencefalograma (EEG)	Reservado para os casos de dúvida diagnóstica, principalmente naqueles com *delirium* persistente, especialmente se hipoativo (avalia *status epilepticus* não convulsivo)
Outros	Outros a depender da hipótese diagnóstica (p. ex.: amilase para pancreatite)

Antipsicóticos

- Os antipsicóticos são muito utilizados neste contexto, porém são de uso *"off-label"*, indicados somente para controle sintomático da agitação grave que traga risco ao paciente ou à equipe assistente.
- Seu uso está associado a aumento de mortalidade e risco de AVC se em uso prolongado.
- A clorpromazina deve ser evitada dados o elevado efeito hipotensor e o efeito anticolinérgico.
- Buscar prescrever os antipsicóticos momentos antes do horário do dia com maior agitação, geralmente ao anoitecer.
- A Tabela 14.36 traz as principais medicações sugeridas nesse contexto.

Benzodiazepínicos

- São medicações implicadas entre as causas comuns de *delirium* e devem ser evitadas.
- No entanto, há algumas condições de agitação que passam a ser a classe de escolha, como:
    - Síndrome de abstinência alcoólica.
    - Síndrome neuroléptica maligna.
    - Pacientes com reações extrapiramidais graves.
    - Alguns casos oncológicos de agitação em contexto de cuidados paliativos.
- O benzodiazepínico mais utilizado neste contexto é o lorazepam (Tabela 14.37).

CAPÍTULO 14

Neurologia **435**

Tabela 14.36 – Principais antipsicóticos para *delirium* hiperativo.

Antipsicótico	Doses	Comentários
Haloperidol	**Ataque:** 0,5-1,0 mg VO ou enteral e repetir a cada 20 min até controle de agitação <u>ou</u> 2,5 mg IM caso VO não disponível, repetir a cada 30 min até controle da agitação **Manutenção:** Metade da dose de ataque dividida em 24 h (8/8-12/12 h) **Dose máxima:** 20 mg/dia	• Antipsicótico de 1ª geração • Permite titulação rápida inicial • Sem correção para função renal ou hepática • Risco de prolongar intervalo QT e arritmias • Corrigir hipocalemia e hipomagnesemia • Realizar eletrocardiograma (ECG) antes de iniciar e sempre que elevar dose • Suspender se QTc > 25% do basal ou > 500 ms • Risco de efeitos extrapiramidais e de síndrome neuroléptica maligna • Via EV reservada a pacientes monitorizados em CTI
Risperidona	**Dose inicial:** 0,5-1,0 mg 1 vez/dia ou 12/12 h **Dose máxima:** 2,0 mg de 12/12 h	• Antipsicótico atípico • Evitar se insuficiência renal ou hepática • Menor risco de prolongamento do intervalo QT e arritmias que o haloperidol
Quetiapina	**Dose inicial:** 12,5-25 mg VO ou enteral 1 vez/dia ou de 12/12 h **Manutenção:** Elevar em 12,5-50 mg/dia se necessário a cada 24 h **Dose máxima:** 200 mg/dia	• Antipsicótico atípico • Metade da dose se falência hepática • Sem correção para função renal • Melhor opção nos casos de doença de Parkinson ou doença de Lewy dada a menor toxicidade extrapiramidal • Menor risco de prolongamento do intervalo QT e arritmias que haloperidol

Tabela 14.37 – Lorazepam para *delirium* hiperativo.

Benzodiazepínico	Doses	Comentários
Lorazepam	**Ataque:** 0,5-1,0 mg VO ou enteral com doses adicionais a cada 4-6 h se necessário. **Dose máxima:** 4 mg/dia	• Sem correção para função renal • Seguro em disfunções hepáticas • **Atenção:** risco de rebaixamento do nível de consciência. Reavaliar paciente antes de cada dose e ajustar a frequência de administração. No caso específico de síndrome de abstinência alcoólica, usar escalas como a CIWA-AR

CIWA-AR: *clinical institute withdrawal assessment for alcohol revised scale.*

▌ MANEJO NÃO FARMACOLÓGICO

O conjunto de cuidados a seguir (Tabela 14.38) deve ser considerado como terapia adjuvante a todos os paciente em *delirium* ou com risco elevado de *delirium*. Tais medidas tem capacidade de reduzir a incidência de *delirium* hospitalar em até 40%.

▌ EVOLUÇÃO E ALTA

Após o manejo geral, esse paciente pode evoluir das seguintes formas:

A. Melhora gradativa do *delirium* e retorno ao seu basal após horas a alguns dias.
   - Buscar reduzir e suspender antipsicóticos se iniciados.

436 Guia Prático de Emergências Clínicas

Tabela 14.38 – Medidas não farmacológicas para prevenção ou manejo de *delirium*.	
Orientação	• Orientação frequente quanto a tempo, espaço e motivo da internação • Uso de calendários, relógios ou lousas informativas no quarto • Garantir uso de dispositivos visuais e/ou auditivos se fizer uso • Familiares podem auxiliar nesta orientação • Objetos pequenos, como fotos pessoais, podem auxiliar
Estimulação de sono adequado	• Internação em quarto privado, se possível • Quarto com janelas em que seja possível reconhecer o ciclo do dia • Evitar cochilos durante o dia • Evitar barulhos, televisores ou rádios ligados à noite • Evitar prescrições de medicações ou coleta de exames de madrugada • Em ambientes sem condições de controle sonoro ou de luz como CTI, considerar uso de protetor auditivo e máscara para dormir
Mobilização precoce	• Estimular saída do leito assim que possível, nem que para sentar em poltrona, respeitando limitações • Caso paciente não tenha condições de sair, realizar fisioterapia em leito e medidas preventivas para lesão por pressão • Evitar soluções contínuas ou sonda vesical de demora, se possível • Evitar ao máximo contenções físicas no leito
Desinvasão	• Avaliar sistematicamente a retirada de todos os dispositivos diariamente, como sondas, acessos venosos, eletrodos de monitorização, etc.
Estimulação cognitiva	• Estimulação cognitiva diária, com jogos e atividades com terapeuta ocupacional
Hidratação, nutrição, diurese e evacuação	• Garantir boa hidratação e nutrição • Evitar uso de sondas, se possível • Acompanhar diurese e evacuação • Considerar laxativos em caso de constipação
Atenção farmacológica	• Avaliar e reavaliar sempre medicações em uso e buscar suspender e não iniciar medicações com risco de precipitar ou prolongar *delirium*

- Alta assim que precipitantes resolvidos ou em vias de resolução com término do tratamento possível ambulatorial.

B. Melhora do *delirium*, porém permanece com algum grau de déficit cognitivo.
  - Buscar reduzir e suspender antipsicóticos se iniciados.
  - Se não for possível, buscar a menor dose efetiva.
  - Se exaustivamente investigado e precipitantes manejados, considerar alta com retorno com serviço de geriatria ou neurologia para seguimento cognitivo e desmame gradual dos antipsicóticos.

C. Não melhora do quadro de *delirium* de modo significativo.

- Ocorre porque os precipitantes não estão bem manejados e/ou
- Porque há precipitantes importantes não identificados, por isso considerar estender exames para precipitantes ainda não avaliados (ver Tabela 14.35) ou
- Porque não se trata de *delirium*, mas de outra condição, como SE não convulsivo ou síndrome demencial de base (considerar EEG para auxílio diagnóstico).
- Se mesmo após tais investigações e manejos não houver melhora, ou houver melhora parcial, considerar alta com retorno precoce com serviço de Geriatria ou Neurologia para seguimento.

14.6 Manejo da Agitação Psicomotora

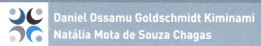

Daniel Ossamu Goldschmidt Kiminami
Natália Mota de Souza Chagas

PASSOS PARA MANEJO ADEQUADO

O manejo deve seguir os seguintes passos:
1. Identificar paciente de risco de agitação ou violência.
2. Alertar a equipe de saúde e de segurança.
3. Realizar manejo ambiental.
4. Iniciar o contato com manejo verbal.
5. Considerar se necessário manejo farmacológico e contenção física.

MANEJO AMBIENTAL

- Afastar móveis e objetos que possam ser usados como arma, arremessados ou quebrados.
- Tomar cuidado para que o espaço seja amplo o suficiente caso seja necessária a contenção.
- Não acuar o paciente contra a parede ou em ambientes fechados.
- Manter a porta à mesma distância do médico e do paciente.
- Não abordar o paciente sozinho. Ter presente membros da equipe de saúde e, se disponíveis, da equipe de segurança do local.
- Reduzir os estímulos externos o máximo possível:
  - Afastar pessoas que possam estimular o comportamento violento.
  - Conduzir o paciente a um ambiente calmo.
- Estimular a troca de roupas pelas vestes hospitalares: isso possibilita que se retire armas escondidas e reduza o risco de fuga.
- Orientar a equipe que vai auxiliar o manejo a ter em mãos ou em local de fácil acesso, medicação via intramuscular (IM) e faixas apropriadas de contenção física, caso tais medidas sejam necessárias.
- Combinar o papel de cada membro da equipe durante o manejo antes de abordar o paciente.

MANEJO VERBAL

- Certifique-se que o paciente o enxergue bem.
- **Nunca** dê as costas a um paciente agitado.
- Evite movimentos bruscos ou atitudes que possam ser interpretadas como confrontação (como cruzar os braços, elevar o tom de voz).
- Mantenha certa distância do paciente e tente manter contato visual o tanto quanto possível.
- Evite tomar notas ou ter objetos à mão que possam ser tomados de você.
- Seja empático e acolhedor. Mostre ao paciente que você está lá para ajudá-lo.
- Inicie o contato se apresentando e dizendo o motivo pelo qual está ali.
- Esclareça a situação e informe o paciente dos limites que serão tolerados para que ele seja atendido no serviço.
- Seja claro, breve e objetivo.
- Mantenha tom de voz firme e fale pausadamente.
- Evite entrar em barganhas com o paciente e tome cuidado com seus sentimentos.
- Não se deixe levar por ameaças ou ofensas que o paciente possa lhe fazer. Tente se lembrar de que se trata de uma pessoa em sofrimento e que precisa de ajuda.
- Tente entender o que o paciente está reivindicando ou qual o motivo da agressividade ou agitação.

438 Guia Prático de Emergências Clínicas

- Mostre alguma flexibilidade com relação ao que lhe é dito, dentro do que for cabível ou possível.
- Reforce a capacidade de autocontrole do paciente.

MANEJO FARMACOLÓGICO

Objetivos

- Caso o manejo verbal inicial não seja suficiente para acalmá-lo, deve-se considerar o uso de sedativos para diminuir os riscos de auto e heteroagressividade.
- O objetivo é apenas tranquilizar o paciente e evitar maiores danos.
- Não almejar a sedação excessiva, por impedir a coleta de informações para o diagnóstico diferencial da causa da agitação e a observação da evolução do quadro clínico.
- Caso o paciente apresente risco iminente para si e para os outros, além das medicações, pode ser necessário a contenção física.

Via de administração

- Preferir VO e IM.
- VO é preferível por ser mais segura e menos invasiva.
- Caso o paciente não colabore com a tomada da medicação ou o risco de agressão for iminente, deve-se optar pela via IM.
- Medicações EV são pouco viáveis em razão da dificuldade de se obter e manter acesso venoso e risco de efeitos colaterais graves.

Sedativos de escolha

- Ver Tabela 14.39 para principais drogas e doses indicadas nesse contexto.
- É sugerido uso de antipsicótico em monoterapia ou associado a um benzodiazepínico, como:
  - Risperidona 2 mg VO OU risperidona 2 mg + lorazepam 2 mg VO.
  - Haloperidol 2,5 a 5 mg IM OU haloperidol 2,5 a 5 mg + midazolam 2,5-5 mg IM.

- Preferir medicação que o paciente já faz uso.
- Verificar histórico de reação grave com o uso de algum medicamento e evitar seu uso.
- **Não** associar antipsicóticos (p. ex.: haloperidol + clorpromazina).
- **Não** administrar diazepam ou clorpromazina pela via IM.
- Evitar o uso de benzodiazepínicos em:
  - Pacientes com suspeita de *delirium*.
  - Crianças, idosos, pacientes com lesões em SNC ou déficit cognitivo pelo risco de reação paradoxal (desinibição do comportamento).
  - Gestantes e mulheres amamentando, em razão dos riscos para a criança.
  - Pacientes em uso de clozapina (em razão da potencialização do efeito sedativo, aumento do risco de depressão respiratória).
- Após a administração inicial do sedativo ou sedativos, reavaliar paciente e, caso necessário, as doses podem ser repetidas por até 3 vezes, com intervalos de cerca de 30 minutos entre elas.

Casos especiais

- Grávidas: haloperidol VO ou IM (2,5 mg), sem associação com outra droga.
- Crianças até 12 anos: dar preferência por anti-histamínicos ou antipsicóticos em baixa dosagem: prometazina 25 mg VO ou 25 mg IM (se peso ≥ a 40 kg; se menor, utilizar 1/3 da ampola) **OU** haloperidol 25 gotas VO ou 2,5 mg IM (se peso ≥ a 40 kg; se menor, utilizar 1/3 da ampola), podendo ser repetido a cada 30 minutos até 3 vezes.

CONTENÇÃO FÍSICA

Objetivos

- Usar somente para proteção do paciente e da equipe e pelo menor tempo possível, em razão de sua associação a complicações clínicas (feridas na pele, fraturas,

CAPÍTULO 14   Neurologia **439**

Tabela 14.39 – Drogas para manejo de agitação psicomotora.				
Classe	**Droga**	**Via**	**Apresentações usuais**	**Dose (mg)**
Benzodiazepínico	Midazolam[1]	IM	• Ampola: 15 mg/3 mL	2,5-5
	Diazepam	VO	• Comprimido: 5 ou 10 mg	5-10
	Lorazepam	VO	• Comprimido: 1 ou 2 mg	1-2
	Clonazepam	VO	• Comprimido: 0,5 ou 2 mg	1-2,5
			• Solução oral: 2,5 mg/mL	
Antipsicóticos típicos	Haloperidol[2]	IM	• Ampola: 5 mg/1 mL	2,5-5
	Haloperidol	VO	• Comprimido: 1 ou 5 mg	2,5-5
			• Solução oral: 2 mg/mL	
	Clorpromazina[3]	VO	• Comprimido: 25 ou 50 mg	25-100
			• Solução oral: 40 mg/mL	
	Levomepromazina	VO	• Comprimido: 25 ou 100 mg	25-100
			• Solução oral: 40 mg/mL	
Antipsicóticos atípicos	Quetiapina	VO	• Comprimido: 25 ou 100 mg	50-100
	Risperidona	VO	• Comprimido: 1 ou 2 mg	1-2
	Olanzapina[4]	VO	• Comprimido: 10 mg	5-10
Anti-histamínico	Prometazina	IM	• Ampola: 50 mg/2 mL	25-50
	Prometazina	VO	• Comprimido: 25 mg	25-50

[1]Geralmente associado a haloperidol IM, porém pode ser feito em monoterapia em alguns casos. Em caso de agitação muito importante, a dose poderá ser repetida a cada 15-30 min (evitar passar de dose total acumulada de 15-20 mg). Atenção a risco de depressão respiratória;
[2]Em monoterapia ou associado a midazolam IM (primeira escolha) ou a prometazina IM; [3]Atenção ao risco de hipotensão (aferir pressão arterial a cada 20 min). A formulação IM não consta na tabela dado perfil ruim de efeitos colaterais; [4]Não ultrapassar a dose máxima de 30 mg em 24 h.

rabdomiólise) e até mesmo óbito por morte súbita.

- Utilizar somente como última opção (após falha das etapas anteriores).
- Nunca utilizar para coagir ou punir.

Preparo

- A contenção física deve ser realizada por equipe treinada, sendo necessárias pelo menos cinco pessoas (uma para cada membro do paciente e uma para a cabeça). O papel de cada um no processo deve ser decidido antes do início da contenção.
- Deve ser determinada e inserida em prescrição médica pela equipe médica responsável.

Como fazer

- Sempre comunicar o paciente sobre o que será feito e por qual razão.
- O médico assistente deve estar presente durante todo o procedimento.
- Deve-se colocar uma faixa em cada membro e, somente se necessário, faixa torácica.
- Evitar utilização da contenção em "paraquedas" (faixa passada sobre o tórax e amarrada na cabeceira da cama) por causa do risco elevado de lesões, principalmente de plexo braquial.
- Observar rigorosamente o "conforto" do paciente: verificar se não está havendo garroteamento de membros, se estão estendidos em posição adequada.

- Paciente deve estar sobre monitorização contínua da equipe de enfermagem durante todo o tempo em que estiver contido. O médico assistente deve reavaliar o paciente a cada 30 minutos, anotando sinais vitais no prontuário e os motivos para se manter a contenção física.
- Caso não haja mais necessidade de contenção, a descontenção deve ser realizada por mais de um membro da equipe.

14.7 Síndrome Neuroléptica Maligna

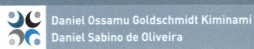

Daniel Ossamu Goldschmidt Kiminami
Daniel Sabino de Oliveira

- A síndrome neuroléptica maligna (SNM) é uma complicação incomum, porém potencialmente fatal secundária principalmente à terapia com antipsicóticos.
- Suspeitar em todos os pacientes que desenvolvem febre e rigidez muscular durante tratamento com antipsicóticos ou outros antagonistas dopaminérgicos.
- Seu diagnóstico é clínico, e exige a exclusão de outras causas que expliquem os sinais e sintomas.
- Os casos suspeitos devem ser inicialmente manejados em CTI.

FISIOPATOLOGIA

Ainda não totalmente elucidada, porém sabe-se ser secundária à hipoatividade dopaminérgica cerebral, seja por efeito direto de medicamentos com ação antidopaminérgica, como antipsicóticos, ou outras medicações, como metoclopramida e lítio, seja por descontinuação abrupta de agonistas dopaminérgicos em pacientes com doença de Parkinson.

SINAIS E SINTOMAS

A tétrade clínica que caracteriza a clínica é composta pela alteração do nível de consciência, febre, rigidez muscular e disfunção autonômica (Tabela 14.40). A febre e a rigidez muscular estão normalmente presentes, porém não são necessárias para o diagnóstico.

Tabela 14.40 – Sinais e sintomas de síndrome neuroléptica maligna (SNM).

Alteração clínica	Características
Alteração do nível de consciência	Sintoma inicial em 82% dos pacientes. *Delirium* com agitação a catatonismo e mutismo. Pode evoluir com encefalopatia profunda com estupor a coma
Rigidez muscular	Presente em 92-97% dos casos. Generalizada e muitas vezes intensa, com características parkinsonianas, descrita como rigidez em "cano de chumbo"
Hipertermia	≥ 38 °C é típica em cerca de 87% dos casos. > 40 °C em até 40% dos casos
Disautonomia	Febre, taquicardia (88%), taquipneia (73%), hipertensão (61-77%) ou hipotensão, labilidade pressórica, diaforese profusa, *flushing*, palidez, incontinência urinária e arritmias cardíacas
Desordens extrapiramidais	Tremor, bradicinesia, acinesia, hipomimia, coreia, distonias, nistagmo, opsoclonus, disfagia, disartria e afonia
Outros	Mutismo acinético, hiperreflexia, resposta extensora plantar, ataxia, postura flexora ou extensora anormal e convulsões

CURSO CLÍNICO

Embora possa ocorrer em qualquer momento do tratamento, usualmente (66 a 89%) ocorre dentro de **2 semanas** da exposição à droga de risco ou elevação de sua dose. Uma vez instalada, o pico de piora clínica ocorre comumente em ≤ 72 horas dos primeiros sintomas (79 a 90% dos casos). Uma vez descontinuada a droga desencadeadora, o tempo de remissão é variável, de 1 a 61 dias. O tempo poderá ser maior se exposição a formulações intramusculares de depósito. Na maioria dos casos (82%) a alteração do nível de consciência ou a rigidez muscular antecedem a febre e a disautonomia.

AGENTES CAUSADORES

Virtualmente, todos os antipsicóticos podem causar SNM, assim como outras medicações com ação antidopaminérgica ou suspensão abrupta de agonistas dopaminérgicos (Tabela 14.41).

Tabela 14.41 – Agentes implicados em causar síndrome neuroléptica maligna (SNM).

Classe	Drogas	
Antipsicóticos típicos	Clorpromazina Flufenazina Haloperidol	Perfenazina Tioridazina
Antipsicóticos atípicos	Aripiprazol Clozapina Loxapina Olanzapina	Paliperidona Quetiapina Risperidona Ziprasidona
Não antipsicóticos	Amoxapina Domperidona Lítio	Metoclopramida Prometazina Reserpina
Abstinência de agonistas dopaminérgicos	Amantadina Bromocriptina Levodopa/ carbidopa	Pramipexol Ropirinol Rotigotina

EXAMES COMPLEMENTARES

Embora alterações laboratoriais sejam comuns, não são específicos ou patognomônicos para SNM. A alteração mais conhecida e prevalente (até 97% dos casos) é a elevação da creatinofosfoquinase (CPK) secundária à mionecrose, associada a rabdomiólise, mioglobinúria e, eventualmente, LRA por necrose tubular aguda. São alterações descritas em SNM:

- CPK ≥ 4 vezes o limite superior da normalidade.
- Leucocitose (10.000 a 40.000/mm³), com ou sem desvio à esquerda, presente em 70% a 89% dos casos.
- Distúrbios eletrolíticos, como hipernatremia ou hiponatremia.
- Disfunção renal por rabdomiólise.
- Elevação leve a moderada de transaminases hepáticas.
- Acidose metabólica com *anion-gap* elevado por acúmulo de ácido láctico.
- Ferro sérico baixo (alta sensibilidade, em torno de 90% dos casos).
- EEG normal ou sugestiva de encefalopatia não específica.
- TC ou RNM de crânio normais ou com anormalidade não específicas.
- Punção liquórica com achados normais ou com hiperproteinorraquia inespecífica, presente em até 37% dos casos.

DIAGNÓSTICO

Ainda motivo de debate. Como não existe exame complementar que confirme SNM, o diagnóstico se fundamenta em histórico e elevada suspeita clínica. Como se trata de condição rara, recomenda-se a exclusão de outras condições que podem causar os mesmo sinais e sintomas, como sepse, encefalite, meningite e AVC. Ainda não há consenso quanto aos critérios diagnósticos. A seguir, são apresentados dois métodos diagnósticos atualmente indicados por especialistas.

Consenso Internacional de Especialistas

O Consenso Internacional de Especialistas para o critério de síndrome neuroléptica maligna (IEC-NMS) sugere um ponto de corte de 74 ou mais na soma dos pontos para uma maior acurácia diagnóstica, com sensibilidade de 70% e especificidade de 90% (Tabela 14.42).

Tabela 14.42 – IEC-NMS.

Critérios diagnósticos	Pontuação
Exposição a antagonista dopaminérgico ou retirada de agonista dopaminérgico nas últimas 72 h	20
Hipertermia (> 38 °C em pelo menos 2 ocasiões)	18
Rigidez	17
Alteração do estado mental (redução ou flutuação do nível de consciência)	13
Elevação nos níveis de CPK (pelo menos 4 vezes acima do limite normal)	10
Labilidade do sistema nervoso simpático (pelo menos 2 dos seguintes): ▪ Elevação da pressão arterial (PAS ou PAD 25% acima do basal) ▪ Flutuação da pressão arterial (≥ 25 mmHg na PAS ou ≥ 20 mmHg na PAD em 24 h) ▪ Sudorese ▪ Incontinência urinária	10
Hipermetabolismo, com FC ≥ 25% acima do basal e FR ≥ 50% acima do basal	5
Investigação negativa para outras causas infecciosas, tóxicas, metabólicas e neurológicas	7
Interpretação de soma dos pontos	
Soma total ≥ 74: compatível com síndrome neuroléptica maligna **Soma total < 74:** considerar outros diagnósticos	

PAS: pressão arterial sistólica; **PAD:** pressão arterial diastólica; **FC:** frequência cardíaca; **FR:** frequência respiratória.
Fonte: adaptada de Gurrera *et al.* (2017).

DSM-IV-TR

Recomenda-se o uso do Manual de Diagnóstico e Estatística das Perturbações Mentais IV, versão revisada, ou DSM-IV-TR (Tabela 14.43) em vez do DSM-5, por este não trazer critérios diagnósticos, mas a descrição dos sinais e sintomas comuns da SNM.

Tabela 14.43 - Diagnóstico de síndrome neuroléptica maligna (SNM) segundo DSM-IV-TR.

Todos os critérios (A + B + C + D) devem estar presentes

A. O desenvolvimento de rigidez muscular grave e elevação da temperatura associada com o uso de medicação neuroléptica.

B. Dois (ou mais) dos seguintes:
1. Sudorese
2. Disfagia
3. Tremor
4. Incontinência
5. Alterações no nível de consciência
6. Mutismo
7. Taquicardia
8. Pressão arterial elevada ou com labilidade
9. Leucocitose
10. Evidência laboratorial de injúria muscular (elevação da CPK)

C. Os sintomas nos critérios A e B não são devidos a outras substâncias (por exemplo, fenciclidina*) ou a outra condição médica geral ou neurológica (por exemplo, encefalite viral)

D. Os sintomas nos critérios A e B não são mais bem explicados por um transtorno mental (por exemplo, transtorno do humor com característica catatônica).

* Fenciclidina, também chamada de "pó de anjo" às vezes é usada de forma recreacional associada à cocaína e ao LSD (comentário do autor).

■ AVALIAÇÃO INICIAL

▪ Avaliar por meio da anamnese exposição a drogas de risco, dose, tempo de uso.
▪ Avaliar sinais e sintomas, tempo de instalação e progressão.
▪ Ao exame físico, atenção a sinais vitais, alterações cardiovasculares e neurológicas.
▪ Exames complementares são mais importantes para exclusão de diagnósticos diferenciais e complicações. São exames sugeridos:
  – Hemograma completo, culturas.
  – Gasometria arterial, lactato.
  – Albumina, TP, bilirrubinas, TGO e TGP.
  – Ureia, creatinina, sódio, potássio, cálcio, magnésio, glicose.
  – CPK, TSH e ferro sérico.
  – Rotina de urina.
  – ECG.
  – Exames toxicológicos se suspeita clínica.

CAPÍTULO 14

- Litemia se em uso de lítio.
- TC de crânio, RNM e/ou punção liquórica a depender do diagnóstico diferencial suspeito.

MANEJO INICIAL

- Suspender agente causador suspeito.
- Lavagem gástrica não está indicada.
- Caso a suspeita seja por abstinência de agonista dopaminérgico, reiniciá-lo.
- Se possível, suspender outras medicações que podem potencializar a SNM, como anticolinérgicos.
- Investigar e manejar diagnósticos diferenciais até exclusão, especialmente sepse (normalmente tais pacientes recebem ATB empírica em virtude de febre e leucocitose).
- Encaminhar paciente para leito monitorizado, de preferência em CTI.
- Monitorizar, obter acesso venoso calibroso e instituir medidas intensivas de suporte:
  - **Ventilação e oxigenação:** considerar IOT precoce em pacientes com sialorreia severa, disfagia, coma, hipoxemia importante e acidemia, assim como rigidez com hipertermia severa.
  - **Reidratação agressiva:** com cristaloide, objetivando débito urinário de 50-100 mL/h (1 mL/kg/h) visando prevenção de LRA.
  - **Controle de hipertermia:** antipiréticos de horário (dipirona intercalada com paracetamol), sacos de gelo em axilas e cobertores de resfriamento, se disponíveis. A hipertermia pode contribuir ou ser a causa de crise convulsiva.
  - **Controle pressórico:** em caso de hipertensão, dar preferência para vasodilatadores que poderão auxiliar no controle da febre, como nitroprussiato de sódio. A clonidina também é efetiva e pode ser usada neste contexto.
  - **Controle de arritmias:** atenção a risco de arritmias graves, como *torsades de pointes* e bradiarritmias graves com necessidade de marca-passo.
  - **Controle de agitação:** fazer benzodiazepínicos como lorazepam ou clonazepam, se necessário.

- **Profilaxia de eventos tromboembólicos:** heparina profilática.

MEDICAÇÕES ESPECÍFICAS

O nível de evidência para as seguintes medicações é baixa, baseadas em experiência clínica e relatos de casos. O uso de qualquer uma delas é controversa. Reservadas para os casos muito graves, com elevado risco de óbito, sem melhora após cerca de 2 dias da suspensão do agente causador e medidas de suporte. Tais medicações estão resumidas nas Tabelas 14.44, 14.45 e 14.46.

Tabela 14.44 – Dantrolene para síndrome neuroléptica maligna (SNM).
Ação
Inibe a liberação de cálcio ionizado do retículo sarcoplasmático das células musculares e, por consequência, relaxamento da musculatura esquelética. Pelo controle da rigidez severa, auxilia no controle da termogênese (hipertermia), mionecrose e liberação de CPK
Indicação
Controle de rigidez e hipertermia em SNM
Apresentação
Dantroleno sódico (frasco com 20 mg) com pó liófilo, acompanhado por 60 mL de diluente próprio Não diluir em solução fisiológica, glicosadas ou outras soluções ácidas Após diluição, não expor à luz e administrar em até 6 h
Posologia
Diluição: diluir o número de frascos necessários em diluente próprio Dose inicial: 1,0-2,5 mg/kg EV a cada 6 h Dose máxima: 10 mg/kg/dia Tempo de infusão: pode ser rápida, em no mínimo 1 min Tempo de tratamento: enquanto houver sinais e sintomas de SNM, tipicamente 5-10 dias Desmame: uma vez controlados os sintomas, desmamar em 3-10 dias
Eventos adversos
Fraqueza muscular, letargia, náuseas, vômitos, diarreia, incontinência urinária Disfunção hepática e convulsões se não respeitado o limite de 10 mg/kg/dia

ELETROCONVULSOTERAPIA

Tem sido efetiva para manejo de SNM. Eleva a concentração de dopamina cerebral, além de aumentar a sensibilidade dos seus receptores. Pode ser considerada nos casos refratários às medicações específicas ou nos casos de catatonia refratária. Atenção ao risco de arritmias cardíacas, edema cerebral e morte.

REINICIANDO ANTIPSICÓTICOS

Sempre buscar alternativa e evitar reintrodução dessa classe de medicações. Nos casos em que tal uso seja imperativo sugere-se:

- Aguardar pelo menos 2 semanas da resolução da SNM.
- Usar agentes de baixa potência, especialmente de segunda geração (atípicos).
- Iniciar com a menor dose possível e titular lentamente.
- Evitar uso concomitante com lítio.
- Evitar desidratação.
- Monitorar sinais e sintomas de SNM.

Tabela 14.45 – Bromocriptina para síndrome neuroléptica maligna (SNM).

Ação
Agonista dopaminérgico
Indicação
Administrada em monoterapia ou juntamente com dantrolene
Apresentação
Comprimido de 2,5 mg Cápsula de 2,5 ou 5,0 mg
Posologia
Dose inicial: 2,5-10 mg de 8/8-6/6 h Dose máxima: 40 mg/dia Via de administração: sonda enteral Tempo de tratamento: enquanto houver sinais e sintomas de SNM, tipicamente 5-10 dias Desmame: uma vez controlados os sintomas, desmamar em 3-10 dias
Eventos adversos
Náuseas, vômitos, constipação ou diarreia, astenia

Tabela 14.46 – Amantadina para síndrome neuroléptica maligna (SNM).

Ação
Agonista dopaminérgico. Intensifica a liberação de dopamina pré-sináptica
Indicação
Alternativa a bromocriptina. Administrada em monoterapia ou juntamente com dantrolene
Apresentação
Comprimido de 100 mg
Posologia
Dose inicial: 100 mg 12/12 h Dose máxima: 200 mg 12/12 h Via de administração: sonda enteral Tempo de tratamento: enquanto houver sinais e sintomas de SNM, tipicamente 5-10 dias Desmame: uma vez controlados os sintomas, desmamar em 3-10 dias
Eventos adversos
Xerostomia, náusea, constipação, livedo reticular

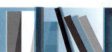

BIBLIOGRAFIA

1. Albers GW, Marks MP, Kemp S, et al.; DEFUSE 3 Investigators. thrombectomy for stroke at 6 to 16 hours with selection by perfusion imaging. N Engl J Med. 2018;378:708-718.
2. American college of surgeons committee on trauma. Best practices in the management of traumatic brain injury. (2015). pp. 1–29. Disponível em: https://www.east.org/content/documents/45_podcast_acstqip_tbi_guidelines_2.pdf

3. American College of Surgeons. Advanced trauma life support® student course manual, Tenth Edition. 2018.

4. Andre C, de Freitas GR, Fukujima MM. Prevention of deep venous thrombosis and pulmonary embolism following stroke: a systematic review of published articles. Eur J Neurol 2007;14:21-32.

5. Arlinghaus KA, Shoaib AM, Price TRP. Neuropsychiatric assessment. In: Silver JM, McAllister TM, Yudofsky SC, editors. Textbook of traumatic brain injury. Washington, DC: American Psychiatric Publishing, Inc (2005). p. 59–78.

6. Boulouis G, Morotti A, Goldstein JN, Charidimou A. Intensive blood pressure lowering in patients with acute intracerebral haemorrhage: clinical outcomes and haemorrhage expansion. Systematic review and meta-analysis of randomised trials. J Neurol Neurosurg Psychiatry 2017;88:339-345.

7. Brophy GM et al. Guidelines for the evaluation and management of status epilepticus. Neurocrit Care. 2012;17(1):3-23.

8. Bruccoleri RE, Burns MJ, et al. Neuroleptic malignant syndrome. Chapter 31. Brent J, Burkhart K, et al. Critical toxicology. Diagnosis and management of the critically poisoned patient. ISBN 978-3-319-17900-1.

9. Carney N, Totten AM, O'Reilly C, et al. Guidelines for the management of severe traumatic brain injury, fourth edition. Neurosurgery. 2017 Jan 1;80(1):6-15.

10. Centers for disease control and prevention (2019). Surveillance report of traumatic brain injury-related emergency department visits, hospitalizations, and deaths —United States, 2014. Centers for disease control and prevention, U.S. department of health and human services. Disponível em: https://www.cdc.gov/traumaticbraininjury/data/tbi-edhd.html.

11. Cincura C, Pontes-Neto OM, Neville IS, et al. Validation of the national institutes of health stroke scale, modified rankin scale and barthel index in Brazil: the role of cultural adaptation and structured interviewing. Cerebrovasc Dis. 2009;27:119-22.

12. Cincura C, Pontes-Neto OM, Neville IS, et al. Validation of the national institutes of health stroke scale, modified rankin scale and barthel index in Brazil: the role of cultural adaptation and structured interviewing. Cerebrovasc Dis. 2009;27:119-122.

13. Claassen J, Taccone FS, Horn P, et al. Recommendations on the use of EEG monitoring in critically ill patients: consensus statement from the neurointensive care section of the ESICM. Intensive Care Med. 2013;39:1337-1351.

14. Delgado Almandoz JE, Schaefer PW, Goldstein JN, et al. Practical scoring system for the identification of patients with intracerebral hemorrhage at highest risk of harboring an underlying vascular etiology: the secondary intracerebral hemorrhage score. AJNR Am J Neuroradiol. 2010;31:1653-60.

15. DeLorenzo RJ, Pellock JM, Towne AR, Boggs JG. Epidemiology of status epilepticus. J Clin Neurophysiol. 1995;12:316-325.

16. European stroke organisation (ESO) executive committee; ESO writing committee. Guidelines for management of ischaemic stroke and transient ischaemic attack 2008. Cerebrovasc Dis. 2008;25:457-507.

17. Flaherty ML, Haverbusch M, Sekar P, et al. Long-term mortality after intracerebral hemorrhage. Neurology 2006;66:1182-1186.

18. Francis J Jr, Aminoff MJ, et al. Delirium and acute confusional states: prevention, treatment, and prognosis. Uptodate online. Acesso fevereiro 2020.

19. Francis J Jr, et al. Diagnosis of delirium and confusional states. Uptodate online. Acesso fevereiro 2020.

20. Glauser T, Shinnar S, Gloss D, et al. Evidence-based guideline: Treatment of convulsive status epilepticus in children and adults: Report of the guideline committee of the american epilepsy society. Epilepsy Curr. 2016;16:48-61.

446 Guia Prático de Emergências Clínicas

21. Gurrera E, et al. A validation study of the international consensus diagnostic criteria for neuroleptic malignant syndrome. Journal of Clinical Psychopharmacology. 2017; 37(1):67-71.

22. Hemphill III JC, Greenberg SM, Anderson CS, et al. Guidelines for the management of spontaneous intracerebral hemorrhage. A guideline for healthcare professionals from the American heart association/American stroke association. Stroke 2015;46:2032-2060.

23. Hemphill JC 3rd, Bonovich DC, Besmertis L, et al. The ICH score: a simple, reliable grading scale for intracerebral hemorrhage. Stroke. 2001;32:891-7.

24. Herman ST, Abend NS, Bleck TP, et al. Consensus statement on continuous EEG in critically ill adults and children, part I: indications. J Clin Neurophysiol. 2015;32:87-95.

25. Hshieh TT, Inouye SK, et al. Delirium in the elderly. Clin Geriatr Med 36 (2020) 183–199.

26. Inouye SK, et al. Delirium in elderly people. Lancet 2014;383:911-22.

27. Inouye SK, et al. Delirium in older persons. N Engl J Med 2006; 354(11): 1157-65.

28. Inouye SK, Viscoli CM, Horwitz RI et al. A predictive model for delirium in hospitalized elderly medical patients based on admission characteristics. Ann Intern Med 1993;119:474–481.

29. Kalish VB, Gillham JE, Unwin BK. Delirium in older persons: evaluation and management. Am Fam Physician 2014 Aug 1;90(3):150–158.

30. Kapur J, Elm J, Chamberlain JM, et al. Randomized trial of three anticonvulsant medications for status epilepticus. N Engl J Med. 2019;381:2103-2113.

31. Kothari RU, Brott T, Broderick JP et al. The ABCs of measuring intracerebral hemorrhage volumes. Stroke. 1996;27:1304-5.

32. Lôbo RR, Silva Filho SRB, Lima NKC, Ferriolli E, Moriguti JC, et al. Delirium. Revista Medicina (Ribeirão Preto) 2010; 43(3): 249-57.

33. Ma H, Campbell BCV, Parsons MW,et al.; EXTEND Investigators. thrombolysis guided by perfusion imaging up to 9 hours after onset of stroke. N Engl J Med. 2019;380:1795-1803.

34. Maldonado JR. Acute brain failure. Pathophysiology, diagnosis, management, and sequelae of delirium. Crit Care Clin 33 (2017) 461–519.

35. Manual diagnóstico e estatístico de transtornos Mentais. DSM-5 / [American Psychiatric Association. Tradução: Maria Inês Corrêa Nascimento, et al.]; Porto Alegre: Artmed, 2014. ISBN 978-85-8271-088-3.

36. Martins SC, Freitas GR, Pontes-Neto OM, et al. Executive committee from the Brazilian stroke society and the scientific department in cerebrovascular diseases of the Brazilian academy of neurology. Guidelines for acute ischemic stroke treatment: part II: stroke treatment. Arq Neuropsiquiatr. 2012;70:885-93.

37. Martins SO, Mont'Alverne F, Rebello LC, et al. Thrombectomy for stroke in the public health care system of Brazil. N Engl J Med 2020;382:2316-26.

38. Mirski MA, Varelas PN. Seizures and status epilepticus in the critically ill. Crit Care Clin. 2008;24:115-ix.

39. Nogueira RG, Jadhav AP, Haussen DC, et al.; DAWN Trial Investigators. Thrombectomy 6 to 24 hours after stroke with a mismatch between deficit and infarct. N Engl J Med. 2018;378:11-21.

40. Oliveira-Filho J, Martins SC, Pontes-Neto OM, et al. Executive committee from Brazilian stroke society and the scientific department in cerebrovascular diseases. Guidelines for acute ischemic stroke treatment: part I. Arq Neuropsiquiatr. 2012;70:621-9.

41. Passero S, Ciacci G, Ulivelli M. The influence of diabetes and hyperglycemia on clinical course after intracerebral hemorrhage. Neurology. 2003;61:1351-1356

42. Passero S, Rocchi R, Rossi S, Ulivelli M, Vatti G. Seizures after spontaneous supratentorial intracerebral hemorrhage. Epilepsia 2002;43:1175-1180.

43. Payne ET, Zhao XY, Frndova H, et al. Seizure burden is independently associated with short term outcome in critically ill children. Brain. 2014;137:1429-1438.

44. Picetti E, Rossi S, Abu-Zidan FM, et al. WSES consensus conference guidelines: monitoring and management of severe adult traumatic brain injury patients with polytrauma in the first 24 hours. World J Emerg Surg 14, 53 (2019).

CAPÍTULO 14 Neurologia **447**

45. Pontes-Neto, O. M. Neurologia vascular: tópicos avançados. São Paulo: Editora Atheneu, 2015.

46. Powers WJ, Rabinstein AA, Ackerson T, et al. Guidelines for the early management of patients with acute ischemic stroke: 2019 Update to the 2018 Guidelines for the early management of acute ischemic stroke: a guideline for healthcare professionals from the American heart association/american stroke association. Stroke. 2019;50:e344-e418.

47. Ritter SRF, Zoccoli TLV, et al. Adaptação de teste para rastreio de delirium em idosos admitidos em serviço de urgência. Geriatr Gerontol Aging. 2018;12(2):81-8.

48. Robottom BJ, et al. Movement disorders emergencies Part 1, Hypokinetic Disorders. Arch Neurol. 2011;68(5):567-572.

49. Rojas SSO, Veiga VC. Manual de Neurointensivismo: BP - A Beneficência Portuguesa de São Paulo. Editora Atheneu, 2ª Edição. 2018.

50. Sadock BJ, et al. Kaplan & Sadock's synopsis of psychiatry- behavioral sciences/clinical psychiatry, 11th Ed, 2014. ASIN: B00NU3B9LI.

51. Schatzberg AF, et al. Manual de psicofarmacologia clínica, 8ª Ed. 2016. ISBN-10: 8582713576.

52. Semple D, et al. Oxford handbook of psychiatry - 3rd Edition, 2013. ISBN-10: 9780199693887.

53. Sprigg N, Flaherty K, Appleton JP et al. Tranexamic acid for hyperacute primary intracerebral haemorrhage (TICH-2): an international randomised, placebo-controlled, phase 3 superiority trial. Lancet 2018;391:2107–15.

54. Steiner T, Kaste M, Forsting M, et al. Recommendations for the management of intracranial haemorrhage - part I: spontaneous intracerebral haemorrhage. The European Stroke Initiative Writing Committee and the Writing Committee for the EUSI Executive Committee. Cerebrovasc Dis 2006;22:294-316.

55. Stocchetti N, Maas AI. Traumatic intracranial hypertension. N Engl J Med. 2014 May 29;370(22):2121-30.

56. Taylor DM, Paton C, Kapur S. The mausdley prescribing guidelines in psychiatry, 12th Ed. 2015. ISBN: 978-1-118-75459-7.

57. The Massachussets general hospital/ Mclean hospital residency handbook of psychiatry. 2009, 1th Ed. ISBN-10: 9780781795043.

58. The national institute of neurological disorders and stroke rt-pa stroke study group. Tissue plasminogen activator for acute ischemic stroke. N Engl J Med. 1995;333:1581-1587.

59. Treiman DM, Meyers PD, Walton NY, et al. A comparison of four treatments for generalized convulsive status epilepticus. Veterans Affairs Status Epilepticus Cooperative Study Group. N Engl J Med. 1998;339:792-798.

60. Trinka E, Cock H, Hesdorffer D, et al. A definition and classification of status epilepticus--Report of the ILAE Task Force on Classification of Status Epilepticus. Epilepsia. 2015;56:1515-1523.

61. Trinka E, Höfler J, Zerbs A. Causes of status epilepticus. Epilepsia. 2012;53 Suppl 4:127-138.

62. Valiente RA, de Miranda-Alves MA, Silva GS, et al. Clinical features associated with early hospital arrival after acute intracerebral hemorrhage: challenges for new trials. Cerebrovasc Dis. 2008;26:404-408.

63. Wagenman KL, Blake TP, Sanchez SM, et al. Electrographic status epilepticus and long-term outcome in critically ill children. Neurology. 2014;82:396-404.

64. Wei L, Chen Y, et al. Neuroleptic malignant-like syndrome with a slight elevation of creatinekinase levels and respiratory failure in a patient with Parkinson's disease. Patient Preference and Adherence 2014:8 271-273.

65. Weir CJ, Murray GD, Adams FG, et al. Poor accuracy of stroke scoring systems for differential clinical diagnosis of intracranial haemorrhage and infarction. Lancet 1994; 344:999-1002.

66. Wijdicks EFM, Aminoff MJ, et al. Neuroleptic malignant syndrome. Uptodate online. Acesso fevereiro 2020.

Índice Remissivo

Obs.: números em itálico indicam figuras; números em negrito indicam quadros e tabelas.

25-hidroxivitamina D, valores
de referência de, **349**

A

Abordagem ABCDE, 239
Acidente(s)
botrópico, 257
classificação de gravidade, **258**
crotálico, 257
classificação de gravidade, **258**
escorpiônico, 261
tratamento específico, **262**
ofídicos, 256
por aracnídeos, 259
por *Loxosceles*, 260
tratamento para, **260**
por *Phoneutria*, tratamento, **259**
vascular cerebral
em doença falciforme
manejo de, *292*
medicações anti-hipertensivas
para, **406**
vascular cerebral agudo, 291
atendimento ao paciente com, *408*
vascular cerebral hemorrágico, 409
diagnóstico, 410
etiologia, 409
fatores de risco para, 292
hipertensão intracraniana, 414

manejo geral, 411
pressão arterial, 412
quadro clínico, 409
reversão de anticoagulação, 415
terapia hemostática, 415
tratamento cirúrgico, 415
vascular cerebral isquêmico, 402
avaliação neurológica inicial, 403
diagnóstico, 402
fatores de risco para, 291
manejo
geral inicial, 403
pressórico, 405
quadro clínico, 402
terapia de reperfusão com trombectomia
mecânica, 407
terapia de reperfusão com trombólicos, 405
Ácido nicotínico, 345
Acidose, 42
grave em SDRA, manejo, *43*
leve em SDRA, manejo, *43*
metabólica, 355
com *anion-gap* normal, tratamento, 356
com elevação de *anion-gap*
tratamento, 356
com elevação de *anion-gap*, causas, **355**
hiperclorêmica, causas, **356**
Adenosina, **94**
Adrenalina, **2**, 92

450 Guia Prático de Emergências Clínicas

ação farmacológica, características, **21**
Aférese de plaquetas, 322
Agente(s)
  etiológicos comuns de meningite
    bacteriana, **180**
  virais em imunocompetente, **186**
Agitação psicomotora
  contenção física, 438
  drogas para manejo de, **439**
  manejo da, 437, 438
Água
  corporal total, **368**
  livre
    déficit de, calcular, 378
    reposição de, 378
Agulha, local de inserção da, *210*
Albumina na peritonite bacteriana
  espontânea, 216
Alcalinização urinária, 240
Alcalose, 42
  metabólica, 357
    causas, **357**
Alergologia, 269-275
Alvos pressóricos em condições especiais, 147
Aminoglicosídeo, posologia para
  adultos e adolescentes, **192**
Anafilaxia, 329
  causas, **274**
  definições, 273
  evolução, 273
  manejo de sintomas refratários, 274
  na sala de urgência, 273
    manejo inicial de, *275*
  sinais e sintomas, 273
  tratamento, 274
Analgésicos
  comuns em centro de terapia intensiva, **10**
  em medicina intensiva, 10
Anemia falciforme, priapismo em, 290
Angina instável, 108
Angioedema
  anti-histamínicos e corticosteroides para, **272**
  classificação das causas mais importantes
    de, **270-271**
  idiopático, 270
  mediado por
    bradicinina, 270
    histamina, 270
  na sala de urgência, 270
    abordagem inicial, *271*
  tratamento da fase aguda segundo a
    etiologia, **272**
Anion-gap, cálculo, 355

Antibiótico(s)
  correção para função renal, **176-177**
  diluições mínimas para administração
    endovenosa, **174-175**
  em meningite bacteriana, doses
    endovenosas dos, **184**
Antibioticoterapia
  em meningite bacteriana com bactéria
    identificada, sugestão de, **184**
  empírica
    na suspeita de meningite bacteriana, **185**
    em neutropenia febril, 280
  precoce para peritonite bacteriana
    espontânea, 214
  tempo de, **67**
Anticoagulação
  com varfarina, 299
    acompanhamento após a primeira
      semana de, 300
    condutas na ausência de sangramento, **301**
    dose inicial, 300
    INR-alvo, 299
    protocolo sugestivo para a primeira
      semana de, **300**
  com varfarina, 299
    indicações clínicas, 299
    orientações ao paciente ao iniciar, 299
  condições para se considerar, 102
  contraindicações à, 306
  em fibrilação atrial, 102
  indicação de, 102
  reversão de, 415
Anticoagulantes
  orais, 103
    vantagens e desvantagens dos, **303**
  orais diretos, 303
    dose padrão, **304**
    indicações e contraindicações, **304**
    interações medicamentosas e uso de, 306
    manejo de sangramento em uso de, **309**
    para fibrilação atrial ou
      tromboembolismo venoso em
      indivíduos com doença hepática, **305**
    posologia, 304
    uso de acordo com a função renal, **305**
  transição entre/de, 306, **307**
Antidepressivos tricíclicos
  bicarbonato de sódio em intoxicação por, **246**
  intoxicação por, 244
  valores séricos tóxicos de, 245
Antifúngicos em neutropenia febril, **284**
Antifúngicos e antivirais
  correção de dose segundo função renal, **179**

Índice Remissivo **451**

diluições mínimas para administração
endovenosa, **178**
Anti-hipertensivos via oral, **151-152**
Anti-histamínico para angioedema, **272**
Antipsicóticos para *delirium* hiperativo, **435**
Aporte energético-proteico em
pacientes críticos, 336
Aracnídeo, acidentes por, 259
Aranha-marrom, *260*
Armadeira, *259*
Ascite
classificação, 211
em cirrose hepática, manejo de, 211
possíveis causas de acordo com GASA, **211**
secundária à hipertensão portal, sugestão
de manejo, *212*
Asma
crise de, 73
drogas para exacerbações de, **71**
grave, ventilação mecânica na, 44
parâmetros ventilatórios em, **45**
Aspergillus, antifúngico de escolha
para cobertura de, 285
Aspirado traqueobrônquico, 47
Ataxia da marcha na síndrome de
compressão medular, 297
Atelectasia, 288
Atenolol, **112**
Atropina, 91
em intoxicações por organofosforados e
carbamatos, **252**

B
Bacteremia transitória, 25
Bacteriascite polimicrobiana, 215
Balão de Sengstaken-Blakemore, 208
Beribéri
seco, 344
shoshin, 344
úmido, 344
Betabloqueador(es), **112**
endovenosos, **89**
para profilaxia secundária, opções de, **209**
Bicarbonato de sódio em intoxicação
por antidepressivos tricíclicos, **246**
Biópsia
miocárdica, 153
pericárdica, 157
Bloqueador(es)
de canal de cálcio, **90**, 112
do receptor P2Y$_{12}$, 110
neuromusculares, 11
para auxílio de ventilação mecânica, **11**
Bloqueio dos canais de sódio, 247

Bolsa de crioprecipitado, fatores de
coagulação em uma, **326**
Bomba de infusão contínua, 84
Bradiarritmia
causas comuns, **92**
na sala de urgência, 90
Bradicardia
classificação, 90
definição, 90
estável, 91
por disfunção do nódulo atrioventricular,
manejo geral, *91*
instável, 90
tratamento, 91
Butirilcolinesterase, 251

C
Cálcio
reposição EV com gluconato de cálcio
10%, **389**
suplementos de, formulações comuns de,
390
CAM-ICU (*Confusion Assessment Method
in a Intensive Care Unit*), 13
positivo, medidas diante de, 14
Câncer de maior risco para síndrome
de compressão medular, **296**
Cândida, infecção por, 283
Candidemia, 283
Candidíase
esofágica em HIV, 198
orofaríngea em HIV, 197
Captopril, **112**
Carbamatos, 250
Carbamazepina
intoxicação por, 246
níveis plasmáticos de, **247**
uso crônico, 247
Cardiologia, 87-171
Cardioversão
elétrica sincronizada, 93
em fibrilação atrial aguda estável, 97
indicações, 97
Carvão ativado
intoxicações que contraindicam o uso de,
240
multidose, 240
Carvedilol, **112**
Cascavel, *257*
Cetamina, **9**
Cetoacidose
diabética, 228
achados clínicos, **228**

452 Guia Prático de Emergências Clínicas

critérios diagnósticos e gravidade da, **229**
exames complementares para, **228**
fatores precipitantes, **228**
hidratação, **229**
protocolo sugestivo de tratamento da, *230-231*
CHAMP, acrônimo, 121
Choque
  circulatório
    administração de oxigênio, 20
    cuidados gerais no paciente com, **24**
    definições, 17, 23
    diagnóstico, 18
      etiológico, **19**
      sindrômico, 18
    drogas vasoativas, 21
    exames complementares, 18
    fisiologia simplificada, 18
    metas
      compatíveis com a reversão do estado de, **24**
      de tratamento, 23
    ressuscitação volêmica, 20
    tratamento inicial, 20
  emergência tempo-sensível, 18
  séptico, 25
Cirrose
  hepática, classificação de Child-Pugh para, **202**
  manejo de hemorragia digestiva alta em paciente com, *207*
Cisatracúrio, **11**
Classificação
  de Bamford, **402**
  de Child-Pugh, 202
    para cirrose hepática, **202**
  hemodinâmica, sinais e sintomas usados para, **123**
Clinical Pulmonary Infection Score, 47
Clorpromazina para terapia de sedação paliativa, **314**
Coagulação
  distúrbio de, 221
  intravascular disseminada aguda, 31
    causas, **31**
    evidente
      algoritmo diagnóstico para, 31
      escore da Sociedade Internacional de Trombose e Hemostasia para, **32**
      tratamento, 33
    fases, 31
    manifestações comuns, **31**
    suspeitas diagnósticos diferenciais de, **32**
Coma barbitúrico para hipertensão intracraniana, **422**
Componentes

aquecidos, 328
filtrados, 353
irradiados, 353
lavados com solução salina, 328
leucorreduzidos, 353
Concentrado de plaquetas, 322
Confusion assesment method (CAM), 431
  versão curta, **432**
Contaminação bacteriana, 331
Contenção
  em paraquedas, 439
  física, 438
Controle glicêmico
  em pacientes em CTI, 54
  no paciente crítico, 54
Corticoides, 51
  inalatórios para maiores de 12 anos de idade, **76**
Corticosteroide(s)
  comparação farmacológica dos, **276**
  equivalência, 276
  para angioedema, **272**
Corticoterapia em meningite bacteriana em adultos, 186
Crânio, achados radiológicos, *419*
Crioprecipitado, 325
  indicações de, 326
  prescrição de, 326
  transfusão de, 325
Crise
  álgica, farmacologia para controle da, **287**
  de asma/asmática, 73, 288
    avaliação inicial e manejo na primeira hora, 73, *74*
    definição, 73
    na unidade de emergência, reavaliação do paciente em tratamento em, *75*
    pico de fluxo expiratório, 73
    tratamento da, 75
  hiperglicêmicas, 228
Cuff-leak test, 50
  método para, **51**
Cuidado(s)
  pós-trombólise, 406
  pré- e pós-extubação, 50

D

Deficiência de proteína C, 300
Déficit
  motor na síndrome de compressão medular, 297
  sensitivo na síndrome de compressão medular, 297
Delirium, 428

achados clínicos, 429
alterações principais para diagnóstico, **429**
avaliação, exames complementares básicos para, **433**
critérios diagnósticos segundo DSM-5, **431**
definição, 428
diagnóstico, 430
epidemiologia, 428
evolução e alta, 435
exames complementares específicos para avaliação de, **434**
fatores de risco, 429
fisiopatologia, 429
gatilhos, 430
hiperativo, 429
   antipsicóticos para, **435**
   em terapia de sedação paliativa, 315
   refratário, fármacos para terapia da sedação paliativa para, **315**
hipoativo, 429
impacto, 428
manejo farmacológico, 433
manejo não farmacológico, 435
medidas não farmacológicas para prevenção ou manejo de, **436**
métodos de rastreio, 431
misto, 429
precipitantes, 430
prevalência de diferentes cenários, **429**
versus demência, **433**
vulnerabilidade, 429
Delta-delta, interpretação do, **355**
Derrame
  parapneumônico, 70
  pleural, 67
    indicações de toracocentese diagnóstica, 67
    transudato *vs.* exsudato, 68
    tratamento, 70
    visão geral, 67
Desconforto respiratório agudo, ventilação não invasiva no contexto de, *34*
Desmame da nitroglicerina, 131
Despertar diário, **15**
Dexmedetomidina, **9**
Diabetes *insipidus*
  causas de, **377**
  central, tratamento, **379**
  nefrogênico, 248
  tratamento, **380**
Diálise com albumina, 219
Digitálico
  farmacologia dos, 253
  intoxicação por, 253

Digoxinemia, 255
Diltiazem, **89, 112**
Disfagia, 412
Disfunção
  do nódulo atrioventricular, **91**
  do nódulo sinusal, **91**
  renal, 254
Dispneia, 73
Dispositivo para oxigênio suplementar, **60**
Dissecção aguda de aorta, 163
  fatores de risco, 162, **164**
  sinais e sintomas em, 164
Distúrbio(s)
  acidobásico, abordagem inicial para identificação de, *354*
  autonômicos na síndrome de compressão medular, 297
  do equilíbrio acidobásico, 354
  do potássio, 380
    alterações eletrocardiográficas em, *381*
  do sódio, 368
  eletrolíticos em síndrome de lise tumoral, 295
  hidreletrolíticos, 367-399
Dobutamina, **2,** 135
  desmame da, 137
  doses pré-calculadas, **5**
  falha de desmame da, **139**
  mecanismo de ação, *23*
  protocolo adaptado da Cleveland Clinic para, **139**
  tabela de consulta rápida, 5
Doença
  cerebrovascular, 402
  do pericárdio, causas mais comuns, 158
  falciforme, 286
    complicações agudas na, 286
    transfusão em, peculiaridades, 293
  pulmonar obstrutiva crônica, parâmetros ventilatórios em, **45**
  pulmonar obstrutiva crônica exacerbada
    diagnóstico, 70
    drogas para, **71**
    indicações de internação hospitalar, 71
    tratamento, 71
Dopamina, 91
  ação farmacológica, características, **21**
  doses pré-calculadas, **4**
  tabela de consulta rápida, 4
Dorsalgia, 297
Dose cheia, 359
DPOC, *ver* Doença pulmonar obstrutiva crônica
Drenagem torácica para derrames pleurais parapneumônicos, indicações de, 69

454 Guia Prático de Emergências Clínicas

Droga(s)
  anticrise, 424
    efeitos adversos comuns, **427**
    em vias alternativas para contexto pré-
      hospitalar, **425**
    para primeira linha de tratamento, **425**
  associadas a nefrite intersticial aguda, **361**
  comuns associadas a hiponatremia, **370**
  de risco para alargamento do intervalo QT,
    168
  inotrópicas
    mecanismo de ação, *23*
    positivas, 22
  para controle do ritmo em fibrilação atrial
    ou *flutter* atrial, **98-99**
  para manejo de agitação psicomotora, **439**
  para tratamento de pericardite aguda, **160**
  toxidromes e, **239**
  vasoativas, 21
  vasopressoras, 21
    características da ação farmacológica das
      principais, **21**

E
Edema
  agudo de pulmão, 148
  de subcutâneo, 270
  pulmonar, 29
Efeito rebote, 131
Eletrocardiograma, achados por digoxina
  não sugestivos de toxicidade, **254**
Embolia gordurosa, 288
Embolização do colesterol, 300
Emergência hipertensiva, 144, **145**
  medicações EV disponíveis no Brasil para, **147**
Empiema, 70
Enalapril, **112**
Encefalite
  achados clínicos, 186
  agentes virais em imunocompetentes, **186**
  definição de, 186
  hepática, tempo de tratamento para, 187
  investigação, 187
  tratamento, 187
  viral em imunocompetente, 186
Encefalopatia
  de Wernicke, 223
    diagnóstico, 223
    fatores de risco, 223
    patologia, 223
    sinais e sintomas de, 223, **224**
    tratamento, 224
    sequelas irreversíveis dos
      sobreviventes, 225

  hepática
    condutas gerais em, **205**
    critérios de West Haven para alterações
      de estado mental em, **203**
    fatores precipitadores de, **205**
  hepática evidente, 202
    classificação, 203
    diagnóstico, 203
    manejo, sugestão, *204*
    quadro clínico, 203
    tratamento, 204
  hipertensiva, 148
    investigação e manejo, *150*
Endocrinologia, 227-235
Endoscopia digestiva alta, 208
Epinefrina, 92
Escala
  comportamental de dor, 14
  de Richmond de agitação-sedação, 17
Escore
  CHA_2DS_2-VASc, **102**
  de Lille, 222
  de risco MASCC, **279**
  de risco Mehran, **363**
  de Wells, **78**
  Drug Resistance in Pneumonia, **64-65**
  GRACE, **109**
  TIMI, **110**
Escorpião-amarelo, *261*
Escorpião-marrom, *261*
Escovado brônquico protegido, 46
Esfingomielinase-D, 260
Esmolol, **89**
Esquemas especiais anti-TB por intolerância,
  alergia ou toxicidade, **192**
Estado hiperglicêmico hiperosmolar, 228
  exames complementares para diagnóstico
    do, **228**
  fatores precipitantes, **228**
  hidratatação, **229**
  protocolo sugestivo de tratamento do, *232-234*
  tratamento, 229
Estatinas, **112**
Estridor laríngeo, tratamento do, 51
Eventos tromboembólicos, profilaxia, 53, 125
Expansão volêmica, 20
Expectoração purulenta, 193
Exsudato, 68
  exames úteis para diagnóstico diferencial
    de, 69
Extubação, 49
  critérios para desmame ventilatório e
    possível, **50**
  falha em, fatores de risco para, **51**

F

Falência
    respiratória, parâmetros de alerta para, **37**
    respiratória aguda, sinais e sintomas, 33
Fármaco(s)
    EV para controle da frequência cardíaca em
        fibrilação/*flutter* atrial, **100-101**
    para terapia da sedação paliativa para
        delirium hiperativo refratário, **315**
    para terapia de sedação paliativa, 313
    VO para controle da frequência cardíaca em
        fibrilação/*flutter* atrial, **101**
Febre de origem indeterminada,
    condutas frente à, 281
Fenitoína, **426**
Fenobarbital, para terapia de
    sedação paliativa, **314**
Fenômeno de taquifilaxia, 130
Fentanil, **10**
Ferro
    compostos disponíveis no Brasil, **320**
    para reposição endovenosa, cálculo de
        necessidade de, 320
    reposição de, 320
Fibrilação atrial
    aguda estável, cardioversão em, 97
    classificação, 97
    fatores de risco para, 97
Fluxo sanguíneo cerebral, 418
Folato, 346
    deficiência, causas, **346**
Fórmula de Adrogué e Madias, 368
Formulação de suplementos de cálcio, **390**
Fósforo, reposição EV com
    fosfato de potássio, **397**
    glicerofosfato de sódio, **397**
Fragmento Fab antidigoxina,
    fragmentos de, **256**
Fraqueza na síndrome de
    compressão medular, 297
Frequência cardíaca
    em fibrilação atrial, controle de, 99
    em fibrilação ou *flutter* atrial estáveis,
        controle, *100*
Função
    discriminante de Maddrey, 222
    renal preservada, paciente estável com, **55**
Furosemida
    ajuste da dose
        com base na diurese de 24 h, *129*
        para pacientes com IC perfil B internados
            em leito de terapia intensiva, *129*
    EV ajuste da dose de, *127*
    transição da, *128, 230*

G

Gabapentina, **10**
Gap osmolar, 368
GASA (gradiente de albumina soro-ascite), 211
Gastroenterologia, 201-225
Glicemia, 412
    capilar, 247
Glicose do líquido pleural, **69**
Gradiente albumina soro-ascite, 211

H

Haloperidol, para terapia de
    sedação paliativa, 313, **314**
HAS-BLED, 102, **103**
Hélio-oxigênio, 77
Hemácia, transfusão de, 321
Hematologia e oncologia, 277-317
Hematoma intramural, 163
Hemienvergadura, mensuração para
    estimativa de altura, *38*
Hemocomponentes modificados, 327
Hemorragia
    aguda por varizes gastroesofágicas, 206
        exames complementares, 206
        fisiopatologia, 206
        visão geral do tratamento, 206
    digestiva
        alta em paciente com cirrose, *207*
        profilaxia secundária da, 209
    intracraniana, causas, **409-410**
    intraparenquimatosa, 409
        controle da pressão arterial na, **413**
        fase aguda da, controle da pressão
            arterial na, *413*
Heparina
    não fracionada
        doses recomendas em diferentes
            contextos de SCA, **119**
        em síndromes coronarianas, 119
        em tromboembolismo, 84
    sangramento em uso de, 309
Heparinização plena, 111
Hepatite alcoólica, 220
    achados laboratoriais sugestivos, 221
    aspectos clínicos, 220
    diagnóstico, 221
    escore de Lille, 222
    função discriminante de Maddrey, 222
    sinais e sintomas, **221**
    suporte nutricional na, 222
    tratamento, 221
    triagem infecciosa, 222
Hidralazina, **88**

456 Guia Prático de Emergências Clínicas

Hidróxido férrico
  posologia, **321**
  prescrição de, 321
Hipercalcemia, 390
  avaliação
    diagnóstica de, *392*
    etiológica, 391
  causas, **391**
  exames complementares, 390
  grave, tratamento, 391, **392**
  manifestações clínicas, **390**
  sinais e sintomas, 390
Hipercalemia, 385
  avaliação etiológica, 385
  causas, **385**
  exames complementares, 385
  manejo, **386**
  manifestações clínicas, 385
  na síndrome de lise tumoral, 296
  sinais e sintomas, 385
  tratamento, 386
Hiperfosfatemia em síndrome
  de lise tumoral, 296
Hiperglicemia, 54
  correção em degraus, **235**
  insulina suplementar para correção de, **235**
Hiperlactatemia, 18
Hipernatremia, 375
  avaliação etiológica, 376
  diagnóstico diferencial em, *376*
  euvolêmica, 377
    causas, **377**
  hipervolêmica, 377
    causas, **377**
  hipovolêmica, 376
    causas, **377**
  reposição de água livre, 378
  sintomas associados, 376
  tratamento, 377
Hipertensão
  grave
    aguda, valiação e manejo, *146*
    assintomática, 144
    avaliação inicial, 144
    causas, 144
    classificação da, 144
    na sala de urgência, 144
  intracraniana, 414
    coma barbitúrico para, **422**
    terapia hiperosmolar endovenosa em, **421**
Hiperuricemia em síndrome
  de lise tumoral, 295
Hipocalcemia, 387

avaliação etiológica, 387
em adultos, causas, **388**
em pacientes sem doença mineral óssea por
  doença renal crônica, manejo inicial, *389*
em síndrome de lise tumoral, 296
exames complementares, 387
manifestações clínicas, 387
sinais e sintomas, 387
tratamento, 388
Hipocalemia, 254, 381
  avaliação etiológica, 382
  causas, **382**
  diagnóstico diferencial, *383*
  exames complementares, 382
  manifestações clínicas, **382**
  sinais e sintomas, 381
  tratamento, 382
Hipofosfatemia, 395
  causas, **396**
  etiologia, 396
  manifestações clínicas, **396**
  sinais e sintomas, 395
  tratamento, 396
Hipomagnesemia, 254, 393
  avaliação etiológica, 393
  causas, **393-394**
  exames complementares, 393
  manifestações clínicas, **393**
  sinais e sintomas, 393
  tratamento, 394
Hiponatremia, 369
  avaliação
    diagnóstica de, *371*
    etiológica, 369
  causa específica, tratamento de, **373**
  drogas comuns associadas a, **370**
  tratamento, 370
Hipotensão arterial, 182
Hipoventilação, 288
Hipovitaminose, tratamento de, 343
Hipoxemia refratária, pacientes com, 40
HIV
  candidíase
    esofágica em, 198
    orofaríngea em, 197
  complicações neurológicas comuns em, 195
  manifestações neurológicas em, 194
  neurotoxoplasmose em, 195
  pneumocistose pulmonar em, 193

I

ICH escore, 410
IECA ou BRA II, **112**

Imunocompetente, encefalite viral em, 186
Inalação com hélio 40%/oxigênio 60%, 52
Índice de massa corporal ideal, 336
Infarto
    agudo do miocárdio sem supra ST, 108
    pulmonar, 288
Infecção
    cândida, 283
    documentada, condutas frente à, 281
    fúngica em neutropenia febril, 283
        antifúngicos em, **284**
    fúngica invasiva, 283
        estratégias diagnósticas, 285
        risco, 285
        sinais e sintomas sugestivos, 285
        tratamento, 285
    por agentes multidroga resistentes, risco de, 64
    por fungos filamentosos, 283
    sugestão de tempo de antibioticoterapia em relação ao sítio da, **281**
Infectologia, 173-199
Inibidores da glicoproteína IIb/IIIa, 110
Inotrópico(s)
    em insuficiência cardíaca aguda, **135**
    endovenosos, **2**
Insuficiência
    aguda
        tipo
            de apresentação, *124*
            vascular, 124
    cardíaca
        com fração de ejeção reduzida, doses dos principais medicamentos empregados para o tratamento da, **143**
        critérios de Boston para diagnóstico, **122**
        perfil
            B, vasodilatadores em, 130
            L, 140
            "morno e congesto", 140
    cardíaca aguda, 120
        abordagem imediata da, 120, *121*
        apresentação, 124
        diagnóstico, 121
        exames complementares, 122
        fatores desencadeantes ou agravantes, 123, **123**
        inotrópicos em, 135
        manejo, 124
        medicações de uso prévio em, **125**
        objetivos das fases do tratamento da, **125**
        tipo
            cardíaca, 124
            vascular, 124

        tipos de apresentação, *124*
        transição para alta, 141
            fase intermediária, 141
            critérios de alta hospitalar, 142
            fase
                intermediária, 141
                tardia, 142
            preparação para a alta, 142
        tratamento, fases, 124
    cardíaca aguda perfil B, 126
        diuréticas em, 126
        em enfermaria, tratamento diurético inicial do paciente com, *127*
        escores de congestão, 126
    cardíaca agudamente descompensada, perfil L, manejo da, *141*
    cardíaca crônica, manutenção dos medicamentos, 125
Insulinização subcutânea com insulinas NPH e regular, protocolo, **234**
Insulinoterapia para pacientes internados, 234
Intervalo QT, 167
    cálculo do, 167
    corrigido, medidas para o cálculo do, *167*
    drogas de risco para alargamento do, **168**
Intoxicação(ões)
    aguda por paracetamol, 241
        diagnóstico, 242
    exógenas, 238
    por organofosforados e carbamatos, 250
        absorção, 250
        achados iniciais segundo a via de exposição em, **250**
        achados sistêmicos de, **251**
        complicações, 250
        diagnóstico, 251
        exames complementares, 251
        manejo geral, 251
        patofisiologia do efeito tóxico, 250
        sinais e sintomas, 250
    por antidepressivos tricíclicos, 244
    por carbamazepina, 246
        avaliação diagnóstica, 247
        casos refratários, tratamento para, 248
        sinais e sintomas, 247
        toxicologia, 247
        tratamento, 247
    por digitálicos, 253
        considerações para alta, 256
        exames complementares, 255
        precipitantes, 254, **255**
        tratamento, 255
    por lítio, 248
        avaliação diagnóstica, 249

458 Guia Prático de Emergências Clínicas

classificação, 248
dosagem sérica do lítio, 249
sinais e sintomas, 248
terapia dialítica em, **249**
tratamento, 249
por paracetamol, suspeita de, exames, 242
por tricíclicos, 244
avaliação diagnóstica, 245
cardiotoxicidade, 244
casos refratários, tratamento, 245
sinais e sintomas, 244
tratamento, 245
que contraindicam o uso de carvão
ativado, **240**
Intubação
método, 6
sequência rápida de, 6
bloqueadores neuromusculares, **7**
doses de medicação para, **8**
doses em mL pré-calculadas de
medicações para, **8**
indutores anestésicos, **7**
medicação para pré-tratamento, **6-7**
Irradiação, indicação, 327

J

Jararaca, *256*

L

Lactato venoso periférico, 18
Lavado broncoalveolar, 46
Lesão(ões)
expansivas nucleocapsulares, *196*
pulmonar aguda relacionada à transfusão, 331
renal aguda, 357
causas, 359
condutas em, 217
critérios de gravidade, **358**
diagnóstico diferencial, 358
diálise de urgência, indicações clássicas,
360
do tipo síndrome hepatorrenal em
cirrose hepática, **219**
em cirrose hepática segundo estágio de
gravidade, manejo inicial, *218*
em pacientes com cirrose, diagnóstico
de, 217
em síndrome de lise tumoral, 296
estágio 1, condutas em cirróticos, 217
estágios 2 e 3, condutas em, 218
evolução da, 217
hipercatabólica, **360**
identificação e diagnósticos principais
de, *360*

medidas gerais, 359
por contraste, 363
preferências de sítios de cateter de
diálise, 360
pré-renal *versus* renal, **358**
tipo síndrome hepatorrenal, protocolo
para manejo de, *220*
talâmica, 196
Leucemias agudas, 279
Leucorredução, indicação, 327
Levosimendana, **2, 135**
mecanismo de ação, *23*
Líquido
ascítico
avaliação do, 213
diagnóstico segundo celularidade e
cultura de, **213**
ascítico com elevação em contagem de
neutrófilos, avaliação, *215*
cefalorraquidiano, exames na suspeita de
meningite bacteriana, **183**
pleural
aspecto do, 69
avaliação de, *68*
celularidade do, **69**
glicose do, **69**
Liquor em pacientes imunocompetentes com
meningite, características típicas, **182**
Lítio, 248
dosagem sérica do, 249
intoxicação por, 248
Lombalgia, 297
Lorazepam para *delirium* hiperativo, **435**

M

Magnésio
plasmático, dosar, 394
reposição EV em pacientes
estáveis, **395**
instáveis, **394**
Marca-passo transcutâneo, 92
MARS (*Molecular Adsorbent Recirculating*), 219
Medicação(ões)
anti-hipertensivas para acidente vascular
cerebral, **406**
anti-hipertensivas endovenosas, **414**
EV disponíveis no Brasil para emergências
hipertensivas, **147**
posologia para tuberculose em adultos e
adolescentes, **192**
Medicamentos empregados para o
tratamento da insuficiência cardíaca
com fração de ejeção reduzida, **143**

Medicina
  intensiva, 1-57
    analgésicos em, 10
    sedativos em, 9
      endovenosos, **9**
  transfusional, 319-334
Meningite(s)
  aguda(s)
    diagnóstico, 181
    em adultos, 180
  asséptica, 180
    causas comuns, **180**
  bacteriana
    achados clínicos e laboratoriais em
      adultos com, **181**
    agentes etiológicos, **180**
    antibioticoterapia empírica na suspeita
      de, **185**
    apresentação clínica, 180
    com bactéria identificada, sugestão de
      antibioticoterapia em, **184**
    condução diagnóstica e terapêutica na
      suspeita de, sugestão, **183**
    doses endovenosos dos principais
      antibióticos em, **184**
    em adultos, corticoterapia em, 186
    exame de líquido cefalorraquidiano na
      suspeita de, **183**
    manejo inicial na suspeita de, 182
    quimioprofilaxia em, **185**
    três achados cardinais, 181
  liquor em pacientes imunocompetentes
    com, caracaterísticas, **182**
  por pneumococo, 181
Metilxantinas, 77
Método
  ABC/2, *411*
  para *cuff-leak test*, **51**
Metoprolol, **89, 112**
Metronidazol, indicações em
  neutropenia febril, 280
Midazolam, **9, 313, 426**
  para terapia de sedação paliativa, 313
Mielinólise pontina central, 373
Milrinone, **2,** 135
  mecanismo de ação, *23*
Miocardite
  aguda, 152
    diagnóstico, 154
    exames complementares, 153
    patogênese, 152
    quadro clínico, 152
    tratamento, 155
  fulminante, 153

por hipersensibilidade, 153
  raciocínio diagnóstico e manejo de, *155*
  suspeita clínica de, **154**
Modo ventilatório assistido/controlado, 38
Monofosfato de adenosina cíclico,
  mecanismo de ação, *23*
Morfina, **10**
N
N-acetilcisteína, 243
  protocolos de uso, sugestão de, 243
  quando suspender, 244
  via EV, 244
N-acetil-p-benzoquinonaimina, 242
Nebulização com adrenalina, 51
Necrose de pele, 300
Nefrite intersticial aguda, 361
  achados laboratoriais, **362**
  drogas associadas a, 361
  manejo de, *362*
  quando suspeitar, 361
  sinais e sintomas, 361
Nefrologia, 357-365
Neurologia, 401-447
Neurotoxoplasmose
  achados, 196
  em HIV, 195
    análise do liquor, 196
    condutas gerais, 195
    diagnóstico, 196
      presuntivo, 197
    exames de imagem cerebral, 222
    tratamento, 197
  tratamento padrão de, **197**
Neutrologia, 335-355
Neutropenia
  febril, 278
    acompanhamento do paciente, 280
    antibioticoterapia empírica em, 280
    avaliação inicial, 278
    definições, 278
    diagnóstico, 278
    febre de origem indeterminada,
      condutas, 281
    infecção documentada, condutas, 281
    infecção fúngica em, 283
    manejo geral, *282*
    risco de complicações, 279
    tempo de antibioticoterapia em relação
      ao sítio da infecção, sugestão, **281**
    tratamento inicial empírico, 279
Neutropênico
  febril de
    baixo risco, 279
    alto risco, 280

460 Guia Prático de Emergências Clínicas

Niacina, 344
deficiência de, causas, **345**
NIHSS (*National Institutes of Health Stroke Scale*), **404-405**
Nistatina, 198
Nitratos orais, uso inicial de, 132
Nitroglicerina, **88**, 130, **131**
desmame da, 131
endovenosa, **107**
Nitroprussiato, **88**
de sódio
desmame do, 137
protocolo adaptado da Cleveland Clinic para, **139**
em IC aguda, **134**
em emergência hipertensiva, **150-151**
Nomograma de Rumack-Matthew, *243*
Noradrenalina, **2**
ação farmacológica, características, **21**
doses pré-calculadas, **3**
tabela de consulta rápida, 3
Nutrição
enteral em pacientes críticos, 337
parenteral
em pacientes críticos, 330
guia geral para cálculo de, **339**

O
Oferta
calórica
alvo, 336
progressão da, 336
proteica
alvo, 337
sugerida em diferentes contextos, **337**
Omeprazol, 208
Opacidade pulmonar, 29
Opiodes, cuidados com, 288
Organofosforados, 250
Osmolaridade plasmática, 368
plasmática normal, 376
Overdose aguda, manejo inicial da, 242
Oxigênio suplementar, dispositivos para, 60
Oxigenoterapia domiciliar, 72
indicações em DPOC, 72

P
Paciente(s)
crítico(s)
controle glicêmico no, 54
intubados, sugestão de protocolo de analgesia e sedação para, *16*
sedação em
hipervolêmico, **55**
Pancurônio, **11**
Pápulas eritematosas em mucosa, 198

Paracentese, 210
contraindicações, 210
de grande volume, 211
exames do líquido ascítico, 211
indicações, 210
método, 210
Paracetamol
concentração plasmática de, 242
dose tóxica de, 242
intoxicação aguda por, 241
lesão hepática pelo, fisiologia da, 241
Parâmetros ventilatórios iniciais, **39**
PEEP decremental, manobra de titulação de, 42
Pelagra, tratamento, **345**
Perdas auditivas causadas por *Streptococcus pneumoniae*, 186
Perfil(is)
clínicos-hemodinâmicos à beira leito de 2 minutos, definição, *123*
hemodinâmico, avaliação não invasiva do, 123
Pericardiocentese, 157
Pericardite aguda, 156
biópsia pericárdica, 157
critérios diagnósticos, 156
diagnóstico e tratamento, *161*
estágios eletrocardiográficos, 158
etiologia, 156, 157
exames complementares, 156
pericardiocentese, 157
preditores de gravidade em, 159
tratamento, 159
Peritonite
bacteriana
secundária, 213
espontânea, 212
antibioticoterapia precoce para, 214
suspeita clínica, 213
PESI (*Pulmonary Embolism Severity Index*), **79-80**
Peso
ideal e ajustado, 336
predito, 38
pela altura e volume corrente, **39**
Pico de fluxo expiratório médio previsto
em homens, **73**
em mulheres, **74**
Piridoxina, 188, 345
deficiência de, causas, **346**
Placas esbranquiçadas removíveis, 198
Plaquetas, transfusão de, 322
Plasma
fresco congelado, 324

níveis de fatores de coagulação necessários para hemostasia e meia-vida do, **325**
Pneumocistose pulmonar, 193
  corticoterapia, indicações de, 194
  em HIV, 193
  leve a moderada, tratamento, 194
  moderada a grave, tratamento, 194
  possível, medidas gerais em, 193
Pneumologia, 59-85
Pneumonia(s)
  adquirida na comunidade, 60
    diagnóstico, 61
    em adultos, definindo o local de tratamento adequando, *63*
    em CTI, critérios para tratamento, **62**
    escolhendo o local do tratamento, 61
    exames laboratoriais, **61**
    manejo, 63
    por *pseudomonas*, risco para, **63**
    posologia e correção para função renal dos antibióticos comuns para tratamento de, **65-66**
    quadro clínico, **61**
    sugestão de terapia empírica para, **64**
    transição de antibióticos de via endovenosa e via oral, *66*
    tríade diagnóstica de, **61**
  associada à ventilação
    achados clínicos, 46
    antibioticoterapia empírica em, sugestão de, **48**, *49*
    Clinical Pulmonary Infection Score para, **47**
    definição, 45
    diagnóstico, 46
    diagnósticos diferenciais, **46**
    manejo geral, 47
    prevenção, 46
    sugestão de antibioticoterapia empírica em, **48**, *49*
    tratamento empírico para, 47
  virais, 62
Polipeptídeo, posologia para adultos e adolescentes, **192**
Poliúria, 376
Pool de plaquetas, 322
Posturas patológicas, 420
Potássio
  reposição
    EV com solução de
      1 L, **384**
      500 mL, **384**
    via oral, **383**
Pralidoxima em intoxicações por organofosforados e carbamatos, **252**

Prednisolona, 222
Prednisona, desmame, sugestão, 159
Pregabalina, **10**
Pressão
  arterial, 412
    controle na hemorragia intraparenquimatosa, **413**
  de perfusão cerebral, 418
  de suporte ventilatório, 38
  intracraniana
    condutas na suspeita de, 420
    critérios para indicação de monitorização invasiva, **420**
    monitorização da, 320
    risco para aumento da, **372**
Priapismo
  em anemia falciforme, 290
  tipos, 290
  tratamento do tipo isquêmico, 291
Primeiro esquentar, depois enxugar, 133
Propofol, **9, 426**
  para terapia de sedação paliativa, **315**
Propranolol, **89, 112**
Protocolo
  ARDSNET, 42
  de anticoagulação com heparina não fracionada nas síndromes coronarianas agudas, 119
  de heparina não fracionada em síndromes coronarianas agudas, **120**
  de insulinização subcutânea com insulinas NPH e regular, **234**
  para heparina não fracionada em TEV, **84**
Pseudocolinesterase, dosagem plasmática, 251
Pseudocrise hipertensiva, 144
Pseudomonas, risco para PAC por, 63
Pulmonary Embolism Severity Index (PESI), **79**
Pulso paradoxal, 162
Punção liquórica, indicações de TC previamente à, 182

Q

QT
  corrigido longo, valores compatíveis com, 168
  intervalo, cálculo do, 167
  longo adquirido, 167
    condutas em, 168
    fatores de risco, 167

462 Guia Prático de Emergências Clínicas

Quimioprofilaxia em meningites
   bacterianas, **185**
Quimioterapia na síndrome de
   compressão medular, 298

R

Rabdomiólise
   causas comuns, 364
   diagnóstico, 365
   exames complementares, 365
   lesão renal aguda em, 365
   quando monitorizar, 365
   quando suspeitar, 365
   tratamento, 365
Radioterapia na síndrome de
   compressão medular, 298
Raiva
   condições do animal agressor, **263**
   profilaxia da, 262
Ramipril, 112
Rash cutâneo hiperpigmentado, 345
Reação(ões)
   de hipersensibilidade imediata, 329
   febril não hemolítica, 331
   hemolítica aguda, 330
   transfusionais imediatas, 328
     anafilaxia, 329
     classificação, **329**
     comparação das principais, **330**
     conduta clínica em caso suspeita, 328
     sinais e sintomas, 327
     urticariforme, 329
Recrutamento máximo, estratégia de, 42
Reposição de ferro, 320
   indicações em anemia ferropriva, 320
   via oral, 320
Ressuscitação volêmica, 20
Retinopatia hipertensiva moderada a grave, 148
investigação e manejo de, **149**
Ritmo em fibrilação atrial ou *flutter*
   atrial estáveis, controle, *98*
Rocurônio, **11**

S

Sala de urgência
   anafilaxia na, 273
   bradiarritmias na, 90
   angioedema na, 270
   hipertensão grave na, 144
   taquiarritmias na, 92
Sangramento
   anticoagulantes orais diretos e, 308
   em uso de

     heparina, 309
     varfarina, 308
   escore de risco de, **53**
   gravidade do, 308
   manejo em uso de anticoagulantes orais
     diretos, 309
SDRA (síndrome do desconforto
   respiratório agudo), 29
Sedação
   em paciente crítico, 12
     alvo sedativo, 12
     como atingir alvo sedativo, 12
     Confusion Assessment Method in a
       Intensive Care Unit (CAM-ICU), 14
     contorle da dor, avaliação, 14
     delirium, avaliação, 14
     escolha do sedativo, 12
     medidas diante de CAM-ICU positivo, 14
Sedativos
   em medicina intensiva, 9
   endovenosos, **9**
Sepse, 25, 331
   diagnósticos diferenciais, 25
   fatores de risco para, 25
   identificação e classificação inicial segundo
     Sepsis 3, 26
   manejo, *27*
Sequência rápida de intubação
   doses de medicações para, 8
   doses em mL pré-calculadas de medicações
     para, **8**
   método, 6
Sequential Organ Failure Assessment
   Score (SOFA), **26**
Shunt portossistêmico transjugular
   intra-hepático, 209
Sibilos, 73
sICH escore, **410**
Sinal
   da "colher de pedreiro" da ação digitálica
     em eletrocardiograma, *254*
   de Kussmaul, 162
   do cálcio, 165
Síndrome(s)
   aórtica aguda, 163
     comparação das três formas, **164**
     manejo de, *166*
     suspeita clínica de, 165
   coronariana, heparina não fracionada em,
     118
   coronariana aguda, 103
     condutas iniciais na suspeita, 104
     evolução dos marcadores de necrose

miocárdica compatíveis com, **106**
exame(s)
    complementares, 104
físico, 104
fatores de risco para aterosclerose, 104
manejo inicial de, *106*
probabilidade de os sintomas serem
    secundários à, **109**
protocolo de heparina fracionada em, **120**
suspeita clínica, 103
coronariana aguda com supra-ST
alterações da aldosterona, 118
contraindicações à trombólise química, **118**
definição, 113
ECG compatível, 113
elevação do segmento ST compatível
    com isquemia, **114**
falsos negativos ao ECG, **114**
falsos positivos ao ECG, **114**
indicações de trombólise química, 118
manejo, 114
coronariana aguda sem supra ST
betabloqueadores, 111
bloqueadores de canal de cálcio, 112
diagnóstico, 108
estratégia de abordagem de pacientes
    com, 112
estratificação de risco, 108
fatores associados à seleção de estratégia
    para abordagem de pacientes com, **113**
fisiopatologia, 108
heparinização plena, 111
hipolipemiantes, 112
IECA ou BRA II, 112
terapia
    anti-isquêmica inicial em, 108
    antiplaquetária, 110
de compressão medular, 296
apresentação clínica, 297
condutas, 297
exames de imagem, 297
localização da compressão medular, **297**
quando suspeitar e investigar, 295
tipos de câncer de maior risco para, 296
tratamento específico, 298
de hiper-hemólise, 293
de lise tumoral, 293
definição de Cairo-Bishop para, **294-295**
diagnóstico, 294
distúrbios eletrolíticos em, 295
fatores de risco, 294
lesão renal em, 296
medidas profiláticas de, **295**
patofisiologia, 293

prevenção, 295
risco segundo neoplasia, **294**
sinais e sintomas, **294**
tratamento, 295
de má perfusão, 18
de realimentação, 340
definição, 340
diagnóstico, 341
fatores de risco, 341
fisiopatologia, 340
identificação de adultos em risco de, **342**
prevenção e manejo, 341
sinais e sintomas, 340 , **341**
de secreção inapropriada de hormônio
    antidiurético
causas, **374**
critérios diagnósticos, **375**
de Wernicke-Korsakoff, 344
desmielinização osmótica, **373**
do dedo do pé azul, 300
do desconforto respiratório agudo
ajustes ventilatórios iniciais na, **40**
combinação PEEP e FIO_2 e orientações
    para ventilação em, **41**
peso predito, altura e volume corrente
    máximo e mínimo em, **41**
ventilação mecânica na, 40
do desconforto respiratório agudo, 29
critérios diagnósticos de Berlim para, **29**
fatores de risco comuns, 30
medidas disponíveis para, *30*
tratamento, 30
hepatorrenal, 216
classificação, 217
patogênese, 216
precipitantes, 217
neuroléptica maligna, 440
agentes causadores, 441
agentes implicados em causar, **441**
amantadina para, **444**
avaliação inicial, 442
bromocriptina para, **444**
curso clínico, 441
dantrolene para, **443**
diagnóstico, 441
diagnóstico segundo DSM-IV-TR, **442**
eletroconvulsoterapia, 444
exames complementares, 441
fisiopatologia, 440
manejo inicial, 443
medicações específicas, 443
reiniciando antipsicóticos, 444
sinais e sintomas, **440**
torácica aguda, 288

464 Guia Prático de Emergências Clínicas

acompanhamento após, 290
tratamento, 289
toxológicas, **238**
Sobrecarga circulatória, 332
Sódio
em diferentes soluções, concentrações de, **369**
hipercorreção de, 373
SOFA (*Sequential Organ Failure Assessment Score*), **26**
Solução glicosada, oferta calórica a partir de, **342**
Soro(s)
antirrábico, 264
antitetânicos, **265**
de manutenção, 54
dosar eletrólitos diariamente, 55
homólogo, indicações, 264
Status epilepticus, 423
classificação semiológica, **423**
convulsivo no adulto, proposta de tratamento, *428*
definições, 423
diagnóstico, 424
etiologia, 424
prognóstico, 427
super-refratário, 427
tratamento, 424
Stent retrievers, 407
Substâncias removíveis por hemodiálise ou hemofiltração, **241**
Sulfato de magnésio, apresentações de, **395**
Suporte nutricional na hepatite alcoólica, 222

T

TACO (*transfusion associated circulatory overload*), 332
Tamponamento
cardíaco, 162
achados do exame físico sugestivos, 162
suspeita clínica, 162
por balão, 208
Taquiarritmia
avaliação inicial de, *94*
definição, 92
estável com QRS estreito e RR irregular, manejo de, *95*
estável com QRS estreito e RR regular, manejo de, *95*
instável, **93**
manejo inicial em, 92
na sala de urgência, 92
Taquicardia
ventricular bidirecional com alternância de

bloqueio de ramo, *254*
ventricular e taquicardia paroxística supraventricular, critérios de Vereckei para diferenciação, *96*
TARV, início após diagnóstico de tuberculose, **189**
Técnica em Z, 210
Terapia
de sedação paliativa, 310
classificação, 312
condições para início da, **311**
consentimento informado, 311
considerações éticas, 311
cuidados ao realizar, 312
definição, 310
em *delirium* hiperativo, 315
fármacos para, 313
nutrição e hidratação, 312
endovascular, cirtérios de indicação, **407**
hemostática, 415
intensiva, analgésicos comuns em centro de, **10**
Teste
de respiração espontânea, **15-16**
mental abreviado, **432**
Tétano acidental, profilaxia do, **265**
Tiamina, 223, 343
deficiência de
causas, **344**
sinais e sintomas, 343
EV reposição de, 224
reposição de, 344
Tiopental, **426**
Tityus bahiensis, 261
Tityus serrulatus, 261
Tomografia computadorizada
de crânio, indicações, **418**
indicações previamente à punção liquórica, 182
Toracocentese diagnóstica
exames a serem solicitados se houver, **67**
indicações de, 67
Torsades de pointes, 168
Tosse, 73
Toxicologia, 237-267
Toxidrome, 238
drogas, **239**
Toxoplasma gondii, 195
TRALI (*transfusion related acute lung injury*), 331
Tramadol, **10**
Transfusão(ões)
de concentrado de hemácias, 321
de hemácias, 321

Índice Remissivo **465**

como transfundir, 322
considerações gerais, 321
em subgrupos específicos, **322**
objetivos da, 322
de plaquetas, 322
em condições especiais, **324**
plaquetária, 323
pré-procedimentos de risco de
sangramento cirúrgico e/ou
invasivo, **323**
prescrição, 323
produtos comuns disponíveis, 322
profilática, **323**
de plasma fresco congelado, 324
terapêutica, indicações de, **323**
Transplante de medula óssea,
pacientes submetidos à, 279
Transudato, 68
Tratamento
para tuberculose, 188
esquema básico, 188
meningoencefálica e osteoarticular,
esquema de, 188
modificações do esquema básico, 189
reações adversas ao, condutas em, **191**
trombolítico, critérios de inclusão e exclusão
ao, **407**
Trato
gastrointestinal, pacientes com perdas por, **55**
respiratório baixo
métodos comuns de coleta de
material de, 46
valores de corte para cultura da, 46
Traumatismo
cranioencefálico, 416
abordagem inicial, 417
classificação, *417*
condutas na suspeita de hipertensão
intracraniana, 420
epidemiologia, 416
fisiopatologia, 416
manejo clínico, 418
monitorização da pressão intracraniana, 420
tomografia computadorizada de
crânio, 418
cranioencefálico agudo, atendimento do
paciente adulto com suspeita de, *419*
cranioencefálico grave
avaliação primária e particularidades, **417**
metas fisiológicas no manejo clínico, **420**
cranioencefálico leve, carta com orientações
de alta hospitalar, *422*
Tríade
de Beck, 162

de Cushing, 420
diagnóstica de pneumonia adquirida na
comunidade, **61**
Tricíclico, intoxicação por, 244
Trifosfato de adenosina,
mecanismo de ação, *23*
Trombectomia mecânica, terapia
de reperfusão com, 407
Tromboembolismo
heparina não fracionada em, 84
pulmonar, 77
agudo, 77
anticoagulação, esquemas sugeridos
de, *81*
anticoagulantes para a fase inicial de
anticoagulação em, **82**
sinais e sintomas, incidência, **77**
anticoagulação em, 81
confirmado, raciocínio terapêutico em, *80*
pontos importantes para o diagnóstico, 79
raciocínio diagnóstico na suspeita, *78*
sinais e sintomas, incidência de, *77*
suspeita, 77
tempo de anticoagulação em, 83
tratamento, 79
Trombólise química
contraindicações, **83**
em tromboembolismo pulmonar, 83
Trombolíticos
existentes no Brasil para IAM com
supradesnível de ST, **118**
terapia de reperfusão com, 405
Trombose
escore de Pádua para risco de, **53**
pulmonar *in situ*, 288
venosa profunda, profilaxia, 412
Troponina
de alta sensibilidade 0/3 para interpretação
da, *105*
por causa não isquêmicas, elevação de, **105**
Tuberculose
em adultos e adolescentes
esquema básico de tratamento, **189**
posologia de medicações para, **192**
esquema básico, hepatopatia e
modificações do esquema, **190**
meningoencefálica
esquema de tratamento, 188
tratamento, **189**
nefropatia e modificações do esquema
básico para, **190**
osteoarticular
esquema de tratamento, 188

466 Guia Prático de Emergências Clínicas

tratamento, **189**
reações adversas menores ao tratamento de, condutas em, **191**
tratamento para, 188

U

Úlcera
de estresse
critérios para indicação de, **52**
profilaxia da, 52
penetrante de aorta, 163
Ultrassom *point-of-care* (POCUS), 19
achados no protocolo RUSH para determinação do diagnóstico sindrômico do estado de choque circulatório, **19**
Urgências hipertensivas, 145

V

Vacinas antitetânicas, **266**
Vancomicina, indicações em neutropenia febril, 280
Varfarina
anticoagulação com, 299
interações medicamentosas com, **301-302**
sangramento em uso de, **308**
Varfarina *versus* DOAC, **303**
Vasoconstritores esplâncnicos, **208**
Vasodilatadores
em insuficiência cardíaca perfil B, 130
endovenosos, **88**
Vasopressina, **2**
ação farmacológica, características, **21**
Vasopressores, **2**
Ventilação
mandatória intermitente sincronizada, 38
mecânica
bloqueadores neuromusculares para auxílio de, **11**
invasiva, 37
na doença pulmonar obstrutiva crônica, 44
mecânica na síndrome do desconforto respiratório agudo, 40
desmame ventilatório, sugestão de, 43
estratégia de recrutamento máximo, 42
manobra de titulação de PEEP decremental, 42
sugestões de conduta em distúrbios acidobásicos, 42
não invasiva, 33
avaliação do candidato a, 33
imediata após extubação, 51
como iniciar, 35

interfaces para, vantagens e desvantagens, **35-36**
na primeira hora, **36**
no contexto de desconforto respiratório agudo, *34*
pneumonia associada à, 45
achados clínicos, 46
diagnóstico, 46
definição, 45
manejo geral, 47
prevenção, 46
Verapamil, **90**, 112
Vitamina, 343
Vitamina
B_1
deficiência, etiologia da, 343
fontes nutricionais, 343
funções, 343, 348
quadro clínico, 348
reposição, 348, **349**
B_3, 344
etiologia da deficiência, 344
fontes nutricionais, 344
funções, 344
etiologia da deficiência, 344
reposição, 345
B_6, 188, 345
etiologia da deficiência, 345
fontes nutricionais, 345
funções, 345
quadro clínico, 345
reposição, 346
B_9, 346
B_{12}, 346
deficiência de
achados clínicos e laboratoriais, **347**
causas, **347**
etiologia da deficiência, 345, 346
funções, 345, 346
quadro clínico, 345
reposição, 346, 347
no Brasil, **348**
D, 348
deficiência de, causas, **349**
etiologia da deficiência, 348
fontes nutricionais, 348
funções, 348
quadro clínico, 348
reposição, 348, **349**
D_3 oral no Brasil, formulações comuns de, **349**
principais, **343**
Volume corrente alvo, 38